dAVF・AVM

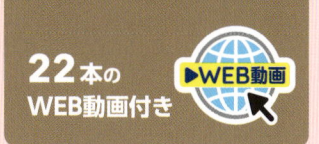

22本の
WEB動画付き

（硬膜動静脈瘻・脳動静脈奇形）のすべて

中枢神経系シャント疾患の治療戦略

[編著]

寺田 友昭
昭和大学横浜市北部病院脳神経外科
特任教授，脳血管センター長

清末 一路
熊本大学生命科学研究部
画像診断解析学 特任教授

特別寄稿 Chapot の流儀
René Chapot 先生 執筆

メディカ出版

諸　言

～改訂の目的と意義～

『血管内治療にかかわる医師必携　硬膜動静脈瘻のすべて』（2011年）を出版後, 10年以上が経過した.

この間にマイクロカテーテル, ガイドワイヤー, distal access catheter（DAC）の進化, またOnyxを含めた非接着性液体塞栓物質の普及に伴い, 硬膜動静脈瘻（dural arteriovenous fistula：dAVF）, 脳動静脈奇形（arteriovenous malformation：AVM）に対する塞栓術の治療戦略そのものが, 特にここ数年で劇的に変化してきた.

まず, マイクロカテーテルに関しては, DeFrictor Nano, CHIKAI X 010の導入により従来Marathon, Magicでは到達できなかったレベル（dAVFではシャントを越えて静脈サイドまで, AVMではnidus内）までマイクロカテーテルの導入が, 稀ならず可能となってきた. このことにより, non-sinus typeのdAVFでは, 大部分の症例が血管内治療（Onyxを用いたTAE）で根治できるようになり, AVM塞栓においてもnidusのみの塞栓が可能となったため, 塞栓術に伴う虚血性合併症が減少してきている.

また, DACが頭蓋内動脈の遠位まで十分に挿入できれば, いわゆるplug and push法を用いても, マイクロカテーテルの抜去困難となる症例は激減してきている. ただし, 理論的には, この手技に関してはdetachable tip microcatheter（現時点で国内では使用できない）を用いたほうが安全性は向上することは間違いない.

カテーテルの末梢到達性の進歩は動脈のみならず, 静脈からのアプローチも可能にした. Non-sinus type dAVFで動脈側から十分末梢に到達できない場合は, 静脈流出路を逆に辿り, シャントを閉塞することも可能になってきている. また小型のAVMでは, 流出静脈を逆行性に辿り, 静脈サイドからplug and push法でnidusを越えてOnyxを流入動脈まで到達させることができれば, 根治に持ち込むことも可能である. 出血発症の脳幹, 基底核の小型AVMは本治療のよい適応と考えられている.

さらに, sinus typeのdAVFでisolated sinusを伴うものは, 従来は閉塞した静脈洞から逆行性にマイクロカテーテルを挿入し, 静脈洞全体をコイルで塞栓するのが主流であったが, 現在では, 安全かつ最も接近できるfeederの末梢にマイクロカテーテルを挿入しOnyxを用いたTAEで簡単にかつ短時間で完全閉塞させることが可能となり, isolated sinus内に

マイクロカテーテルを導入できた場合にも，コイルではなくOnyxでisolated sinusを充填することにより，より短時間で経済効率もよく塞栓を完遂することができるようになっている．また，isolated sinusとは真逆のsinusが開存しており，耳鳴りのみで発症する横−S状静脈洞のdAVFにおいても，罹患静脈洞にprotection balloonを留置することにより，静脈洞温存下にシャントのみを閉塞させ，根治させることも可能となってきている．

　以上，マイクロカテーテルの末梢到達性の向上，動脈，静脈側からのOnyxを用いた塞栓術の導入によりdAVF（頭蓋頚椎移行部，脊髄，小児を除く）の大部分は血管内治療で根治可能となってきている．また，AVMにおいても静脈側からのアプローチによる根治的塞栓術が可能となり，ドイツ，フランスではこの技術はさらに進化しており，今後10年以内にAVMは血管内治療で根治可能な疾患となるものと思われる（AVMの経静脈的塞栓術に関しては，世界で最も経験豊富なChapot先生に執筆をお願いし，日本語に翻訳した状態で記載している：2章B-3「AVMの根治的塞栓術：Chapotの流儀」参照）．

　本書では，従来のシャント疾患の診断，治療法に加え，ここ数年で導入された新たな治療法，治療戦略，デバイス，それに伴う合併症について重点的に加筆した．現在，実臨床でdAVF，AVMの治療に携わっている先生方が本疾患の治療を行う上での一助になれば幸いである．

2024年8月

寺田 友昭

昭和大学横浜市北部病院脳神経外科 特任教授，脳血管センター長

Contents

1章　硬膜動静脈瘻

A　硬膜動静脈瘻とは

B　硬膜動静脈瘻の治療総論

2 章　脳動静脈奇形

A　脳動静脈奇形とは

B　脳動静脈奇形の治療総論

編集・執筆者一覧

編集

寺田友昭	昭和大学横浜市北部病院脳神経外科，脳血管センター
清末一路	熊本大学生命科学研究部画像診断解析学

執筆者一覧 (敬称略・50音順)

René Chapot	Alfried Krupp Krankenhaus・Neuroradiology and Intracranial Endovascular Therapy

石黒友也	大阪市立総合医療センター脳神経外科
出雲　剛	岐阜大学大学院医学系研究科脳神経外科学
梅嵜有砂	昭和大学藤が丘病院脳神経外科
大島幸亮	石岡循環器科脳神経外科病院
太田貴裕	東京都立多摩総合医療センター脳神経外科
岡田秀雄	和歌山ろうさい病院脳神経外科
奥村浩隆	新座志木中央総合病院脳神経血管内治療科・脳神経外科
賀耒泰之	熊本大学病院脳神経外科
木下由宇	昭和大学横浜市北部病院脳神経外科，脳血管センター
清末一路	熊本大学生命科学研究部画像診断解析学
黒川　暢	産業医科大学脳卒中血管内科
黒木亮太	九州大学病院 脳神経外科
桑島淳氏	新座志木中央総合病院脳神経血管内治療科・脳神経外科
桑山直也	富山赤十字病院 脳血管センター
小宮山雅樹	大阪市立総合医療センター脳神経外科
近藤竜史	埼玉石心会病院低侵襲脳神経センター／脳血管内治療科
佐藤慎祐	聖路加国際病院脳神経外科／神経血管内治療科
佐藤　徹	近畿大学病院脳神経外科／脳卒中センター
周藤　高	横浜労災病院脳神経外科
庄島正明	帝京大学脳神経外科

壽美田一貴	東京医科歯科大学血管内治療科
滝　和郎	康生会武田病院脳卒中センター
田中美千裕	亀田総合病院亀田脳神経センター 脳神経外科／脳血管内治療科
田中優子	産業医科大学脳卒中血管内科学
田上秀一	久留米大学医学部放射線医学講座
津本智幸	昭和大学藤が丘病院脳神経外科
鶴田和太郎	虎の門病院脳神経血管内治療科
寺田友昭	昭和大学横浜市北部病院脳神経外科，脳血管センター
東家　亮	長崎大学放射線診断治療学分野
内藤　功	公益財団法人老年病研究所附属病院
中條敬人	医療法人社団葵会柏たなか病院脳神経外科
中武美香	長崎大学放射線診断治療学分野
中原一郎	藤田医科大学ばんたね病院脳神経外科
新見康成	聖路加国際病院神経血管内治療科，脳・神経センター
萩原伸哉	社会医療法人さくら会さくら会病院脳神経外科
藤本剛士	齋藤記念病院脳神経外科
細尾久幸	筑波大学医学医療系脳卒中予防・治療学
増尾　修	横浜市立市民病院脳血管内治療科
松田芳和	昭和大学医学部脳神経外科学講座
松丸祐司	筑波大学脳神経外科／脳卒中予防治療学寄附講座
松本康史	東北大学病院先進血管内治療開発寄附研究部門
松本淑恵	新座志木中央総合病院脳神経血管内治療科・脳神経外科
水谷　徹	昭和大学医学部脳神経外科学講座
宮地　茂	愛知医科大学脳神経外科・脳血管内治療センター
宮本直子	公益財団法人老年病研究所附属病院脳神経外科
藪崎　肇	甲賀病院脳神経外科
山家弘雄	昭和大学横浜市北部病院脳神経外科
山崎貴明	函館脳神経外科病院脳神経外科／脳卒中センター
吉岡和博	湘南鎌倉総合病院脳卒中センター／脳卒中診療科

▶WEB動画 WEB動画の視聴方法

本書の動画マークのついている項目は、WEBページにて動画を視聴できます。以下の手順でアクセスしてください。

■メディカID（旧メディカパスポート）未登録の場合

メディカ出版コンテンツサービスサイト「ログイン」ページにアクセスし、「初めての方」から会員登録（無料）を行った後、下記の手順にお進みください。

https://database.medica.co.jp/login/

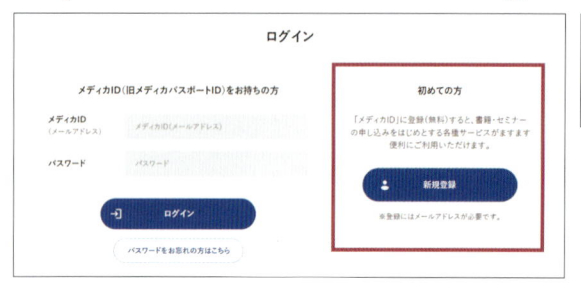 

■メディカID（旧メディカパスポート）ご登録済の場合

①メディカ出版コンテンツサービスサイト「マイページ」にアクセスし、メディカIDでログイン後、下記のロック解除キーを入力し「送信」ボタンを押してください。

https://database.medica.co.jp/mypage/

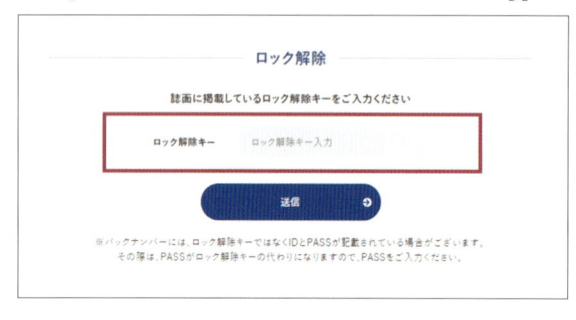 

②送信すると、「ロックが解除されました」と表示が出ます。「動画」ボタンを押して、一覧表示へ移動してください。

③視聴したい動画のサムネイルを押して動画を再生してください。

ロック解除キー　fvad2mva4TK

＊WEBページのロック解除キーは本書発行日（最新のもの）より3年間有効です。有効期間終了後、本サービスは読者に通知なく休止もしくは終了する場合があります。

＊ロック解除キーおよびメディカID・パスワードの、第三者への譲渡、売買、承継、貸与、開示、漏洩にはご注意ください。

＊図書館での貸し出しの場合、閲覧に要するメディカID登録は、利用者個人が行ってください（貸し出し者による取得・配布は不可）。

＊PC（Windows / Macintosh）、スマートフォン・タブレット端末（iOS / Android）で閲覧いただけます。推奨環境の詳細につきましては、メディカ出版コンテンツサービスサイト「よくあるご質問」ページをご参照ください。

1章　硬膜動静脈瘻

1 dAVFの病因

❶歴　史

　以前は先天性か後天性かについての議論が盛んに交わされたが，現在は小児に見られる一部を除き，後天性の疾患であるという認識が一般的である[1]．これまで静脈洞血栓症，静脈圧亢進症，外傷，開頭術などさまざまな要因がトリガーとして報告され，発生にかかわる液性因子とし

て血管内皮細胞増殖因子（vascular endothelial growth factor：VEGF），塩基性線維芽細胞成長因子（basic fibroblast growth factor：bFGF），血小板由来増殖因子（platelet derived growth factor：PDGF），TIE-2などが研究されてきた（**1章A-1　❸dAVFの成因　p16 参照**）。

❷疫　学

　硬膜動静脈瘻（dural arteriovenous fistula：dAVF）の発生頻度については1969年，Newton[2]により「頭蓋内動静脈短絡性疾患の12％」と記載されたのが始めである．脳動静脈奇形の発生頻度が10万人あたり年間1.0人程度[3,4]と言われており，dAVFはその10分の1程度，すなわち0.1人前後と推測されていたようである．比較的最近になり英国と米国から本疾患の発生率（検出率）に関する報告が出され，それぞれ人口10万人あたり年間0.15人[5]，0.16人[6]という結果が示された．筆者が2003年に行った全国調査（次項）では発生頻度が10万人あたり0.29人[7]と報告したが，その後2021年には岡山県の調査で1.044人[8]という数字が報告されている．

　発生部位として多いのは欧米では横−S状静脈洞であるが，我が国では後述するように海綿静脈洞部である．

▶全国調査

　筆者らは，我が国において脳神経外科専門医が勤務する1,236病院（医院）を対象に，発生頻度を中心とした疫学調査を行った．一次調査では1998年から2002年の5年間にその施設で経験したdAVFの症例数とその部位を集計した．二次調査は，一次調査で5症例以上の登録施設を対象とし，その症例におけるさらに詳細な情報（年齢，性別，発生部位，初発症状，治療内容，転帰）について集計した．

　まず一次調査では，338施設より1,815症例の回答を得た（回収率27.3％）．2000年の国勢調査を基にして算出した結果，我が国におけるdAVFの検出率（発生率）は人口10万人あたり年間0.29

表1 dAVFの発生部位（一次調査）

海綿静脈洞	826 症例（45.5%）
横−S状静脈洞	514 症例（28.3%）
上矢状静脈洞	97 症例（5.3%）
テント	58 症例（3.2%）
頭蓋頚椎移行部	60 症例（3.3%）
前頭蓋底	79 症例（4.4%）
脊髄	105 症例（5.8%）
その他	76 症例（4.2%）

人であった．発生部位は，**表1**のようになった．

　二次調査では112施設にアンケートを送った結果，68施設から1,490症例の回答を得た（回収率60.7％）．二次調査の回答を得た施設数は一次調査回答施設数の20％であったが，収集された症例数は一次調査の82％であった．

　1,490例の性別は，男性628例（42.5％），女性850例（57.5％），年齢は0から88歳で平均62.7±12.7歳であった．年齢分布は0〜9歳が5例（0.3％），10歳代が16例（1.1％），20歳代が17例（1.2％），30歳代が30例（2.1％），40歳代が94例（6.4％），50歳代が311例（21.3％），60歳代がピークで531例（36.4％），70歳代が391例（26.8％），80歳代が64例（4.4％）であった．0から15歳までの小児例は13例（全体の0.9％）で，10例が男性であった．13例の発生部位は横−S状静脈洞が6例，脊髄が3例，海綿静脈洞が2例，その他2例であった．女児3例のうち2例は脊髄，1例はその他の部位であった．

　複数の病変をもつ症例が48例に認められ，その結果全部で1,533病変が登録された．発生部位は，**表2**のようになった．

　部位別の年齢は海綿静脈洞部が最も高齢（65.1±11.3歳）で，下錐体静脈洞が最も若年（55.2±18.1歳）であった．2倍以上の性差がある部位は海綿静脈洞部（女性80％），前頭蓋底（男性87％），テント（男性80％），上矢状静脈洞（男性79％），直静脈洞（男性73％），脊髄（男性72％），頭蓋頚椎移行部（男性68％）であった．

表2 dAVFの発生部位（二次調査）

海綿静脈洞	711 症例（47.7％）
横−S状静脈洞/静脈洞交会	389 症例（26.1％）
上矢状静脈洞	70 症例（4.7％）
上錐体静脈洞	19 症例（1.3％）
下錐体静脈洞	5 症例（0.3％）
辺縁静脈洞	17 症例（1.1％）
直静脈洞	15 症例（1.0％）
前頭蓋底	53 症例（3.6％）
テント	54 症例（3.6％）
頭蓋頚椎移行部	44 症例（3.0％）
円蓋部皮質静脈	22 症例（1.5％）
anterior condylar confluence	7 症例（0.5％）
脊髄（頚髄 32 例/胸髄 49 例/腰仙髄 19 例）	100 症例（6.7％）
その他	27 症例（1.8％）

引用・参考文献

1) Chaudhary MY, et al: Dural arteriovenous malformation of the major venous sinuses: an acquired lesion. AJNR Am J Neuroradiol 3：13-9, 1982
2) Newton TH, et al: Involvement of dural arteries in intracranial arteriovenous malformations. Radiology 93：1071-8, 1969
3) Hillman J：Population-based analysis of arteriovenous malformation treatment. J Neurosurg 25：467-90, 2001
4) Berman MF, et al: The epidemiology of brain arteriovenous malformations. Neurosurgery 47：389-97, 2000
5) Brown RD Jr, et al: Incidence and prevalence of intracranial vascular malformations in Olmsted County, Minnesota, 1965 to 1992. Neurology 46：949-52, 1996
6) Al-Shahi R, et al: Prospective, population-based detection of intracranial vascular malformations in adults：the Scottish Intracranial Vascular Malformation Study (SIVMS) . Stroke 34：1163-9, 2003
7) Kuwayama N: Epidemiologic survey of dural arteriovenous fistulas in Japan: clinical frequency and present status of treatment. Acta Neurochir Suppl 123: 185-8, 2016
8) Murai S, et al: Trends in incidence of intracranial and spinal arteriovenous shunts: hospital-based surveillance in Okayama, Japan. Stroke 52: 1455-9, 2021

（桑山　直也）

1 dAVFの病因

❸ dAVFの成因：臨床例，組織所見，動物モデルからの検討

▶ 1 硬膜動静脈瘻は後天性疾患

硬膜動静脈瘻（dural arteriovenous fistula：dAVF）が発見されてから，本疾患が先天性であるか，後天性であるかという議論がなされたが，Houserら[1]，Chaudharyら[2]が静脈洞閉塞後にdAVFが発生したという論文を掲載してからは，後天性説が主流を占めることになった．実際に発症年齢，発症様式を考えるとほとんどが中年以降に発症しており，また，小児でもsinus thrombosis後に新たにdAVFが発生したという報告[3]もあり，これらの事実からも後天的疾患と考えてまず間違いないと思われる．また，静脈性高血圧負荷ラットでdAVFが後天的に発生するということが実験結果より証明された．ただ，近年，hereditary hemorrhagic teleangiectasia（HHT）で，endoglin（ENG）の異常が発見され，一部の症例では先天的なdAVF[4,5]が存在することも間違いない事実である．

▶ 2 臨床例からの考察

以前よりdAVFの誘因となる因子として，①外傷，②ホルモンバランスの異常，③静脈洞血栓症，④凝固異常，⑤静脈性高血圧などが考えられている．たとえば海綿静脈洞部のdAVFの発生は明らかに閉経後の女性に多いことから，エストロゲンの関与，引いてはそのバランス異常に伴う静脈洞血栓症などが誘因として考えられる．また，月経時に血管腫や血管奇形が増大することは以前からよく知られている事実である．さらに，種々の凝固異常，Protein C・S欠損，Leidenなどの遺伝子異常によりdAVFの発生頻度が増加するという報告もあるが，凝固能亢進に伴う静脈洞血栓症に由来している可能性は否定できない[6-8]．静脈性高血圧に関しては，動物モデルでも立証されているが，ヒトでも静脈性高血圧負荷後のdAVFの発生が報告されている．

筆者らは，direct carotid-cavernous fistula（CCF）を離脱式バルーンで閉塞した後，数カ月後に同部位にindirect CCF（dAVF）が出現し，それをtransvenous embolizationで治療した症例を報告した[9]．この症例から，ヒトにおいても静脈性高血圧負荷で新たにdAVFが出現すること，また，dAVFの出現は静脈性高血圧負荷中でなくても，ある一定の期間，静脈性高血圧にさらされていれば，その場所には潜在的にdAVFが発生する素地が形成されると考えてもよいと思われる．この事実は，臨床例でときどき観察されるように1カ所のdAVFを治療後，静脈性高血圧にさらされた罹患静脈洞に新たなdAVFが発生すること，多発性のdAVFが稀ならず存在することと矛盾しない．

また，静脈洞や静脈血栓症，静脈性高血圧後のdAVFの発生は，必ずしも外頚動脈系の関与のみでなくpial vesselが関与することも知られている．dAVFは硬膜に発生するものであるが，稀ではあるが，pial AVFも静脈血栓症ののちに発生することが知られている[10]．自験例ではpial dAVFと呼ばれるpial artery，dural arteryの両方からシャントが形成されpial veinに灌流する症例も経験している．

▶ 3 組織所見からの検討

dAVFのシャントがどこに存在するかは，血管撮影所見のみでは確証を得ることは難しい．Nishijimaら[11]の詳細なdAVF組織の連続切片によるシャント部位の検索では，動脈と静脈の連絡は静脈洞壁に存在し200 μm程度の太さであり，シャント形成後の静脈が静脈洞に流入することが明らかにされた．ただ，dAVFは，Lasjauniasらの分類によるlateral epidural group[12]のように静脈洞を介さないタイプも存在しており，このような症例では硬膜貫通部にシャントが存在すると考えられている．また，自験例では，シャント自体が1〜2mmの太さになり，容易にシャントを介して静脈洞にマイクロカテーテルを導入できる症例も経験している．

それ以外に，dAVFの組織で血管新生にどのような因子が関与して働いているか，免疫組織学的に検討した報告もみられる．筆者ら[13]は，dAVF組織に塩基性線維芽細胞増殖因子（basic fibroblast growth factor：bFGF）が，血管内皮細胞，血管壁平滑筋細胞に発現していることをはじめて報告した．その後，bFGFだけでなく，血管

内皮細胞増殖因子（vascular endothelial growth factor：VEGF）も発現していることがUranishiら[14] によって報告された．また，Tirakotaiら[15] はVEGF，ephrin B2，Flk-1，Flt-1の発現もヒトdAVF組織で確認している．ただ，これらのangiogenic factorの発現が，dAVFの成因に直接かかわっているのか，dAVFが発生したその結果としての血流増加が，これらの因子発現に関係しているかは，免疫組織学的な検討のみでは明らかにできていない．

▶4 動物モデルからの考察

　動物で頚静脈と総頚動脈の間に人工的にシャントを形成し，静脈性高血圧を一定期間負荷することによって新たな動静脈シャントが硬膜を含め，静脈性高血圧の負荷された部位に発生することを筆者ら[16] は示した．動物モデルとしてはSDラットを用い，右にcarotid-jugular shuntを作製し，jugular veinの中枢側を閉塞した．さらに対側のjugular veinも閉塞した群も作製した．この状態で静脈性高血圧を負荷し，2〜3カ月後にシャント部を遮断した状態で血管撮影を行うと，前者で14％に後者で23％に新たなシャントが顔面や硬膜に形成されることを報告した（図1, 2）．その後，他のグループでは，静脈洞閉塞を追加することによって，さらにdAVFの発生率が増加すること，

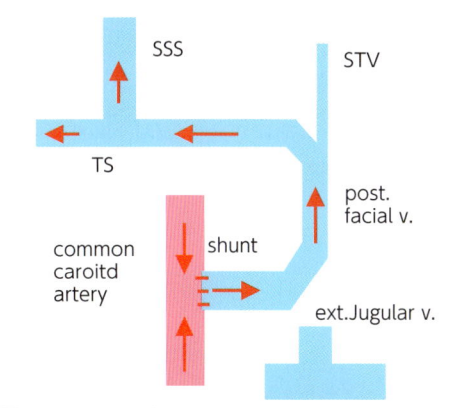

図1 ラットにおける静脈高血圧作製のシェーマ

外頚静脈と総頚動脈にend-to-side anastomosisを行い，頚静脈近位部は閉塞する．

VEGFなどのangiogenic factorを負荷することによりさらにその発生頻度が増加すること[17]，また静脈性高血圧＋エストロゲンの負荷では，dAVFの発生は増加しなかったことなどが引き続き報告されている[18]．さらに本モデルでは，静脈，静脈洞にhypoxia induced factor（HIF），VEGF，FGFなどのangiogenic factorが経時的に発現してくることもその後の研究で証明されている[19-21]．また，dAVFの組織をangiogenic factorの発現という観点からさらに詳細に検討した報告もみられる[22]．

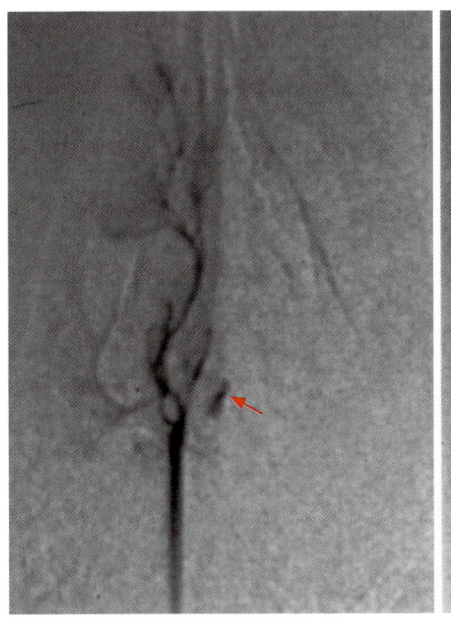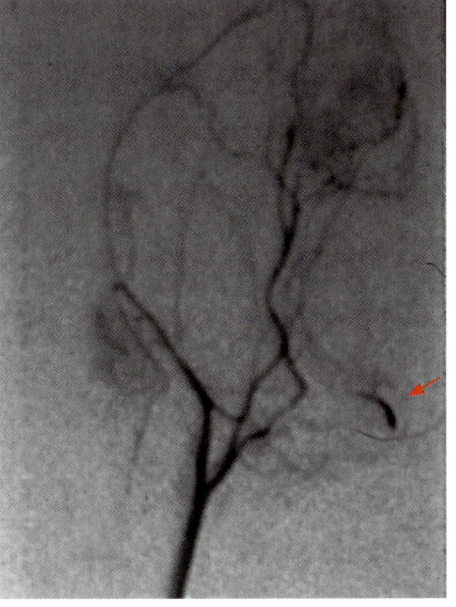

図2 シャント閉塞後左総頚動脈撮影

A：右総頚動脈撮影・正面像，晩期動脈相．矢印部は静脈洞に形成されたシャント部を示す．
B：右総頚動脈撮影・側面像，晩期動脈相．矢印部は静脈洞に形成されたシャント部を示す．

▶5 静脈圧亢進dAVFモデルにおけるAVFの発生機序

これらの論文を基に，venous hypertensionで誘導されるdAVFの分子メカニズムを考察してみる．まず，dAVFで確認されている事実を整理すると，次のようになる．

①シャントを形成する血管は悪性腫瘍に見られるような血管[23]ではなく，正常な構造をもった動静脈シャントであり，静脈洞壁に形成される．

②Venous hypertensionで出現するAVシャントは硬膜のみでなく，その負荷のかかったどの部位にでも出現しうる（硬膜に特異的な現象ではない）

③虚血を伴わないvenous hypertensionのみでangiogenic factor（HIF，VEGF）は血管壁に発現する．

④dAVFの組織にはVEGF，bFGF，ephrin B2の発現が確認されている．

⑤しかし，arteriole，venuleが直接つながるメカニズム（down regulation of TGF-β pathway）については報告されていない．

②〜④から考えて，venous hypertensionによりまず，最も上流のHIFが誘導されたあと，angiopoietin 2やVEGFが誘導される．その後，angiopoietin 2はpericyteを血管壁から遊離させ，VEGFは遊走，増殖に関与する．このように新生された血管が毛細血管のレベルを介して静脈側とつながれば，動脈性の虚血の場合は，さらに血小板由来増殖因子（platelet-derived growth factor：PDGF）やTGF-βなどが関与して血管新生が終息し，最終的に血管はpericyteで覆われ血管新生が終結するわけである．

しかし，dAVFが形成されるためには200μm前後の動脈と静脈が直接結合する必要が生じてくる．このメカニズムを推測するのに興味深い論文が幾つか報告されている．Endoglin heterozygous mouse（Eng＋/－）においてVEGF遺伝子を導入したadenovirusを大脳基底核に注入し，VEGFを強制発現させると，同部位に異常なmicrovesselの増勢が確認されている[24]．すなわち，TGF-βがdown regulateされた状態でVEGFが作用するとdysplasticな血管が形成されるということである．このグループでは，さらにactivin receptor-like kinase（ALK-1）gene mutation mouse（ALK-1＋/－）に血流増加の負荷とVEGFの刺激を加えることにより毛細血管レベルでの血管のdysplasiaが促進されたと報告している[25]．また，最近ではHHT type 2の原因と考えられている TGF-βのtype Iリセプターである ALK-1を内皮細胞特異的にノックアウトしたマウスを用いた実験で，AVFまたはAVM発生におけるALK-1の重要性が指摘されている[26]．

さらに，このグループでは，このマウスを用いて皮膚に傷を加えることにより，その部位にAVFが形成されることをリアルタイムで観察している[27]．この実験結果から，HHTで各部位にAVF，AVMが形成される原因として，ALK-1の欠損というpreconditioningされた状態に傷などの他の因子が加わることによりAVF，AVMが発生するのではないかと考察している．筆者らの作製した静脈性高血圧によるdAVFモデルにおいても，静脈性高血圧負荷によりTGF-β，ALK-1の異常が発現し，そこに血管新生に関与する因子（VEGF等）が作用しAVFが形成されるという仮説も成り立つかもしれない[28]．また，Gaoら[29]のvenous hypertensionモデルを用いた実験では，venous hypertensionを負荷することによりhypoxi-inducible factor-1がupregulateされ，その下流にあるVEGF，stromal cell derived factor-1α（SDF-1α）の発現が増加し，白血球浸潤やMMP-9の活性が増加することを報告している．この報告は，Mouchtourisら[30]によるAVMの成長のプロセスに炎症が関与していたという報告と一致しており，興味深い．またLiら[31]は，筆者らのvenous hypertension modelを用いてVEGFの発現を抑制するとdAVFの発生率が減少することを報告しており，dAVF発生におけるVEGFの重要性を指摘している．

近年AVMの発生メカニズムにおいて，HHTで知られているALK-1，endoglinの異常以外にSMAD4，RASA1，PTENの異常がヒトAVMの発生に関与することが知られている[32,33]．また，Notch receptorの異常によりマウスやゼブラフィッシュで動静脈吻合の拡張や動静脈シャントを発現させることが知られており[34,35]，dAVFの成因に関してもこれらの異常が関与しているかを精査してゆく必要がある．

▶6 AVFの発現は硬膜に特異的な現象ではない！

筆者らの動物実験モデルでもdAVFが発生したが，静脈高血圧負荷がかかったすべての組織に発生し，特に鼻粘膜に多く発生した．また臨床例では，硬膜だけでなくpial AVFも後天的な病変であることが知られている．筆者らも，静脈性高血圧にさらされた組織で，さらにそこに2nd impact（脳虚血，脳損傷等）が加わることにより

新たにpial AVFが発生した症例を報告した[36]．また，HHTの動物モデルに外傷を加えると，その部に新たにAVシャントが発生することが実験的に確かめられている[37]．Liら[31]の実験によると，静脈性高血圧負荷下にVEGFを投与すると明らかにシャントの発生が増加すること，逆に抑制するとその発生が減少することも確認されている．筆者らの過去の動物モデル実験においても，ラットの鼻に多くのシャントが発現した原因として，ケージでの飼育中における鼻の外傷（ケージ内では容易に鼻をケージの金網にぶつける）が2nd impactになったのではないか[36]と推測している．

静脈洞閉塞，静脈性高血圧，外傷などがdAVFの成因として挙げられているが，それぞれの病態で100％dAVFが発生するわけではない．前述のpredisposing factorに加えて何らかの2nd impact（angiogenic activityが亢進する病態）が加わり，dAVFが発生すると考えるのが現時点では妥当であろう．また，dAVFは硬膜に限定された病態ではなく，脳を含め，全身に発生し得る現象であると認識し，さらなる病因の解明に臨むべきと考えている．

現在ではAVMにおいても，後天的な病気であるという認識が高まり，その成因についてもmolecular levelでの解明が進んでいる（**2章A-2** ②**AVM発生のメカニズムと成因　p203参照**）．AVF，AVM（いわゆるnidusを形成するもの）の成因は同じではないが，共通項は含まれていると思われるので，今後のAVMの成因に関する研究の発展にも期待したい．

▶ 7 dAVF形成は生体の防御機構

　dAVFは耳鳴や種々の脳神経麻痺，出血や静脈性高血圧に伴う神経症状などを引き起こす厄介な病変であるが，考えようによっては生体の防御機構の1つと捉えることもできる．静脈流出路に狭窄が生じ，早期に閉塞に至ると高率に静脈性梗塞を引き起こすことになる．このとき，静脈圧の上昇を感知し，動静脈シャントを形成する機序が働くと，静脈圧が上昇し，早期に静脈の側副血行路が形成される．また，狭窄部を通過する血流量が増加し，血流のうっ滞を防ぎ血栓性閉塞を防いでいる可能性もある．このように，静脈の側副血行路が形成された後，罹患した静脈洞が閉塞すれば，dAVFは消失し，静脈の側副血行路も確保され，無症状で静脈閉塞から回復することになる．このように考えるとdAVFは静脈の側副血行路を形成する生体の防御機構ではないかと推察される．

引用・参考文献

1) Houser OW, et al: Arteriovenous malformation affecting the transverse dural venous sinus-an acquired lesion. Mayo Clin Proc 54: 651-61, 1979
2) Chaudhary MY, et al: Dural arteriovenous malformation of the major venous sinuses: an acquired lesion. AJNR 3: 13-9, 1982
3) Morales H, et al: Documented development of a dural arteriovenous fistula in an infant subsequent to sinus thrombosis: case report and review of the literature. Neuroradiology 52: 225-59, 2010
4) Borthwick M, et al: Endoglin and activin receptor-like-kinase 1 are coexpressed in the distal vessels of the lung: implications for two familial vascular dysplasias, HHT and PAH. Lab Invest 89: 15-25, 2009
5) Sabba C. et al: Hereditary hemorrhagic teleangiectasia: Clinical features in ENG and ALK 1 mutation carriers. J Thromb Haemost 5 : 1149-57, 2007
6) Gerlach R, et al: Thrombophilic risk factors in patients with cranial spinal dural arteriovenous fistulae. Neurosurgery 63: 693-8, 2008
7) Safavi-Abbasi S, et al: Thrombophilia due to factor V and factor II mutations and formation of a dural arteriovenous fistula: case report and review of a rare entity. Skull base 18: 135-143, 2008
8) Van Dijk JM, et al: Thrombophilic factors and the formation of dural arteiovenous fistula. J Neurosurg 107 : 56-9, 2007
9) Terada T, et al: Indirect carotid cavernous fistula appeared after balloon embolization of direct CCF. Acta Neurochir (Wien) 144 : 489-92, 2002
10) Phatourros CC, et al: Acquired pial arteriovenous fistula following cerebral vein thrombosis. Stroke 30: 2487-90, 1999
11) Nishijima M, et al: Etiological evaluation of dural arteriovenous malformations of the lateral and sigmoid sinuses based on histopathological examinations 76: 600-6, 1992
12) Geibprasert S, et al: Dural arteriovenous shunts: a new classification of craniospinal epidural venous anatomical bases and clinical correlations. Stroke 39: 2783-94, 2008

13) Terada T, et al: The role of angiogenic factor bFGF inhte development of dural AVFs. Acta Neurochir (Wien) 138: 877-83, 1996
14) Uranishi R, et al: Expression of angiogenic growth factors in dural arteriovenous fistula. J Neurosurg 91: 781-6, 1999
15) Tirakotai W, et al: Immunohistochemical study in dural arteriovenous fistula and possible role of Ephrin-B 2 for development of dural arteriovenous fistula. Clin Med J (Engl) 107: 1815-20, 2004
16) Terada T, et al: Development of acquired arteriovenous fistula in rats due to venous hypertension. J Neurosurg 80: 884-9, 1994
17) Herman JM et al: Genesis of a dural arteriovenous malformation in a rat model. J Neurosurg 83: 539-45, 1995
18) Terada T, et al: The effect of oestrogen on the development of arteriovenous fistulae induced by venous hypertension. Acta Neurochir(Wien) 140: 82-6, 1998
19) Lawon MT, et al: Refined role of angiogenesis in the pathogenesis of cranial arteriovenous malformations. J Neurosurg 91: 781-6, 1999
20) Kojima T, et al: The relationship between venous hypertension and expression of vascular endothelial growth factor : hemodynamic and immunohistochemical examinations in a rat venous hypertension model. Surg Neurol 68: 277-84, 2007
21) Zhu Y, et al: Expression of hypoxia-inducible factor-1 and vascular endothelial growth factor in response to venous hypertension. Neurosurgery 59: 687-96, 2006
22) Sasahara A, et al: Increased expression of ephrin A 1 in brain arteriovenous malformations: DNA microarray analysis. Neurosurg Rev 30: 299-305, 2007
23) Lim M, et al: New vessel formation in the central nervous system during tumor growth, vascular malformations, and Moyamoya. Current Neurovasc Res 3: 237-45, 2006
24) Xu B, et al: Vascular endothelial growth factor induces abnormal microvasculature in the endoglin heterozygous mouse brain. J Creb Blood Flow Metab 24: 237-44, 2004

25) Hao Q, et al: Increased tissue perfusion promotes capillary dysplasia in the ALK-1 deficient mouse brain following VEGF stimulation. Am J Physiol Heart Circ Physiol 295: H2250-6, 2008

26) Park SO, et al: ALK5-and TGFBR2-independent role of ALK1 in the pathogenesis of hereditary hemorrhagic teleangiectasia type 2. Blood 111: 633-42, 2008

27) Park SO, et al: Real-time imaging of de novo arteriovenous malformation in a mouse model of hereditary hemorrhagic teleangiectasia. J Clin. Invest 119: 3487-96, 2009

28) Kim H, et al: Brain arteriovenous malformation biology relevant to hemorrhage and implication for therapeutic development. Stroke 40: S95-7, 2009

29) Gao P, , et al: Nonischemic cerebral venous hypertension promotes a proangiogenic stage via HIF-1 downstream genes and leukocyte-derived MMP-9. Journal of cerebral blood flow and metabolism 29: 1482-90, 2009

30) Mouchtouris N, et al: Biology of cerebral arteriovenous malformations with a focus on inflammation. J Cereb Blood Flow Metab 35: 167-75, 2015

31) Li Q, et al: A pivotal role of the vascular endothelial growth factor signaling pathway in the formation of venous hypertension-induced dural arteriovenous fistulas. Mol Med Rep 9: 1551-8, 2014

32) Leblanc GG, et al: Biology of vascular malformation of the brain. Stroke 40: e694-702, 2009

33) Komiyama M: pathogenesis of brain arteriovenous malformations. Neurol Med Chir (Tokyo) 56: 317-25, 2016

34) Murphy PA, et al: Constitutively active Notch4 recepter elicits brain arteriovenous malformations through enlargement of capillary-like vessels. PNAS 111: 18007-12, 2014

35) Hill-Felberg S, et al: Notch receptor expression in human brain arteriovenous malformations. J Cell Mol Med 19: 1986-93, 2015

36) Terada T, et al: De novo pial arteriovenous fistula associated with cerebral infarction and venous hypertension: Report of 2 cases suggesting a "Second Hit Theory". Neurosurgery Open 2: 1-8, 2021

37) Nag S, et al: Increased expression of vascular endothelial growth factor D following brain injury. Int Mol Sci 20: 1594, 2019

（寺田 友昭）

2 dAVFの臨床的特徴

❶ 症状／症候

症状は発生部位により異なる．以下，部位ごとの特徴的な症状について述べる．

▶1 海綿静脈洞

従来より，（拍動性）眼球突出，結膜充血／浮腫，拍動性耳鳴（血管雑音）が三徴とされるが，複視や頭痛も高頻度に見られる．耳鳴は他覚的には眼窩周囲や乳突部のbruitとして聴取されることがある．結膜充血は結膜炎のときに見られるような毛細血管の充血ではなく，結膜静脈の怒張（corkscrew vessels）であり，よく観察すれば1本1本の静脈が累々と拡張しているのがわかる．また結膜浮腫は結膜が「水ぶくれ」のように透明なゼリー状に膨隆した状態で，充血とは全く異なる症候である．時に結膜症状がなく外転神経麻痺や動眼神経麻痺が単独で生じることもあり，診断上，注意を要する．症状／症候の出る機序については，眼球突出，結膜充血／浮腫は海綿静脈洞圧の亢進に伴う症状であり，複視は静脈洞内のturbulent flow（乱流）や静脈圧亢進による脳神経麻痺と推測されている．逆行性脳静脈還流による脳内出血は少ない．これまでの筆者の経験では7％程度である．血腫周囲に広範な浮腫が併存することで高血圧性脳内出血と鑑別できる症例もある．

▶2 横−S状静脈洞，上矢状静脈洞，静脈洞交会

脳静脈と動静脈シャントの還流形態により症状が異なる．脳静脈，シャントともに順行性還流（Borden分類type Ⅰ）[1]が維持されているうちは神経症状は出ない．あっても拍動性耳鳴くらいである．静脈洞の狭窄性病変が進行したり，動静脈シャントの勢いがよいと逆行性脳静脈還流（Borden分類type ⅡやⅢ）[1]を呈するようになり，その結果，脳静脈圧が亢進し，静脈浮腫（梗塞）や脳内出血を生じる．ただし，脳静脈の側副血行路が良好でいわゆるpseudophlebitic pattern[2]が見られない症例では無症状のこともある．

上矢状洞と直静脈洞の双方に逆行性還流を呈するようになると，脳静脈還流が著しく停滞し，脳出血以外に頭痛や視力障害，構音障害，高次脳機能障害，歩行障害などのいわゆる慢性頭蓋内圧亢進症状が出現する．このような状況になると正常圧水頭症や認知症と誤診される症例が多く，診断に注意が必要である．まずは硬膜動静脈瘻（dural arteriovenous fistula：dAVF）を疑ってみるという姿勢が重要である．最近ではスクリーニングとしてMRIが撮られる機会が多く，静脈拡張所見が見逃されなければdAVFの診断がつく．

▶3 前頭蓋底

通常は脳出血で発症する．出血の前に症状を現すことは，ほとんどない．

▶4 頭蓋脊椎移行部

上行性に頭蓋内に還流するものはくも膜下出血で発症することが多く，下行性に頸髄に還流するものは脊髄症状で発症することが多い[3]．

▶5 anterior condylar confluence

この部の病変は順行性に内頸静脈に還流することが多く，ほとんどが拍動性耳鳴で発症する．まれにbridgeing veinを介して逆行性脳静脈還流を呈することがあり，そのような症例では頭蓋内出血を生ずることがある．

▶6 脊髄

頭蓋頸椎移行部を除くと胸腰髄に多く，そのため感覚障害を伴う両下肢の進行性対麻痺で発症する．腰部脊椎管狭窄症と酷似しており，誤診が多い．ほとんどが静脈還流障害（静脈性高血圧）による症状で，出血発症は例外的である．

▶7 全国調査[4]

筆者らは，我が国において脳神経外科専門医が勤務する1,236病院（医院）を対象に，発生頻度を中心とした疫学調査を行った．一次調査では1998年から2002年の5年間にその施設で経験したdAVFの症例数とその部位を集計した．二次

表 発生部位別の初発症状

初発症状*	total	CS	TS+Cf	SSS	SPS	IPS	MS	cdl	SS	tent	ACB	CCJ	vlt	spine	oths
悪性症状 1	26.6	4.0	38.9	48.5	36.8	20.0	11.8	0.0	53.3	40.7	52.8	56.8	40.9	99.0	22.2
悪性症状 2	9.6	3.9	20.3	35.7	21.0	20.0	0.0	0.0	26.6	14.9	9.4	2.3	9.1	0.0	7.4
眼症状	44.9	90.1	2.8	1.4	15.8	20.0	5.9	0.0	13.3	1.9	5.7	6.8	4.5	1.0	37.0
耳鳴	19.9	12.6	39.3	12.9	15.8	20.0	82.4	100	13.3	9.3	3.8	22.7	13.6	3.0	29.6
その他	5.9	2.7	8.0	8.6	31.6	40.0	0.0	14.3	6.7	18.5	15.1	2.3	18.2	0.0	14.8
無症状	6.5	1.7	7.7	7.1	10.5	0.0	0.0	0.0	13.3	24.1	26.4	20.5	22.7	2.0	7.4

* 各項目には重複あり
悪性症状 1：頭蓋内出血、静脈性梗塞および脊髄症状
悪性症状 2：脳圧亢進症状/痙攣/水頭症，*開頭塞栓術：開頭静脈塞栓術
CS：cavernous sinus, TS：transverse-sigmoid sinus, Cf：confluence, SSS：superior sagittal sinus,
SPS：superior petrosal sinus, IPS：inferior petrosal sinus, MS：marginal sinus, cdl：condylar vein,
SS：straight sinus, ACB：anterior cranial base, CCJ：craniocervical junction, vlt：vault, oths：others

調査は，一次調査で5症例以上の登録施設を対象とし，その症例におけるさらに詳細な情報（年齢，性別，発生部位，初発症状，治療内容，転帰）について集計した．

まず一次調査では338施設より1,815症例の回答を，二次調査では68施設より1,490症例の回答を得た．

二次調査にて集計された初発症状（発症形式）について，症例全体では結膜眼球症状および外眼筋症状が972症例（65.2％）と最も多く，次いで頭蓋内出血および静脈性梗塞が311症例（20.9％），耳鳴296症例（19.9％），脳圧亢進症状96症例（6.4％），脊髄症状85症例（5.7％），痙攣41症例（2.8％），水頭症6症例（0.4％）であった．97症例（6.5％）は無症状で発見された．発生部位別の初発症状は**表**に示した．海綿静脈洞部では結膜／眼球症状が77％，外眼筋症状が56％で，両者のいずれかを呈した症例は90％であった．また横－S状静脈洞部で最も多い初発症状は耳鳴で39％の症例に見られている．以下頭蓋内出血（26％），慢性頭蓋内圧亢進症状（13％），静脈性梗塞（13％），痙攣発作（6％）であった．

頭蓋内出血，梗塞，脳圧亢進症状，痙攣，水頭症などいわゆるaggressiveと表される悪性症状を呈する症例の比率が高いのは，順に上矢状静脈洞（74％），直静脈洞（67％），下錐体静脈洞（60％），前頭蓋底（55％），頭蓋頚椎移行部（55％），テント（48％），横－S状静脈洞（48％），円蓋部脳表静脈（46％），上錐体静脈洞（42％）であり，逆に低い部位は辺縁静脈洞（12％），海綿静脈洞（7％），condyler vein（0％）であった．全体ではaggressiveな病変は31％に認められた．

引用・参考文献

1）Borden JA, et al: A proposed classification for spinal and cranial dural arteriovenous fistulous malformations and implications for treatment. J Neurosurg 82：166-79, 1995
2）Willinsky R, et al: Tortuous, engorged pial veins in intracranial dural arteriovenous fistulas：correlations with presentation, location, and MR findings in 122 patients. AJNR Am J Neuroradiol 20：1031-6, 1999
3）Kinouchi H, et al: Dural arteriovenous shunts at the craniocervical junction. J Neurosurg 89：755-61, 1998
4）Kuwayama N: Epidemiologic survey of dural arteriovenous fistulas in Japan: clinical frequency and present status of treatment. Acta Neurochir Suppl 123: 185-8, 2016

（桑山 直也）

2 dAVFの臨床的特徴

❷ 分 類

本疾患には以下のごとく様々な分類法が提唱されている．なかでも静脈還流形態による分類法は症候学，治療適応，治療方法に直接結びつくものであり，血行動態を理解し，治療法を選択するうえで最も重要な分類法と言える．

▶1 静脈還流形態による分類法

本疾患の症候，治療適応，治療法に直結する分類法である．いくつかの分類法が報告されているが，いずれも「静脈洞閉塞の有無」「シャントの還流方向が順行性か逆行性か」「正常脳静脈還流が障害されているか否か」について要点が置かれている．以下，代表的な分類法について簡便に記載する．

≫Cognard分類（revised Djindjian & Merland分類）[1]；dAVF全般の分類（1995年）

タイプⅠ	主要静脈洞に短絡し，順行性に還流するもの
タイプⅡa	主要静脈洞に短絡し，静脈洞を逆行性に還流するもの．脳表静脈への逆行性還流はない．
タイプⅡb	主要静脈洞に短絡し，静脈洞を順行性に還流するが，さらに脳表静脈に逆行性の還流も呈するもの
タイプⅡa+b	ⅡaとⅡbが併存するもの
タイプⅢ	直接脳表静脈に短絡するが，静脈の拡張を伴わないもの
タイプⅣ	直接脳表静脈に短絡し，静脈の拡張を伴うもの
タイプⅤ	脊髄静脈に還流するもの

海綿静脈洞部および横－S状静脈洞部，上矢状静脈洞部のdAVFはほとんどがタイプⅠからⅡに属し，前頭蓋底部，円蓋部，テント，頭蓋頚椎移行部のdAVFはタイプⅢからⅣに属する．横－S状静脈洞がisolated sinusを呈し，脳表静脈にのみ逆行性の還流を呈する病変はⅡbに分類される．

≫Borden分類[2]；dAVF全般の分類（1995年）

タイプⅠ	直接静脈洞に還流するもの
タイプⅡ	静脈洞に還流し，さらに逆行性に脳表静脈に還流するもの
タイプⅢ	静脈洞には還流せず，脳表静脈に還流するもの

≫Lalwani分類[3]；横－S状静脈洞部dAVFの分類（1993年）

流出路の狭窄程度に基づく分類で，症状／症候および出血のリスクをよく反映している．

グレード1	横－S状静脈洞に順行性に還流するもの．
グレード2	中等度の静脈洞狭窄があり，横－S状静脈洞に順行性および逆行性に還流するもの（脳表静脈への逆行性還流の有無は問わない）．
グレード3	中枢側の静脈洞閉塞があり，横－S状静脈洞および脳表静脈に逆行性に還流するもの．
グレード4	中枢側と遠位側に静脈洞閉塞があり（isolated sinus），脳表静脈のみに逆行性に還流するもの．

▶2 硬膜静脈洞の関与の有無による分類[4]

≫Sinus type

硬膜静脈洞に流入するもので，罹患部位は海綿静脈洞，横－S状静脈洞，上矢状静脈洞，上/下錐体静脈洞，脳底静脈叢，蝶形頭頂静脈洞，辺縁静脈洞である．

≫Non sinus type

直接pial veinに流入するもので，罹患部位は前頭蓋底，テント，頭蓋頚椎移行部，頭蓋円蓋部，anterior condylar vein，脊髄である．

▶3 流入動脈による分類法

≫Barrow分類[5]；海綿静脈洞部dAVFの分類（1985年）

経静脈的塞栓術の普及した現在はそれほど使用されなくなったが，有名な分類である．タイプDに分類される病変が圧倒的に多い．

タイプA	外傷または破裂動脈瘤による動静脈瘻で，dAVFではない．
タイプB	内頚動脈硬膜枝のみが流入するもの．
タイプC	外頚動脈硬膜枝のみが流入するもの．
タイプD	内および外頚動脈硬膜枝の双方が流入するもの．

▶4 発生に基づいた分類

2008年，Lasjauniasのグループから解剖学的(発生学的)分類法[6]が提唱された．彼らは硬膜の発生に基づいてventral epidural group，dorsal epidural group，lateral epidural groupの3群に分類

した．その特徴は1) 発生母地である硬膜を内軟骨と膜性骨由来に分けて分類した，2) これにより性差などが説明できる，3) 頭蓋内と脊髄の病変をあわせて分類できる，などであるが，一部に理解しずらい説明や部位があった．これをTanakaが2016年に改定し，硬膜がneural crest由来か中胚葉由来かをもとにして，FT group (neural crest由来のfalxとtent)，VE group (中胚葉の内軟骨由来)，DM group (中胚葉の膜性骨由来) の3群に分類[7]した．これも性差，年齢差，重症度などの違いをよく反映する分類法である．

引用・参考文献

1) Cognard C, et al: Cerebral dural arteriovenous fistulas : clinical and angiographic correlation with a revised classification of venous drainage. Radiology 194: 671-80, 1995
2) Borden JA, et al: A proposed classification for spinal and cranial dural arteriovenous fistulous malformations and implications for treatment. J Neurosurg 82: 166-79, 1995
3) Lalwani AK, et al: Grading venous restrictive disease in patients with dural arteriovenous fistulas of the transverse/sigmoid sinus. J Neurosurg 79: 11-5, 1993
4) Collice M, et al: Surgical interruption of leptomeningeal drainage as treatment for intracranial dural arteriovenous fistulas without dural sinus drainage. J Neurosurg 84: 810-7, 1996
5) Barrow DL, et al: Classification and treatment of spontaneous carotid-cavernous sinus fistulas. J Neurosurg 62: 248-56, 1985
6) Geibprasert S, et al: Dural arteriovenous shunts: a new classification of craniospinal epidural venous anatomical bases and clinical correlations. Stroke 39: 2783-94, 2008
7) Tanaka M: Embryological consideration of dural arteriovenous fistulas. Neurol Med Chir (Tokyo) 56: 544-51, 2016

（桑山 直也）

3 解剖からみたdAVFの発生

▶ はじめに

　硬膜動静脈瘻（dural arteriovenous fistula：dAVF）は後天性の動静脈短絡として広く知られており，その成因として古くから静脈洞血栓症や外傷，ホルモンの関与などが言われてきた．また，静脈圧の上昇や血管新生因子の活性化なども実験的に動静脈短絡を形成する大きな要因として示されている[1]．一方で，dAVFには海綿静脈洞部や横静脈洞部などの好発部位が存在することも知られており，また部位により症状や脳出血などのリスクが異なることも言われている．本項ではdAVFの発生機序に関して解剖学的見地から考察する．

▶ 1 硬膜の構造と静脈洞dAVF

　硬膜は組織学的に3層構造を示すとされており，外層からperiosteal layer（endosteal layer），meningeal layer（dura propria），dural border cell layerと呼ばれる．Periosteal layerは頭蓋骨の内面を覆い線維芽細胞と骨前駆細胞から主に構成されており，頭蓋骨の孔や大後頭孔の部位では骨膜に移行する．Periosteal layerは骨縫合部では骨と強く固着する．Meningeal layerはperiosteal layerよりコラーゲン線維が少なくより柔軟であるといわれている[2]．脳神経が骨孔や管を通り頭蓋外に出る部位では，脳神経に沿って神経鞘を形成する．また，尾側では脊髄硬膜に移行する．

　ほとんどの部位でmeningeal layerとperiosteal layerは強固に結合しているが，上矢状静脈洞や横静脈洞，S状静脈洞の部位では両者は分かれており，その間隙にこれらの静脈洞が位置する．よって上矢状静脈洞や横静脈洞，S状静脈洞の骨側では，硬膜はperiosteal layerのみにより構成される[3]．トルコ鞍から海綿静脈洞部，斜台にかけては，periosteal layerとmeningeal layerは広い範囲で離れ，または緩く結合し，その間に海綿静脈洞や脳底静脈叢，下錐体静脈洞が存在する．一方で，大脳鎌やテントなどの折り返しにより構成される硬膜は2枚のmeningeal layerにより構成されperiosteal layerは存在しない．そのため下矢状静脈洞や直静脈洞はmeningeal layerのみに囲まれる．

　静脈洞には皮質静脈が流入するが，皮質静脈はbridging veinとなりくも膜下腔から硬膜下腔を通り硬膜を貫通し，硬膜内を走行した後に静脈洞に流入する．この硬膜貫通部から硬膜内の走行部位にはしばしば生理的狭窄がみられる．横静脈洞部ではこれらのbridging veinはテント内を走行することが多く，tentorial sinusを形成し横静脈洞に流入する．また時に，円蓋部に同様の硬膜内のチャンネルを形成して流入することもある[4]．上矢状静脈洞部でも同様で，bridging veinがvenous lacunaに流入するものや，円蓋部硬膜内や大脳鎌に同様の硬膜内チャンネルを経由して流入するものなどが見られる．また，硬膜内には多数の硬膜静脈が存在し，それらも近接する静脈洞に流入する．また直静脈洞と下矢状静脈洞を除き，骨と接する静脈洞は骨からの静脈も流入する．静脈洞内にはしばしば隔壁構造がみられ，特に海綿静脈洞では多くの症例で存在するが，横S状静脈洞など他の部位でもしばしば観察される．

　dAVFはシャント血流が直接静脈洞に流入するsinus typeと静脈洞に流入しないnon-sinus typeに大きく分けられるとされる．前述の解剖との関係でいえば，non-sinus typeはbridging veinの硬膜内の走行部位に形成されたdAVFであり，sinus typeは静脈洞に流入する硬膜静脈および骨の導出静脈に形成された動静脈瘻と考えられる．

▶ 2 解剖からみたdAVFの形成

　海綿静脈洞部や舌下神経管近傍のdAVFでは骨内シャントを伴うことが多いとされている．これらの部位では前述のように硬膜のmeningeal layerとperiosteal layerの間隙が広く骨の導出静脈が海綿静脈洞や脳底静脈叢に多数流入していることが，その理由の1つとして考えられる．また，これらの部位では骨内に多数のvenous channelが存在することも近年言われており，それらの骨内血管の多寡も骨内シャントの形成に関与している可能性がある[5]．

　最近，海綿静脈洞部とanterior condylar confluenceのdAVFでは骨内シャントの存在が注目されているが，これらの部位では当然硬膜にもシャントが存在することは多く，選択的経静脈的塞栓術ではむしろ硬膜に存在するシャントのほうが難しく注意が必要である．横静脈洞や上矢状静脈洞はmeningeal layerのみで構成されるテントや大脳鎌と接するため，硬膜（テント部や大脳鎌，周囲硬膜内）にシャントが形成される症例の頻度が

高くなるが，骨と接する部位には骨の導出静脈が流入することから骨内にシャントを認める症例は存在する．直静脈洞や下矢状静脈洞は当然のことながら骨内シャントは関与しない．

Sinus typeのdAVFの発生を解剖から考えた場合に，静脈洞内のseptum硬膜静脈や骨の導出静脈の狭窄または血栓化，炎症などが始まりとして起こり，静脈圧亢進・血管新生のプロセスを経て動静脈瘻が形成されることが1つ推察される．もちろん静脈洞自体の血栓症は大きな原因の1つであり，手術や外傷を契機に起こる場合もある．このようにして動静脈瘻が形成された場合には，さらに静脈圧亢進・血管新生が起こり，負のサイクルが形成されると臨床的に問題となるようなdAVFを発症するものと思われる．

Non-sinus typeのdAVFでは，シャント部位はbridging veinの硬膜内走行部であり，同部には通常生理的狭窄が存在することから，その部位の血栓症や狭窄による静脈圧亢進などが発生要因と考える．ただし，前頭蓋底部（篩骨部）は単なるbridging veinではなく，発生部位はascending frontal vein／olfactory veinの篩骨導出静脈への流出部であるため，同部のbridging／emissary veinの血栓化や炎症が要因と思われる．

▶ おわりに

以上，まだ解明されていないことばかりであるが，解剖からみたdAVFの発生について私見を述べた．塞栓術などの血管内治療手技は非常に大事であるが，解剖や発生原因などについて考えることは重要であり，将来的に解明が進めば本疾患のみならず他の血管短絡疾患への応用の可能性もあると思われる．

引用・参考文献

1) Terada T, et al: The effect of oestrogen on the development of arteriovenous fistulae induced by venous hypertension in rats. Acta Neurochir (Wien) 140: 82-6, 1998

2) Adeeb N, et al: The cranial dura mater: a review of its history, embryology, and anatomy. Childs Nerv Syst 28: 827-37, 2012

3) Doniz-Gonzalez A, et al: Microsurgical anatomy and the importance of the petrosal process of the sphenoid bone in endonasal surgery. J Neurosurg 137: 1431-42, 2022

4) Shapiro M, et al: Dural Venous Channels: Hidden in Plain Sight-Reassessment of an Under-Recognized Entity. AJNR Am J Neuroradiol 41: 1434-40, 2020

5) Mizutani K, et al. Analysis of the venous channel within the clivus using multidetector computed tomography digital subtraction venography. Neuroradiology 59: 213-9, 2017

（清末 一路，賀耒 泰之）

│4 dAVFの治療に必要な血管解剖と画像診断

▶はじめに

　硬膜動静脈瘻（dural arteriovenous fistula：dAVF）は多くは硬膜静脈洞や硬膜に還流する静脈に関連して発生する後天的な動静脈シャント疾患である．したがって，流入する動脈は硬膜動脈であり，経動脈的塞栓術（transarterial embolization：TAE）の際に治療対象となるため，その走行・分布に関する解剖，硬膜動脈同士や脳動脈，眼動脈（ophthalmic artery：OphA）分枝との潜在的血管吻合，脳神経栄養血管（vasa nervorum）の有無に関する解剖の知識が重要である．

　またdAVFの病態は静脈還流に影響を受け，さらには根治的治療のためには病変部の流出静脈側を確実に閉塞させる必要があり，罹患静脈や正常静脈分枝の還流パターン，静脈間の吻合，関連する静脈のバリエーションの知識，罹患静脈へのアクセス経路の解剖が重要となる．さらにはこういった解剖を理解するための適切な画像診断モダリティの活用方法も重要となる．本項ではdAVFの治療において特に重要な動脈，静脈の血管解剖と画像診断について，知っておくべきポイントを概説する．

▶1 脳動脈の解剖

≫内頚動脈（internal carotid artery：ICA）

　ICAは総頚動脈から起始して上行後に錐体骨底部の頭蓋外面で頚動脈管に入り，頚動脈管の水平部を走行する．頚動脈管から頭蓋内に入り，破裂孔の上で上行しつつ前内側に向きを変え，海綿静脈洞（cavernous sinus：CS）内を貫通する．CS内で上方に屈曲しつつCSを出る．その後に上背側に屈曲してサイフォン部を形成し，その遠位上壁から眼動脈（ophthalmic artery：OphA）が分岐する．OphA分岐後に上背側に走行し，後壁から後交通動脈や後脈絡動脈が分岐する．上外側に向かって屈曲しつつ走行し，前・中大脳動脈へと分岐する．

　ICAのセグメントはFischerらの形態学的な分類が一般的に使用され，C1（前大脳動脈分岐から後交通動脈分岐まで），C2（後交通動脈分岐からOphA分岐まで），C3（OphA分岐からサイフォンの膝部まで），C4（CS部），C5（CS部近位から頚動脈管入口部まで）に分けられている[1]．ICAはCSに入る部位では錐体尖と蝶形骨上舌を結ぶpetrolingual ligamentで固定され，CSから出る部位は動眼神経との間にproximal ringが存在し，そのやや遠位側にdistal ringと呼ばれるICAの硬膜貫通部が存在する．それより遠位が硬膜内走行部となる．C4からは前方に下外側動脈幹（inferolateral trunk：ILT）が分岐し，顎動脈分枝と潜在的吻合を形成するとともに，髄膜や併走する神経に供血する．背側からは髄膜下垂体動脈幹（meningohypophyseal trunk：MHT）が分岐し，下垂体，テント，斜台部硬膜や併走する脳神経に供血する．

下外側動脈幹（inferolateral trunk：ILT）

　ILTはCS部内頚動脈（C4 segment）の下外側面から分岐する短い動脈幹である．起始後に3つの枝（前枝，後枝，上枝/テント枝）に分岐する．上枝はCS上部の硬膜に分布するとともに動眼神経，滑車神経の近位部を栄養し，小脳テント遊離縁に沿って後内方へ走行し，marginal tentorial arteryとなる．前枝と後枝はそれぞれ内側枝と外側枝に分かれ，前内側枝は動眼神経，滑車神経，外転神経の遠位部を栄養するとともに，上眼窩裂から眼窩内に入り，OphAより分岐する反回髄膜動脈と吻合する．前外側枝は正円孔に向かって走行し，近接する側頭窩の硬膜を栄養しながら顎動脈の分枝である正円孔動脈と吻合する．後内側枝は卵円孔に向かって走行し，外転神経および三叉神経節の内側1/3を栄養しながら顎動脈分枝である副中硬膜動脈と吻合する．後外側枝は棘孔に向かって走行し，三叉神経節の中および外側1/3を栄養するとともに，顎動脈分枝の中硬膜動脈（middle meningeal artery：MMA）と吻合する[2]．

髄膜下垂体動脈幹（meningohypophyseal trunk：MHT）

　MHTは，CS部内頚動脈の内側屈曲部の頂点あるいはそのやや近位の鞍背外側レベルから起始する動脈幹であり，下下垂体動脈（inferior hypophyseal artery），テント動脈（tentorial artery），内側・外側斜台動脈（medial/lateral clival artery）に分岐する．下下垂体動脈は内側上方に走行して対側同名の動脈と吻合するとともに下垂体後葉および下垂体柄を栄養する．

　テント動脈には内側テント動脈または外側テント動脈が存在し，内側テント動脈はartery of Bernasconi-Cassinariとも呼ばれ，テント切痕部からテント上の全長に沿って走行し，小脳テントの内側，大脳鎌の後方付着部，CS上面の硬膜に供血するとともに，動眼神経および滑車神

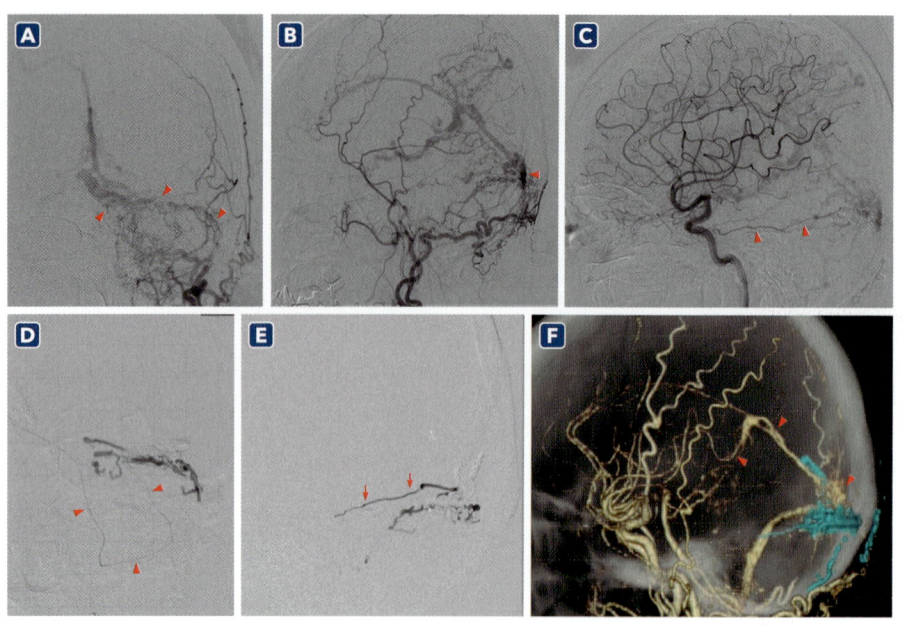

図1 左横−S状静脈洞部dAVF症例

A，B： 左外頚動脈造影（**A：**正面像，**B：**側面像）にて左横−S状静脈洞部から静脈洞交会にかけて広範なシャントを認め（矢頭），後頭蓋窩の静脈や深部静脈に逆流を伴っている．

C： 左内頚動脈造影にてMHTからのlateral tentorial arteryからもシャントが描出される（矢頭）．

D，E： 塞栓術中のDSA画像（**D：**正面像，**E：**側面像）．対側横静脈洞から経静脈的にアプローチした際，シャントを介してカテーテルをposterior meningeal arteryの流入動脈末梢まで先進させることができたため（矢頭），20%シアノアクリレート系薬剤（n-butyl cyanoacrylate：NBCA）にて塞栓術を行っている．塞栓時にNBCAの一部がICAからのtentorial arteryに逆流している（矢印）．

F： 治療後1カ月の経過観察の4D-CTA（動脈相側面像，MAR併用）．経静脈的，経動脈的に使用したコイルおよびNBCAが水色で描出されている．静脈洞交会部のシャント残存から直静脈洞，深部静脈への逆流が描出されている（矢頭）．

経のCS壁走行部へのvasa nervorumを有する[3]（図1，2）．外側テント動脈は小脳テントの外側縁に沿って走行し，テントの外側，横−S状静脈洞周囲の硬膜を栄養する．この分枝はMMAのpetrosal branchやpetrosquamous branchと相補的に機能するため，それらが発達する場合は本分枝が低形成となることもある．

OphAからの硬膜動脈

OphAは内頚動脈の頭蓋内部分からの最初の分枝であり，蝶形骨前床突起の高さで分岐し，短い頭蓋内経路の後に硬膜を貫通し，視神経管を通過して視神経孔から眼窩に入る．視神経管内では視神経の下外側に沿って走行し，視神経の上部またはまれに視神経の下部を外側から内側に横切って走行する．

OphAからの硬膜動脈としては反回髄膜動脈（recurrent meningeal artery）がOphA近位から反転して分岐し，上眼窩裂を通過してCS周囲の硬膜および小脳テントに供血し，周囲の動脈との吻合を形成する．そのうち深反回髄膜動脈（deep recurrent meningeal artery）はOphAの1st segmentから分岐し，上眼窩裂の内側部分を通過してILTのanteromedial trunk，副硬膜動脈（accessory meningeal artery：AMA）との潜在的吻合を有する（図3）．浅反回髄膜動脈（superficial recurrent meningeal artery）はOphAの2nd segmentまたはlacrimal arteryの近位部から起始して後方に走行し，上眼窩裂の外側部分を通過してCSの上壁部分に沿った走行する．この分枝は動眼神経，滑車神経の硬膜内走行部分にvasa nervorumを有することもある[4]．また，その他の硬膜枝として前・後篩骨動脈がある．前篩骨動脈はほぼ恒常的に存在し，OphAの3rd segmentから起始して前篩骨管を介して前頭蓋底に至り，篩骨板の前部，眼科上壁内側部，および大脳鎌前1/3に供血する．大脳鎌に沿って発達して走行する分枝（通常は片側優位）は前大脳鎌動脈（anterior falcine artery）とも呼ばれる．後篩骨動脈は

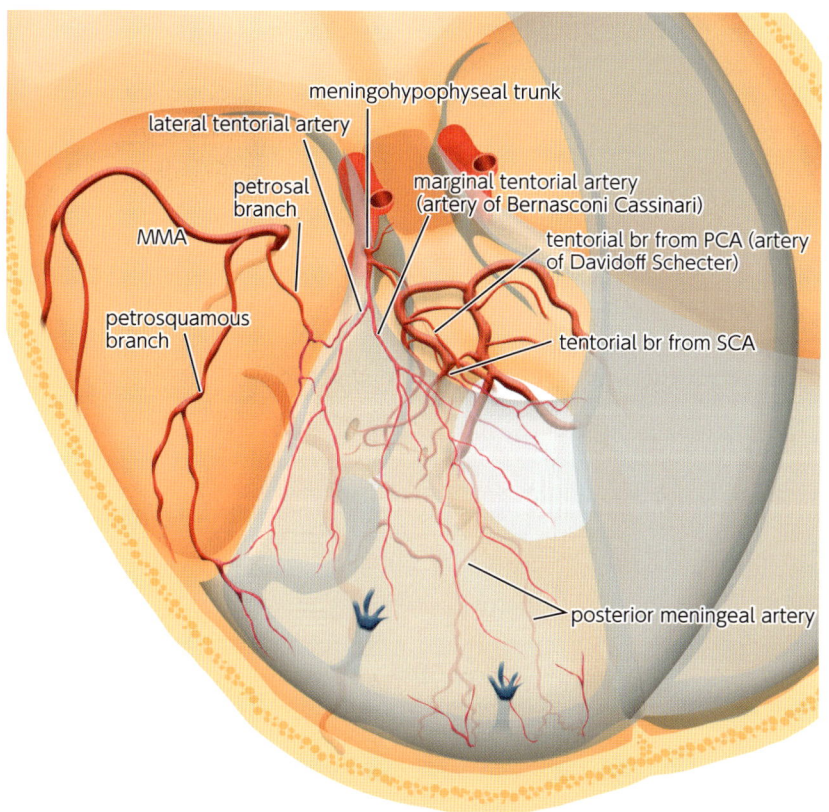

図2 小脳テントに分布する硬膜枝を示すシェーマ

内頸動脈からのMHTよりtentorial arteryが供血する.テントの外側縁に沿って走行するlateral tentorial arteryとテントのfree edgeに沿って走行するmarginal tentorial artery（artery of Bernasconi Cassinari）が起始し得る.MMAからのpetrosquamous branchはテントの外側から供血し，petrosal branchは錐体中部からテント部に供血し得る.後頭蓋窩からはposterior meningeal arteryが後頭骨に沿って上行し，テントの基部に至る.さらに後大脳動脈から起始する硬膜枝（artery of Davidoff and Schecter）や上小脳動脈からの硬膜枝（artery of Wollschlaeger and Wollschlaeger）もテントの自由縁から供血する.小脳テントはこれらの多数の硬膜枝が吻合する部位である.

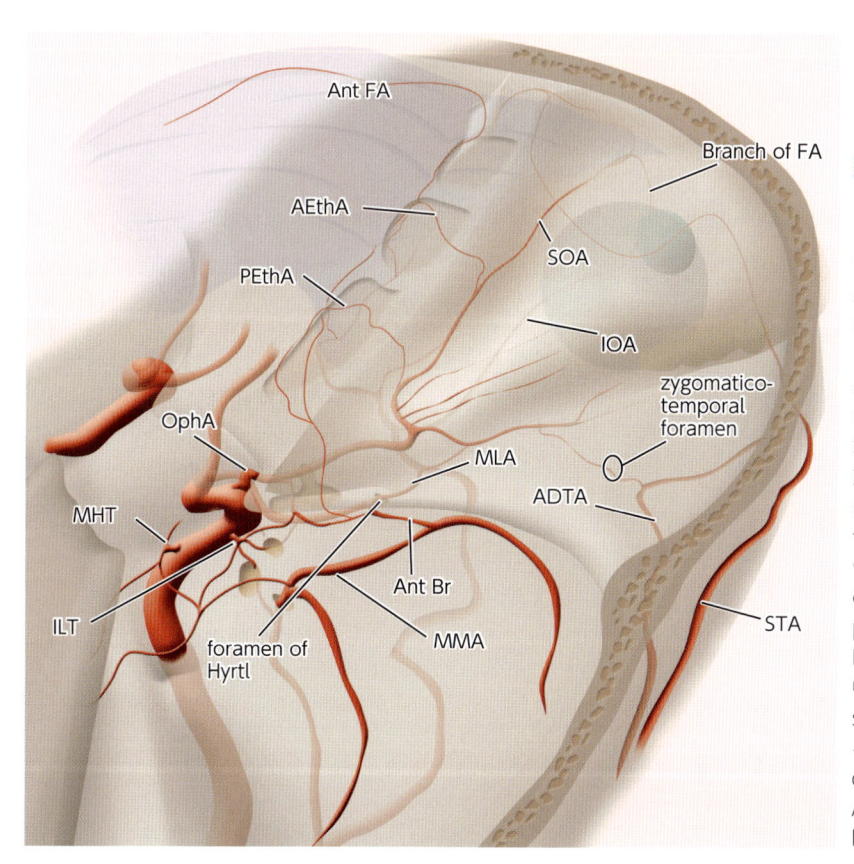

図3 MMAとその周囲の動脈との潜在的吻合を示すシェーマ

中頭蓋窩を外側上方からみた図.MMAの前枝はmeningolacrimal foramen（foramen Hyrtl）を通過するmeningolacrimal arteryを介してOphAのlacrimal arteryと吻合し，蝶形骨小翼内側で上眼窩裂を通過する眼動脈からのsuperficial recurrent meningeal arteryとも吻合する.また前頭蓋底では前篩骨動脈/後篩骨動脈（anterior ethmoidal artery：AEthA，posterior ethmoidal artery：PEthA）を介して蝶口蓋動脈の中核後鼻動脈やOphAからのsupraorbital arteryと吻合する.前深側頭動脈（anterior deep temporal artery：ADTA）も頬骨側頭孔を通じてlacrimal arteryと吻合する.

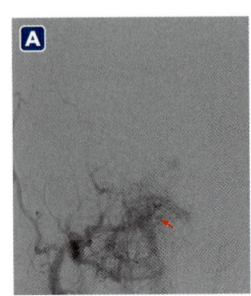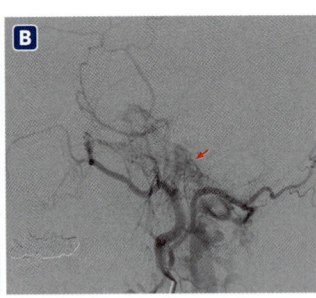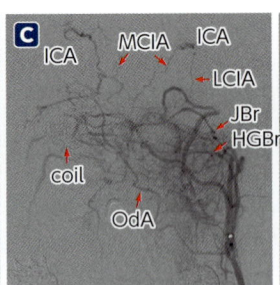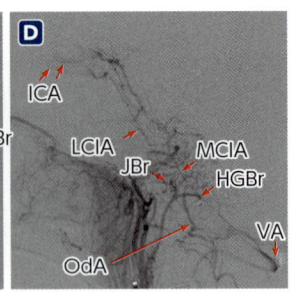

図4 ACC部動静脈瘻症例で観察される上行咽頭動脈と周囲動脈との潜在的吻合

A, B：右外頚動脈造影（**A**：正面，**B**：側面）ACC部に動静脈瘻がみられる（矢印）.
C, D：塞栓術後の左上行咽頭動脈からの選択的造影. カテーテルのwedge状態での造影（**C**：正面，**D**：側面）により斜台を介した多数の周囲動脈との潜在的動脈吻合が描出されている.
LCIA：lateral clival artery, MCIA：medial clival artery, HGBr：hypoglossal branch, JBr：jugular branch,
ICA：internal carotid artery, VA：vertebral artery, OdA：odontoid arch

OphAの3rd segmentから起始し，後篩骨管を介して前頭蓋底に至り，蝶形骨平面の硬膜，後篩骨板，および前床突起に供血する[5]. これらの硬膜枝は前頭蓋底の硬膜動静脈瘻の際に高率に流入動脈となる.

≫椎骨動脈（vertebral artery：VA）・脳底動脈（basilar artery：BA）

VAは鎖骨下動脈から分岐後：BAに第6頚椎レベルから横突起孔に入り（V1 segment），第2頚椎の横突起孔まで走行し（V2 segment），第2頚椎横突起孔を出てから外側上方に屈曲し，第1頚椎横突起孔を通った後に内側に屈曲して後環椎後頭膜と硬膜を貫通し（V3 segment），硬膜内に入った後に内側上方に屈曲して対側VAと合流して（V4 segment）脳底動脈となる. V4 segmentからは後下小脳動脈（posterior inferior cerebellar artery：PICA）が起始し，脳幹や小脳に供血する. 20％ほどの頻度で硬膜外のV3 segmentから分岐することもある[6].

後硬膜動脈（posterior meningeal artery：PMA）

椎骨動脈の硬膜貫通部よりやや近位のV3 segmentから起始することが多いが，上行咽頭動脈のneuromeningeal branch，後頭動脈のmastoid branchから連続する場合や，後下小脳動脈根部から起始することもある. 椎骨動脈の後方を上行し，大後頭孔後外側を介して頭蓋内に入り，後頭蓋窩内側後方の硬膜面に沿って走行する. 正中から傍正中部を上行し，小脳テントの静脈洞交会部に到達する[7]. 静脈洞交会部に到達後は横静脈洞，直静脈洞，上矢状静脈洞の壁に沿って走行する分枝に分岐する. この近傍に供血するテント動脈やMMA末梢枝とは潜在的な吻合を有することになる（**図2**）.

前硬膜動脈（anterior meningeal artery）

椎骨動脈のV2 segment遠位部，C3横突起孔通過後のレベルから起始し，後縦靱帯の深層，前内椎骨静脈叢（anterior internal vertebral venous plexus）の間隙を靱帯，骨に分枝を出しつつ上行し，環椎十字靱帯水平部上縁で蓋膜を通過し，歯状突起の上縁で対側同枝と吻合して動脈弓（odontoid arch）を形成する. この動脈弓からの分枝は大後頭孔前縁から頭蓋内に入り，上行咽頭動脈の舌下神経枝やMHTのmedial clival arteryとの吻合を有する[8]（**図4**）.

≫外頚動脈（external carotid artery：ECA）

外頚動脈からの多くの分枝がdAVFに供血する流入動脈となり，また内頚動脈や椎骨脳底動脈との潜在的吻合，さらには脳神経への神経栄養血管（vasa nervorum）を有する分枝も多く，その機能解剖の理解は重要である.

外頚動脈は甲状軟骨上縁レベルにて総頚動脈より分岐し，前内側にコースを変えながら頭頚部への各分枝を出す. 最も近位からは上甲状腺動脈が前下方に分岐し，舌動脈と顔面動脈が順に前方に向かって分岐する. 同じレベルで後方へ後頭動脈や後耳介動脈を，後内側上方へ上行咽頭動脈を分岐する. その後顎二腹筋の背側で，後外側へのコースをとりつつ耳下腺に入り，終枝である浅側頭動脈と顎動脈に分かれる.

前方に向かう分枝のうち，上甲状腺動脈は周囲の筋肉と甲状腺，舌動脈は舌および頬・口腔粘膜，顔面動脈は口腔や顎下腺，頬部，口唇や鼻などの広範囲の皮膚・皮下組織に分布する. 背側上方への分枝は後頭動脈が後頭部の広範囲の軟部組織を，上行咽頭動脈が咽頭部の軟部組織を栄養するとともに，両者とも頭蓋頚椎移行部から後頭蓋窩の髄膜や脳神経への多くの分枝を有する. 後耳介動脈や浅側頭動脈は耳介，頭皮の広範囲を栄養し，顎動脈も頭頚部の軟部組織や下顎・上顎，頬・鼻粘膜への様々な分枝を有し，また広範囲の硬膜や眼

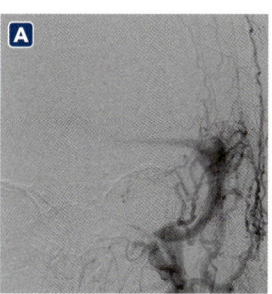
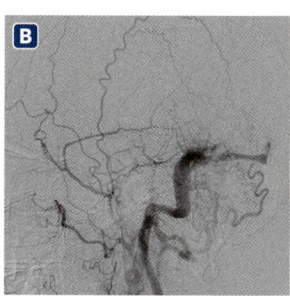
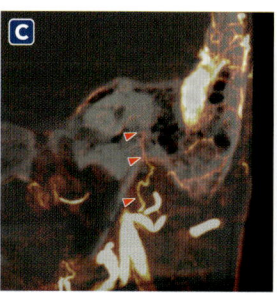
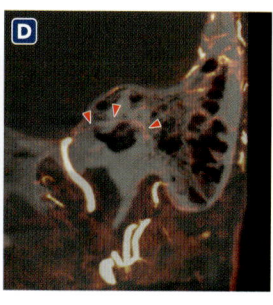

図5 左横−S状静脈洞部dAVF症例での顔面神経管のarterial arcade

A, B：左外頚動脈造影（**A**：正面像，**B**：側面像）にて左S状静脈洞部にシャントを認める．

C, D：左外頚動脈造影 3D-DSAのbone image，vessel imageのfusion画像（血管をカラー表示．顔面神経管に沿った oblique sagittal再構成）．左後耳介動脈から起始するstylomastoid arteryが茎乳突孔から顔面神経管に入り，petrosal branchと吻合しつつarterial arcadeを形成している（矢頭）．

窩への分枝も有する．

顎動脈（maxillary artery）

　顎動脈は外頚動脈の最大のterminal arteryである．耳下腺深部にて下顎頚のレベルで外頚動脈から分岐して上内側に向かって走行し（1st segment），外側翼突筋と交差しながら前方に向かい（2nd segment），内側に屈曲して翼口蓋窩尖部に向かって走行する（3rd segment）．その間に耳下腺，咬筋，鼻腔口腔粘膜と周囲軟部組織，上顎・下顎骨，眼窩内組織といった頭頚部領域や，髄膜，脳神経を広範囲に栄養する多数の分枝を分岐する．またいくつかの分枝は内頚動脈やOphAとの潜在的な吻合を有する．分枝は走行・分布する領域に応じてascending cranial and intracranial, ascending extracranial muscular, descending, anterior, recurrent, terminal branchの6つのグループに分けられる[9, 10]．これらの分枝のうちでTAEの際に特にその解剖に注意を要する分枝について後述する．

≫ascending cranial and intracranial branches

中硬膜動脈（middle meningeal artery：MMA）

　最大の硬膜動脈であり，TAEの際に標的血管となる頻度が高く，その解剖の理解は重要である．顎動脈の1st segmentより上内側に分岐し，多くの症例でAMAと共通幹を成す．ただし，顎動脈が外側翼突筋の内縁に沿って走行するタイプでは顎動脈より単独で起始する[10]．頭蓋外を上行して（extracranial segment）棘孔から頭蓋内に入り，すぐにpetrosal branchやposterior cavernous sinus branchを分岐する．このpetrosal branchは中頭蓋窩から錐体周囲の硬膜を栄養するとともに，後頭動脈や後耳介動脈から分岐するstylomastoid arteryとのarterial arcadeを形成し，顔面神経管に沿って顔面神経へのvasa nervorumを分岐する

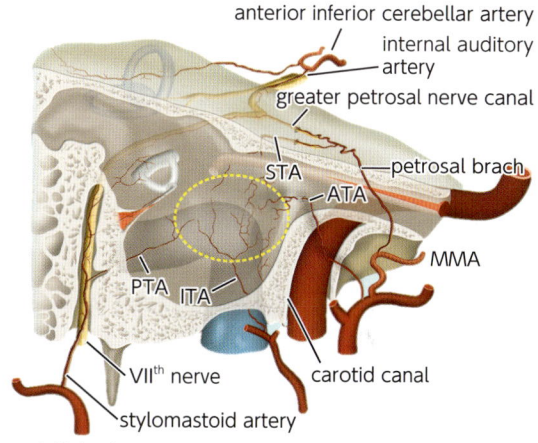

図6 錐体骨での潜在的動脈吻合を表すシェーマ

右鼓室部分の錐体骨に沿った斜冠状断を前方から見た図．後頭動脈や後耳介動脈から分岐するstylomastoid arteryは，前下小脳動脈（AICA）からの内耳動脈とともに顔面神経管に沿って走行しつつ，arterial arcadeを形成する．このarcadeは顔面神経へのvasa nervorumとなる．また顎動脈からの前鼓室動脈（ATA），MMAからの上鼓室動脈（STA），APAからの下鼓室動脈（ITA），および茎乳突動脈からの後鼓室動脈（PTA）は，鼓室内でarterial networkを形成する（黄点線部分）．

重要分枝である（**図5, 6**）．

　さらにcavernous sinus branchは三叉神経節へのvasa nervorumも有する．その後，蝶形骨大翼に沿って外側に走行し（horizontal segment），錐体鱗縫合（petrosquamous suture）に沿って背側に走行するpetrosquamous branchを分岐する．この分枝は同縫合に沿って後方に走行し，テント縁に分布し，内頚動脈MHTからのlateral clival arteryや後頭動脈のmastoid branch，上行咽頭動脈のjugular branchと吻合を有する．そ

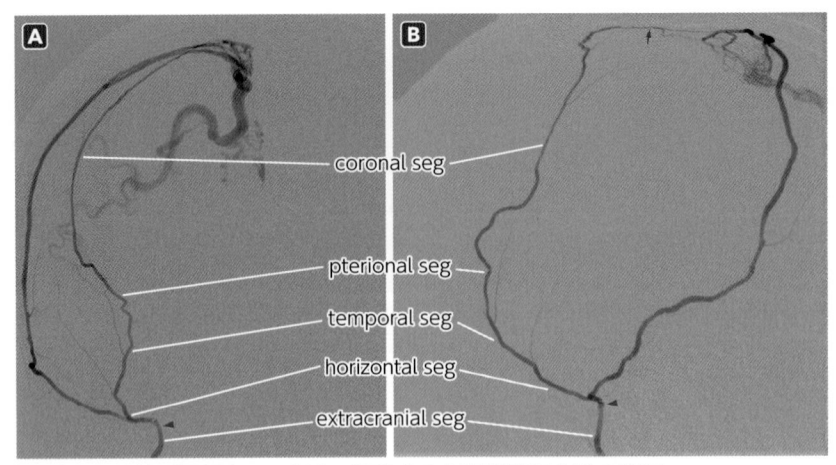

図7　上矢状静脈洞部dAVF症例で観察する中硬膜動脈本幹の走行

右中硬膜動脈の選択的造影（**A**：正面像，**B**：側面像）．頭蓋外を上行して（extracranial segment）棘孔から頭蓋内に入り（矢頭部），蝶形骨大翼に沿って外側に走行し（horizontal segment），蝶形骨大翼に沿ってpterion直下に達する（temporal segment）．その後pterion直下から冠状縫合に沿って上行し（pterional-coronal segment），anterior convexity branchとして円蓋部硬膜の広範囲に供血しつつ，SSS近傍に至ってparamedian artery（矢印）となり，anterior/posterior falcine arteryと吻合する．

の後MMAの本幹は蝶形骨大翼に沿ってpterion直下に達し（temporal segment），その部位でposterior convexity branchやanterior branchを分岐する．このanterior branchはcranio-orbital foramen（canal of Hyrtl）を介してmeningolacrimal arteryを分岐し，OphA分枝であるlacrimal arteryと吻合する．

またsuperior orbital fissureを介してOphAからの浅反回髄膜動脈（superficial recurrent meningeal artery），さらにethmoidal arteryとも吻合する分枝であり，塞栓術の際には注意を要する（図3）．MMAの本幹はpterion直下から冠状縫合に沿って上行し（pterional-coronal segment），anterior convexity branchとして円蓋部硬膜の広範囲に供血しつつ，SSS近傍に至ってparamedian arteryとなり，anterior / posterior falcine arteryと吻合する[9]（図7）．

副硬膜動脈（accessory meningeal artery：AMA）

通常はMMAの頭蓋外部分から前上に向かって起始し，前枝と後枝に分岐する．ただし，顎動脈の2nd segmentが外側翼突筋より内側を走行する場合は顎動脈から単独で起始する[10]．前枝は耳管に沿って前上方に走行し，耳管隆起に到達した後に隣接する咽頭粘膜，骨，口蓋帆張筋に供血する．内頚動脈や顎動脈からのVidian動脈（翼突管動脈），咽頭動脈，および側頭下窩で上行咽頭動脈咽頭枝と吻合する[11, 12]．

後枝は後上方に走行して卵円孔またはVesa-lius孔を通って中頭蓋窩に入り，三叉神経第3枝（下顎神経），三叉神経節，隣接する硬膜，および錐体骨の上部に供血する．また後枝はILTのposteromedial branchと吻合するとともに，OphAからの反回硬膜動脈（recurrent meningeal artery），中髄膜動脈の海綿静脈洞枝，CS側方の正円孔動脈（artery of foramen rotundum）と吻合する（図8）．また，内頚動脈からのMHT，および錐体骨近傍で前下小脳動脈のsubarcuate arteryと潜在的に吻合する[13]．

臨床的には前枝は上顎洞後壁から鼻咽腔，側頭下窩の病変，後枝はCS部，錐体骨，テントの血管病変，腫瘍性病変の栄養動脈となることがしばしばみられる．また上記のごとく周囲の動脈との潜在的吻合を形成しつつ，第Ⅲ〜Ⅵ脳神経へのvasa nervorumともなる点で注意が必要である．

≫Recurrent branches

顎動脈の3rd segmentより背側に向かう分枝であり，artery of foramen rotundum（AFR），Vidian artery，pharyngeal artery，artery of superior orbital fissureが含まれる（図8, 9）．

正円孔動脈（artery of the foramen rotundum：AFR）

AFRはcavernous sinus dAVFにおけるfeederや内頚動脈閉塞の際の側副路として高率に関与する動脈である．上顎神経に沿って正円孔を介して頭蓋内に入り，内頚動脈inferolateral trunkのanterolateral branchと吻合する[14]．また上顎神経へのvasa nervorumを有する．

翼突管動脈（artery of the pterygoid canal（Vidian artery））

Vidian arteryは顎動脈の末梢寄りから分岐し，蝶口蓋神経節を迂回しつつ背側に走行して翼突管に入る．耳管や鼻粘膜外側部への栄養枝を分岐し，翼突管内を走行して破裂孔の近傍で同名の内頚動脈からの分枝と吻合する．翼突管神経と併走するため同神経へのvasa nervorumを有し得る．また前述のAFRと同様にcavernous sinus dAVFのfeederとなることが多く，また内頚動脈閉塞の際の側副血管としても機能する[10, 15]．

咽頭動脈（pharyngeal artery：PhA）

Pharyngeal arteryは顎動脈3rd segment末梢より分岐し，palatovaginal canal（またはptery-govaginal canal）を通過して鼻咽腔に至る．鼻咽腔天蓋，耳管咽頭孔，後鼻孔周囲の粘膜への栄養枝を分岐し，AMAのanterior branchや上行咽頭動脈のpharyngeal branchと吻合する[10]．

artery of superior orbital fissure

3rd segmentから分岐後に上行して眼窩内に入り，上眼窩裂を介してCS部に向かうrecurrent branchである．特にCS部dAVF症例でのfeederとして比較的高頻度に同定され，ILTのantero-medial branchやOphAのrecurrent meningeal arteryとの吻合を有する[16]．

≫terminal branch

蝶口蓋動脈（sphenopalatine artery）は顎動脈のterminal arteryであり，鼻腔外側壁を主に栄養するposterior lateral nasal arteryと鼻中隔を栄養するposterior septal arteryに分岐する．このうちposterior septal arteryからのsuperior branchは，OphAからの前・後篩骨動脈と吻合を有し，TAEの際にはその吻合を介した塞栓物質のOphAへの迷入に注意を要する．

上行咽頭動脈

上行咽頭動脈は高頻度にdAVFの流入血管，あるいは頭蓋底や鼻咽腔・口腔の腫瘍性病変の栄養血管となる重要な分枝である．さらには多くの頭蓋外動脈，脳動脈との吻合を形成し，また脳神経へのvasa nervorumを有するため，関連する血管病変の治療を検討する際にはその解剖の知識，画像所見の理解は非常に重要である．

上行咽頭動脈は，外頚動脈の後頭動脈の起始部近傍の後内側壁から起始する．起始部のバリエーションとして総頚動脈分岐部，内頚動脈，後頭動脈との共通幹，上行口蓋動脈との共通幹の形成がみられる．外頚動脈から分岐後は内頚動脈と併走しつつ，細い筋肉枝を出し，頭蓋底近傍でneuromeningeal trunkとpharyngeal trunk，inferior tympanic arteryに分岐する．Neuromeningeal trunkは後上方に走行して第IX-XII脳神経と硬膜

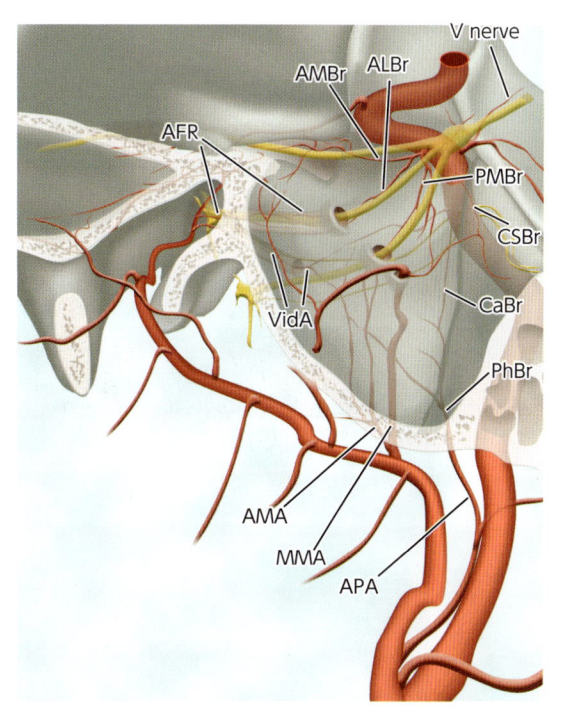

図8 眼窩尖および中頭蓋窩での潜在的動脈吻合を示すシェーマ

中頭蓋窩を外側上方から見た図．
顎動脈の正円孔動脈（AFR），Vidian動脈（VidA），咽頭動脈（PhA），およびその他の硬膜枝は，海綿静脈洞の周囲でICAからの分枝と密接に関係している．AFRは正円孔（FR）を介してICAからのinferolateral trynk（ILT）の前外側枝（ALBr）と吻合する．VidAとPhAはICAからのVidAおよび上行咽頭動脈（APA）からの咽頭枝（PhBr）と吻合する．副髄膜動脈（AMA）の後枝は，卵円孔（FO）およびVesalius孔を介してILTの後内側枝（PMBr）と吻合する．この動脈は頭蓋外でVidAおよびPhBrとも吻合する．MMAから発生する錐体枝（PetBr）と上行咽頭動脈のPhBrからのcarotid branch（CaBr）もILTと吻合する．

を栄養する分枝を出す[17]．Pharyngeal trunkは前上方に向かって走行し，鼻咽頭，中咽頭，軟口蓋，耳管に供血する．

Pharyngeal trunk

Pharyngeal trunkまたは上行咽頭動脈の本幹から，上・中・下の3本の咽頭枝が起始する．下咽頭枝は中咽頭に供給するとともに上行口蓋動脈と潜在的吻合を形成する．中咽頭枝は鼻咽腔粘膜と軟口蓋に供血する．またこの分枝は顎動脈からの翼突管動脈，咽頭動脈，AMA，および下行口蓋動脈との潜在的な吻合を有する．上咽頭枝は上方を走行し，鼻咽腔と軟口蓋に供血する．上咽頭枝はさらに顎動脈からの翼突管動脈，破裂孔近傍の内頚動脈から起始する同名の動脈との吻合を有す[10]．Pharyngeal trunkからは耳管枝および頚動

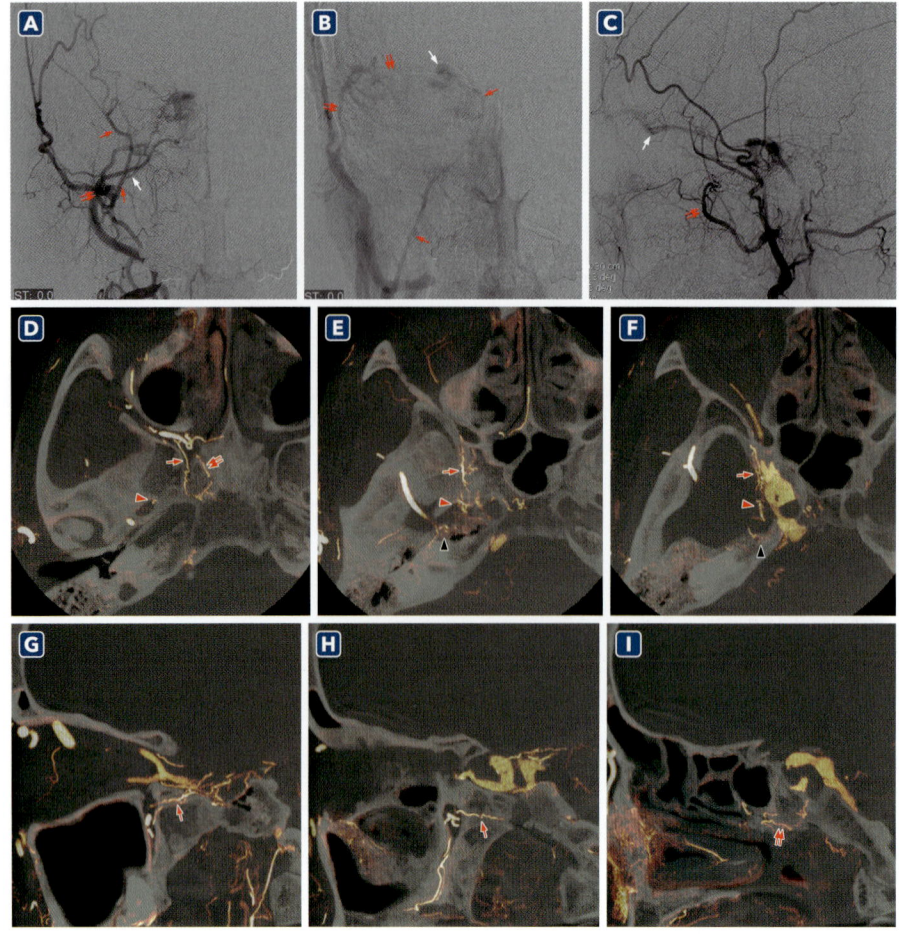

図9 CS部dAVF症例で観察する顎動脈からのrecurrent arteryおよびその周囲の硬膜動脈の解剖

A-C：右外頚動脈造影（**A**：動脈相正面像，**B**：静脈相正面像，**C**：動脈相側面像）にて右海綿静脈洞が早期に描出されdAVFの所見である．顎動脈からの中硬膜動脈（**A**：赤矢印）と，その近位側から分岐する副硬膜動脈（**A**：白矢印），顎動脈（**A, C**：二重赤矢印）からの多数の分枝が流入動脈となっている．下錐体静脈洞は閉塞し，シャント血流は上眼静脈（**B, C**：白矢印）を逆流して眼角静脈から顔面静脈（**B**：赤矢印），および浅側頭静脈から外頚静脈（**B**：二重赤矢印）へと還流している．

D-I：右外頚動脈造影 3D-DSAのbone image, vessel imageのfusion画像（血管をカラー表示．**D-I**：axial再構成，尾側から吻側に配列，**G-I**：sagittal再構成）．顎動脈からのVidian動脈（**D, H**：赤矢印）が翼突管を，咽頭動脈（**D, I**：二重赤矢印）が口蓋咽頭管を，正円孔動脈（**E-G**：赤矢印）が正円孔を通って走行し，流入動脈となっている．また卵円孔を通過して海綿静脈洞外側に至る副硬膜動脈（**D-F**：赤矢頭），中硬膜動脈のpetrosal branch近傍から分岐して錐体尖に沿って海綿静脈洞背側に至るposterior cavernous sinus branch（**E, F**：黒矢頭）も描出されている．

脈枝も分岐し，耳管枝は耳管とローゼンミュラー窩の粘膜・粘膜下を，顎動脈枝は破裂孔を通って頭蓋内に入り，内頚動脈に沿って走行してCS部内頚動脈から起始するrecurrent artery of foramen lacerumと吻合する内頚動脈のILTとの吻合を有することもある[18]．

Neuromeningeal trunk

Neuromeningeal trunk は舌下枝（hypoglossal branch）と頚静脈枝（jugular branch）の2本の主要分枝に分岐する．

hypoglossal branch は内側上方に走行して舌下神経管（前顆管）のレベルで後方に直角に屈曲し，舌下神経管を通って頭蓋内に入る．舌下神経管で舌下神経に供血しつつ，硬膜枝・硬膜外枝を分岐する．内側枝は斜台の内側部分に沿って上行し，内頚動脈のMHTからの内側斜台動脈（medial clival artery）と吻合する．下行枝は大後頭孔前縁に向かって下行し，椎骨動脈からの両側の前髄

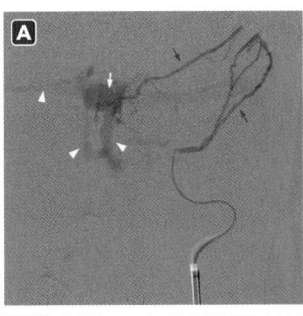 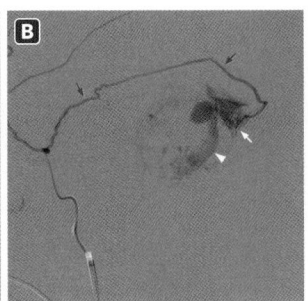 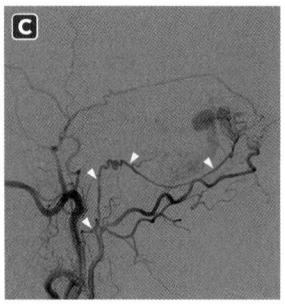

図10　内側テント静脈洞部dAVF症例

　A，B：左中硬膜動脈造影（**A**：正面像，**B**：側面像）．中硬膜動脈のpetrosquamous branch（赤
　　矢印）が小脳テント外側からテント基部に沿って内側に走行し，正中近傍で動静脈瘻（白矢
　　印）の流入動脈となっている．内側テント静脈洞から小脳のinferior hemispheric vein，
　　inferior vermian veinとの吻合を介して右横静脈洞に還流している（矢頭）．
　C：外頚動脈造影側面像．上行咽頭動脈のhypoglossal branchからposterior meningeal artery
　　が起始し，後頭蓋窩を小脳鎌に沿って正中部を上行し，シャントに流入している（矢頭）．

膜動脈（anterior meningeal artery）によって歯
突起に沿って形成されるodontoid archと吻合す
る[17, 19]．後枝は後頭窩の底部を下内側に走行し，
発達した症例では小脳鎌に沿った小脳鎌動脈（ar-
tery of falx cerebelli）となり，また外側に向かう
分枝は後髄膜動脈（posterior meningeal artery）
となる．両者とも椎骨動脈または後下小脳動脈か
ら起始することも多いため，hypoglossal branch
は椎骨動脈および後下小脳動脈と潜在的な吻合を
有する．さらにhypoglossal branchは原始舌下動
脈に由来するため，後下小脳動脈はhypoglossal
branchから直接分岐することもある．

　Jugular branchは上方および後方に走行し，頚
静脈孔を通って頭蓋内に入る．頚静脈孔は垂直方
向に開口しているため本分枝は後上方への走行を
示し，舌下神経管に沿って内側かつ水平方向に
走行するhypoglossal branchとの血管造影上の鑑
別点となる．Jugular branchは舌咽神経，迷走神
経，および副神経に供血し，またいくつかの硬膜
枝を分岐する．そのうちの上行内側枝は下錐体静
脈洞に沿って走行し，MHTからの外側斜台動脈
（lateral clival artery）と吻合する．S状静脈洞枝
（sigmoid sinus branch）はS状静脈洞および横静
脈洞に沿って走行し，MMAのpetrosal branch，
petrosquamous branch，posterior convexity
branch，および後頭動脈のmastoid branchか
らの硬膜枝と吻合する[17]．Posterior meningeal
arteryがjugular branchやhypoglossal branchか
ら起始することもある[20]（**図10**）．また細径の上
行枝も存在して内耳道の周囲の硬膜に供血し，
subarcute arteryやinternal auditory arteryを介
して前下小脳動脈や脳底動脈との吻合を有する可
能性もある．

後頭動脈（occipital artery：OA）

　後頭動脈は外頚動脈起始部後壁より分岐後に後
上方に走行し，主には後頭部，後頚部の軟部組織
を広く栄養する動脈である．起始部から上行部
までの1st segment，乳様突起の内側を水平に走
行する2nd segment，それより遠位で頭皮に沿っ
て上行する3rd segmentより成る．TAEの際に
注意を要する分枝は1st segmentより分岐する
stylomastoid artery，2nd segmentより分岐して
椎骨動脈との吻合を有する筋枝，3rd segmentか
ら分岐してmastoid emissary foramenを通過し，
後頭蓋窩硬膜に分布するmastoid branchである[9]．

Stylomastoid artery

　後頭動脈の1st segmentより分岐して直線的に
上行し，stylomastoid foramenより顔面神経管に
入って顔面神経にvasa nervorumを分岐する．ま
たこの分枝は後耳介動脈や外頚動脈本幹から分岐
することもある．顔面神経管ではMMA petrosal
branchと吻合してarterial arcadeを形成すると
ともに，他のtympanic arteryと鼓室で吻合して
豊富なネットワークを形成する（**図6**）．

Muscular branch

　2nd segmentより下方に向かって分岐し．後頭
骨とC1間の第1椎間またはC1／C2間の第2椎間
で椎骨動脈のmuscular branchを介して椎骨動脈
と吻合する．TAEの際にはそれらを介した椎骨
脳底動脈への塞栓物質迷入に注意を要する．

Mastoid branch

　3rd segmentより分岐して上行し，mastoid
emissary foramenより後頭蓋窩に入り，硬膜に
分布する．椎骨動脈からのposterior meningeal
arteryや、上行咽頭動脈のhypoglossal branch
とjugular branch，MMAからのpetrosquamous

branchなどの髄膜枝と吻合する（**図11，12**）．

その他の外頚動脈分枝や脳動脈からの硬膜枝

後耳介動脈

頭皮や耳介の皮膚，耳下腺などの頭蓋外軟部組織を主として栄養するが，MMA petrosal branchや他のtransosseous branchを介して，しばしばdAVFのfeederとなり得る．また前述のstylomastoid arteryが本動脈より分岐する場合もあり，顔面神経へのvasa nervorumに注意する必要がある．

浅側頭動脈

顎動脈とともに外頚動脈terminal arteryであり，頭皮の前半部分と顔面の頭側部分を広く栄養する．近位部では横行顔面動脈を介した顔面動脈や深側頭動脈との豊富な吻合を有するほか，眼窩周囲でOphAの分枝である眼瞼動脈や涙腺動脈と，頭頂後頭部では対側同枝や後頭動脈との吻合を有する．前頭枝と頭頂枝に分岐して末梢正中部に至り，transosseous branchを介してMMA末梢枝とも吻合する．

椎骨脳底動脈からの硬膜枝

後大脳動脈や上小脳動脈からも硬膜枝が起始することがあり，それぞれartery of Davidoff and Schecterやartery of Wollschlaeger and Wollschlaegerの名で報告されている（**図2**）．また脳底動脈や前下小脳動脈から起始して内耳領域に供血する内耳動脈や弓下動脈もその近傍の硬膜に供血し得る．

▶ 2 脳静脈の解剖

dAVFの好発部位は，CS，横−S状静脈洞といった硬膜静脈洞周囲の硬膜であり，そこからの静脈還流形態が症状や重症度に大きく影響する．したがって，静脈洞とその周囲の静脈構造との関係，およびそれらに生じる解剖学的なバリエーションの理解は，硬膜動静脈瘻の病態や治療を考える上で非常に重要である．

≫海綿静脈洞（cavernous sinus：CS）と周囲の静脈

トルコ鞍の両側に存在する硬膜静脈洞であり，前方からは上下眼静脈が，外側からは浅中大脳静脈（superficial middle cerebral vein：SMCV）や鉤静脈（uncal vein：UV）が，背側からは上錐体静脈（superior petrosal sinus：SPS）を介して錐体静脈（petrosal vein）や脳幹周囲静脈からの架橋静脈（bridging vein）が流入し，眼窩および硬膜，脳実質の重要な静脈交通路となっている．尾側に下錐体静脈洞（inferior petrosal sinus：IPS）を介して頚静脈球（jugular bulb：JB）に

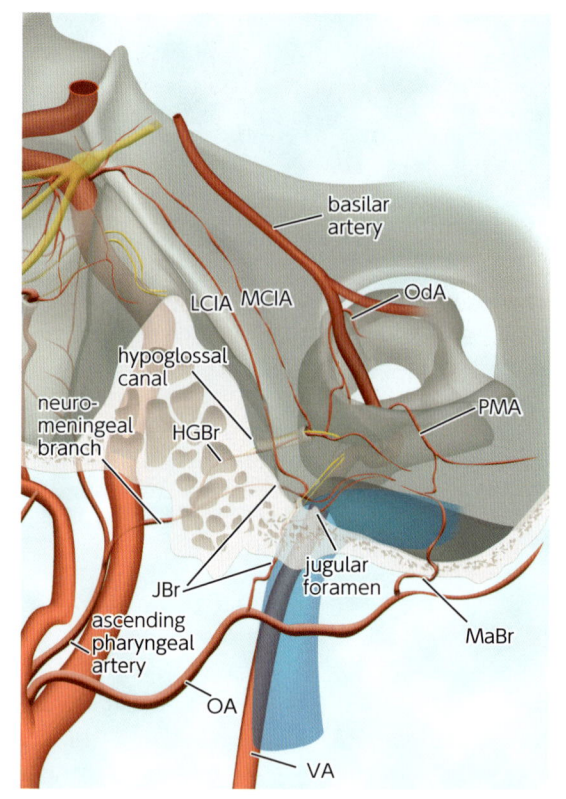

図11 後頭蓋窩での潜在的血管吻合を示すシェーマ

頭蓋窩を外側上方から見た図．
上行咽頭動脈からのhypoglossal branch（HGBr）とjugular branch（JBr）は，それぞれ舌下神経管と頚静脈孔を介して後頭蓋窩に入る．HGBrは内頚動脈からのMHTから起始するmedial clival artery（MClA）と吻合し，JBrはMHTからのlateral clival artery（LClA）と吻合する．HGBrはVAからのanterior meningeal artery分枝が枝突起周囲で左右の吻合により形成されるodontoid arch（OdA）とも吻合する．後頭動脈にはmastoid branch（MaBr）やその周囲のtransosseous branchが分岐し，前述の硬膜枝と吻合する．上行咽頭動脈と後頭動脈からのこれらの硬膜枝は椎骨動脈からのposterior meningeal artery（PMA）とも吻合を有する．

還流し，また下方には導出静脈（emissary vein）を介して，卵円孔や破裂孔を通過し，翼突筋静脈叢（pterygoid plexus）に流出する．左右のCSはintercavernous sinusで交通し，また両側のIPSは脳底静脈叢（basilar plexus：BP）で交通している．

内部を内頚動脈C4 segmentが貫通し，外側壁を形成する硬膜を動眼神経，滑車神経，三叉神経第1枝（眼神経）が貫通する．外転神経は多くはCS内を貫通する[21]（**図13**）．

CSの側壁にはスリット状の静脈路が存在する場合があることが知られている．この静脈路は

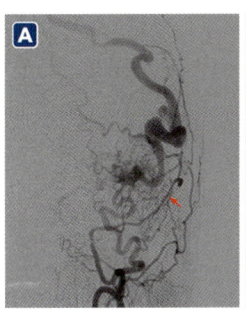
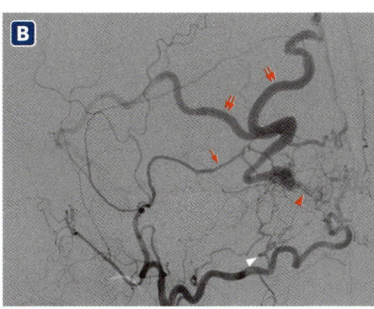
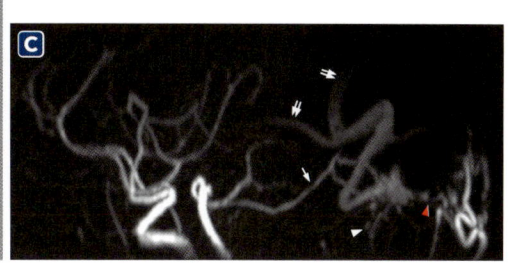

図12 左外側テント静脈洞部dAVF症例

A，B：左外頚動脈（A：正面像，B：側面像）．中硬膜動脈のposterior convexity branch（矢印）や後頭動脈からのmastoid branch（白矢頭），transosseous branch（赤矢頭）から外側テント静脈洞にシャントが見られ，Labbé静脈や後頭静脈に逆流を来している（二重矢印）．

C：Arterial spin labelingを応用した非造影 4D-MRA早期相のMIP再構成側面像．血管造影同様に流入動脈，流出静脈が描出されている（矢印，矢頭）．

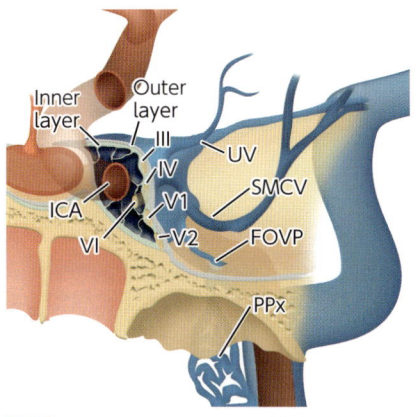

図13 Cavernous sinusの基本構造を示すシェーマ

Sinus壁は外側・上壁がouter layerとinner layerからなり，外側壁でinner layer内を脳神経が走行する（図のIII，IV，V1，V2）．Sinus内部はseptumによってmulticompartment構造を呈し，内頚動脈（ICA）や第VI脳神経が走行する．SMCVやUVは外側から流入する．

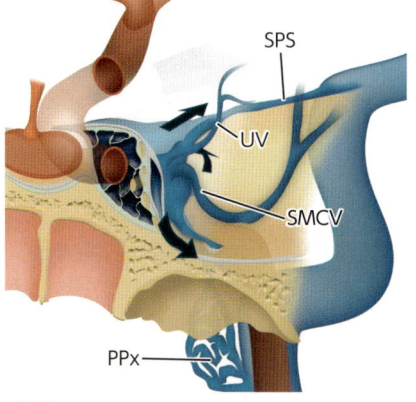

図14 Laterocavernous sinus（LCS）の構造を示すシェーマ

冠状断面を前外側から見た図．
LCSはcavernous sinus外側壁のouter layerに存在するslit状構造であり，SMCVやUVの還流路となる．LCSはcavernous sinusと後方で交通する，あるいはsuperior petrosal sinus（SPS）やpterygoid plexus（PP）に流出する場合がある（矢印）．

laterocavernous sinus（LCS）と呼ばれ，CS外側壁の硬膜内に存在し，主としてSMCVの還流路として機能する[22]．LCS自体はCSと背側部で交通するか，あるいは後方でSPSに還流するか，中頭蓋窩を貫通して翼突筋静脈叢に流出する場合もある[23]．また過去の放射線学的検討ではUVからの血流を受けることもある[24]（**図14**）．CS部dAVF症例でLCSに還流するSMCVやUVが存在する場合は，それらの経静脈的な塞栓に難渋することもあり，術前に還流路を注意深く観察する必要がある．

CSと周囲の静脈構造との連続にはバリエーションが存在する．特に正常脳静脈還流を担うSMCV，UVは重要であり，これまでの解剖学的，画像診断学的手法により，様々なバリエーションが報告されてきた[23-27]．前頭側頭葉の重要な静脈還流路であるSMCVのバリエーションとしては，直接CS前外側部から合流する，あるいはCS近傍のsphenoparietal sinusに合流するパターンが高頻度であるが，CS外側でLCSに合流するもの，CSを介さずに中頭蓋底を貫通してpterygoid plexusに流出するもの（paracavernous sinus）

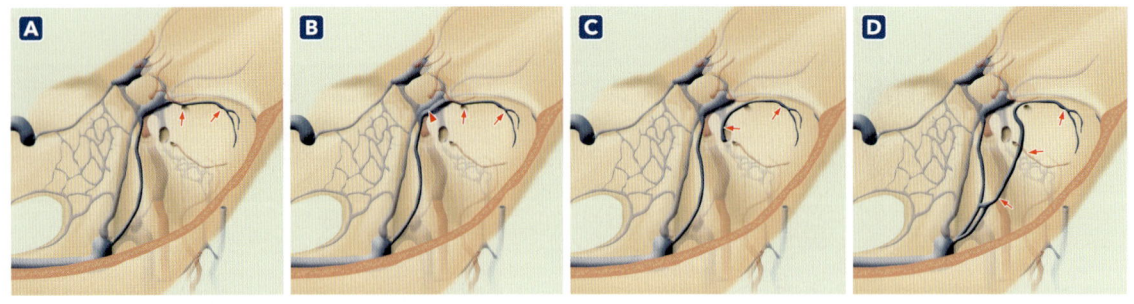

図15 SMCVの還流形態のバリエーションを示すシェーマ

中頭蓋窩を外側上方から見た図.
直接CS前外側部から合流する（**A**：矢印），あるいはCS近傍のsphenoparietal sinusに合流するパターンが高頻度であるが，CS外側でLCS（**B**：矢頭）に合流するもの（**B**：矢印），CSを介さずに中頭蓋底を貫通してpterygoid plexusに流出するもの（paracavernous sinus）（**C**：矢印）や，中頭蓋底に沿って背走してSPSやtransverse sinusに流出する（**D**：矢印）バリエーションが存在する.

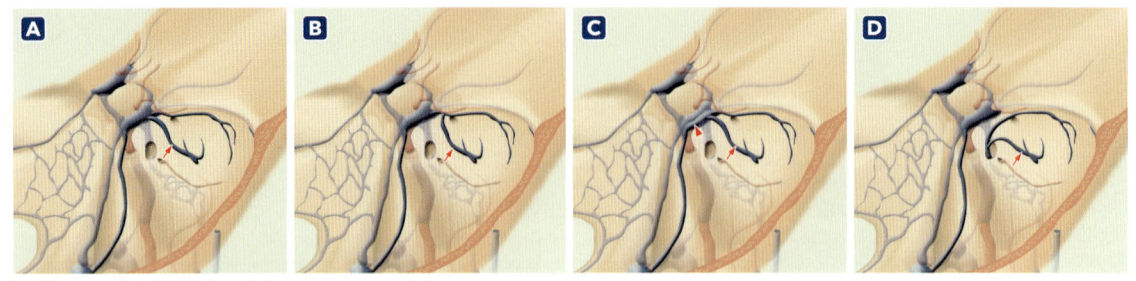

図16 UVの還流形態のバリエーションを示すシェーマ

中頭蓋窩を外側上方から見た図.
CSに直接合流する（**A**：矢印），CSに入るSMCVに合流する（**B**：矢印），LCS（**C**：矢頭）に合流する（**A**：矢印），paracavernous sinusに還流する（**D**：矢印）バリエーションが存在する.

や，中頭蓋底に沿って背走してSPSやtransverse sinusに流出するバリエーションが存在する（**図15**）．またUVも同様でSMCVやCS，LCS，paracavernous sinusに還流するバリエーションが存在する（**図16**）．したがって，SMCVやUV，LCSの還流パターンも合わせると非常に多くのバリエーションが存在することになる[24, 28].

両側のCS間にはintercavernous sinusが存在し，下垂体を囲む硬膜層とトルコ鞍底のendosteal duraの間を走行する[29].硬膜動静脈瘻の際にはシャントの存在部位，あるいは対側への流出路となることがあり，あるいは経静脈的塞栓術（transvenous embolization：TVE）の際に対側CS部にアプローチする経路となる.

CS洞やIPS，marginal sinus，suboccipital cavernous sinus，anterior condylar veinといった後頭蓋窩周囲の静脈構造は脳幹周囲の静脈網から架橋静脈を介して静脈血流を受ける.特にtransverse pontine veinからの架橋静脈がCS後壁に流入する交通路は高頻度に存在し，CS部dAVFの症例で後頭蓋窩に逆流を起こす際の経路として重要である[30]（**図17**）.

上錐体静脈洞はCS後下壁と横−S状静脈洞移行部を結ぶ硬膜静脈洞であり，錐体静脈からの静脈還流路として機能する.ただし，CSから横−S状静脈洞移行部まで一定の連続性を持たないこともあり，錐体静脈からの静脈血流が上錐体静脈洞の後部のみを介して横−S状静脈洞に連続するタイプ，上錐体静脈洞の前部のみを介してCSに還流するタイプ，および上錐体静脈洞の中間部が不連続で上錐体静脈洞の前部と後部への静脈還流を示すタイプのバリエーションがみられる[31].

下錐体静脈洞は，CSとJBを結ぶ硬膜静脈洞である.CSの後方外側下部から始まり，petrooccipital fissureの頭蓋内面に沿って下外側に走行し，頚静脈孔でJB前方に流入する.その間に脳底静脈叢（basilar plexus）と交通を有する.下錐体静脈洞とJBの合流点にはバリエーションがあり，頭蓋外の顆管静脈幹合流部の内頚静脈、頭蓋外の頚部内頚静脈の近位部分、内頚静脈のない椎骨静脈叢への合流があり得る[32].

CSに合流する上眼静脈は，顔面皮下の表在系静脈と連続している.顔面静脈は眼瞼内側角にある眼角静脈を経由して上眼静脈と連続し（**図9B**），

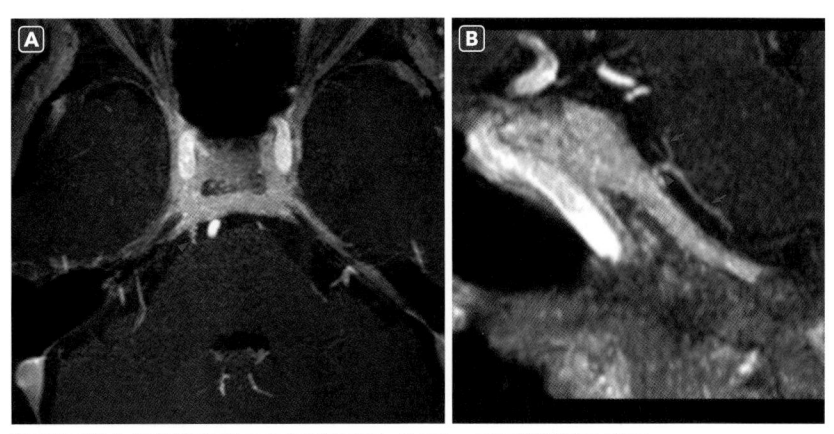

図17　正常血行動態症例での脳幹静脈からCSへの架橋静脈の観察

A, B：高分解能の造影MRI (3D-fast field echo法)でのpartial MIP再構成(**A**：axial, **B**：sagittal)にて，脳幹前面のlateral anterior pontomesencephalic vein (矢印)とCS後壁を結ぶbridging veinが描出されている(矢頭).

頰部皮下を下後方に進んで後顎静脈の前枝と合流し，総顔面静脈(common facial vein)を形成する．総顔面静脈は内頚静脈，または外頚静脈に合流する[33].

浅側頭静脈は頭皮からの静脈血流を受け，側頭部皮下を下行する静脈であり，上眼瞼部で滑車上静脈や上眼窩静脈を介して上眼静脈と交通する(**図9B**)．この静脈は後耳介静脈と合流し後顎静脈を形成し，後顎静脈は前枝と後枝に分岐する．前枝は総顔面静脈を形成し，後枝は外頚静脈に合流する[34].

このようなCSと周囲の静脈との連続，そのバリエーションはdAVFの血行動態に影響を与え，さらにTVEの際のCSへのアプローチ経路ともなる．

≫上矢状静脈洞(superior sagittal sinus：SSS)

前頭葉下面前部，前頭・頭頂・後頭葉の外側面，内側面上部の皮質静脈からの静脈還流を受け，横－S状静脈洞に連続する静脈洞である．前頭葉皮質静脈の一次分枝からの血流を受けつつcrista galliの近傍から起始し，頭頂骨の癒合部に沿って大脳鎌根部を走行する．後方では静脈洞交会よりかなり末梢側で二分岐して還流する形態を呈することがあり，duplicationとして報告されている．また上矢状静脈洞の内腔にはChordae Willisiiと呼ばれる線維性隆起を有し，特に皮質静脈合流部に高頻度に存在することが報告されている[35, 36].さらに上矢状静脈洞の外側にはdural layer内に拡張した静脈叢状の構造が存在し，venous lacunae (lateral lacunae) と呼ばれる．硬膜からの静脈還流を担う構造であり，上矢状静脈洞の外側部に合流する．基本的に皮質静脈血流は受けず，皮質静脈はvenous lacunaeより内側で架橋静脈を介して上矢状静脈洞に流入する[37].

≫横－S状静脈洞(transverse-sigmoid sinus：TS-SS)

静脈洞交会から始まり，テント後縁，後頭骨S状洞溝に沿って走行し，頚静脈孔を介してJBに連続し，内頚静脈に流出する．横状静脈洞には側頭後頭葉からのテント上の皮質静脈や，小脳からのテント下の皮質静脈が流入するが，皮質静脈が直接静脈洞に連続する場合と，テント内に存在するテント静脈洞（tentorial sinus）を介して合流する場合がある[38].横静脈洞は右側がよく発達して上矢状静脈洞と直接連続する形態が高頻度に見られる．左側の横静脈洞は右側と比べて細く，さらに直静脈洞と直接連続することが多い．上矢状洞から左右均等の横静脈洞への移行と直静脈洞の合流によるconfluenceを形成する頻度は，上記の左右差を形成するものよりは少ないとされる[39, 40].

その他にも直静脈洞や上矢状静脈洞が近位で二分岐して横静脈洞に移行するもの，片側（特に左側）が無形成を呈するものなど，静脈洞交会の形態にはバリエーションが多い．これらの知識は経静脈的に静脈洞交会を越えて対側の横S状静脈洞にアプローチする際に重要となる．また横S状静脈洞には上矢状静脈洞と同様に内部にtrabeculation，septationが存在してmulti-compartment形態を呈することもある．このような構造が静脈洞血栓症に影響するとの報告もみられる[41].

≫前頭顆管静脈幹（anterior condylar confluence：ACC）

ACCはJBの内下方に位置する短い静脈幹である．動静脈瘻の好発部位の1つであり，その解剖の知識は重要である．頭蓋内の静脈還流と頭蓋頚椎移行部および上位頚椎の静脈還流を担うとともに，周囲の静脈と多数の連続を有し，側副路としての大きな役割を持っている（図18，19）．CSからpetroclival fissureに沿って頭蓋内を走行する inferior petrosal sinus（IPS）がjugular foramenを介してACCに合流する．ACCからはanterior condylar vein（ACV）が舌下神経管を介して頭蓋内のmarginal sinusや第1頚椎レベルのvertebral venous plexusと連続する．後頭顆外側ではACCはlateral condylar vein（LCV）を介してsuboccipital cavernous sinus（SCS）と連続する[42, 43]．Posterior condylar vein（PCV）は，多くはsigmoid sinusから起始してSCSに連続するが，時にACCから起始する場合もある．SCSは後頭骨と第1頚椎の間で椎骨動脈水平部を取り囲むように存在する静脈構造であり，上記のcondylar veinsやinternal vertebral venous plexusとの連続により，頭蓋内からinternal jugular veinへの静脈還流が不良の際に側副血行路として機能する[44, 45]．また，ACVやSCSは bridging veinを介した脳幹，上位頚髄からの静脈還流を担うことも重要である[46]．

≫テント静脈洞（tentorial sinus）

テント静脈洞はtentorium cerebelliに存在するdural sinusである．脳静脈還流のうち，特に大脳半球後半部分，および小脳および脳幹の静脈還流路として重要な役割を担う静脈構造となり，側頭後頭葉や後頭蓋窩の病変への外科的治療，およびtransverse sinusとその近傍の脳動静脈奇形（arteriovenous malformation：AVM）やdAVFへの治療を考える際には，その解剖を知ることは肝要である．

テント静脈洞は，主として大脳静脈系からの血流を受けるlateral tentorial sinusと，小脳静脈系からの血流を受けるmedial tentorial sinusに2分される（図10，12）．テント静脈洞のvariationの分類としては，Matsushimaらは存在部位や流入する静脈に応じて，4グループに分類している[47]．そのうちGroup Iがlateral tentorial sinus，Group IIがmedial tentorial sinusに相当する．

Group I：小脳テントの後外側部分に存在し，側頭葉，後頭葉のcortical veinからのbridging veinが連続し，transverse sinusの中枢寄りに流入する．

Group II：小脳テントのtorcularに近い後内側部

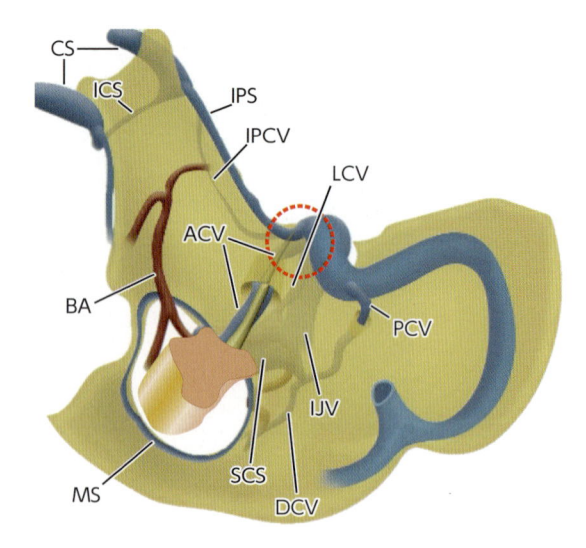

図18 後頭蓋窩を外側上方からみたシェーマ

IPS，IPCP，SCV，LCVがJBの前内下方で合流して短い静脈幹であるACCを形成する（赤丸）．ACVは舌下神経管を通過して頭蓋内を下行し，MSやSCSに合流する．LCVは頭蓋外でACCとSCSに連続し，PCVは多くはSSが始まり，後頭骨を貫通してSCSやDCVに連続する．

CS：cavernous sinus，ICS：intercavernous sinus，IPS：inferior petrosal sinus，IPCV：inferior petroclival vein，BA：basilar artery，ACV：anterior condylar vein，LCV：lateral condylar vein，PCV：posterior condylar vein，IJV：internal jugular vein，DCV：deep cervical vein，SCS：suboccipital cavernous sinus，MS：marginal sinus

分に存在し，小脳のcortical veinからのbridging veinが連続し，straight sinus，torcular Herophili，transverse sinus，transverse sigmoid junctionに流入する．

Group III：小脳テント自体から起始して，bridging veinからの血流は受けず，torcular Herophiliやsuperior petrosal sinusに流入する．

Group IV：小脳テントの自由縁でbasal vein of Rosenthalやpeduncular veinからの血流を受け，torcular Herophiliやsuperior petrosal sinusに流入する．

▶3 動静脈シャント疾患の評価，解剖の理解のための画像診断

dAVFの治療は存在部位や血管構築によって治療戦略が決定され，それらの情報を詳細に評価する画像診断が重要であり，CT angiography（CTA）やMRA，血管造影検査がモダリティの中心となる．術前に必要な血管構築は流入動脈，流出動

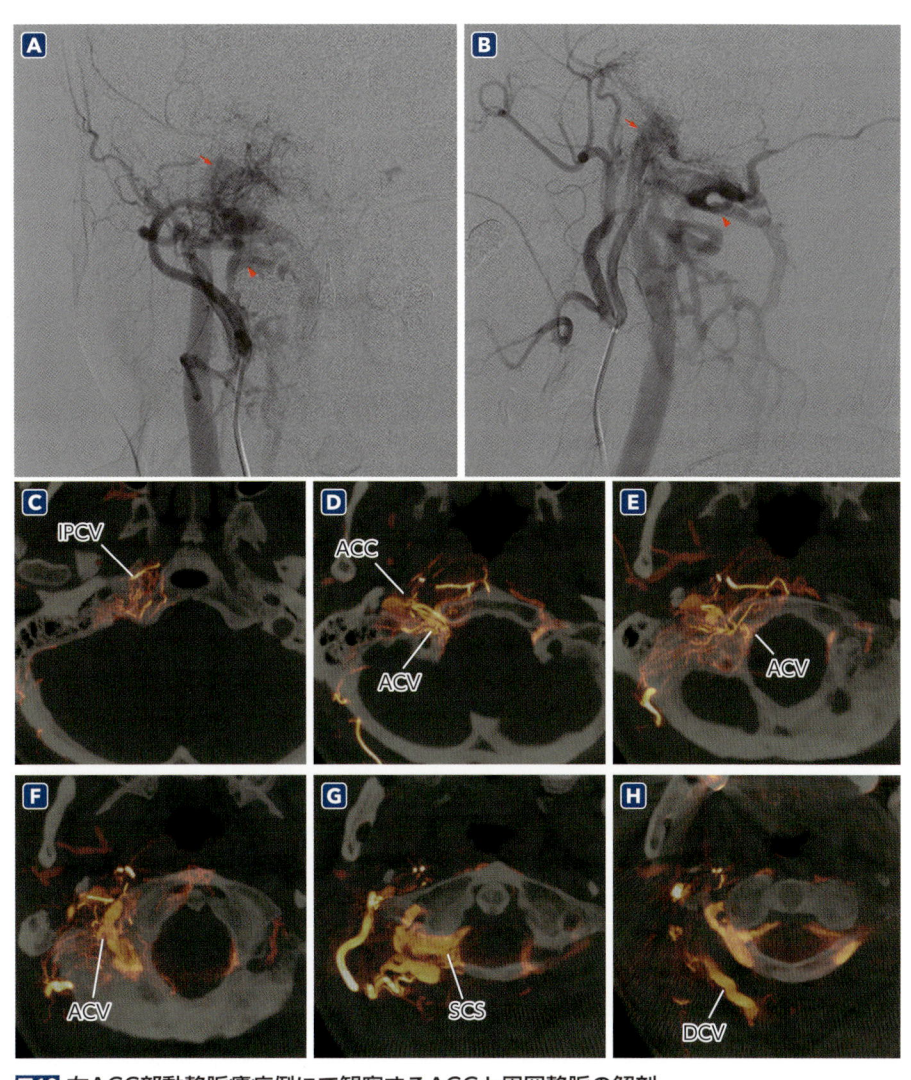

図19 右ACC部動静脈瘻症例にて観察するACCと周囲静脈の解剖

A，B：右外頸動脈造影（**A**：正面像，**B**：側面像）．上行咽頭動脈や後頭動脈の硬膜枝からACC部に動静脈瘻が描出される．シャント血流はACC部から顆管静脈系，内頸静脈に還流している．

C-H：右外頸動脈造影 3D-DSAのbone image，vessel imageのfusion画像（血管をカラー表示．axial再構成で吻側から尾側に配列）．動静脈瘻は主にACC部からIPCV，ACV，および後頭骨内に存在し，ACCから連続するLCVやSCS，DCVも描出されている．

ACC：anterior condylar confluence，IPCV：inferior petroclival vein，ACV：anterior condylar vein，LCV：lateral condylar vein，SCS：suboccipital cavernous sinus，DCV：deep cervical vein

脈，シャントの形態，合併する静脈瘤などであり，加えてdynamicな情報（流速，静脈うっ滞・逆流の有無）も必要である．したがって画像検査は高い時間分解能，空間分解能を有する血管造影が中心となる．ただし侵襲的な検査であるため，病変が疑われた際のスクリーニング検査や治療後のfollow-upにはCT，MRIが望ましい．

≫CT

　CTでは造影剤を使用した3D-CTAが血管の3次元情報を得るのに有用であるが，近年の高速スキャンが可能なCTでは，さらにdynamicな情報を付加した4D-CTAも可能である．治療前のスクリーニングには動脈相早期での静脈の描出，流入する動脈（硬膜動脈，脳軟膜動脈），シャントの部位（硬膜上，脳軟膜上）と形態，流出静脈の種類（硬膜静脈洞，脳軟膜静脈）に着目して診断する．血管内治療が行われる場合，n-BCA（n-butyl-2-cyanoacrylate）・リピオドール混合液

やコイル，Onyxのような高濃度の塞栓物質を使用する頻度が高いので，治療後のfollowには塞栓物質のartifactの影響を最小限としつつ，高精細な画像を得るような撮影条件（metal artifact reduction：MAR）が必要である．Follow-upの画像では動脈早期相でのシャントの残存，再発の有無，静脈の還流方向の診断が必要となる．4D-CTAでもMARの技術が応用可能な機種であれば，塞栓物質の影響を最小限としつつ高分解能の描出が可能である（**図1F**）．

≫MRI

MRIにて評価を行う際は，CT同様に造影4D-MRA（time-resolved MRA）が有用であり，近年の撮像機器の分解能向上によりシャント血流の高精細な描出が可能となった．一般的にtime-resolved MRAはCTAと比較すると時間分解能に劣るため，撮像方法に工夫が必要となる．現在では時間分解能の向上のためecho sharingという技術を利用し，空間分解能を維持しつつ時間分解能を高める技術が普及している．全身で応用可能であるが，脳動静脈シャント疾患においてもdigital Subtraction Angiography（DSA）とほぼ同等の病変検出能が報告されている[48]．

通常の4D-MRAは造影剤を利用するものであるが，非造影の4D-MRAも近年普及しつつある．これは非造影のarterial spin labelingの技術を応用したもので，近位側の動脈内のプロトンに反転パルスをかけて"labeling"し，そのプロトンが脳内に到達するタイミングでデータ収集し，labelingなしの画像との差分をとることで血管のデータを抽出する方法である[49, 50]（**図12C**）．機種によっていくつかの技術が開発され，画質向上や撮像時間短縮に結びついている．さらにはlabelingする箇所を選択して，描出される血管を変化させるvessel-selective MRAも開発が進んでいる[51, 52]．このような非造影4D-MRAが可能であれば，低

侵襲にスクリーニングが可能となり，また繰り返し施行可能であることで術後のfollow-upにも非常に有用である．

≫血管造影

血管造影検査は各画像診断モダリティのなかで最も高い時間分解能，空間分解能を有しており，dAVFをはじめとする動静脈シャント疾患の治療を検討する上で最も重要な検査である．dAVF症例では外頚動脈，内頚動脈，椎骨動脈からの多数の硬膜枝から栄養され，それらの選択的造影に加えて回転撮影（3D-RA）とその再構成画像が非常に有用である．特に骨情報も合わせた再構成では複雑な頭蓋底を走行する硬膜血管の解剖の理解に役立つ[53]（**図5, 9, 19**）．

回転撮影は血管造影機器各社の機種で複数の撮像モードが設定可能と思われるが，収集速度を重要視した撮像か，収集レートを多くした高解像度の撮像かに大別される．動静脈シャント疾患において流入動脈と流出静脈の情報を得るには前者が有用であり，後者は撮像時間が長いため高解像度ではあるがシャント血流以外の正常静脈還流も造影されることが多いため，その選択と読解には注意する．後者は高い空間分解能を有するため，骨と血管の関係を詳細に観察可能であり，軟部組織の情報も含めたCT-likeの断層像を再構成することも可能である．一方で，塞栓術中の画像は2方向での観察が中心となるため，bi-plane DSAでどの血管がどう走行するかを把握し，血管を同定できるようにしておくことも非常に重要である．

近年では回転撮影に時間分解能の情報も付加した4D-DSAを撮像可能な機種もみられる．シャント疾患の血管構築の把握に有用と思われるが，dAVFの診断においてはその分解能は2D撮影に勝るものではなく，付加的な診断ツールとして使用すべきとの報告もみられる[54]．

引用・参考文献

1) Fischer E: Zentralbl Neurochir 3: 300-13, 1938

2) Lasjaunias P, et al: The anatomy of the inferolateral trunk (ILT) of the internal carotid artery. Neuroradiology 13: 215-20, 1977

3) Banerjee AD, et al: The artery of Bernasconi and Cassinari: a morphometric study for superselective catheterization. AJNR Am J Neuroradiol 32: 1751-5, 2011

4) Lasjaunias P, et al: Surgical Neuroangiography. Springer-Verlag, 2001

5) Bonasia S, et al: Anatomic and Embryologic Analysis of the Dural Branches of the Ophthalmic Artery. AJNR Am J Neuroradiol 42: 414-21, 2021

6) Isaji T, et al: Posterior inferior cerebellar artery with an extradural origin from the V3 segment: higher incidence on the nondominant vertebral artery. J Neurosurg Spine 28: 154-9, 2018

7) Wang G, et al: Clinical importance of the posterior meningeal artery: a review of the literature. Neuroradiol J 32: 158-65, 2019

8) Shimizu S, et al. The so-called anterior meningeal artery: an anatomic study for treatment modalities. Interv Neuroradiol 10: 293-9, 2004

9) Djindjian D, et al: Super-selective arteriography of the external carotid artery. Springer-Verlag, Berlin, 1978, p22-36

10) Tanoue S, et al: Maxillary artery: functional and imaging anatomy for safe and effective transcatheter treatment. Radiographics 33: e209-24, 2013

11) Lasjaunias P, et al: Radiographic anatomy of the accessory meningeal artery. Radiology 121: 99-104, 1976

12) Vitek JJ: Accessory meningeal artery: an anatomic misnomer. AJNR Am J Neuroradiol 10: 569-73, 1989

13) Komiyama M, et al: An additional variant of the persistent primitive trigeminal artery: accessory meningeal artery--antero-superior cerebellar artery anastomosis associated with moyamoya disease. Acta Neurochir (Wien) 140: 1037-42, 1998

14) Yasuda A, et al: Microsurgical anatomy and approaches to the cavernous sinus. Neurosurgery 62(6 Suppl 3): 1240-63, 2008

15) Osborn AG: The vidian artery: normal and pathologic anatomy. Radiology 136: 373-8. 1980

16) Kiyosue H, et al: Artery of the Superior Orbital Fissure: An Undescribed Branch from the Pterygopalatine Segment of the Maxillary Artery to the Orbital Apex Connecting with the Anteromedial Branch of the Inferolateral Trunk. AJNR Am J Neuroradiol 36: 1741-7, 2015

17) Hacein-Bey L, et al: The ascending pharyngeal artery: branches, anastomoses, and clinical significance. AJNR Am J Neuroradiol 23: 1246-56, 2002

18) Quisling RG, et al: Ascending pharyngeal artery collateral circulation simulating internal carotid artery hypoplasia. Neuroradiology 18: 277-80. 1979

19) Shimizu S, et al: The so-called anterior meningeal artery: an anatomic study for treatment modalities. Interv Neuroradiol 10: 293-9, 2004

20) Wang G, et al: Clinical importance of the posterior meningeal artery: a review of the literature. Neuroradiol J 32: 158-65, 2019

21) Umansky F, et al: The lateral wall of the cavernous sinus. With special reference to the nerves related to it. J Neurosurg 56: 228-34, 1982

22) San Millán Ruiz D, et al: Laterocavernous sinus. Anat Rec 254: 7-12, 1999

23) Tanoue S, et al: Para-cavernous sinus venous structures: anatomic variations and pathologic conditions evaluated on fat-suppressed 3D fast gradient-echo MR images. AJNR Am J Neuroradiol 27: 1083-9, 2006

24) Ide S, et al: Anatomical variations in termination of the uncal vein and its clinical implications in cavernous sinus dural arteriovenous fistulas. Neuroradiology 56: 661-8, 2014

25) Oka K, et al: Microsurgical anatomy of the superficial veins of the cerebrum. Neurosurgery 17: 711-748, 1985

26) Yamakami I, et al: Venous system playing a key role in transpetrosal approach. No Shinkei Gaku 26: 699-707, 1998

27) Suzuki Y, et al: Variations of the superficial middle cerebral vein: classification using three-dimensional CT angiography. AJNR Am J Neuroradiol 21: 932-8, 2000

28) Tanoue S, et al: Venous Anatomy of the Cavernous Sinus and Relevant Veins. J Neuroendovasc Ther 14: 547-57, 2020

29) Tubbs RS, et al: The circular sinus: an anatomic study with neurosurgical and neurointerventional applications. World Neurosurg 82: e475-8, 2014

30) Kiyosue H, T et al: The anterior medullary-anterior Ponto mesencephalic venous system and its bridging veins communicating to the dural sinuses: normal anatomy and drainage routes from dural arteriovenous fistulas. Neuroradiology 50: 1013-23, 2008

31) Shimada R, et al: Superior petrosal sinus: hemodynamic features in normal and cavernous sinus dural arteriovenous fistulas. AJNR Am J Neuroradiol 34: 609-15, 2013

32) Mitsuhashi Y, et al: Morphologic evaluation of the caudal end of the inferior petrosal sinus using 3D rotational venography. AJNR Am J Neuroradiol 28: 1179-84, 2007

33) Prakash R, et al: Variations of jugular veins: phylogenic correlation and clinical implications. South Med J 99: 1146-7, 2006

34) Pai MP, et al: The different termination patterns of the facial vein. A cadaveric study. Fırat Tıp Dergisi 13: 32-4, 2008

35) Sharifi M, et al: Endoscopic anatomy of the chordae willisii in the superior sagittal sinus. J Neurosurg 101: 832-5, 2004

36) Shao Y, S et al: Endoscopic and microscopic anatomy of the superior sagittal sinus and torcular herophili. J Clin Neurosci 16: 421-4, 2009

37) Oka K, et al: Microsurgical anatomy of the superficial veins of the cerebrum. Neurosurgery 17: 711-48, 1985

38) Miabi Z, et al: Delineation of lateral tentorial sinus with contrast-enhanced MR imaging and its surgical implications. AJNR Am J Neuroradiol 25: 1181-8, 2004

39) Fukusumi A, et al: Anatomical evaluation of the dural sinuses in the region of the torcular herophili using three dimensional CT venography. Acad Radiol 17: 1103-11, 2010

40) Gökçe E, et al: Torcular Herophili classification and evaluation of dural venous sinus variations using digital subtraction angiography and magnetic resonance venographies. Surg Radiol Anat 36: 527-36, 2014

41) Altafulla JJ, et al: Intraluminal anatomy of the transverse sinus: implications for endovascular therapy. Anat Cell Biol 53: 393-7, 2020

42) Tanoue S, et al: Venous structures at the craniocervical junction: anatomical variations evaluated by multidetector row CT. Br J Radiol 83: 831-40, 2010

43) San Millán Ruíz D, et al: The craniocervical venous system in relation to cerebral venous drainage. AJNR Am J Neuroradiol 23: 1500-8, 2002

44) Caruso RD, et al: Craniocervical junction venous anatomy on enhanced MR images: the suboccipital cavernous sinus. AJNR Am J Neuroradiol 20: 1127-31, 1999

45) Arnautović KI, et al: The suboccipital cavernous sinus. J Neurosurg 86: 252-62, 1997

46) Kiyosue H, et al: The anterior medullary-anterior pontomesencephalic venous system and its bridging veins communicating to the dural sinuses: normal anatomy and drainage routes from dural arteriovenous fistulas. Neuroradiology 50: 1013-23, 2008

47) Matsushima T, et al: Microsurgical anatomy of the tentorial sinuses. J Neurosurg 71: 923-8, 1989

48) Soize S, et al: Value of 4 D MR angiography at 3 T compared with DSA for the follow-up of treated brain arteriovenous malformation. AJNR Am J Neuroradiol 35: 1903-9, 2014

49) Togao O, et al: Arterial Spin Labeling-Based MR Angiography for Cerebrovascular Diseases: Principles and Clinical Applications. J Magn Reson Imaging. 2023 Nov 8.

50) Suzuki Y, et al: Acceleration of ASL-based time-resolved MR angiography by acquisition of control and labeled images in the same shot (ACTRESS). Magn Reson Med 79: 224-33, 2018

51) Togao O, et al: Vessel-selective 4D-MR angiography using super-selective pseudo-continuous arterial spin labeling may be a useful tool for assessing brain AVM hemodynamics. Eur Radiol 30: 6452-63, 2020

52) Fujima N, et al: Utility of noncontrast-enhanced time-resolved four-dimensional MR angiography with a vessel-selective technique for intracranial arteriovenous malformations. J Magn Reson Imaging 44: 834-45, 2016

53) Tanoue S, et al: Fusion imaging using subtracted and unsubtracted rotational angiography for pretherapeutic evaluation of dural arteriovenous fistulas. Jpn J Radiol 32: 600-7, 2014

54) Samp PF, et al: 4D-DSA for Assessment of the Angioarchitecture and Grading of Cranial Dural AVF. AJNR Am J Neuroradiol 44: 1291-5, 2023.

（田上 秀一）

1 硬膜動静脈シャント：治療の原理原則

硬膜動静脈シャントは，病理組織学的研究から流入動脈からあるポイントを越えて静脈となる[1]．したがって，このポイントを閉塞できればシャントを閉塞することができる．

本項ではsinus type，non-sinus typeに分けて，それぞれの血管内治療について述べる．

▶ 1 Sinus type

Sinus typeでは，シャントは静脈洞壁に存在している．したがって，壁内のシャントが閉塞できれば静脈洞は温存してシャントのみを閉塞することが可能である．**図1**に示すように，壁内に形成されたシャント後の静脈が静脈洞内に開口することになる．臨床的にシャントポイントの閉塞という言葉を耳にするが，正確にはシャント直後の静脈，静脈洞を閉塞することを意味し，実際にシャントポイントのみを選択的に閉塞しているわけではない．静脈洞閉塞でシャントが閉塞する理由は，シャント後の静脈は，静脈洞壁から静脈洞に流出するため，その流出路が完全に遮断されれば，流入動脈が流出路を失うためシャント部が完全閉塞することになる．

では，動脈からアクセスした場合はどうかというと，例外的な場合を除きシャント後の静脈が閉塞できないと新たな動脈がシャント静脈に向かって発達してくるため一見完全閉塞できたように見えても，ほとんどの症例で再発がみられる．したがって，シャント直後の静脈を確実に閉塞するか，シャント後の静脈の流出路が完全閉塞されない限り根治は望めない．

従来は，静脈洞の閉塞が行われていたが，最も効果的な治療は，壁内のシャント直後の静脈を遮断することである．Sinus protection balloonを使用した静脈洞温存下の硬膜動静脈瘻（dural arteriovenous fistula：dAVF）完全閉塞は，シャント直後の壁内の静脈の閉塞による[2]．また，静脈洞内にステントを留置してシャントが完全に消失するのは，ステントによる静脈洞壁の圧迫によるシャントを含めた壁内静脈の閉塞によると考えられている[3]．

▶ 2 Non-sinus type

Non-sinus typeでも同様にシャント直後の静脈（foot of the veinと呼ばれることが多い）を閉塞できれば確実に治癒する[4]．動脈からアクセスした場合は，確実に塞栓物質を静脈側まで到達させシャント直後の静脈を完全に閉塞すること，また，静脈からアクセスする場合はシャント直後の静脈を閉塞できれば根治できる（**図2**）．原則，手術を行う場合は，硬膜貫通直後の静脈を凝固切断するのみでシャントは根治できる．

理論的には，sinus type，non-sinus typeにおいてもシャント直後の静脈を遮断できれば根治が可能である．

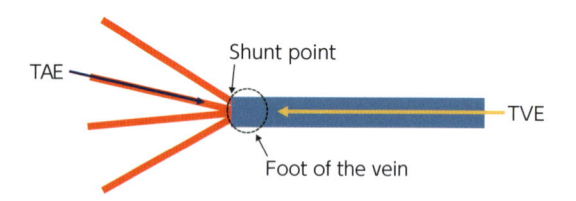

図2 Non-sinus type dAVFのシェーマ
流入動脈はシャントポイント（foot of the vein）に集簇し流出静脈となる．動脈，静脈いずれからのアクセスであれ，シャントポイント直後の静脈が閉塞できればdAVFは根治できる．
TAE：transarterial embolization（経動脈的塞栓術），
TVE：transvenous embolization（経静脈的塞栓術）

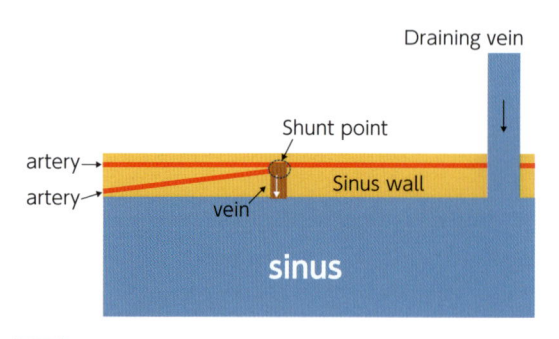

図1 Sinus type dAVFのシェーマ
シャントは静脈洞壁内に存在しシャント後の流出静脈が静脈洞に流出する．したがって，シャントポイント直後の静脈または静脈洞を閉塞することができれば，このタイプのdAVFは根治できる．

引用・参考文献

1) Nishijima M, et al: Etiological evaluation of dural arteriovenous malformations of the lateral and sigmoid sinuses based on histopathological examinations. J Neurosurg 76: 600-6, 1992
2) Liebig T, et al: Reconstructive treatment of dural arteriovenous fistulas of the transverse and sigmoid sinus transvenous angioplasty and stent deployment. Neuroradiology 47: 543-51, 2005
3) Terada T, et al: Endovascular treatment for dural arteriovenous fistulae using sinus protection balloon to maintain the patency of dural sinus. J Neuroendovasc Ther 15: 555-64, 2021
4) Bhatia KD, et al: Endovascular management of dural AVFs: Transvenous approach. AJNR Am J Neuroradiol 43: 510-6, 2022

（寺田 友昭）

B

硬膜動静脈瘻の治療総論

2 TAE

❶ マイクロカテーテルとその選択

硬膜動静脈瘻（dural arteriovenous fistula：dAVF）に対する経動脈的塞栓術（transarterial embolization：TAE）で用いられる塞栓物質として，我が国においてはプラチナコイル，シアノアクリレート系薬剤（n-butyl cyanoacrylate：NBCA），Onyx が認可されている．ただし，プラチナコイルでdAVFのシャント部そのものを閉塞することは不可能であり，NBCA および Onyx での塞栓が主体となる．本項ではNBCA および Onyx を使用する際に用いられるマイクロカテーテルについて解説する．

▶1 血管造影用マイクロカテーテルの保険償還分類

我が国における血管造影用マイクロカテーテルの保険償還分類は**表1**のようになっている（2024年4月現在）．NBCA および Onyx を使用する際に用いられることの多いマイクロカテーテルは，フローダイレクトカテーテルに分類される．フローダイレクトカテーテルは細径で製造単価が高いこともあり，オーバーザワイヤーカテーテルよりも償還価格が高くなっている．オーバーザワイヤーカテーテルとフローダイレクトカテーテルとは保険償還上の区分であり，フローダイレクトカテーテルでも血管選択にマイクロガイドワイヤーを必要とする．また，デタッチャブルコイル用ではないのでシングルマーカーである．先端形状はストレートであり，基本的に形状形成は推奨されていない．

▶2 使用可能なフローガイド カテーテルの特徴

我が国で使用可能なフローガイドカテーテルは**表2**の通りである．DeFrictor Nano（メディコスヒラタ）は，我が国で開発・製造された先端1.3Fr（実測）の世界最細径カテーテルである（2024年4月現在）．2017年8月に薬事承認を取得している．1.3Fr と世界最細径であることの他に，マーカーが先端から5mmの位置にあることが独創的である（**図1**）．最細径であること，マーカーがカテーテル先端に位置しないことの2つが相まって，従来のカテーテルでは越えられなかった屈曲部を越え，シャント直近まで（時にはシャント部を越えて）到達可能となっている（**図2**）．

表1 血管造影用マイクロカテーテルの保険償還分類

（2024年4月現在）

(1)オーバーザワイヤー	
①選択的アプローチ型	
ア　ブレードあり	36,600 円
イ　ブレードなし	35,800 円
②造影能強化型	30,100 円
③デタッチャブルコイル用	49,700 円
(2)フローダイレクト	64,300 円
(3)遠位端可動型治療用	74,500 円

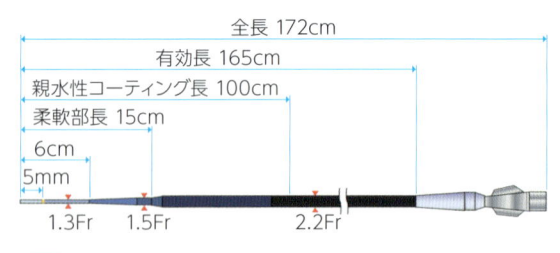

図1 DeFrictor Nanoカテーテル

表2 フローガイドカテーテル

製品名	メーカー	先端-手元外径（Fr）	有効長（cm）	先端からマーカー間の距離(mm)	NBCA 使用	Onyx 使用	IDEC 使用
DeFrictor Nano	メディコスヒラタ	1.3-2.2	165	5	○	○	×
DeFrictor BULL	メディコスヒラタ	1.3-2.4	165	3	○	○	○
Marathon	日本メドトロニック	1.5-2.7	165	—	○	○	○
Magic 1.2	シーマン	1.2(公称) -2.7	165	—	○	×	×
Magic 1.5	シーマン	1.5(公称) -2.7	165	—	○	×	×
Magic 1.8	シーマン	1.8(公称) -2.7	165	—	○	×	×

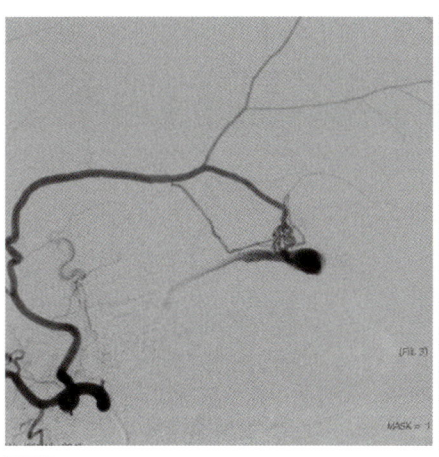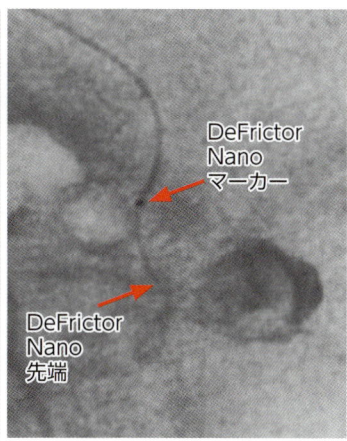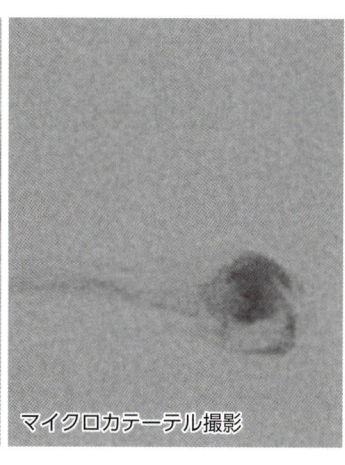

図2 Isolated transverse sinus dAVFの症例

中硬膜動脈からDeFrictor Nanoを進め，先端はシャント部を越えてsolated sinus内に到達している.

DeFrictor BULL（メディコスヒラタ）も我が国で開発・製造されている．2021年3月に薬事承認を取得している．DeFrictor Nanoと違い，マーカーは先端から3mmの位置にある．DeFrictor Nanoカテーテル，DeFrictor BULL，Marathon（日本メドトロニック）はOnyxの溶媒として用いられるdimethyl sulfoxide（DMSO）に耐性があるが，Magic（シーマン）にはポリ塩化ビニルが使用されており，DMSOに溶解してしまうので使用できない．また，Magicはブレード構造を持たず，物理的破損にも注意が必要である．

DeFrictor BULL，Marathonは内径が0.0130inch

あり，液状塞栓物質だけでなく，一部のコイルが使用できるという特長がある．DeFrictor BULL，Marathonはシングルマーカーであるので，通常のようにカテーテルのプロキシマールマーカーとコイルプッシャーの離脱用マーカーを逆T字型に合わせて離脱することはできない．しかし，i-EDコイル（カネカメディックス）の一部は内径0.0130inchのカテーテルを通過し，音により正確に離脱ポイントを感知することができるので有用である．

（松本 康史）

2 TAE

❷ 固体塞栓物質を用いたTAE

▶1 目的

　現在，硬膜動静脈瘻（dural arteriovenous fistula：dAVF）に対する血管内治療は根治術として経静脈的塞栓術（transvenous embolization：TVE）が主流であり，Onyxやシアノアクリレート系薬剤（n-butyl cyanoacrylate：NBCA）などの液体塞栓物質を用いた良好な治療成績の報告が増加している[1]．このような状況下で，従来行われてきた固体塞栓物質による経動脈的塞栓術（transarterial embolization：TAE）の頻度は減少しており，その適応も限られてきている．元来，固体塞栓物質であるコイルや粒子はdAVFの本体である細い血管径の瘻孔まで到達できず，特殊なlarge hole fistulaなどを除きfeeder occlusionに終わる．

　したがって，基本的に固体塞栓物質によるTAEのみでは根治は困難であり，一時的に消失したように見えても再発する可能性が高い．このような固体塞栓物質によるTAEの目的は根治ではなく一時的な血流減少であり，TVEや液体塞栓物質によるTAEの補助的役割が大きい．

▶2 適応

　現時点で主に固体塞栓物質によるTAEが用いられる状況は以下のような場合であろう．

①high-flowのdAVFに対して，TVEを行う際に血流の方向などが変化して出血や静脈性梗塞が増加しないよう術前に血流を減少させておく．また外科手術による根治術の際，術中の出血量を減少させるため術前に施行する．

②dAVFに罹患している静脈洞がまだ順行性の血流を保っており静脈洞を塞栓できない場合，一時的に症状（耳鳴など）を軽減するために行う．

③液体塞栓物質によるTAEで根治を計画している場合，液体塞栓物質を注入する前段階として，液体を注入できない他のfeederを閉塞しておく．

》POINT

　固体塞栓物質によるTAEは塞栓物質を適切に選べば合併症は少なく，安全性が高いという利点がある．しかし，最近は根治術としてTVEが困難な場合は，液体塞栓物質によるTAEが主流となってきており，安易に固体塞栓物質によるTAEを行うことで，後日，液体塞栓物質によるTAEが困難にならないよう，あらかじめdAVFの治療計画を十分に立てる必要がある．

▶3 固体塞栓物質の種類と特性

　dAVFのTAEに使用される固体塞栓物質はコイル，エンボスフィア（図1），PVA particle（図2）などが挙げられる．

　コイルは粒子塞栓物質より近位部でのfeeder occlusionとなる．使用できるコイルのサイズは一般的に1.0mm以上になるため，血流減少を目的としたfistula自体の閉塞は期待できない．ただし，大きいサイズのfistulaを伴うような特殊なdAVFの場合，マイクロカテーテルが動脈側から静脈側へ通過でき，コイルでfistulaを閉鎖できることがある[2]．

　エンボスフィアは，アクリル系共重合体にブタ由来ゼラチンを含浸およびコーティングした親水性，非吸収性で生体適応性を有した粒子塞栓物質であり，多血性腫瘍または脳動脈奇形を有する動脈塞栓療法に用いられる．サイズは$100 \sim 300\,\mu m$，$300 \sim 500\,\mu m$，$500 \sim 700\,\mu m$，$700 \sim 900\,\mu m$，$900 \sim 1,200\,\mu m$の5種類のサイズがある．

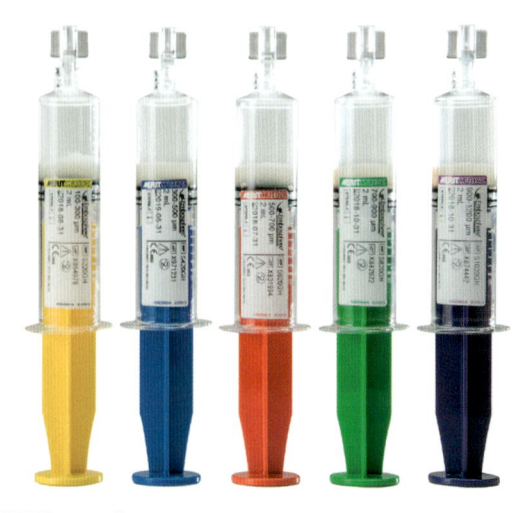

図1 エンボスフィア
〔メリットメディカル・ジャパン(株)提供〕

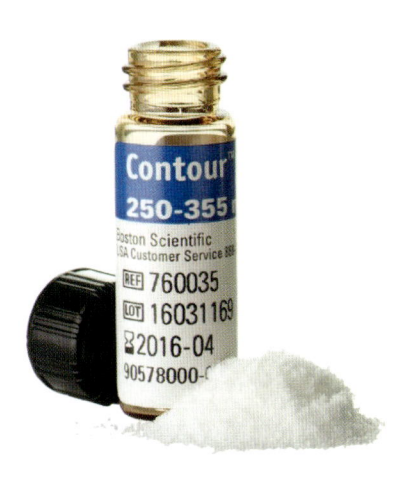
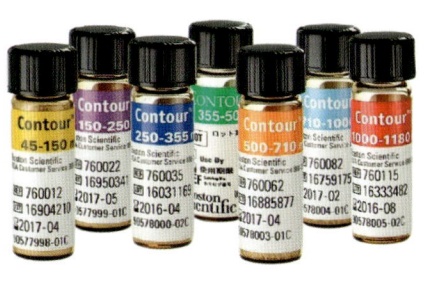

図2 PVA particle (Contour PVA Embolization Particles)

これらの製品は，2024年現在，日本において未承認の製品です (PI-1868001-AA)

　神経栄養枝の血管径は100μm前後と言われ，300〜500μm以上の粒子を使用することで神経障害が回避できると考えられてきたが，infero-lateral trunk（ILT），meningohypophyseal trunk（MHT），中硬膜動脈（middle meningeal artery：MMA）からのtrigeminal branch径が90〜430μm（平均220μm）であったとの報告もあり[3]，個々の症例に応じてサイズを選択する必要がある．

　PVA particleはサイズ・形状が不均一な粒子であるが，エンボスフィアは球状・均一な粒子であり，エンボスフィアの方がPVA particleより遠位まで塞栓可能とされている[4]．dAVFなどのシャント疾患に対して適応外ではあるが，脊椎dAVF，海綿静脈洞部dAVFへの使用経験が報告されている[5, 6]．

　PVA particle は，以前より腫瘍塞栓などで使用されてきた粒子であるが，我が国では承認されていない．生理食塩水内で約20〜30%体積が増加し，動脈内で閉塞すると最初の数時間から数日の間は血流の停滞と血栓形成が起こり，数週間の間は粒子の周囲に炎症性反応と血管壁のリモデリングが生じるとされている．そして数週間から数カ月の間に新たな血管腔が形成され，粒子のマイグレーションなども起こり再開通につながるとされる．現在ではほぼ使用されていない．

　いずれの固体塞栓物質においてもマイクロカテーテルのサイズや種類により使用できるコイルや粒子が制限されるため，あらかじめ使用する塞栓物質に応じたマイクロカテーテルを選択しておくことが重要である．

▶4　固体塞栓物質を用いたTAEの基本手術と合併症

≫基本手技
エンボスフィア

　使用するエンボスフィア粒子径に応じたマイクロカテーテルを選択する．添付文書では100〜300μmは内腔0.015inch以上，300〜500μmは内腔0.018inch以上，500〜700μmは内腔0.021inch以上のマイクロカテーテルの使用が推奨されている．しかし，細かな血管を誘導する際は，内腔0.018inch以上のカテーテルでは遠位まで誘導できなかったり，wedgeしたりする場合がある．

　そこでエシュロン10（日本メドトロニック）（内腔0.017inch）など，推奨より細径を選択しシャント部近位へ誘導する．細径カテーテルは通常より閉塞する可能性が高いので十分に注意する．塞栓法は下記のPVA particleと同様であるが，エンボスフィアは可塑性があり，しばらくしてからparticleが遠位に移動することがある．そのため再開通，出血の予防のため塞栓後はコイルを用いて近位血管の閉塞を行っている．

PVA particle

　マイクロカテーテルをできるだけシャント近傍まで進める．wedgeして血流が止まった場合にはPVAを注入できないため，血流が戻るまで近位へ引き戻す．マイクロカテーテルよりsuperselective angiographyを行い危険な吻合がないか調べ，静注用キシロカイン2%による誘発試験を行い，脳神経麻痺などの症状の有無を確認する．位

置がよければ生理食塩水で1：1に薄めた造影剤にPVA particle（通常250～500 μm）を混合し，透視下もしくはroadmapping下に1mLの注射器で造影剤のflowが停滞するまでゆっくりと注入し，シャント部の消失を確認する.

末梢血管が閉塞するにつれて，それまで造影されていなかった危険な吻合が開く可能性があることを念頭に置き，造影剤が停滞し始めたときに圧をかけすぎたり，過度に注入すると近位の分枝に粒子塞栓物質が逆流するので十分に注意する. 固体塞栓物質によるTAEでは根治できる症例はほとんどないことから，症状の軽減を目標に据え，無理をして合併症を起こさないことが重要である.

≫合併症

エンボスフィア，PVA particle などの粒子塞栓物質によるTAE特有の合併症としては，下記が挙げられる.
①危険な吻合を介した頭蓋内動脈への塞栓物質迷入による脳梗塞.
②神経栄養枝の血管閉塞による脳神経麻痺.

これらの合併症の予防には，下記の対策と注意が必要である.
①危険な吻合や脳神経を栄養する血管より大きい

サイズの粒子を選択する.
②必ず注入前にマイクロカテーテルからの造影を行い危険な吻合をチェックする.
③キシロカイン2％などによる誘発試験で脳神経麻痺のチェックを行う.
④注入中は血行動態が変化する可能性を考えておく.

いずれにせよ血管の走行と分布，variation，危険な吻合について十分理解しておくことと，常に患者の神経症状をモニターする姿勢が重要である[7].

▶5 固体塞栓物質によるTAEの役割と将来展望

現時点では，dAVFに対する血管内治療はTVEもしくは液体塞栓物質を用いたTAEが主流であり，残念ながら固体塞栓物質によるTAEは行われる機会が少ない. しかし，固体塞栓物質によるTAEはこれら根治術の前処置，補助的役割として重要であり，うまく併用すれば根治術の安全性，成功率が高まることを忘れてはならない. 今後は，国内で手に入りやすい均一なサイズの固体塞栓物質（粒子）の進歩に期待したい.

引用・参考文献

1) McConnel KA, et al：Neuroendovascular management of dural arteriovenous malformations. Neurosurg Clin N Am 20: 431-39, 2009
2) Layton KF, et al:Transarterial coil embolization of the venous component of aggressivetype 4 dural arteriovenous fistulas. Am J Neuroradiol 27: 750-2, 2006
3) Ćetković M, et al: Arterial supply of the trigeminal ganglion, a micromorphological study. Folia Morphol 79: 58-64, 2020
4) Bendszus M, et al: Efficacy of trisacryl gelatin microspheres versus polyvinyl alcohol particles in the preoperative embolization of meningiomas. AJNR Am J Neuroradiol 21: 255-61, 2000
5) Rodiek SO: Successful endovascular treatment of a spinal dural arteriovenous fistula with trisacryl gelatin microspheres. Minim Invasive Neurosurg 45: 173-6, 2002
6) 陳夢格ほか，他：エンボスフィアを用いた経動脈的塞栓で根治し得た海綿静脈洞部硬膜動静脈瘻の1例. 脳血管内治療 6：38-43，2021
7) Geibprasert S, et al: Dangerous extracranial-intracranial anastomoses and supply to the cranial nerves：Vessels the neurointerventionalist needs to know. Am J Neuroradiol 30: 1459-68, 2009

（桑島 淳氏，奥村 浩隆）

2 TAE

❸ 液体塞栓物質：Onyx 新たなデバイス導入に伴う治療法の変遷 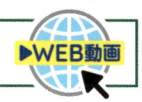 ▶WEB動画

▶ 1 Onyx

Onyxは，滝らにより開発されたethylene vinyl alcohol copolymer[1]にタンタルムパウダーを加え造影能を持たせたもの[2]で，その導入に伴い硬膜動静脈瘻（dural arteriovenous fistula：dAVF），脳動静脈奇形（arteriovenous malformation：AVM）の治療は劇的に進化したと言っても過言ではない[3-5]。

使用法は，カテーテル内腔を生理食塩水で十分洗浄後，ジメチルスルホキシド（dimethyl sulfoxide：DMSO）をカテーテルの死腔分注入した後，Onyxの入ったシリンジを付けて，blank road mapping下あるいは低線量のdigital subtraction angiography（DSA）下（頭蓋底部の病変，すでにOnyxが注入されているその内部，周囲の病変に使用）に注入する。注入にはsimple push法，plug and push法，pressure cooker法[4,5]（**2章B-3 AVMの根治的塞栓術：Chapotの流儀 p254参照**）などがある。Onyx 34，Onyx 18の2種類があるが，Onyx 34のほうが粘稠度が高く，high flowの病変やplug形成時に用いられる（**図1**）。

シアノアクリレート系薬剤（n-butyl cyanoacrylate：NBCA）との違いは，non-sinus typeのdAVFを例にとれば，NBCAによる塞栓術では，まずminor feederをNBCA等で塞栓後，最後の勝負血管から静脈までNBCAを到達させて根治に持ち込むが，Onyx導入後は，plug and push法や，Scepter（テルモ）からOnyx注入により1本のfeederからOnyxを静脈サイドまで到達させることで根治可能となった。これは，Onyxの持つ非接着性，Onyxが一塊として注入されてゆくという特性（NBCAの場合は静脈に入れば，飛散することが多く，一塊として注入することが困難）によるものである[2,6]。また，以上の特性を有しているため静脈側からのOnyx注入も可能であるため，transvenous embolization時の塞栓素材としても重用されている[7]。ただ，非接着性であっても屈曲蛇行した血管での長時間の注入や長いrefluxができた場合は，マイクロカテーテルの抜去困難が生じるので注意が必要である。

また最近，Onyxを活用するためのマイクロカテーテル，distal access catheter（DAC），バルーンカテーテル等も開発され，それに伴う新たな治療法〔種々のOnyxによる経動脈的塞栓術（transarterial embolization：TAE）や経静脈的塞栓術（transvenous embolization：TVE），バルーンプロテクション下のOnyx注入等〕も開発されてきているのでこれらも本項で紹介する。残念ながら，国内ではまだdetachable tip microcatheter[6-11]は導入されていない。このマイクロカテーテルが導入されれば，OnyxによるTAE，TVEはさらに応用範囲が広がると思われる。

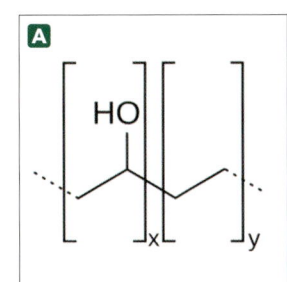 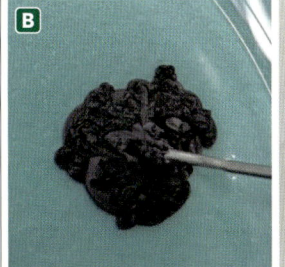 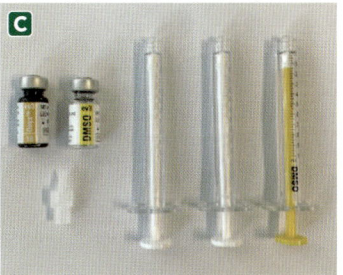

図1 Onyx

A：化学構造式を示す。**B**：注入時のOnyxの写真，生理食塩水に一塊として析出してゆく。**C**：必要なシリンジとバイアル，左よりOnyx，DMSO，Onyx注入用シリンジ，DMSO注入用シリンジ，下方のデバイスは注入時のアダプターを示す。

（文献2より引用）

≫マイクロカテーテル

DeFrictor Nano（メディコスヒラタ）（**図2**），松本らによって開発されたこのマイクロカテーテルは先端チップの柔軟性，カテーテルの細径化により従来のMarathon（日本メドトロニック），Magic（シーマン）に比べて遥かに末梢到達性が

改善した．特にCHIKAI X 010（朝日インテック）との相性は抜群でCHIKAI X 010が到達する場所まで，血管径が許す限り追従することが多い．また，non-sinus typeのdAVFでは稀にシャントを越えて静脈側まで到達することもある（**図3**）．

DeFrictor BULL（**図4**）は先端がNanoより太くなりtipも短い．末梢に行けば血管径の細くなる動脈approachでは有用性は乏しいが，経静脈的アプローチでは，柔軟長が長いBULLの方が有用な場合がある．Marathonを使う機会は減少したが，plug形成用にコイルを充填したい場合は，

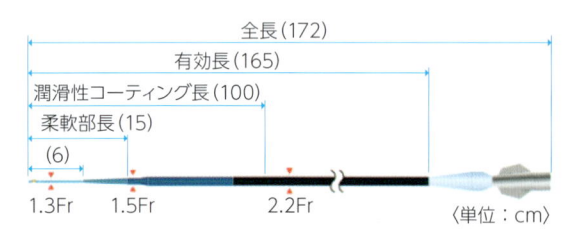

図2 DeFrictor Nanoのスペックと特性

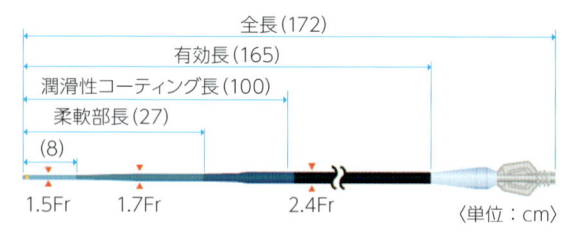

図4 DeFrictor BULLのスペック

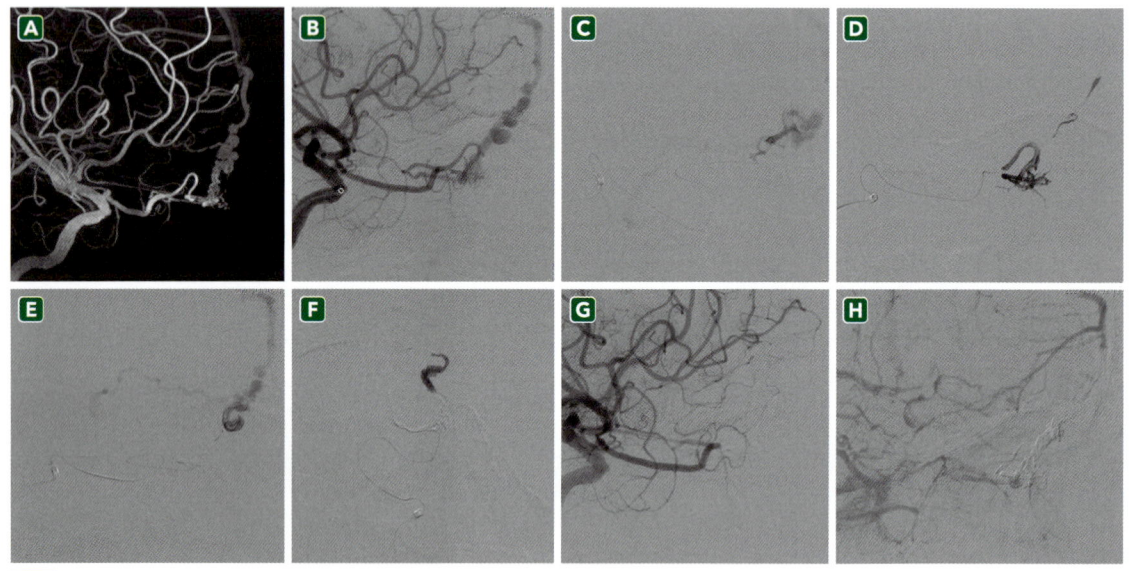

図3 Anterior cranial fossa dAVFの症例

A：右内頚動脈 3D-RA Anterior cranial fossaにdAVFを認める．

B：右内頚動脈撮影．側面像動脈相．2本のfeederが認められる．

C：右眼動脈選択的血管撮影．マイクロカテーテルはシャント直近まで挿入されている．

D：1回目Onyx注入時のDSA．Onyxはシャントを越えて静脈側に流れ，他の動脈のfeederに逆流，静脈に入るも飛散し閉塞できていない．

E：マイクロカテーテルはシャントを越えて静脈側まで挿入されており，静脈が造影されている．

F：低血圧（最大血圧 70mmHg）下にOnyx 34 を注入時のDSA正面像．Onyx 34 は静脈内でコラム状にゆっくり前進し，静脈を完全に閉塞している．

G，H：塞栓術後の右内頚動脈撮影．側面像．動脈相，静脈相．dAVFは完全に閉塞されている．

第一選択肢としてこのカテーテルを使用している．10サイズのi-EDコイル（カネカメディックス）が通過するが，Infini i-EDコイルは若干抵抗があり通過しないこともある．

≫DAC

Guidepost（東海メディカルプロダクツ）（図5）はM2，M3，A2，A3まで誘導可能なDACである．マイクロカテーテルの到達性を向上させるとともにplug and push法を行ったときにマイクロカテー

テルの抜去が容易になる．国内ではdetachable tip microcatheterが使用できないので，本カテーテルをDACとして用いることで，より安全なマイクロカテーテルの抜去が可能となる（図6-8）．他に4.2Fr FUBUKI（朝日インテック），4.7Fr Phenom plus，5Fr Sofia（テルモ），4.6Fr Vecta（日本ストライカー）などを用いるとマイクロカテーテル以外にScepterを誘導することも可能である．Scepterはfeederの末梢にバルーンを拡張

製品番号	カテーテル 有効長 (cm)	カテーテル 全長 (cm)	コーティング長 (cm)	最大耐圧 (psi)*	JANコード
MCHD120	120	130	80	300	4562382438032
MCHD130	130	140			4562382438049

カテーテル外径 ディスタル／プロキシマル(Fr. [mm])	内径 ディスタル／プロキシマル(inch. [mm])	最大ガイドワイヤ径 (inch)	適合最小ガイディング カテーテル内径 (inch)
3.2/3.4 [1.08/1.14]	0.035/0.039 [0.89/0.99]	0.025	0.048

＊先端開放系における耐圧となります。

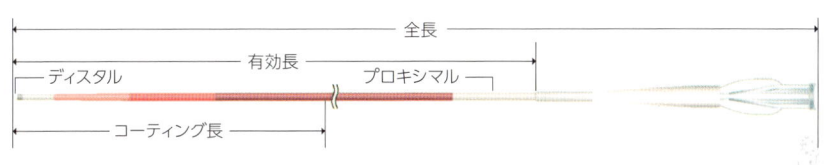

図5 Guidepostのスペック

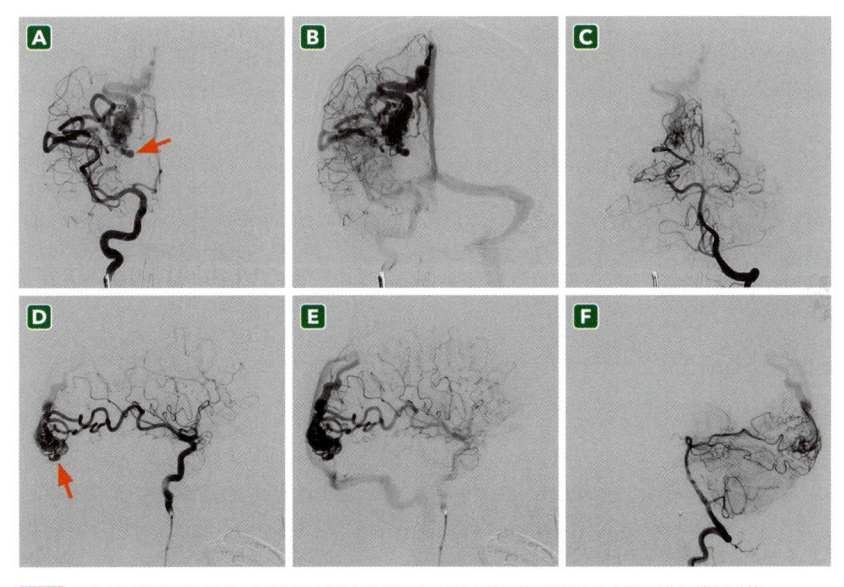

図6 MRIで発見された右後頭葉AVMの右内頚動脈撮影像と椎骨動脈撮影像

A：右内頚動脈撮影正面像動脈相，posterior temporal arteryが主たる流入動脈となっており，nidus内に動脈瘤（矢印）を認める．**B**：正面像晩期動脈相，**C**：椎骨動脈撮影正面像，動脈相．AVM下方はcalcarine arteryがfeederとなっている．**D，E**：右内頚動脈撮影正面像動脈相，posterior temporal arteryが主たる流入動脈となっており，nidus内に動脈瘤（矢印）を認める．**F**：椎骨動脈撮影側面像動脈相．AVM下方はcalcarine arteryがfeederとなっている．

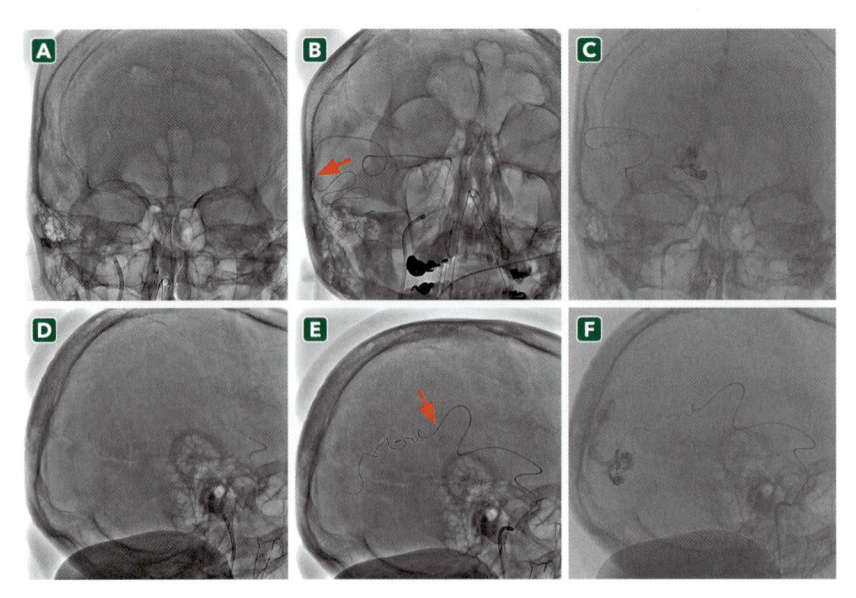

図7 FeederからOnyx注入前後の頭蓋単純撮影

A：ワーキングアングル1；DeFrictorとGuidepostを末梢まで挿入している．**B**：Onyx注入直前の単純撮影；DeFrictor Nanoはnidus直近まで挿入されており，GuidepostはM3（赤矢印）まで挿入されている．
C：Onyx注入時の単純撮影；plug形成後，nidus内にOnyxが充填されている．
D：ワーキングアングル2；DeFrictorとGuidepostを末梢まで挿入している．**E**：Onyx注入直前の単純撮影；DeFrictor Nanoはnidus直近まで挿入されており，GuidepostはM3（赤矢印）まで挿入されている．
F：Onyx注入時の単純撮影；plug形成後，nidus内にOnyxが充填されている．

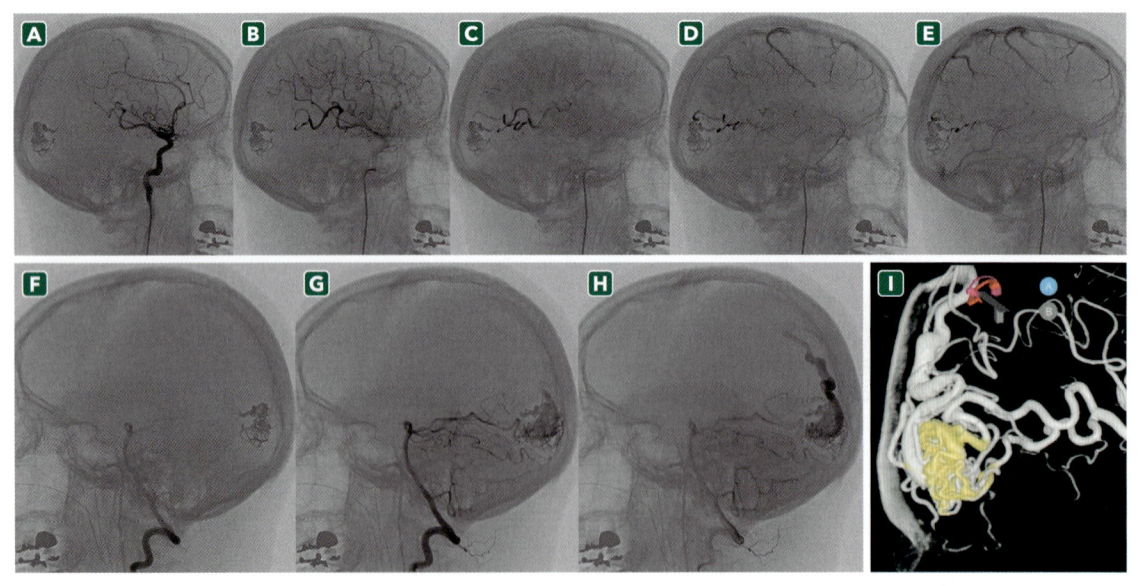

図8 Onyx注入後の右内頸動脈撮影と椎骨動脈撮影

A：内頸動脈撮影早期動脈相，**B**：内頸動脈撮影晩期動脈相，**C**：内頸動脈撮影毛細血管相，**D**：内頸動脈撮影早期静脈相，**E**：内頸動脈撮影晩期静脈相；AVMの大部分が塞栓されている．**F**：椎骨動脈撮影早期動脈相，**G**：椎骨動脈撮影晩期動脈相，**H**：椎骨動脈撮影毛細血管相，**I**：Onyx塞栓後 3D-RA；黄色部分のnidusが塞栓されている．

することで誘導することができるが，抜去時に強い抵抗が生じ血管損傷，抜去困難を生じることが知られている．これらのDACを用いることによってScepterをより安全に使用することができる（**2章B　脳動静脈奇形の治療総論　p229以降参照**）．

≫Scepter Mini

治験は終了しているが，まだ未承認のため国内では使用できない．構造はScepterと同じで，ダブルルーメンタイプの細径化されたカテーテルと先端にmini balloonが装着されており従来のScepterより遥かに末梢到達性に優れ，さほど抜去困難も生じない[8]．ただし，バルーン自体が比較的硬く，血管との接地面積が小さいので液体塞栓物質が末梢に注入されると，カテーテルが容易に押し戻されるので塞栓物資を大量に注入できないという欠点がある．

≫SHOURYU2 HR

従来のSHOURYU 7×7mm（カネカメディックス）（図9）に比べて7×11mmのサイズになり，より大量の造影剤を注入してもバルーンは破裂しない．筆者らの経験では2mLの注入はほとんどのバルーンで可能であった．そのため，通常の静脈洞であれば1個のバルーンで閉塞可能である．静脈洞が開存している横静脈洞−S状静脈洞部硬膜動静脈瘻（TS-SS dAVF）に対する静脈洞温存下のOnyx TAEには極めて有効である．ただし，confluenceの場合は2個のバルーンが必要なことがある[10]（図9）．

▶3 Non-sinus type dAVFの治療

Onyxが導入されるまでは，ほとんどのnon-sinus type dAVFはNBCAで治療されていた．枝

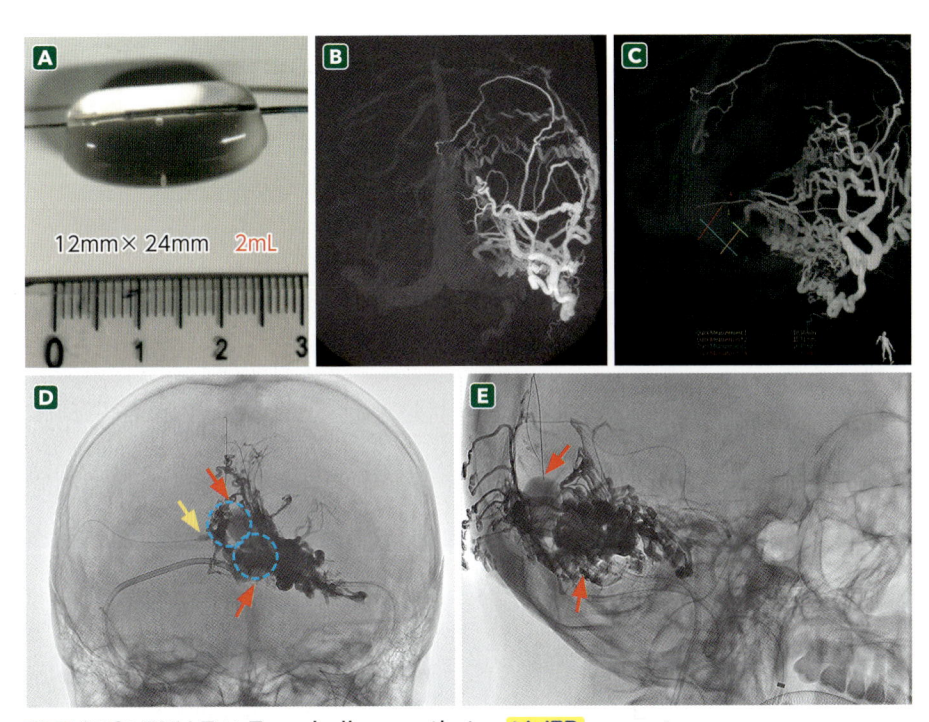

図9 SHOURYU 7×7mm balloon catheter ▶WEB

A：2mLの生理食塩水充填時のバルーンサイズを示す．ただし，2mL注入で約50％のバルーンが破裂した．

B：Confluence左外側に大きな瘻孔を持つdAVFの患者の左外頚動脈撮影3D-RA MIP撮影正面像

C：斜位像，計測画像を示す．シャントはconfluence左外側に存在．Falcine sinusを伴い，confluence自体が拡張している．Confluence部での最大幅は約20mmを示す．

D：塞栓術後の頭蓋単純撮影正面像．水色ドットサークル部に拡張させたSHOURYUを認める（赤矢印）．右中硬膜動脈からOnyxを注入しシャントは完全閉塞されている．黄矢印はOnyxを注入しているScepter Cを示す．

E：側面像．拡張させたSHOURYUを認める（赤矢印）．右中硬膜動脈からOnyxを注入しシャントは完全閉塞されている．

払いを行い，最後に勝負血管からNBCAを注入するという方法が一般的であった．ただ，NBCAの性質上Onyxのように流入動脈，シャント，流出静脈を一塊として塞栓するのは難しく，流出静脈の末梢部を閉塞してしまいシャント接合部の静脈が閉塞されていない場合は出血性合併症が生じることもあった[12]．Onyx導入後は，1本のシャントに最も近づけるfeederにアクセスできればここからplug and push法またはScepterなどからOnyxを注入することによりシャント，他の流入動脈，流出静脈を一塊として閉塞できるので，最近はほとんどこの方法が選択されている[13]．

また，動脈サイドからのアクセスが困難な場合は，症例によっては，transvenousに入り流出静脈を経てマイクロカテーテルをシャント直近に挿入できれば，低血圧下にOnyx 34を用いて

plug and push法で逆行性にシャントを閉塞することもできる．また，このタイプのdAVFはpial feederを伴っていることも多いがOnyxが静脈に入った時点でさらに注入を続けているとpial feederを逆行性に閉塞することも可能である（**図10**）（**1章B-3 ②Onyxを用いたTVE p78以降参照**）．

▶ 4 Isolated sinusを伴うdAVFの治療

本病態に対する一般的な治療は，経静脈的にあるいはisolated sinus上に穿頭し，その部から直接穿刺でisolated sinusに到達し，このスペースにコイルを充填するか，ここから流出する静脈をコイルで閉塞していた．Isolated sinusに到達できない場合は経動脈的にNBCAを注入していたが，sinus内をNBCAで充填するのは困難で流出静脈

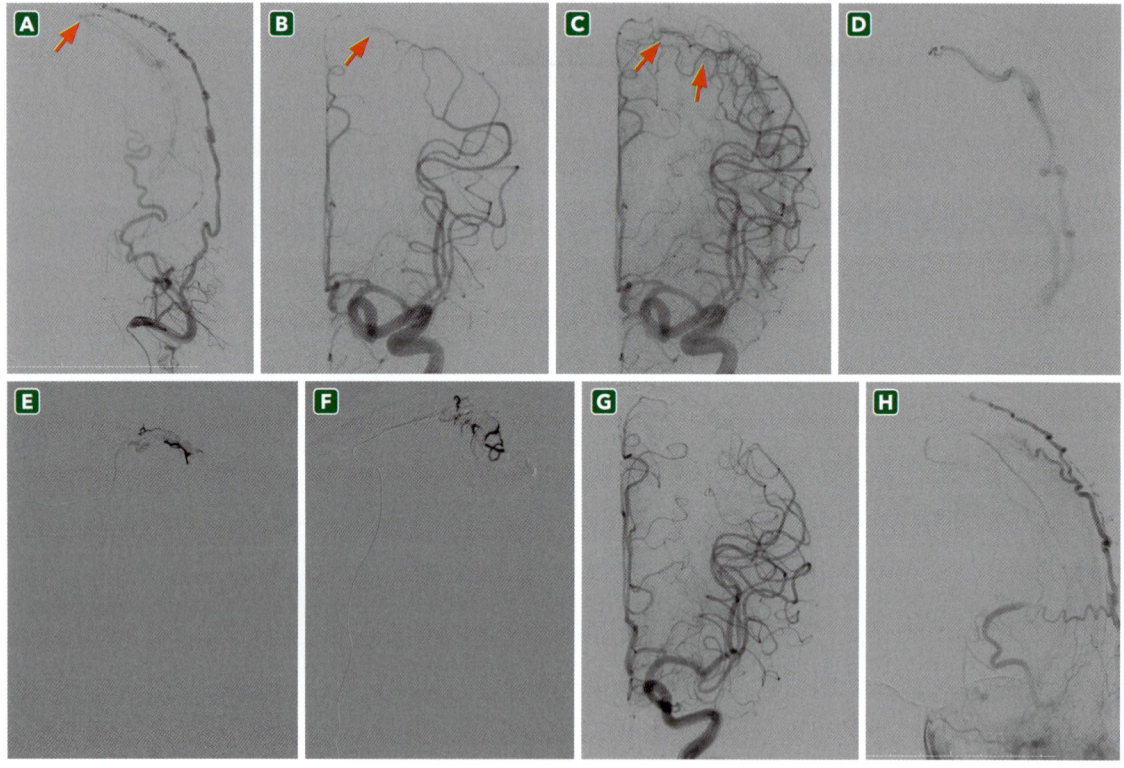

図10

A：左parasaggital sinus (convexity) のdAVF患者の左外頸動脈撮影正面像．シャントが形成され（赤矢印），皮質静脈逆流を認める．

B, C：左内頸動脈撮影正面像，動脈相，晩期動脈相．前大脳動脈，中大脳動脈のpial feederがシャントを形成し（赤矢印），皮質静脈に逆流している．

D：右中硬膜動脈選択的造影正面像．マイクロカテーテルはシャント直近まで挿入されており，すぐに静脈が造影される．

E, F：Onyx注入時のDSA撮影正面像，側面像．Onyxは皮質静脈内に充填され，さらにpial feederに逆流している（黒く描出されている部分）．

G：塞栓術後左内頸動脈撮影正面像と動脈相．dAVFは完全に閉塞されている．

H：塞栓術後左外頸動脈撮影正面像．dAVFは完全に閉塞されている．

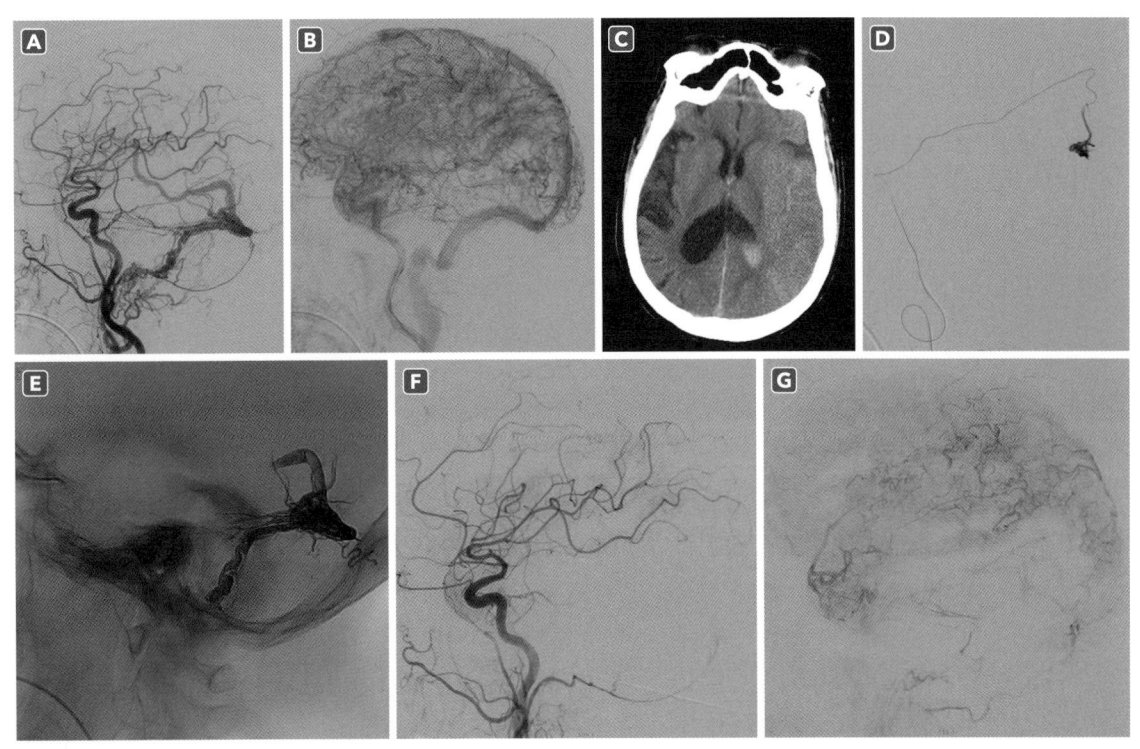

図11 失語症，左片麻痺で発症した80歳代女性のisolated sinusを伴うS状静脈洞からTS-dAVF患者の左総頚動脈撮影

A：動脈相，側面像．中硬膜動脈，後頭動脈，上行咽頭動脈，内頚動脈テント枝が主なfeederとなりS状静脈洞下端，横静脈洞S状静脈洞移行部にシャントを有しLabbe静脈等の皮質静脈に逆流するdAVFを認める．

B：早期静脈相，側面像．著明なpseudophlebitic signが広範に認められる．

C：造影CT撮影像．左側脳室下角に出血を認め，左側頭葉，前頭葉の腫脹と淡い造影を認める．

D：塞栓術中写真．中硬膜動脈からOnyx注入開始時，側面像ではOnyxによるplug製作後Onyxが静脈洞内に流入し始めている．

E：塞栓終了後頭蓋単純撮影側面像．Isolated sinusと流入動脈，流出静脈内にOnyxが充填されている．

F，G：塞栓術終了後左総頚動脈撮影．

の一部のみを閉塞してしまい，出血性合併症を生じることもあった．

Onyx導入後は，シャントに最も接近できる動脈からplug and push法で容易にisolated sinus全体をOnyxで充填することが可能となった（**図11**）．また，経静脈的にisolated sinusに到達できれば，内部をOnyx（少量のコイルを挿入した後に行うこともある）で充填する．こちらの方が時間的にも医療経済的にも遥かに有効な治療である．

▶**5** Transvenous embolizationの可能性

マイクロカテーテル，ガイドワイヤーの進歩に伴い，non-sinus typeのdAVFでも，経静脈的にシャント直近に到達することが可能となってきた．ただし，静脈穿孔という合併症も生じ得るのでMarathon，DeFrictorなどのhybrid type microcatheterやCHIKAI X 010のようなやわら

かいガイドワイヤーを用いる必要がある．

マイクロカテーテルが2本入れば，Onyx注入用のマイクロカテーテルの近位側にコイル〔EDコイル，Barricade（ニプロ）などのMarathon，DeFrictor BULLを通過するコイル〕を留置するとOnyx注入時のplug形成が容易になり治療しやすくなる．マイクロカテーテルが1本しか入らない場合は，拡張期血圧を60mmHg台に下げてOnyx 34を用い丹念にplugを形成すれば治療は可能である．カテーテルの抜去困難に陥る場合は，無理して抜かず静脈内にマイクロカテーテルを留置し，頚部でカテーテルを切断し，断端を皮下に埋没する（**1章B-3　p73-，2章B-2　p250-参照**）．

▶**6** Protection balloonを用いた静脈洞温存下のdAVF根治術

国内では，Copernic RC balloon（Balt）は使用できないが，SHOURYU2[10]を過拡張すると通常

の静脈洞であれば1個のバルーンでシャント部位を閉塞することができる．それ以前はPTAバルーン（日本メドトロニック）を用いたこともあるが，静脈洞を完全に閉塞することができないので空いたスペースにOnyxが流入してくることがあり，この部位で重要な流出静脈を閉塞してしまうリスクもあるので使用することは勧めない．

また，バルーンは流れに沿って容易に移動するので静脈洞内に6Frのカテーテルを挿入しておき，このカテーテルにバルーンの断端が来るようにするとバルーンを固定することができる．Onyxは動脈側〔中硬膜動脈（middle meningeal artery：MMA）や後頭動脈（occipital artery：OA）〕から注入するが，明らかにシャントコンパートメントと思われる空間にカテーテルが入ればTVEも可能である（**1章B-3　p73-参照**）．

ただし，バルーンで閉塞している部位にLabbeなどの重要な流出静脈が含まれる場合は，Onyxがバルーンと静脈洞壁に沿って充填されるためLabbeが閉塞されることがある．このような場合は，別の小型のバルーンをLabbeに挿入し，プロテクトしておく必要がある．また，NBCAを用いた場合は，NBCAがSHOURYUに接した瞬間にバルーンが破れるのでNBCAとの併用は原則できないと理解しておくのがよい．

▶ 7 Onyx TAE，TVEに伴う問題点（再発）

Non-sinus type のdAVFではNBCA，Onyxを用いて確実に静脈側まで閉塞できていれば，dAVFの同部位での再発はどちらの塞栓物質を用いてもほとんどないと考えられる．

しかし，静脈洞をバルーンで温存してシャントを閉塞した場合の再発は10〜20％程度に出現する．その理由は，静脈洞自体にシャントを形成しようとする要素（angiogenic factorなどの発現）があり，同部位あるいは少し離れた部位にシャントが再発する場合がある．この場合は静脈洞自体に狭窄，血栓形成などが認められ静脈洞ごとの閉塞が可能となっていることが多いので，そのときは静脈洞の閉塞を行う．Onyxはジメチルスルホキシド（dimethyl sulfoxide：DMSO）が抜けることにより体積縮小が起こること，炎症反応に乏しいことから，NBCAのように塞栓物質自体が炎症を惹起する物質に比べて再発は生じやすいと考えられる[1,2,14]．

（**1章B-3　p73-参照**）

Side memo ①

OnyxはすべてのdAVFに使用可能か？

CS（cavernous sinus）内，脊髄血管に対するOnyxの注入は，欧米では一般的に行われるようになってきている[15]．筆者らもCS内にOnyxを4例で注入しているが，一過性の眼球運動障害が3例で生じたが3〜6カ月で完全に回復している．深部静脈への逆流が残るなど，重篤な合併症が予測される状況で使用をためらう必要はない．また，欧米ではspinal dAVFに対しても数多くの症例に使用されている[16]．

Side memo ②

Phil，Eudragitを用いた塞栓術

Onyxの問題点はタンタルムで造影能を持たせているため，造影能は高いが大量に注入された場合，タンタルムによりその内部に含まれている血管が透視では見えなくなることがある．そのため，次の塞栓に難渋したり，ガンマナイフの治療計画を立てる際の妨げになることがある．

Phil（MicroVention）は，CTでもさほどアーチファクトを引かないヨード系造影剤で造影能を持たせ，ethylene-vinyl-alchol-copolymer（EVAL）同様DMSOに溶ける析出型の塞栓物質である[2]．過去に，国内で滝らによりOnyxのベースとなるEVALやアルコールを溶媒としたEudragit-E[17]などが開発されており，これらは造影能を持たせるためにヨード造影剤であるメトリザマイド，イオパミドールを使用していた．Philは，ヨード系造影剤で造影能を持たせたEVAL類似の構造を持つ析出系の塞栓物質であるが，Onyx（EVAL＋タンタルム）とは注入時の挙動は若干異なる．Onyxはサラサラと血管に沿って入ってゆく感じだが，Pihlは小さな塊が1粒ずつ血管に流入してゆく感じで塞栓される（血管の太さ，流速，注入速度により異なるが）．

2024年現在，スペインではOnyxの造影能が1カ月後になくなるように分解されるヨード系造影剤を用いた塞栓物質が開発され治験中である．

引用・参考文献

1) Taki W, et al: A new liquid material for embolization of arteriovenous malformations. AJNR Am J Neuroradiol 11: 163-8, 1990

2) Dominik F, et al: Glue, Onyx, Squid or PHIL? Liquid Embolic Agents for the Embolization of Cerebral Arteriovenous Malformations and Dural ArteriovenousFistulas. Clin Neuroradiol 32: 25-38, 2022

3) Terada T, et al: Embolization of arteriovenous malformations with peripheral aneurysms using ethylene vinyl alcohol copolymer. J Neurointerv Surg 75: 655-60, 1991

4) Cekirge S, et al: Long intranidal Onyx injections in the endovascular treatment of pial brain AVMs: description of a new technique and philosophy aimed at cure. J Neurosurg 96: 173A, 2002

5) Chapot R, et al: The pressure cooker technique for the treatment of brain AVMs. J Neuroradiol 41: 87-91, 2014

6) Rabinov JD, et al: Onyx versus n-BCA for intracranial dural arteriovenous fistulas. J Neurointerv Surg 5: 306-10, 2013

7) Koyanagi M, et al: The retrograde transvenous pressure cooker technique for the curative embolization of high-grade brain:arteriovenous malformations. J Neurointerv Surg 13: 637-41, 2021

8) Kular S, et al: Micro-balloon-assisted embolization of anterior cranial fossa dural arteriovenous fistula via a trans-ophthalmic approach — a technical report and case series. Neuroradiology. 64: 1269-74, 2022

9) Jang CK, et al: Scepter dual-lumen balloon catheter for Onyx embolization for dural arteriovenous fistula. BMC Neurology 21: 31, 2021

10) Terada T, et al: Endovascular treatment for dural arteriovenous fistulae using a sinus protecton balloon to maintain the patency of the dural sinus. J Neuroendovasc Ther 15: 555-64, 2021

11) Maimon S, et al: Brain arteriovenous malformation treatment using a combination of Onyx and a new detachable tip microcatheter, SONIC: short-term results. AJNR Am J Neuroradiol 31: 947-54, 2010

12) Miyamoto N, et al: Analysis of the Pial Arterial supply as a cause of intraprocedural hemorrhage during transarterial liquid embolization of tentorial dural arteriovenous fistulas. World Neurosurg 163: e283-9, 2022

13) Matsuda Y, et al: Intracranial non-sinus type dural arterio-venous fistulas culd be cured by transarterial or transvenous embolization with liquid embolic material. J Neuroendovasc Ther 17: 196-201, 2023

14) Natarajan SK, et al: Histopathological changes in brain arteriovenous malformations after embolization using Onyx or N-butyl cyanoacrylate. Laboratory investigation. J Neurosurg 111: 105-13, 2009

15) Elhammady MS, et al: Onyx embolization for carotid cavernous fistulas. J Neurosurg 112: 589-94, 2010

16) Agarwall V, et al: Endovascular treatment of a spinal dural arteriovenous malformation (DAVF). Neurosurg Focus 37 (1 Suppl), 2014

17) Yamashita K, et al: A cationic polymer, Eudragit-E, as a new liquid embolic material for arteriovenous malformations. Neuroradiology 38 suppl 1: S151-6, 1996

（寺田 友昭）

2 TAE

❹ NBCA

▶ はじめに

シアノアクリレート系薬剤（n-butyl cyano-acrylate：NBCA）は古くから用いられているイオン重合型の液体塞栓物質であり，我が国では2022年3月に脳神経血管内領域を含む全身血管の塞栓物質として保険承認されている．動静脈奇形や硬膜動静脈瘻（dural arteriovenous fistula：dAVF）に対する塞栓術においても，保険承認以前から幅広く用いられてきた[1,2]．

近年ではOnyxなどの析出型の塞栓物質が広く普及しており，NBCAの使用頻度は以前と比較すると減少しているが，いまだ動静脈短絡の治療において重要な役割を果たす[3]．high-flow shuntや脊髄病変などではNBCAが現在も第一選択の塞栓物質である[4]．また，dAVFに関してはOnyxで治癒可能な病変はNBCAでも十分に治癒させることが可能であり，通常単独でまたは他の塞栓物質と併用して使用される[5]．Onyxと比較してNBCAは血栓原性が高いため，Onyxのように静脈側からfeederにかけて十分に塞栓物質が充填されなくても，ある程度静脈側に流入すれば血栓化によりシャントが閉塞することはしばしば経験される．

動静脈短絡におけるNBCAの使用方法については，NBCAの挙動が個々の病変や注入部位，濃度，注入速度，温度など様々な因子により左右されることから標準化は難しく，個人の経験によるところが多い．本項では筆者の経験に基づくNBCAを用いた動静脈短絡の塞栓術の手技・戦略について述べる．

▶ 1 対象と使用方法

通常，油性造影剤（商品名：リピオドール）と混和して使用する．これによりX線透視下での視認性が得られるとともにNBCAの重合時間が延長する．全ての動静脈短絡疾患が対象となるが，シャント血流の多寡や病変部位（硬膜・硬膜外病変，硬膜内病変），カテーテルの位置などによりその使用法は異なる．NBCA濃度は高流量シャントでは33％以上の中〜高濃度が，低流量シャントでは25％以下の低濃度を用いる．また，い

ずれの場合にもNBCAの注入直前に5％ブドウ糖を注入し，カテーテル内での早期重合を防止する．

▶ 2 硬膜・硬膜外病変

dAVFなどの低流量シャント病変で硬膜・硬膜外動脈から注入する場合には20％以下の低濃度のNBCAを緩徐に注入する．dAVFでは通常多数のfeederが吻合して複数のシャント部に流入する．よって，1本のfeederの近位部からNBCAを注入した場合には，注入しているfeeder以外のfeederからの血流によりNBCAがシャント部に到達するより早期に重合してしまい，近位塞栓に終わることがある．そのため，NBCAを静脈側にpenetrationさせるためにはマイクロカテーテルを可及的にシャント近傍に挿入することが重要であり，マイクロカテーテルがシャント近傍のfeederにwedgeした状態で注入することができれば，NBCAは容易に静脈側に到達する[6]（**図1**）．1回の注入で静脈側まで到達できない場合にも，Onyxの注入の際のplug and push法と同様に，カテーテル先端から少しNBCAがback-flowした時点で5〜10秒程度待って再度注入することを繰り返すことで，さらにNBCAを先進させることも可能なことが多い．

注意すべき点としては，1本のfeederからNBCAが静脈側に到達した際に，他のfeederからの血流によりNBCAが早期に重合しfragmentationを起こし，静脈遠位側に飛散する危険性があることが挙げられる．少量のfragmentが飛散しても通常は問題ないが，多量のNBCAの静脈遠位側への逸脱は静脈性梗塞や出血などの合併症を起こす危険性がある．よって，NBCAを用いたdAVFの根治的経動脈的塞栓術（transarterial embolization：TAE）では，術前の画像からシャント近傍まで到達可能と思われるfeederを予想しておき，それ以外のfeederを塞栓して可及的にシャントへの流入血流を減らした後に，選んだtarget feederのできるだけ遠位部から緩徐にNBCAを注入することが重要である（**図1**）．

Target feeder以外のfeederの塞栓が困難や高リスクのfeederである場合には，target feederからNBCAを注入するときに，同時に他のfeeder

の血流をバルーンカテーテルや圧迫などにより一時的に低下させるadjunctive techniqueがしばしば有用である．浅側頭動脈や後頭動脈の血流は体表からの圧迫で容易に減少させることが可能である．特に上矢状静脈洞や傍矢状部のdAVFなどでは中硬膜動脈に加えてこれらの頭皮動脈から両側性に供血されることが多く，中硬膜動脈のfeederからの塞栓術中にゴムバンドなどによる圧迫でそれら頭皮動脈からのfeederの血流をコントロールすることが有効なことが多い（**図2**）．

その他の留意点としては，硬膜内動脈との吻合やシャントへのpial supplyを介する脳動脈へのNBCAの迷入による脳梗塞や，脳神経への栄養枝閉塞による脳神経障害が挙げられる．それらの合併症を回避するためには，feederとなり得る脳動脈解剖の知識と治療前や治療中の画像診断が重要である．詳細は本書の他項を参照いただきたい．

dAVFには静脈洞に流出するsinus type（Cognard分類type Ⅰ，type Ⅱ）とbridging veinに流出するnon sinus type（Cognard分類type Ⅲ，type Ⅳ，type Ⅴ）が存在する．Onyxと比較してNBCAは血栓原性が高いため，sinus typeでかつsinusが脳静脈の還流に寄与している場合には静脈洞内へのNBCAの流入はできるだけ避けるべきである．

Sinus typeのdAVFに対しては経動脈だけでなく経静脈的塞栓術（transvenous embolization：TVE）においてもNBCAは時に使用される．その主な用途の1つはsinus packingの際にコイルと併用することにより，不完全閉塞を防止することである[7]（**図3**）．また，shunt pouchの選択的TVEの際にもコイルと併用し，または静脈側からfeederにマイクロカテーテルをwedgeした状態で注入することにより，静脈洞を温存したまま，より効果的にシャント部を閉塞することが可能となる（**図4**）．

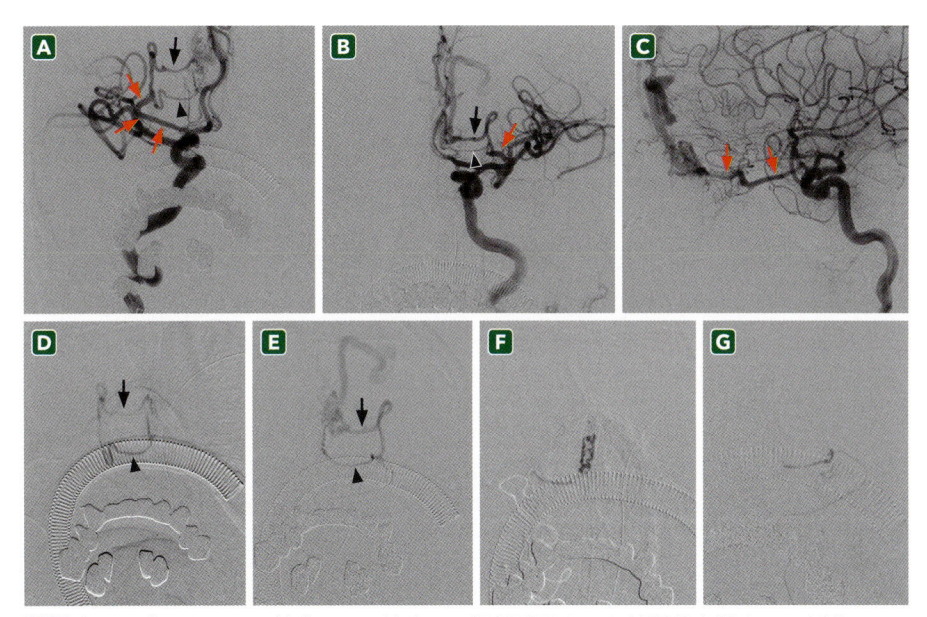

図1 （その1） **めまいの精査のMRI検査にて偶然発見された前頭蓋底部dAVF症例**

A-C：両側内頚動脈造影．右anterior caudal像（**A**），左右anterior caudal像（**B**），左側面像（**C**）にて，両側眼動脈（赤矢印）が拡張し両側前篩骨動脈（黒矢印）および後篩骨動脈（黒矢頭）末梢から起始する複数のfeederが前頭蓋底正中やや左側にdAVFを形成する．dAVFはascending frontal veinを介して上矢状静脈洞に流出する．流出静脈にはvarixの形成が見られる．

D，E：選択的右（**D**）および左（**E**）眼動脈造影にて両側前篩骨動脈（黒矢印）および後篩骨動脈（黒矢頭）から供血されるdAVFが明瞭に描出される．両側後篩骨動脈からシャント部への距離は前篩骨洞脈よりも長く，target feederとは成り難いので，まず両後篩骨動脈をNBCAでdevascularizationし，その後にいずれかの前篩骨動脈からシャント閉塞を行う方針とした．ガイディングカテーテルは両側内頚動脈に留置し，両側眼動脈から両側後篩骨動脈にマイクロカテーテルを同時に留置している．

F，G：NBCA注入中DSA像（anterior caudal views）20% NBCAにて右（**F**）および左（**G**）後篩骨動のfeeder occlusionを行った．再度マイクロカテーテルを両側眼動脈から前篩骨洞脈のfeederに挿入し，可及的にシャント近傍まで進めた．

NBCAの濃度や加温の有無に関しては術者により様々である．加温することにより油性造影剤（リピオドール）の粘性が低下することにより，20％低濃度のNBCAの場合には注入時の抵抗が減少し，静脈側にpenetrationしやすくなる．一方で静脈側に流入した後のコントロールはより難しい．筆者が通常使用しているNBCAの濃度はTAEの場合には原則20％で，TVEの場合には25～33％であり，原則加温は行っていない．

▶3 硬膜内病変

NBCAは接着性を有し，長時間の注入はカテーテルと血管壁が接着する危険性を有することから避けるべきである．また，接着していなくとも，硬膜・硬膜外病変と異なり，硬膜内血管では抜去時の血管の偏位により穿通枝の引き抜き損傷を起こす危険性があることに留意する必要がある．

このことから筆者は硬膜内血管からのNBCAの注入に関しては硬膜外血管とは異なり，①繰り返し注入しない，②カテーテル先端からback-flowした時点で注入を終了し，ただちにカテーテルを抜去することを原則としている．よって，脳動静脈奇形（arteriovenous malformation：AVM）において根治的塞栓は難しく，さらにAVMの多くの病変はOnyxにより効果的に塞栓可能であることから，NBCAのほうがよい適応となる症例は限られている．筆者の選択ではpial AVFのような，high-flow shuntや（図5），AVMの多数のシャントのうちのdirect fistulaやかなり末梢部でカテーテル抜去困難となるようなfeeder，spinal AVM/AVFなどが挙げられる．このうちpial AVFを除いてはNBCA単独で根治的塞栓術が行われることは稀であり，外科切除や定位放射線治療の術前塞栓やnidal aneurysmの塞栓などの姑息的塞栓目的で行われることが多い[8-12]（図6）．

外科切除前では，塞栓術の目的はAVMの切除がより安全かつ効果的に施行可能にすることであり，術野の深部のfeederやnidusを安全に閉塞することが求められる[13]．安易に表在性の太いfeederのみを塞栓すると深部のfeederからの供血の増加や血管新生などが起こり，かえって血管構築を複雑にする危険性があることには留意する必

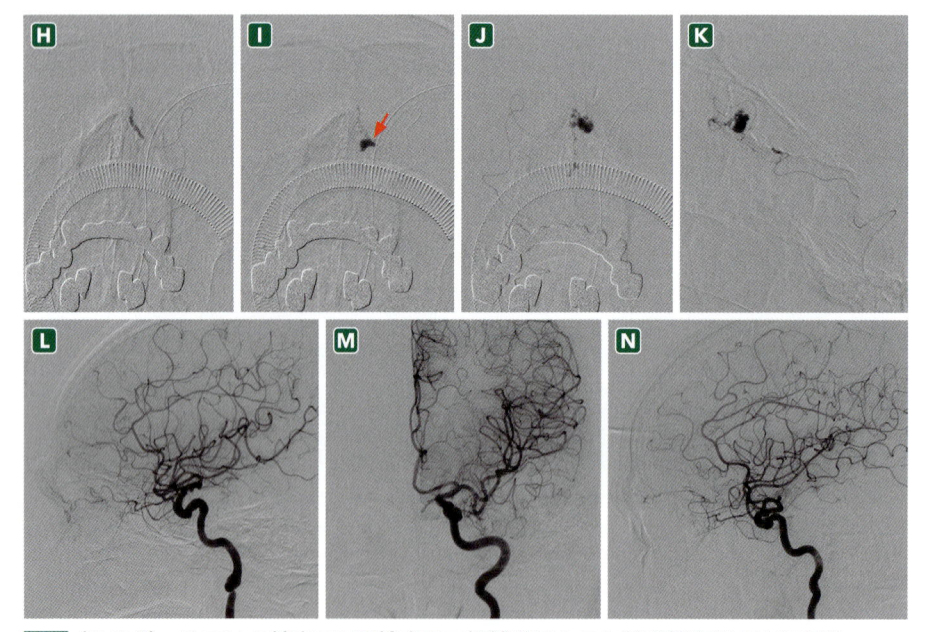

図1（その2）　めまいの精査のMRI検査にて偶然発見された前頭蓋底部dAVF症例

H，I：左前篩骨洞脈のfeederからの20％ NBCA注入中DSA像（anterior caudal views）1st injection（**H**），2nd injection（**I**）にてNBCAが静脈側に到達したが（矢印）マイクロカテーテル先端に数ミリback flowしてきたため抜去した．続けて右前篩骨動脈末梢に留置したマイクロカテーテルからも20％ NBCAを注入した．

J，K：右前篩骨動脈のfeederからの20％ NBCA注入中DSA像．NBCAは容易に静脈側に流入しその後他のfeederにも流入した時点で終了した．

L-N：塞栓後内頚動脈造影．右内頚動脈造影側面像（**L**），左内頚動脈造影正面像（**M**），側面像（**N**）．dAVFは消失し，眼動脈はchoroidal blushを含め温存されている．

要がある．定位放射線治療前の塞栓術はAVMの
nidusのサイズを3cm以下に縮小して定位放射線
治療の効果を高め，根治率を上昇するために行わ
れる．そのため，塞栓の際にはAVMの血流低下
よりも，nidusの容積を減少させるような塞栓を
心掛ける必要がある．また，nidusのサイズの減
少以外にも，intranidal aneurysmなどの出血源
となるような病変を塞栓することも塞栓術の目的
である．

　NBCA濃度は，血管径やシャント血流量など
により異なるが，dAVFで筆者が使用する基本的
な濃度はhigh-flow fistulaでは50〜75％，中等度
のサイズのdirect fistulaでは33〜50％，その他
は20〜33％である．High-flow shuntでは注入時

の血圧低下や時にバルーンによる血流コントロー
ルが必要である．また，しばしばコイルの併用が
必要となる（図5）．いずれの病変においても静
脈側の部分閉塞を伴う不完全な塞栓は，術後出血
の危険性が高く，注意が必要である．Feederが2
〜3本の小病変を除いて，通常は複数回の塞栓術
が必要である．また，塞栓術にて動静脈奇形の根
治を得るために原則的にはfeederから（存在す
る場合には）nidus，および静脈にかけて塞栓物
質が満たされる必要があるが，これをNBCA単
独で安全に達成することは困難である．無理に根
治を狙って1回の塞栓術で過剰な塞栓を行わない
ことが重要である[14]（図6）．

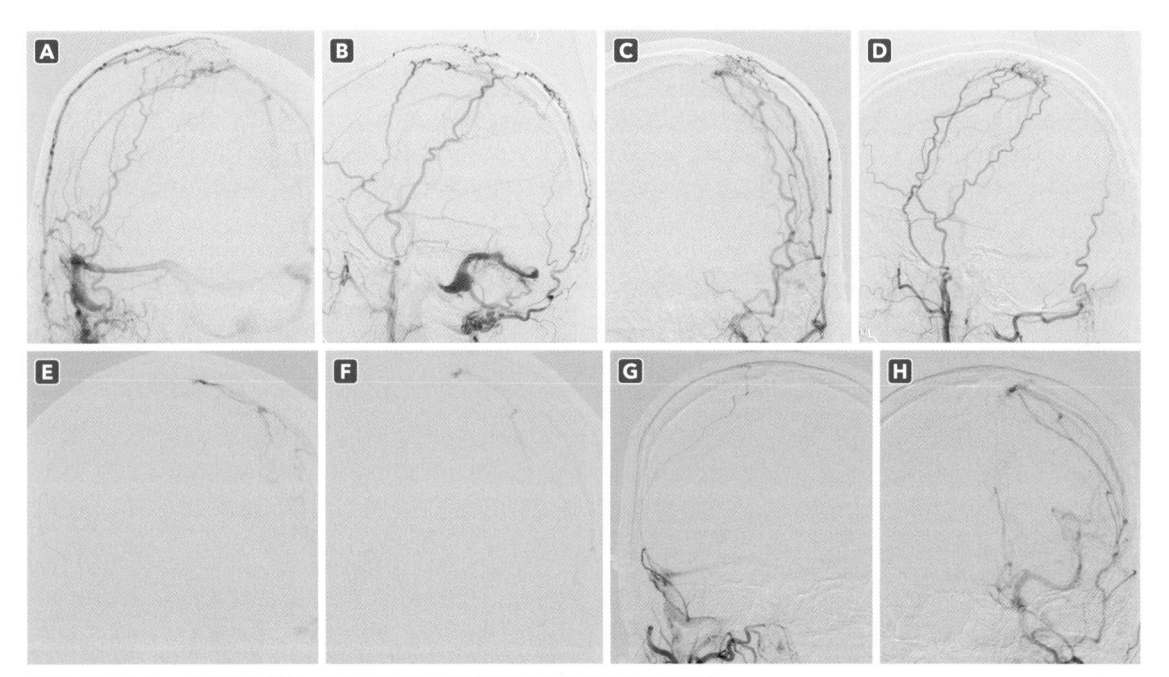

図2（その1）　左傍矢状部dAVF（右横S状静脈洞部dAVF合併症例）

A，B：右外頸動脈造影．正面像（**A**），側面像（**B**）．浅側頭動脈，後頭動脈および中硬膜動脈が拡張し，末梢から複数の
feederが起始し左傍正中部にて直接皮質静脈に流出するdAVFを形成する．

C，D：左外頸動脈造影．正面像（**C**），側面像（**D**）．左側からも同様に浅側頭動脈，後頭動脈，および中硬膜動脈が拡張し
dAVFに供血する．

E，F：マイクロカテーテルからの選択的造影．両側外頸動脈にガイディングカテーテルを留置して，両側中硬膜動脈の
feeder遠位側に，可及的にマイクロカテーテルを進めた．右側から挿入したマイクロカテーテルは静脈側まで到達し（**E**），
左側もシャント直近まで挿入可能であった（**F**）．

G，H：頭皮圧迫下両側外頸動脈造影（ゴムバンドによる頭部絞扼）．浅側頭動脈や後頭動脈は造影されず，傍矢状部dAVF
には中硬膜動脈のみから供血されている．

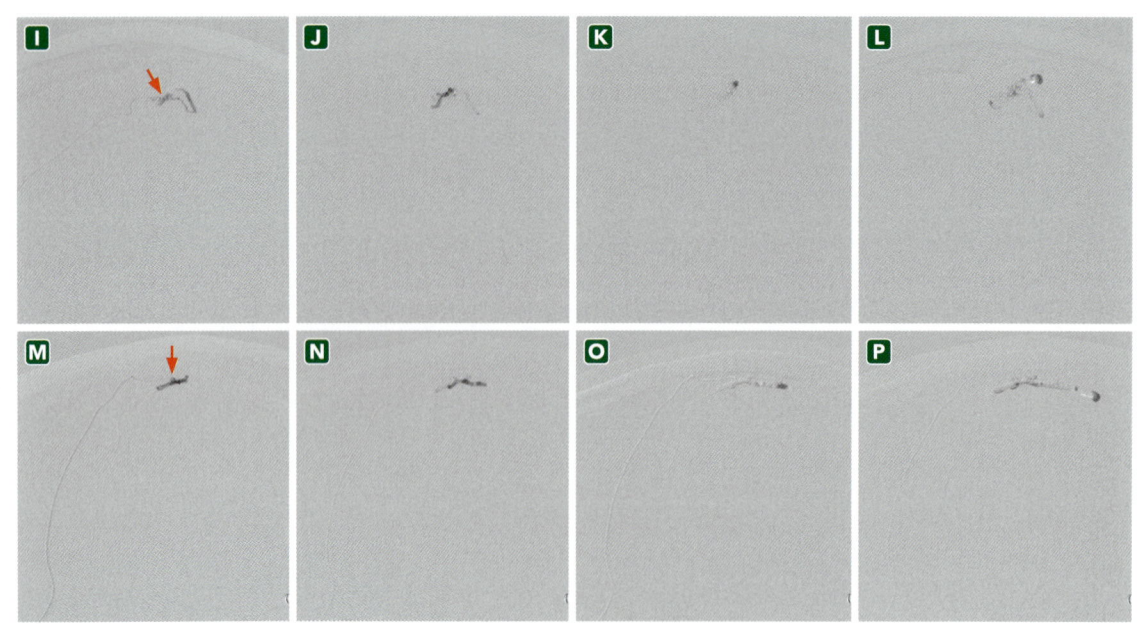

図2 (その 2)　左傍矢状部dAVF (右横S状静脈洞部dAVF合併症例)

I-P：右中硬膜動脈より挿入したマイクロカテーテルからのNBCA (33%) 注入中DSA像 (頭皮圧迫下)．正面像 (**I-L**) 側面像 (**M-P**)．マイクロカテーテル先端はシャントポイントを越えて静脈側に挿入されている (**I, M**：矢印)．NBCAの飛散や過剰な静脈側への流入を避けるため数秒ごとのポーズをとり複数回に分けて注入した.

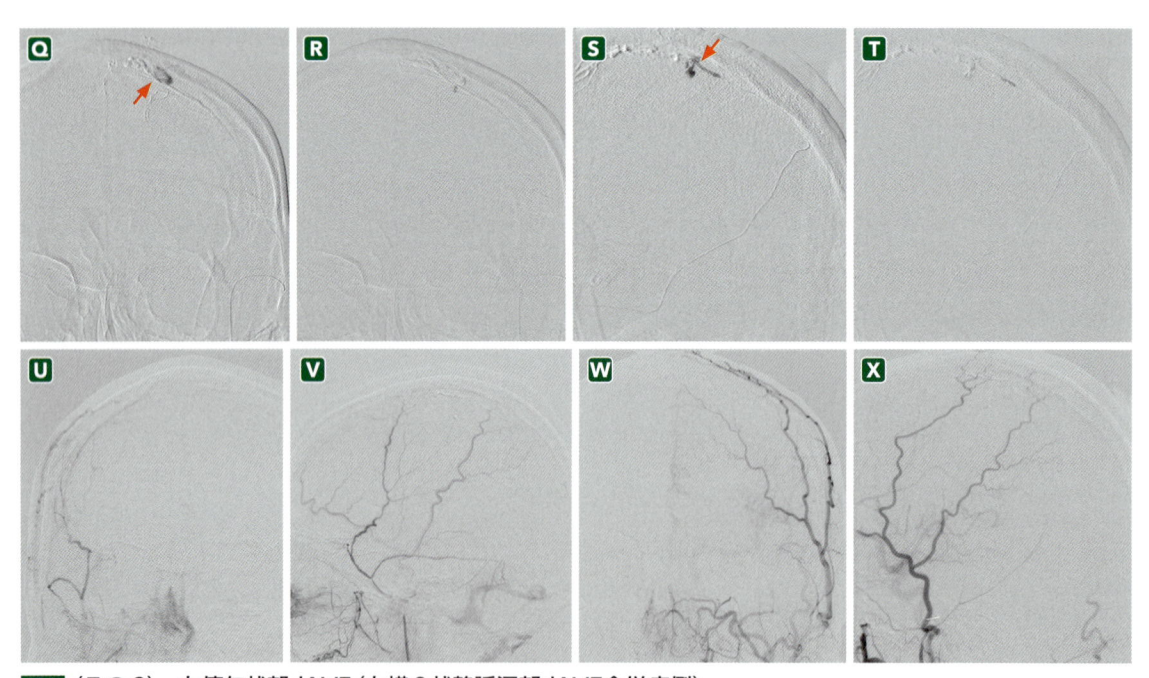

図2 (その 3)　左傍矢状部dAVF (右横S状静脈洞部dAVF合併症例)

Q-T：左中硬膜動脈より挿入したマイクロカテーテルからのNBCA (25%) 注入中DSA像 (頭皮圧迫下)．正面像 (**Q**) (**R**)，側面像 (**S**) (**T**)．右側からの注入後ただちに左側のマイクロカテーテルからもNBCAを注入した．マイクロカテーテル先端はシャントポイント直近に挿入されている (**Q, S**：矢印)．NBCAは異なるシャントポイントを介して静脈側に流入した．2回注入し，ある程度feederに逆流した時点で終了した.

U-X：塞栓術後両側外頚動脈造影．右外頚動脈造影：正面像 (**U**)，側面像 (**V**)，左外頚動脈造影：正面像 (**W**)，側面像 (**X**)．傍矢状部dAVFは消失している.

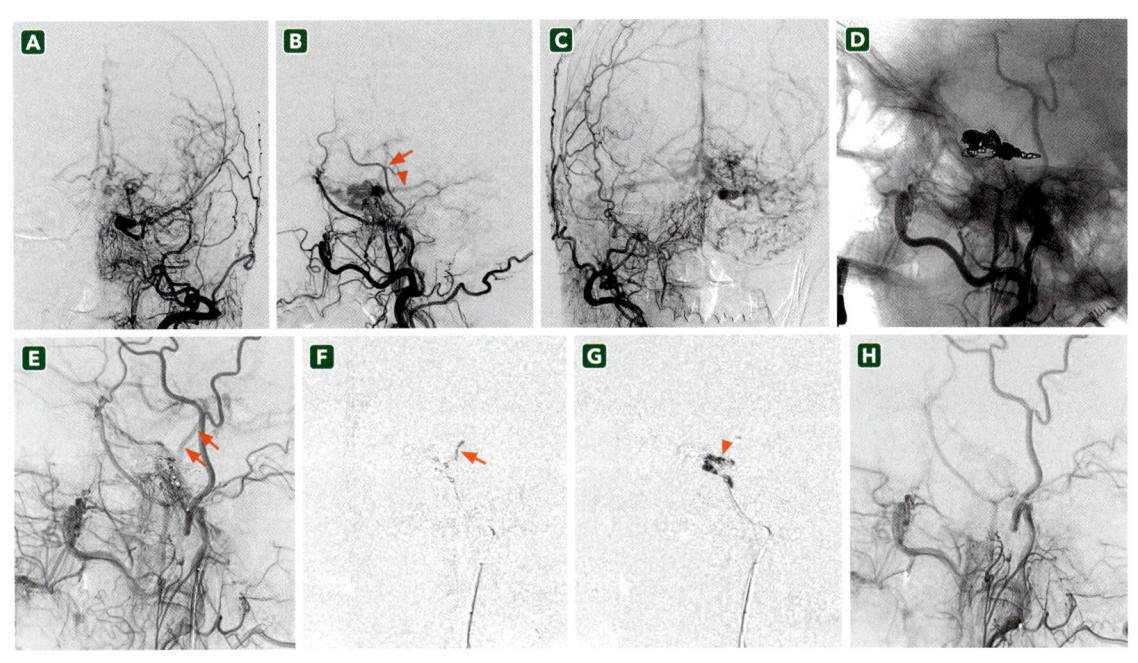

図3　左海綿静脈洞部dAVF：コイルとNBCAによるsinus packing症例

A，B：左外頚動脈造影．正面像（**A**），側面像（**B**）．左正円孔動脈，副硬膜動脈，中硬膜動脈，上行咽頭動脈などから多数の
feederが起始し左海綿静脈洞にびまん性のシャントを形成する．左下錐体静脈洞は閉塞し，dAVFは浅中大脳静脈，上錐
体静脈洞（**B**：矢頭）から錐体静脈，鈎静脈（**B**：矢印）から脳底静脈へ流出する．

C：右外頚動脈造影正面像．dAVFは右上行咽頭動脈および副硬膜動脈からも供血される．鈎静脈を介する深部静脈への逆
流と錐体静脈を介する上脳静脈への逆流とうっ血が目立つ．

D：塞栓術中透視画像側面像．閉塞した下錐体静脈洞を経由してマイクロカテーテルを2本左海綿静脈洞に挿入し，シャ
ントポイントから上錐体静脈洞および浅中大脳静脈への流出部にコイルを留置した．鈎静脈の海綿静脈洞との合流部に狭
窄があり鈎静脈へのカテーテル挿入は困難であった．同静脈への流出部近傍にマイクロカテーテルを1本留置したまま，
他方のマイクロカテーテルでsinus packingを行った．

E：コイル留置後左外頚動脈造影側面像．シャントは著明に減少しているが鈎静脈への逆流（矢印）が残存している．

F，G：NBCA注入中DSA側面像．鈎静脈流出部近傍に留置したマイクロカテーテルから33％ NBCAを2回注入し鈎静脈
近位部（**F**：矢印）および上錐体静脈のコイル間隙（**G**：矢頭）にNBCA流入した時点で終了した．

H：塞栓術後左外頚動脈造影側面像．dAVFは消失している．

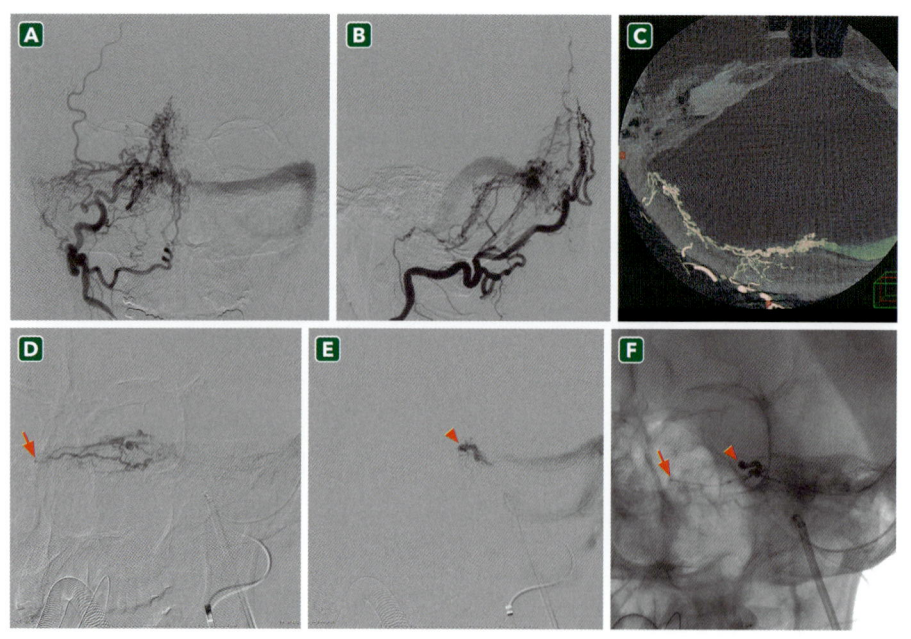

図4 **(その1)** 頭蓋内圧亢進(視力障害)にて発症した右横静脈洞－静脈洞交会部dAVF：コイルとNBCAによる選択的TVE症例

A-C：右後頭動脈造影．正面像(**A**)，側面像(**B**)，3D撮影横断MPR像(**C**)．右後頭動脈jugular branchやmastoid branch, transosseous branchなどから多数のfeederが起始し，右横静脈洞から静脈洞交会部にかけてdAVFを形成する．右S状静脈洞は閉塞している．

D, E：shunt pouchの選択的静脈造影右前斜位像．左内頚静脈から静脈洞交会を介して2本のマイクロカテーテル〔Headway 17(テルモ)およびLeonis Movaハイフロータイプ(SBカワスミ)／Marvel 1.9Fr(東海メディカルプロダクツ)〕を挿入し，右横静脈洞部のshunted pouchのできるだけ末梢側(**D**：矢印)と静脈洞交会部のshunted pouch(**E**：矢頭)に進めた．

F：塞栓術中透視像右前斜位像．近位側の静脈洞交会部のshunt pouchに留置したマイクロカテーテル(Headway 17)からコイルを挿入して同pouchを閉塞した(矢頭)．もう1本のマイクロカテーテル(Marvel 1.9Fr)は右横静脈洞部のshunt pouch遠位部に挿入されている(矢印)．

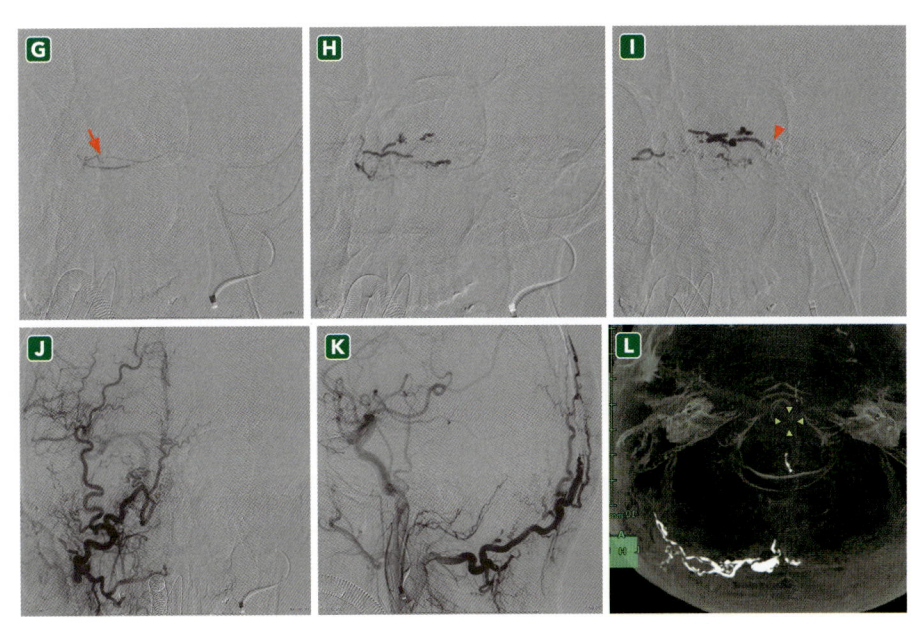

図4（その2）　頭蓋内圧亢進（視力障害）にて発症した右横静脈洞−静脈洞交会部dAVF：コイルとNBCAによる選択的TVE症例

G-I：NBCA注入中DSA右前斜位像．右横静脈洞部のshunt pouch遠位部に留置したマイクロカテーテル（矢印）から25％ NBCAを3回に分けて注入した．NBCAは複数のshunt pouchおよび一部のfeederに流入している．静脈洞交会部のコイル間隙（I：矢頭）をNBCAが満たした時点で終了し，マイクロカテーテルを抜去した．

J，K：塞栓術後右外頚動脈造影．正面像（**J**），側面像（**K**）．dAVFは消失している．

L：塞栓術後cone beam CT骨条件partial MIP横断像．shunt pouchからfeederにかけてNBCA castとコイル塊が見られる（白矢頭）．

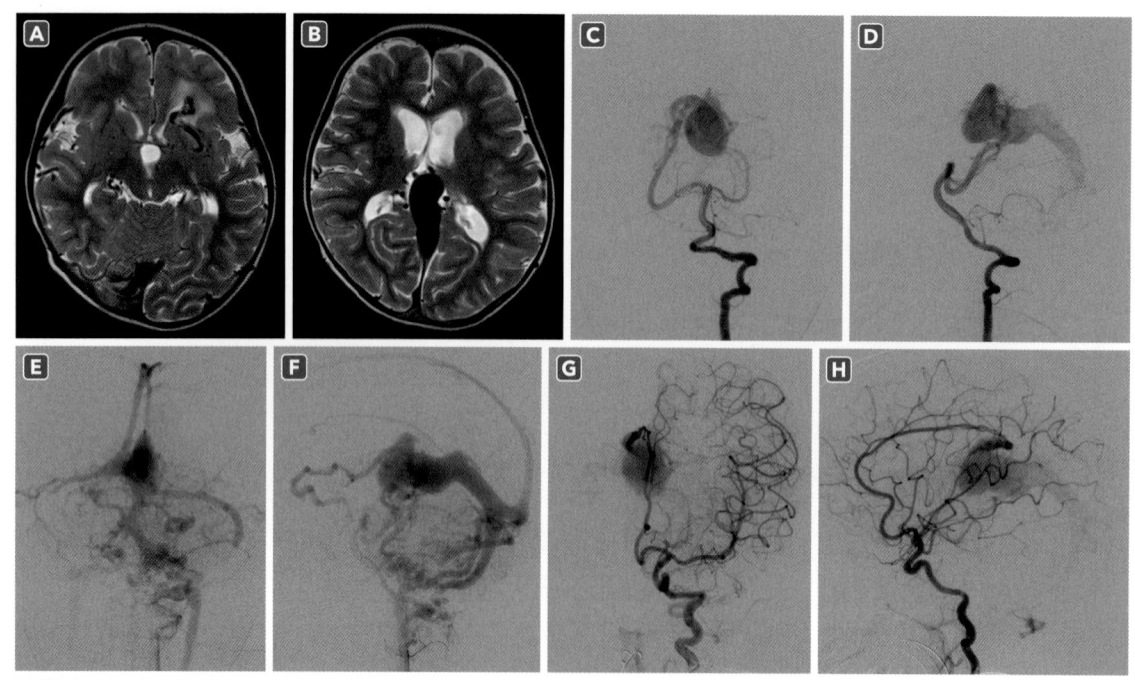

図5（その1）　痙攣と構音障害で発症したガレン大静脈瘤（硬膜内high-flow shunt症例）

A, B：MRI T2 強調像．ガレン大静脈瘤と思われる非常に拡張したflow voidとその周囲のfeederと思われるflow voidが見られる．両側側頭葉周囲の拡張した静脈と左基底核部から側脳室前角外側にもflow voidと周囲の浮腫性変化と思われる高信号域を認める．

C, D：左椎骨動脈造影早期動脈相．正面像（C），側面像（D）．両側後大脳動脈から後外側脈絡動脈，左後脳梁周囲動脈をfeederとし，拡張したガレン大静脈瘤に連続するするhigh flow AVFを認める．

E, F：左椎骨動脈造影早期動脈相．正面像（E），側面像（F）．両側S状静脈洞は閉塞しており，シャント血は直静脈洞から後頭静脈洞を介して左内頚静脈に流れるとともに，上下矢状静脈洞に逆流するとともに，左基底核部を通る拡張した深部静脈の側副路などを通り海綿静脈洞に流出する．

G, H：左内頚動脈造影．正面像（G），側面像（H）．左前大脳動脈脳梁周囲動脈末梢からも供血を認めるが，後脈絡動脈からのシャント部とは別の部位にシャントを形成する．

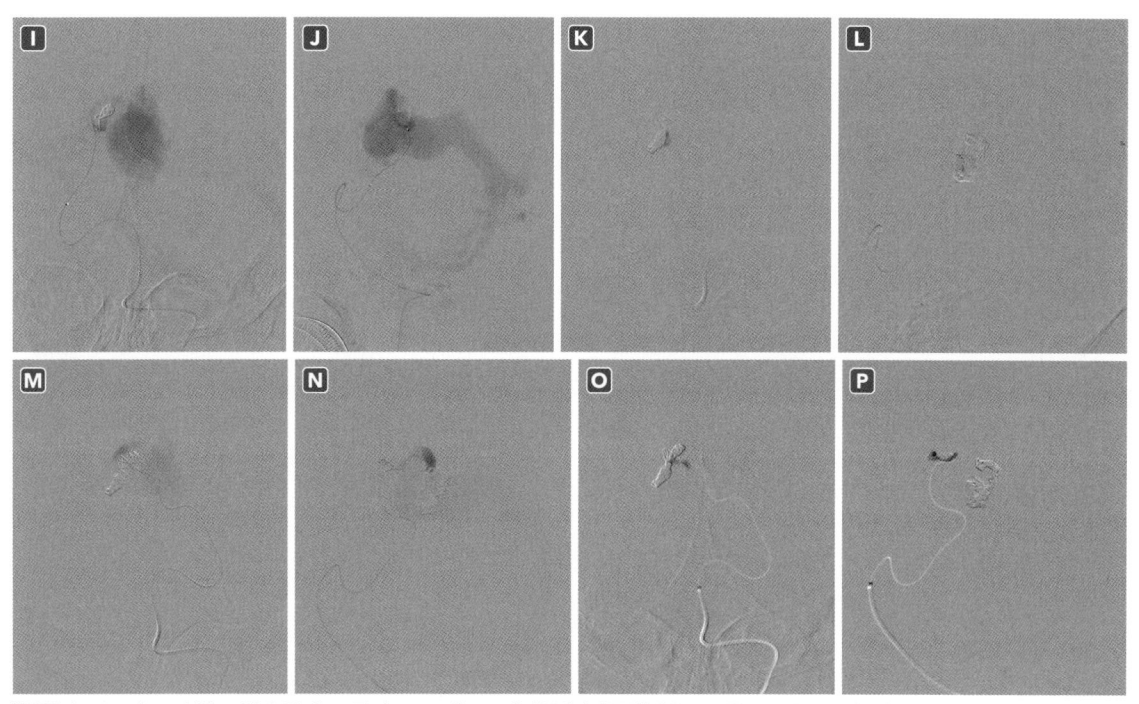

図5 （その2） 痙攣と構音障害で発症したガレン大静脈瘤（硬膜内high-flow shunt症例）

段階的に塞栓を行うこととし，まずは両側後外側脈絡動脈から流入するシャント部をコイルとNBCAで塞栓を行った．

I, J：コイル留置後選択的右後脈絡動脈造影．正面像（**I**），側面像（**J**）．右後脈絡動脈末梢のシャント部にコイルが留置され，シャント血流が減少している．マイクロカテーテルはコイル塊直近に位置する．

K, L：NBCA注入時DSA．正面像（**K**）．側面像（**L**）．血圧値低下（収縮期血圧60～65mHg）下に50% NBCAを緩徐に注入し，コイル塊間隙に流入している．

M, N：右後脈絡動脈造影．正面像（**M**）．側面像（**N**）．左後外側脈絡動脈からも同シャント部に供血がみられる．

O, P：NBCA注入時DSA．正面像（**O**），側面像（**P**）．Feeder径が右側と比較して細く，マイクロカテーテルの位置がシャント部と少し離れていたため，コイルは用いず60% NBCAのみで塞栓した．

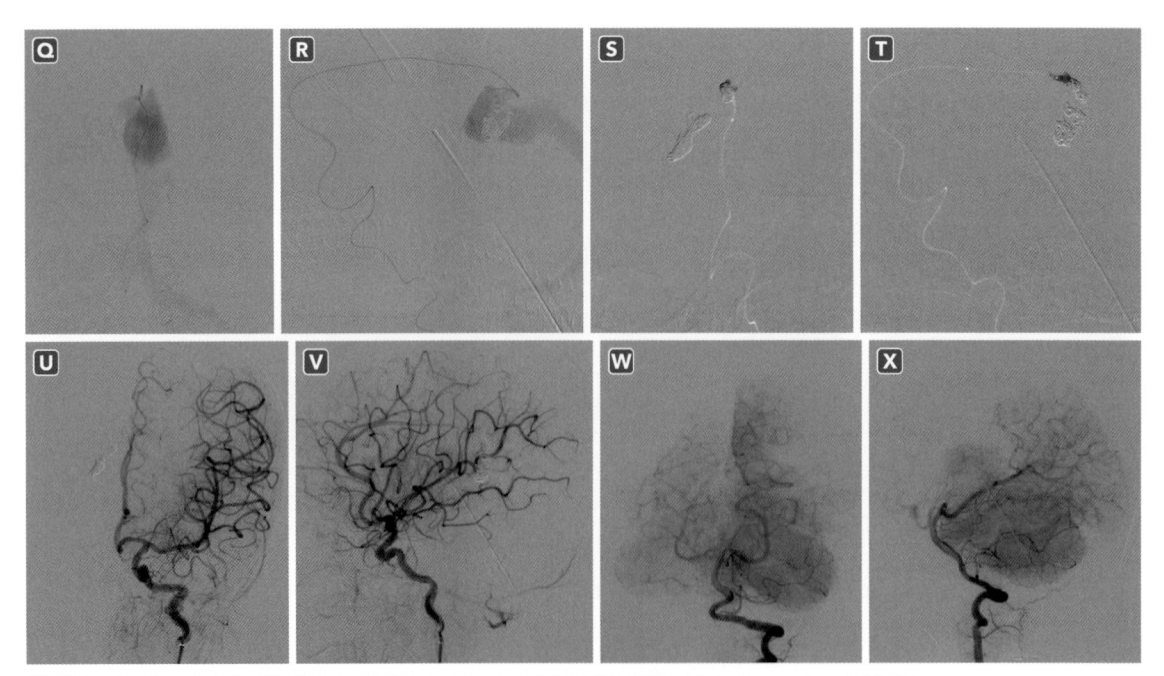

図5（その3）　痙攣と構音障害で発症したガレン大静脈瘤（硬膜内high-flow shunt症例））

Q, R：初回治療から4カ月後，左脳梁周囲動脈からシャント部に挿入したマイクロカテーテルからの選択的造影．正面像（**Q**），側面像（**R**）．ガレン大静脈の拡張は治療前と比較して少し改善している．

S, T：NBCA注入時DSA．正面像（**S**），側面像（**T**）．シャント部から直前部にかけてコイルが留置され，NBCAがコイル塊間隙から近位部に注入されている．コイル留置およびNBCA注入は低血圧下に施行した．

U-X：塞栓術後左内頸動脈造影正面像（**U**），側面像（**V**），左椎骨動脈造影正面像（**W**），側面像（**X**）のシャントは消失している．

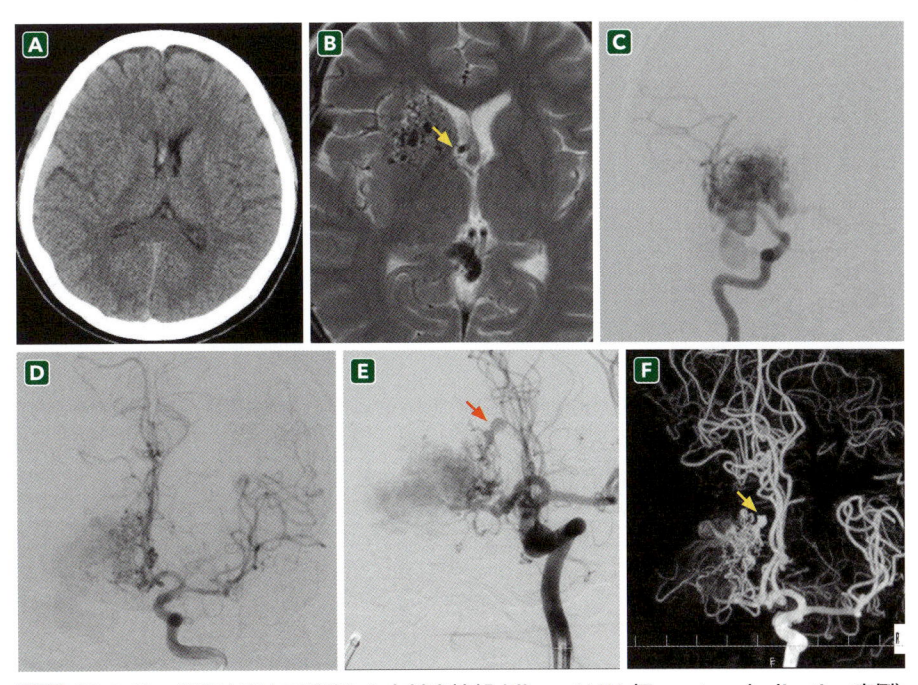

図6（その1）　脳室内出血で発症した右基底核部diffuse AVM（Target embolization症例）

A：CT像．右側脳室前角に少量の出血を認める．また左シルビウス裂外側には拡張した静脈が高吸収として認められる．

B：MRI T2強調像．右基底核領域にAVMと思われる拡張したflow voidが多数見られ，右側脳室前角部にも動脈瘤を疑う類円形のflow voidを認める（黄矢印）．

C：右内頚動脈造影正面像．主に穿通枝がfeederとなり，右基底核部付近にびまん性AVMを認める．前大脳動脈はAVMへの血流にstealされて描出されない．

D-F：左内頚動脈造影．正面像（**D**），右前斜位像（**E**），同MIP像（**F**）．右前大脳動脈は前交通動脈を介して描出され，多数の穿通枝がfeederとなりAVMに供血する．feederの1つである右recurrent artery of Heubnerが拡張し，末梢に（仮性?）動脈瘤形成を認める（**E**：赤矢印）．

同動脈瘤が出血源であると考え，再出血の防止目的で同部を選択的に塞栓することとした（**F**：黄矢印）．AVM本体は高リスクであることから治療対象から除外した．

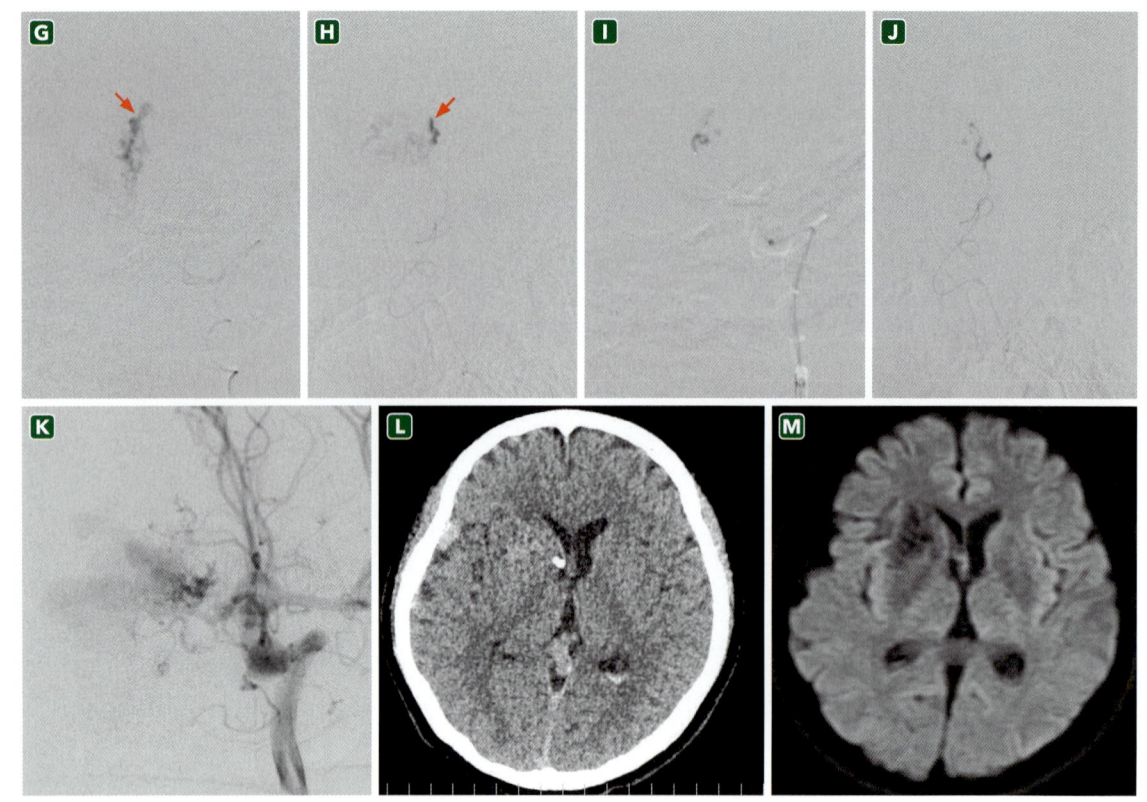

図6 （その2） 脳室内出血で発症した右基底核部diffuse AVM（Target embolization症例）

G, H：右recurrent artery of Heubnerからのfeederの選択的造影．正面像（**G**），側面像（**H**）．Magic 1.2Frマイクロカテーテルを用いて左内頚動脈から前交通動脈を介して右recurrent artery of Heubnerからのfeederに挿入した．AVMと動脈瘤が描出されている（矢印）．

I, J：NBCA注入中DSA像．正面像（**I**），側面像（**J**）．20% NBCAをごく少量注入し同動脈瘤を塞栓した．

K：塞栓術後左内頚動脈造影右前斜位像．動脈瘤は消失している．

L：塞栓術後CT像．右側脳室前角部にNBCAのcastを認める．

M：塞栓術翌日MRI拡散強調像．異常信号域は認めない．

引用・参考文献

1) Yu SC, et al: Complete obliteration of intracranial arteriovenous malformation with endovascular cyanoacrylate embolization: Initial success and rate of permanent cure. AJNR Am J Neuroradiol 25: 1139-43, 2004

2) Vollherbst DF, et al: Glue, Onyx, Squid or PHIL? Liquid Embolic Agents for the Embolization of Cerebral Arteriovenous Malformations and Dural Arteriovenous Fistulas. Clin Neuroradiol 32: 25-38, 2022

3) Gross BA, et al: Evolution of treatment and a detailed analysis of occlusion, recurrence, and clinical outcomes in an endovascular library of 260 dural arteriovenous fistulas. J Neurosurg 126: 1884-93, 2017

4) Meisel HJ, et al: Modern management of spinal and spinal cord vascular lesions. Minim Invasive Neurosurg 38: 138-45, 1995

5) Baltsavias G, et al: Endovascular treatment of 170 consecutive cranial dural arteriovenous fistulae: results and complications. Neurosurg Rev 37: 63-71, 2014

6) Nelson PK, et al: Use of a wedged microcatheter for curative transarterial embolization of complex intracranial dural arteriovenous fistulas: Indications, endovascular technique, and outcome in 21 patients. J Neurosurg 98: 498-506, 2003

7) Wakhloo AK, et al: Transvenous n-butyl-cyanoacrylate infusion for complex dural carotid cavernous fistulas: technical considerations and clinical outcome. AJNR Am J Neuroradiol 26: 1888-97, 2005

8) De Leacy R, et al; SNIS Standards and Guidelines Committee, SNIS Board of Directors: Endovascular treatment in the multimodality management of brain arteriovenous malformations: report of the Society of NeuroInterventional Surgery Standards and Guidelines Committee. J NeuroIntervent Surg 14: 1118-24, 2022

9) Pierot L, et al: Endovascular treatment of brain arteriovenous malformations using a liquid embolic agent: results of a prospective, multicentre study (BRAVO). Eur Radiol 23: 2838-45, 2013

10) Taylor CL, et al: Complications of preoperative embolization of cerebral arteriovenous malformations. J Neurosurg 100: 810-2, 2004

11) Miyachi S, et al: Effectiveness of Preradiosurgical Embolization with NBCA for Arteriovenous Malformations - Retrospective Outcome Analysis in a Japanese Registry of 73 Patients (J-REAL study). Neurointervention 12: 100-9, 2017

12) Hou K, et al: Targeted endovascular treatment for ruptured brain arteriovenous malformations. Neurosurg Rev 43: 1509-18, 2020

13) Park MT, et al: Surgical management outcomes of intracranial arteriovenous malformations after preoperative embolization: a systematic review and meta-analysis. Neurosurg Rev 45: 3499-510, 2022

14) Subat YW, et al: Periprocedural intracranial hemorrhage after embolization of cerebral arteriovenous malformations: a meta-analysis. J Neurosurg 13: 1-11, 2019

（清末 一路，賀耒 泰之）

3 TVE

❶ カテーテルとアクセスルートの確保

▶1 マイクロカテーテル

経静脈的塞栓術（transvenous embolization：TVE）を行う際，マイクロカテーテルの選択は，①コイルを挿入する場合と②Onyxを用いる場合で使い分ける．Onyxを使用する場合は，溶媒であるdimethyl sulfoxide（DMSO）対応のカテーテル，Marathon，Echelon 10，Echelon 14，Rebar 18（以上，日本メドトロニック）を使用することが推奨されている．それ以外はカテーテルのハブを溶解，カテーテルを劣化させる危険性がある．なおOnyxを注入できるMarathonに関しては，i-EDコイル（カネカメディックス）などの一部コイルが挿入できる．Marathonは1マーカーであるため，音でデタッチポイントを周知してくれ

るi-EDコイルのデタッチシステムが有用である．

TVEでシャントポイントまでの距離が長い症例では，なるべく長いマイクロカテーテルを選択すること，ガイディングシステムに付けるコネクターなどをなるべく短いもの（Tコネクターや止血弁など）を使用するなどの工夫が必要である．2マーカーで長いマイクロカテーテルの代表としてはGREACH（東海メディカルプロダクツ）があり，カテーテル有効長が157cmとなっている．またTVEの場合，シャントに向かう静脈洞に閉塞や狭窄を認めることがある．この際，通常のマイクロカテーテルでは閉塞・狭窄部を突破できないことがあり，先端がテーパー状で金属カバーされているCorsair Armet（朝日インテック）などの貫通カテーテルが有用な場合がある．

症例 ❶ ▶ 偶然MRIで発見されたsphenoid wingのdAVF

中硬膜動脈（middle meningeal artery：MMA）のfrontal branchからの塞栓は視機能へのリスクが高いと判断し，TVEを行うこととした．ガイディングシースを左S状静脈洞に留置し，そこからGuidepost（東海メデイカルプロダクツ）とMarathonの組み合わせでvein of Labbé，sylvian

veinを遡ってシャントポイントまで到達した．外頚動脈（external carotid artery：ECA）をバルーンカテーテルで遮断し，血流量を減らした上で，Marathonから誘導が可能なi-EDコイルを挿入し，シャントは消失した．

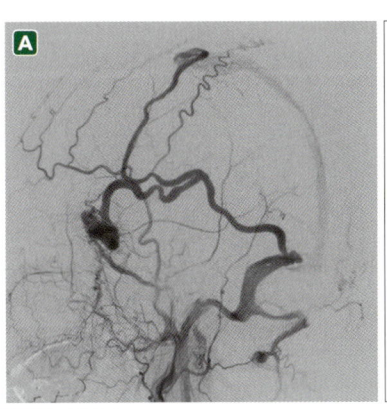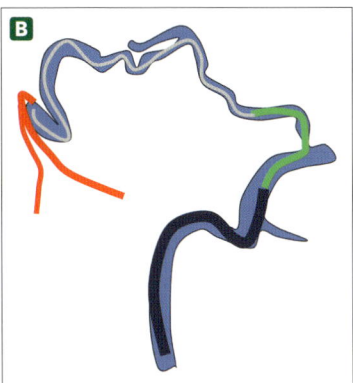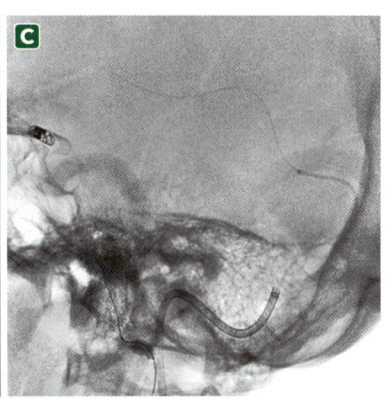

図1　症例1

A：ECA撮影側面像．Sphenoid wing dAVFを認め，sylvian veinを逆流し，superior sagittal sinus，transverse sinusに流出している．

B：術中シェーマ．シャントまで小口径distal access catheterを介してMarathonを誘導している．

C：術中単純写真．i-EDコイルを留置している．

▶2 ディスタルアクセスカテーテル，ガイディングカテーテル

　脳動脈瘤ではdistal access catheter（DAC）の有用性は高いが，TVE，特にtransverse sinus（TS），上矢状静脈洞部（superior sagittal sinus：SSS）内ではそれほど有用ではない．DACは7〜10mm程度と太い静脈洞内に浮遊した状態となり，容易にキックバックする．また対側のTS，sigmoid sinus（SS）まで誘導した場合，キックバックしてSSSへDACが容易に迷入してしまうことも経験する．誘導性ではやや劣るものの，サポート力の観点からガイディングカテーテルの使用を推奨する．また，内頚静脈（internal jugular vein：IJV）穿刺によりガイディングカテーテルの誘導は容易になり，7FrガイディングカテーテルであればSSSまで誘導することができる．また，急峻な角度の静脈洞にガイディングカテーテルを誘導・留置する場合は，先端をシェイピングしておくとよい．

　一方，図1で示したような皮質静脈など細径で脆弱な血管にアクセスする場合は，小口径DACを併用すると血管をストレッチすることなく，マイクロカテーテルのサポート力を得ることができる．

症例②　皮質下出血で発症した左TS-SS dAVF

　左sigmoid sinusは閉塞しており，その辺りにシャントが集中している．左superior petrosal sinusは逆流していた．右IJV経由でマイクロカテーテルと6Fr DACでアプローチした．左TSに狭窄があり，マイクロカテーテルの通過に難渋，6Fr DACがSSSに迷入した．また狭窄部にワイヤーは通過するものの，マイクロカテーテルは通過できず，最終的に貫通カテーテルであるCorsair Armet（朝日インテック）を使用してsigmoid sinus，superior petrosal sinus（SPS）まで誘導，通常のマイクロカテーテルに交換し，TVEを行うことができた．

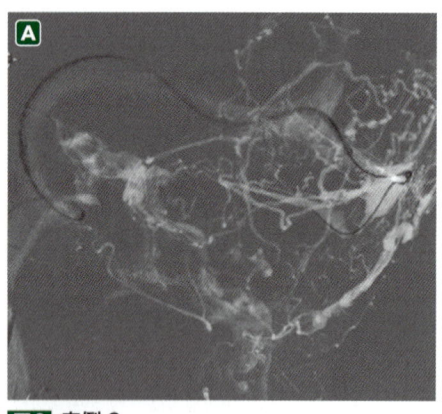
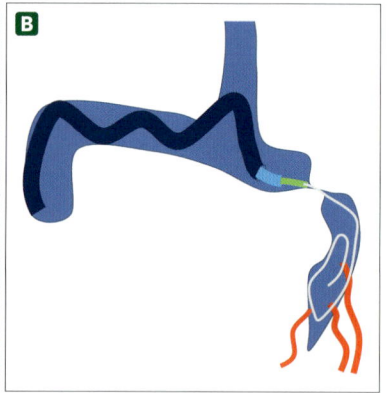

図2 症例2

A：術中写真．6Fr DACがSSSに迷入している．
B：術中シェーマ．

症例③　左耳鳴で発症した左TS-SS dAVF

　左SSは閉塞，左SPSも逆流していた．右IJV経由でアクセスするも，右TS-confluence-左TSの角度が急峻で，マイクロカテーテルのみではconfluenceを越えられなかった．6FrガイディングカテーテルをS状に形成し，confluenceから左TSに引っ掛け安定して留置できるようにした．これによりマイクロカテーテルの操作が向上し，TVEを行うことができた．

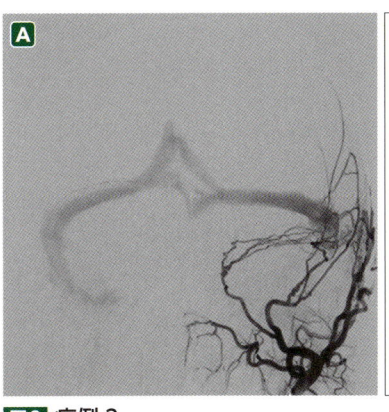
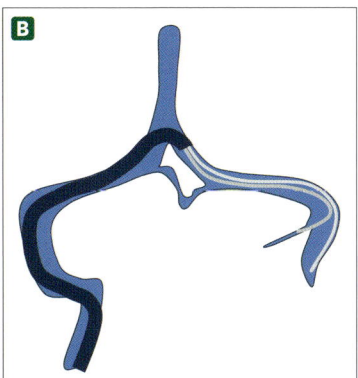
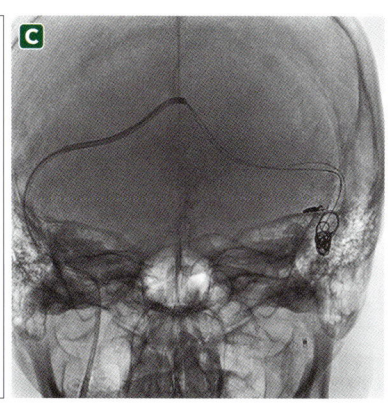

図3 症例3

A：ECA撮影正面像．左TSにシャントが集簇している．Confluenceが窓形成しており，上の通り道は急峻なカーブになっている．

B：術中シェーマ．6Fr ガイディングカテーテル先端をS状に形成し，左TSへの安定性を高めている．

C：術中写真．安定したガイディングカテーテルからマイクロカテーテルを2本挿入し，TVEを行っている．

▶3 アクセスルートの評価

TVEの場合，シャントまでの静脈洞が閉塞していたり，狭窄していたりすることをしばしば経験する．これら閉塞・狭窄静脈洞を突破できるかがTVEの成功の鍵となる．この際，MRI静脈洞造影，3D rotational venographyなどが有用となる[1,2]．また術中動静脈同時撮影で閉塞・狭窄部の長さや偏心性などの情報を得ることができる．

症例 4 ▶ 左耳鳴で発見された左SS dAVF，いわゆるisolated sinus dAVF

ECAとIJVの同時撮影によるslab MIP画像を見ると，閉塞部は約9mmであることがわかった．閉塞部をマイクロワイヤーで探り，途中の撮影でワイヤーの方向を確認しながら貫通させた．

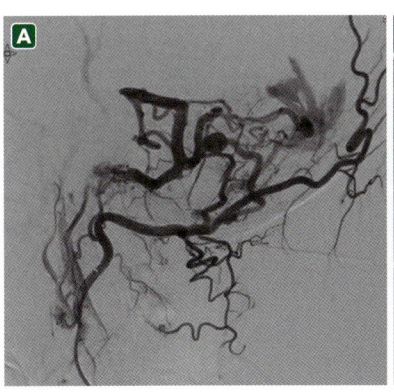
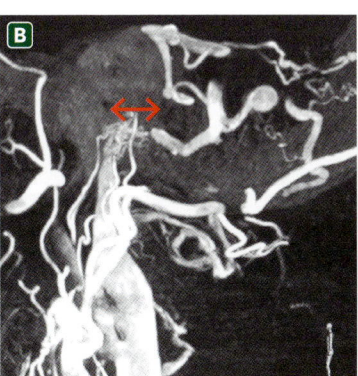
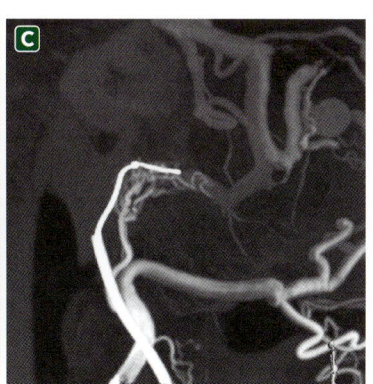

図4 症例4

A：ECA撮影側面像．左SSのdAVFで皮質静脈逆流を伴っている．

B：Slab MIP画像．閉塞部は両矢印間．

C：Slab MIP画像．ワイヤーが閉塞部を通過している．

▶4 アクセスルートの確保

TVEを行う場合，術中に左右IJVに入れ替えが必要な場合以外は，一側のIJV穿刺が大腿静脈経由よりも圧倒的にサポートが得られ，以後のマイクロシステムの長さも余裕ができて有用である．

TVEに際してのアクセスルートであるが，海綿静脈洞（cavernous sinus：CS）dAVFでは下

錐体静脈洞（inferior petrosal sinus：IPS）経由が一般的であるが，IPSが閉塞している場合はfacial vein（FV），superficial temporal vein（STV）経由が考えられる．FV経由の場合であるが，FVがIJVに流出せず，外頚動脈（external carotid artery：ECA）や前頚静脈（anterior jugular vein：AJV）などに流出している場合もあるので注意が必要である[3]．また皮質静脈逆流のみの症例では開頭して皮質静脈経由で治療することもあ

る．TS-SS dAVFに関しては，TS，SSの閉塞具合やシャントの位置関係から，左右どちらからアプローチするか決定する．Anterior condylar confluence（ACC）近傍のdAVFに関しては，IJVからACC経由のルートが一般的である．一方，別のルートとして，ACC近傍の静脈経路の発達によってsuboccipital cavernous sinusを経由してシャントに向かう場合などもある．

症例 5 ▶ 眼球充血で発症したCS dAVF

IPSが閉塞しており，superior ophthalmic vein（SOV）からangular vein, facial vein, STVに流出している．小口径DACをfacial veinに誘導，シャントまでの距離が遠いため，GREACHマイクロ

カテーテルをSOV経由してCS後端から流出するbridging veinまで誘導し，深部静脈への逆流を止めた上でCSのsinus packingを行った．

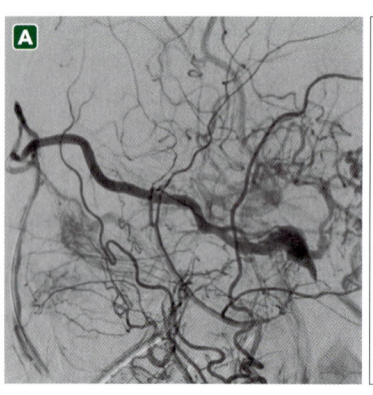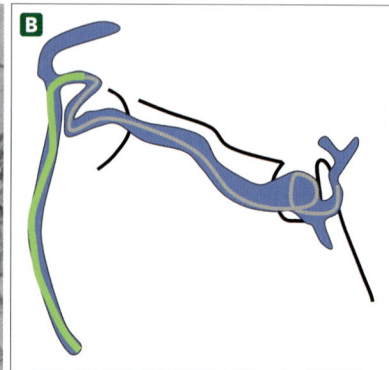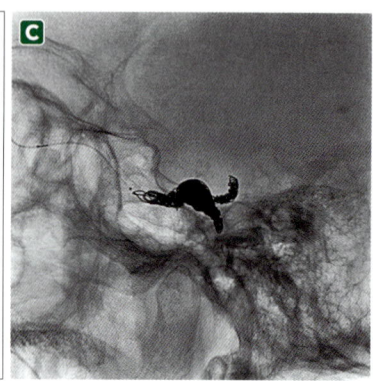

図5 症例5
A：ECA撮影．SOVへの逆流を呈するCS dAVF
B：術中シェーマ．FV，SOVを介してbridging veinまでマイクロカテーテルを誘導．
C：術中写真．コイルでTVEを行っている．

▶5 シャントまでのマイクロカテーテル誘導

TVEはシャントのみを閉塞するtarget embolizationと，罹患静脈洞と導出静脈を塞栓するsinus packingに大きく分類される．マイクロカテーテルが2本挿入できる場合は詰め残してはいけない導出静脈に1本のカテーテルを誘導・待機

させておいて，もう1本のカテーテルでシャントポイントを塞栓する方法が安全である．1本しか誘導できない場合は，罹患静脈洞内を大回りした経路で，シャントポイントまでマイクロカテーテルを誘導するとよい．こうしておくとシャントポイントが限局しておらず，target embolizationが不成功に終わった場合でもsinus packingに切り替えることができる．

症例 6 ▶ 眼球突出で発見されたCS dAVF

シャントポイントは後方外側辺りにあるが，外側にもシャントが存在している可能性があり，マ

イクロカテーテルをCS内で一周回す格好で後外側に向けた．

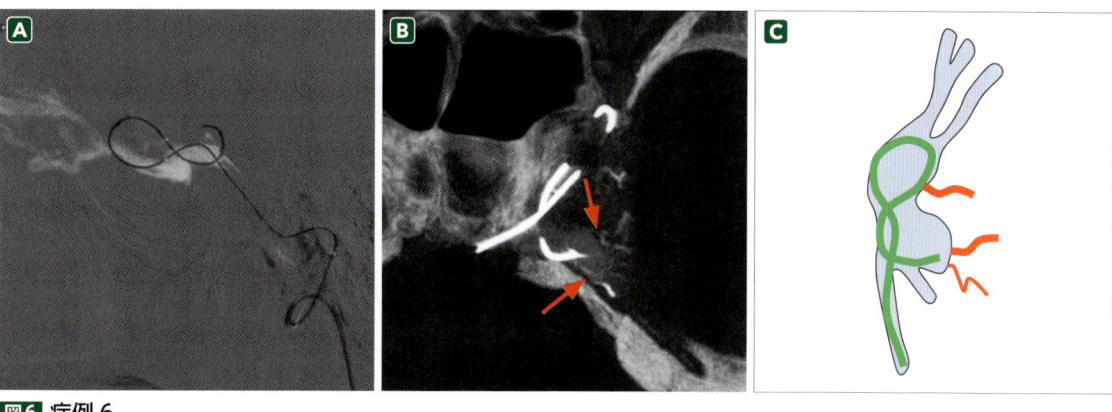

図6 症例6

A：術中写真側面像．IPSから入ったカテーテルがCS内で一周回って，CS後方に向かっている．

B：Slab MIP画像．矢印のところにシャントがある．

C：術中シェーマ．後外側のシャントポイントで詰め切れなかった場合，詰め戻ってくると外側前方のシャントも塞栓することができる．

引用・参考文献

1) Tanoue S, et al: Intraluminal magnetic resonance (MR) findings of dural sinuses: Evaluation in patients having dural arteriovenous fistulas with sinus occlusion for Implications of transvenous embolization. Interventional Radiology 1: 7-12, 2016

2) 細野 篤ほか：様々なSequenceのMRIで閉塞静脈洞の評価を行い経静脈的塞栓術を行った硬膜動静脈瘻の2例．脳血管内治療 6：196-202, 2021

3) Gupta V, et al: Facial vein draining into external jugular vein in humans: its variations, phylogenetic retention and clinical relevance. Surg Radiol Anat 25: 36-41, 2003

（津本 智幸）

❷ Onyxを用いたTVE

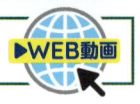

▶ はじめに

　一般的に，硬膜動静脈瘻（dural arteriovenous fistula：dAVF）の血管内治療はsinus typeではコイルを用いた経静脈的塞栓術（transvenous embolization：TVE），non-sinus typeでは液体塞栓物質を用いた経動脈的塞栓術（transarterial embolization：TAE）が行われる．しかし，必ずしもnon-sinus typeでTAEが可能な血管が存在するとは限らず，不完全閉塞に終わる場合も自験例[1]では10％前後に存在する．ただ，これらの症例にTVEを行う場合はTAEとは異なったデバイス，戦略，戦術を要する[2-5]．TAEと同じ感覚でTVEを行うと血管穿孔などの合併症に遭遇することになるので，エキスパートの手技を見よう見まねで行うべきではない．

　本項ではOnyxを用いたTVEについて述べる．TVEには，3つの手技が存在する．1）non-sinus typeで皮質静脈，深部静脈から逆行性にシャントポイントに至る方法，2）sinus typeで静脈洞内からシャントポイントを逆行性に閉塞する方法（バルーンアシスト法を用いたり，コイルをある程度留置した後にOnyxを注入することが多い），3）動脈サイドからシャントを経由して静脈側に至る方法（**1章B-2　③液体塞栓物質：Onyx 新たなデバイス導入に伴う治療法の変遷　p51参照**）がある．

▶ 1 Non-sinus typeに対するTVE

≫適応

　液体塞栓物質を用いたTAEで適切かつ安全なfeederがなく治療ができない場合，液体塞栓物質を注入したが静脈側に十分infiltrateできずシャントが残存した場合である．逆流した皮質静脈経由でできるだけシャント部位にアプローチしOnyxを注入する方法である[2-4]．Tentorial, anterior cranial fossa dAVFなどが対象となり，single drainageの症例がよい適応である．これらのdAVFはシアノアクリレート系薬剤（n-butyl cyanoacrylate：NBCA）やOnyxを用いたTAEが行われ，高い治癒率が得られている．それゆえ，TAEで完全閉塞が得られなかった場合にOnyx TVEが選択される．

≫方法

　内頸静脈に6Frのシースを挿入し，そこからカテーテルの挿入を始める．皮質静脈あるいは深部静脈からアクセスするため，静脈洞から静脈に移行する部分にdistal access catheter（DAC）を留置する．Straight sinusからガレンに移行する部分はアングルが強いのでDACにJ型の形状を付けておく．また，皮質静脈へはsuperior sagittal sinusからヘアピン状に曲がることが多いのでDACの誘導にはアシストバルーンが必要な場合もある．6FrのDACが入れば2本のカテーテルで治療できるが，無理な場合は1本のカテーテルでも治療可能である．

　また，静脈の解剖がロードマッピングでよくわかるようなmain feederにカテーテルを挿入しておくことも重要である．術前のTAEは静脈の描出が悪くなるので行わない．次にマイクロカテーテルとガイドワイヤーで静脈を逆行性にたどっていくが，Marathon（日本メドトロニック），DeFrictor（メディコスヒラタ）などのHybrid typeのマイクロカテーテルとCHIKAI X 010（朝日インテック）を用いる．Excelsior SL-10（日本ストライカー）や14ワイヤーを用いると容易に血管穿孔を起こすので，よほどの場合でない限り使用しない．ただ，どうしても血管が選択できない場合はTENROU 10（カネカメディックス），TENROU 1014，CHIKAI X 010，Traxcess（テルモ）などを用いる．太い静脈の場合はガイドワイヤーの先端をナックルにしておくと安全にマイクロカテーテルが誘導できる．マイクロカテーテルはできる限りシャント直近に留置する．2本マイクロカテーテルが挿入できる場合は後方のマイクロカテーテルからi-EDコイル（カネカメディックス）を挿入しておくとplug形成が容易になる．

　血管撮影の静脈相で正常静脈が流入する部位を同定しておく．Onyxはそれ以上逆流させると正常静脈を閉塞し静脈性梗塞を引き起こすので注意が必要である．

　拡張期血圧を50～60 mmHgまでOnyx注入前に下げてもらい，Onyx 34を注入する．注入前にTAEが可能な場合はTAEを行ってもよいが，シャント後方の静脈にカテーテルが留置できていれば，まずTVEのみで完全閉塞に持ち込める．注入開

始後，静脈に逆流する場合は丹念にplugを作製すれば，動脈サイドにOnyxが進み出す．動脈サイドに注入しすぎると脳梗塞，脳神経麻痺などを引き起こすので動脈への逆流は最小限に留める．血管撮影でシャントが消失していれば治療を終了する．

マイクロカテーテルは，静脈の屈曲自体がさほど強くなければ抜去可能であるが，屈曲蛇行した静脈で長い距離がある場合は，無理な抜去はせずに，シース，DAC抜去後に内頚静脈から出たマイクロカテーテルを切断し，皮下に埋没して置く．術前にカテーテル留置の可能性があることを十分説明し，インフォームド・コンセントを取得しておく必要がある．Non-sinus type dAVFに対するOnyx TVEは，feederを含め塞栓できる利点があるが，過度の静脈側への流入を避けること，カテーテル抜去困難への対応が必要である．

▶2 合併症

≫正常流出静脈閉塞による脳出血，静脈性梗塞

過度のOnyxの静脈側への逆流は正常静脈灌流を阻害し，脳出血や静脈性梗塞の原因となることがある．対策としては，脳血管撮影で静脈相を十分読影し，Onyxを逆流させられる限界を知り，術中のOnyx逆流範囲を決めておくことが重要である．また，pressure cooker法[6]の使用，Onyx注入時の血圧のコントロールなどもOnyxのrefluxを最小限に抑えるために重要なテクニックである．

≫Pial supply残存による術中・術後の出血性合併症

Non-sinus type dAVF，特にtentorial dAVFはpial supplyを有することが多い．Pial supplyを有するdAVFでpial feederを残すと術中・術後の出血性合併症が報告されている[7]．本法は，Onyxをfeederまで流すことができるため，pial supplyを遮断することも可能で術中・術後出血の予防に役立つ．しかし，pial feederへの過度のOnyx注入は脳梗塞を起こすことがあり注意が必要である．

≫マイクロカテーテルの抜去困難

我が国ではdetachable-tip microcatheter〔Apollo（Medtronic），Sonic（Balt）〕が使用できないため，無理に抜去すると，脳静脈損傷による脳出血のリスクがある．カテーテル抜去時抵抗を感じた場合，抜去せず残す方が安全である．そのため，大腿静脈アプローチではなく頚静脈直接穿刺を選択する．

≫血管穿孔

穿孔させた部位によるが，シャント近傍で閉塞可能な静脈であれば，コイルの挿入またはシャント近傍に置いたマイクロカテーテルからのOnyx注入で止血できる．ただし，閉塞できない血管の場合は，一時的にコイルをラフにおいてコイルは離脱せずに止血し，開頭術に移行しなければならない状況も存在する．寺田らはAVMのTVEを含めた14例中2例で経験しているが，幸いにしてシャント近傍の閉塞可能な血管での穿孔であったのでコイルとOnyxで閉塞でき大事には至っていない[8]．穿孔させたのは，共に初期の症例であり，SL-10とCHIKAI X 014を用いた症例であった．以後，静脈サイドでこれらのデバイスは使用していない．

症例❶ ▶ Tentorial dAVF ▶WEB

60歳代男性．右後頭部痛で発見されたtentorial dAVF．左superior vermian vein（SVV）にシャントがあり，vein of Galen，straight sinusへ流出していた（**図1A**）．Feederは両側後頭動脈（occipital artery：OA），右正円孔動脈（artery of foramen rotundum：AFR），右posterior meningeal artery of vertebral arteryで，左後大脳動脈（posterior cerebral artery：PCA）／上小脳動脈（superior cerebellar artery：SCA）からのpial supplyも認めた（**図1B**）．

≫Transarterial embolization

6Fr FUBUKI（朝日インテック）を左総頚動脈に誘導し，3.2Fr Tacticsを左OA mastoid branch起始部まで挿入した．DeFrictor NanoをCHIKAI X 010を用いて左OA mastoid branchに誘導した

がシャント近傍まで誘導できず，Onyx TAEは断念した（**図1C**）．

≫Transvenous embolization

右総頚動脈撮影静脈相で右内頚静脈を描出しロードマップ下に右内頚静脈を穿刺し，6Fr long sheathをjugular bulbまで挿入した．Pressure cooker法を念頭に6Fr FUBUKIをstraight sinusに誘導しようとしたが，confluenceは左右に分かれ蛇行・狭窄があり（**図1D**）誘導できなかった．それゆえGuidepost（東海メディカルプロダクツ）をstraight sinusに進めた．Marathonを TENROU 1014でvein of Galenに誘導した．ここからSVVへの誘導は両側internal cerebral veinやbasal vain of Rosenthalに入りやすく容易ではなかったが誘導できた．MarathonはSVV下端の

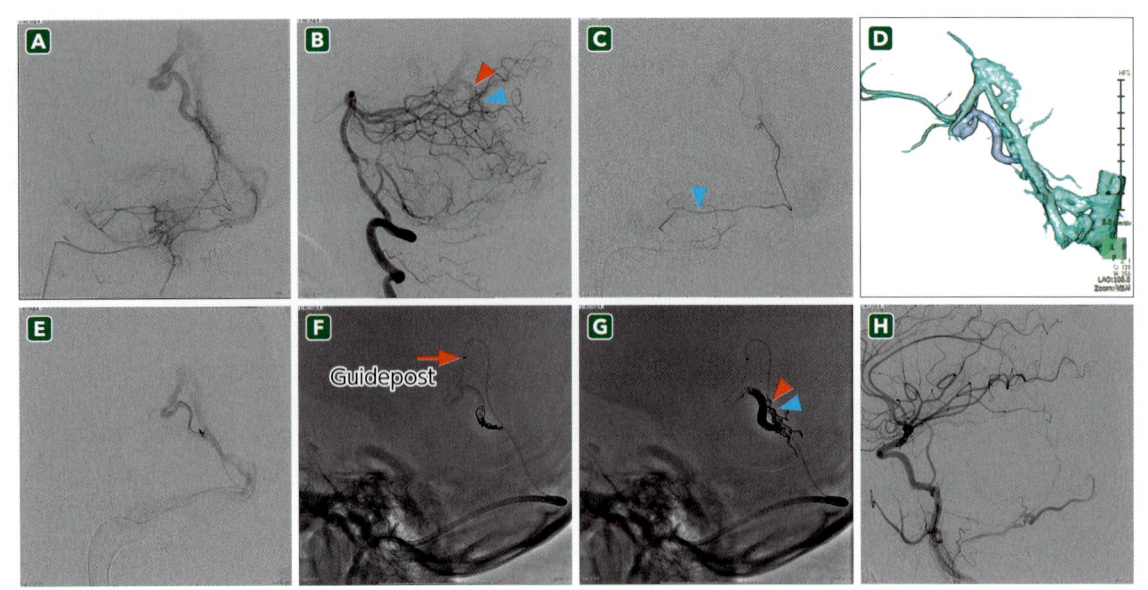

図1 症例1

A：左後頭動脈撮影でtentorial dAVFを認める．左SVVにシャントがあり，vein of Galen，straight sinusへ流出．

B：左椎骨動脈撮影で上小脳動脈（水色矢頭），後大脳動脈（赤矢頭）からpial supplyを認める．

C：左OA mastoid branchにDeFrictor Nanoを誘導したがシャント近傍まで誘導できず，Onyx TAEは断念．水色矢頭はDeFrictorの先端を示す．

D：CT angiography（CTA）でconfluenceは左右に分かれ蛇行・狭窄を認める．

E：MarathonをSVVのシャント部へ誘導し造影．

F：i-EDコイル 3-5mm径×15 cmを1本挿入し，MarathonをSVV下端のシャント部位まで戻した．Onyx 34 逆流の安全域（赤矢印）．

G：Onyx 34はSVVに逆流したが，そのうち前方に進み始め，シャント部からOA，SCA（水色矢頭）/ PCA（赤矢頭）feederに入った．

H：シャントは完全消失した

シャント部位まで誘導した．造影すると，drainerだけでなくfeederも造影された（**図1E**）．Flow reductionの目的でi-EDコイル 3-5径×15cmを1本挿入し，MarathonをSVVのシャント部位まで戻した（**図1F**）．過度の流出静脈閉塞を避けるため，Onyx 34注入前に血圧を60mmHgに下げた．Onyx 34の安全域はSVVの上行部から下行部へ移行する付近とし，DSAでOnyx 34を注入した．最初の数回のOnyx 34注入はSVVに逆流したが，そのうち前方に進み始め，シャント部からOA，SCA / PCA feederに入り（**図1G**），シャントは消失した（**図1H**）．Marathonを回収しようとしたが抵抗があり残すこととし，頚部で切断し，皮下に埋没させた．

症例2 Middle cranial fossa dAVF ▶WEB

70歳代男性．脳ドックで異常を指摘．左外頚動脈血管撮影（3D-rotation angiography：3D-RA）で左中頭蓋窩，foramen ovale近傍にシャントを有するnon-sinus type dAVFが認められた（**図2A, B**）．内頚動脈の関与はなし．流入動脈は，左中硬膜動脈（**図2C**），左副中硬膜動脈（**図2C**），左上顎動脈からのAFRであり，流出静脈はdeep sylvian veinからfrontal veinを介して上矢状静脈洞（superior sagittal sinus；SSS）に流入しており，途中に静脈瘤の形成が認められた（**図2D**）．

Onyx TAEを考え，それぞれの流入動脈からの注入を考えたが，中硬膜動脈からはpetrosal branchへの逆流により顔面神経麻痺の出現リスクが高いこと，副中硬膜動脈から塞栓した場合は三叉神経第Ⅲ枝の症状が出現するリスクが高いと考えられ，最終的TVEを行うこととした．全身麻酔下に右内頚静脈を6Frシースで穿刺し，6Frの親カテーテルをSSSの流出静脈開口部まで挿入した．そこからDACとしてguidepostを用いこれを静脈瘤まで挿入し，DeFrictor BULLとCHIKAI X 010を用いてシャント直近の静脈までマイクロカテーテルを挿入した（**図2E**）．拡

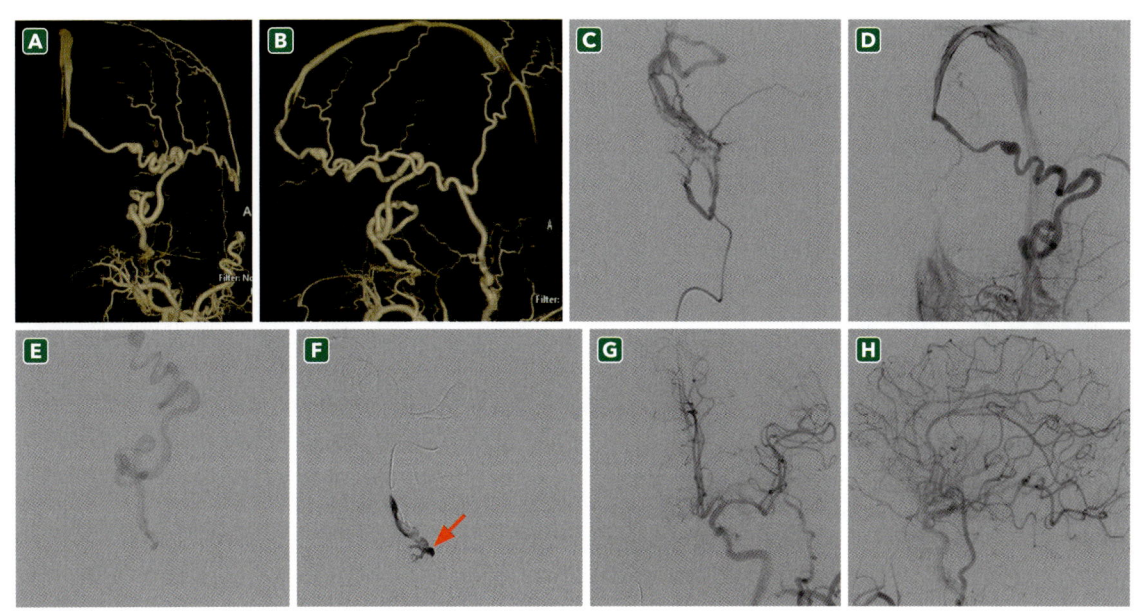

図2 症例2

A，B：3D-CTA撮影像．左中頭蓋窩にnon-sinus type dAVFを認める．

C：左中硬膜動脈，副中硬膜動脈選択的造影側面像．シャントを安全に塞栓できるところまでマイクロカテーテルの挿入は困難と判断した．左副硬膜動脈もシャントを安全に塞栓できるところまでマイクロカテーテルの挿入は困難と判断した．

D：左外頚動脈撮影斜位像，この画像を基にロードマッピング下にマイクロカテーテルをシャントポイント近傍まで挿入する．

E：マイクロカテーテルからの静脈造影斜位像．シャント直近から逆行性に流出静脈が造影されている．

F：Onyx注入時のDSA画像斜位像．Onyxが静脈側へ逆流しているが，一部は流入動脈側へも流入している（矢印）．

G，H：左総頚動脈撮影正面像，側面像．シャントは完全に閉塞されている．

張期血圧を60mmHg程度まで下げてOnyx 34を注入した．最初に一部動脈に流出し，その後静脈側に逆流してきたため，ポーズをとって2回程度plugを作製すると再度動脈側に流入していった（**図2F**）．血管撮影でシャントの消失を確認（**図2G，H**）し，マイクロカテーテルは，断端を切断し頚部皮下に埋没し手技を終了した．

▶3 Sinus type dAVFにおけるOnyx TVE

Onyxの普及に伴いsinus type dAVFでもOnyx TVEが行われるようになってきている．Isolated sinusを伴うdAVFでsinus内にマイクロカテーテルを挿入し，そこからコイルをラフに充填し，その間隙をOnyx閉塞するという手法が最も一般的である．こうすれば，短時間で確実に罹患静脈洞の閉塞が可能である．また，頚動脈・海綿静脈洞瘻（carotid-cavernous fistula：CCF）においてもわずかにシャントが残存する場合はOnyxを少量注入する場合もある．それ以外に，静脈洞のシャント開口部がわかる場合は，そこにマイクロカテーテルを留置し，バルーンで，温存すべき静脈洞への逆流を防ぎながらシャントを越えて動脈側までOnyxを注入し根治させる方法もある．

≫対象

SSS，横静脈洞－S状静脈洞部硬膜動静脈瘻（TS-SS dAVF），confluence，anterior condylar confluence（ACC）dAVFなどが対象となる．また，症例によってはCCFも対象となり得る．

≫方法

マイクロカテーテルが2本入る状況であれば，1本はコイル用，1本はOnyx用とする．カテーテルの位置は，どこを詰めたいか（シャント部分，流出静脈）で調整する．カテーテルが1本であっても，血圧を下げplug and push法の要領で逆行性にシャント部分を閉塞することができる．ACCのdAVFの場合は，Scepter（テルモ）を持って行って流出路を閉塞した状態で，逆行性にOnyxを注入する場合もある．

また，温存すべき静脈洞がある場合は，シャントポイントにマイクロカテーテルを持って行き，温存すべき静脈洞をバルーンで閉塞した状態でOnyxを注入すると逆行性にシャントを越えて，流入動脈が閉塞できる．TS-SS，confluence

のdAVFに有効である。また，複雑な構造をしたdAVFでは複数のドレナージルートを有することが多く，すべてのdraining veinにカテーテルを誘導することが困難なことがある。そのほか静脈洞の隔壁や部分血栓化により，罹患静脈洞をtight packingすることができずシャントが残存することもある。

2本のカテーテルを使用し，1本を皮質静脈流出部付近に待機させ，もう1本からsinus packingを行い詰め戻り，最後に皮質静脈逆流をOnyxで塞栓する方法もある[1]。コイルの隙間，feederを遮断することもできる。Onyxを確実に皮質静脈にinfiltrateさせ流出路を完全に遮断することが肝要である（**図1**：症例1）。

症例❸ SSS dAVF

70歳代男性。左不全片麻痺，認知機能低下で発症した。両側浅側頭動脈（superficial temporal artery：STA）がmain feederで，左前大脳動脈（anterior cerebral artery：ACA）からのpial supplyも認めた。SSSから著明な皮質静脈逆流を認め，straight sinusからinternal cerebral veinへの逆流も認めた（**図3A**）。両側内頚動脈撮影で正常静脈灌流は浅中大脳静脈（superficial middle cerebral vein：SMCV）に流出しSSSは利用されていなかったため，sinus packing可能と判断した。左TSに狭窄を認め，Sterling 5.5×30 mm（ボストン・サイエンティフィック ジャパン）で経皮経管血管形成術（percutaneous transluminal an-

gioplasty：PTA）を行ったのち，6Fr Sofia Select（テルモ）をSSSに誘導した（**図3B**）。DeFrictor BULLとHeadwayDuo（テルモ）をSSS最先端部まで進めた。DeFrictor BULLからの造影で左前頭葉皮質静脈逆流を確認した。Headway DUOから両側頭頂葉皮質静脈をコイルで塞栓しながらSSSを詰め戻った（**図3C**）。SSS最先端部に残しておいたDeFrictor BULLから造影すると，左前頭葉皮質静脈への逆流を認め（**図3D**），Onyx 18を注入し閉塞を得た（**図3E**）。造影で左頭頂後頭葉皮質静脈逆流が残り（**図3F**），ここにDeFrictor BULLを留置した。HeadwayDuoからSSSをコイルで詰め戻った。OnyxがSSSからconfluenceに

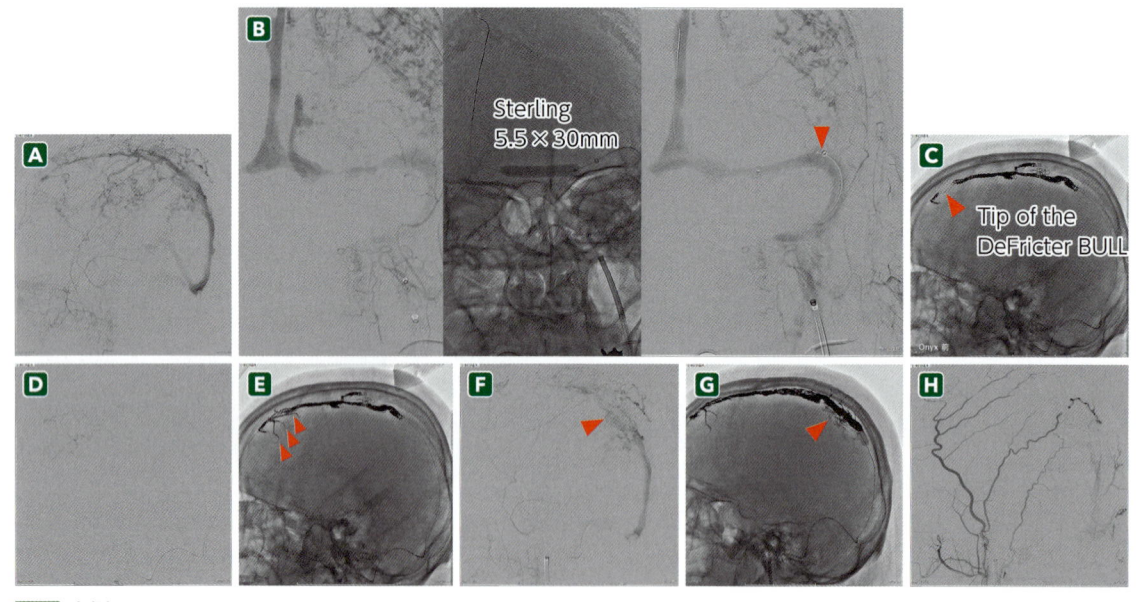

図3 症例3
A：左外頚動脈撮影でSTAをfeederとするSSS dAVFを認め，著明な皮質静脈逆流を伴う。
B：左外頚動脈撮影で左横静脈洞に高度狭窄を認め，Sterling 5.5×30 mmでPTA施行（矢頭）。
C：DeFrictor BULLをSSS先端部の皮質静脈逆流部に待機させ，HeadwayDuoでSSSをコイルで詰め戻った。
D：DeFrictor BULLからの造影で皮質静脈逆流を確認。
E：DeFrictor BULLからOnyx注入し，皮質静脈逆流を遮断（矢頭）。
F：左外頚動脈撮影でSSS中間部にシャントの残存と皮質静脈逆流を認める（矢頭）。
G：DeFrictor BULLからOnyx注入し，コイルの間隙，STA feederへ流入（矢頭）。
H：左外頚動脈造影で，SSSコイルの後方，confluence近傍SSSにシャントが残存したが，皮質静脈逆流は消失。

流れないようにSHOURYU 7×7mm（カネカメディックス）をSSSのコイル近位まで進めinflateした．DeFrictor BULLからOnyx 18を注入すると，SSS，右側皮質静脈，STA feederに入った（**図3G**）．左頭頂後頭葉皮質静脈には入らなかっ

たが，造影で皮質静脈逆流は消失した（**図3H**）．最終左外頚動脈造影で，SSSコイルの後方，confluence近傍SSSにシャントが残存したが，皮質静脈逆流は消失し，straight sinusへの逆流も消失した．

症例 ④ ▶ Confluence dAVF

60歳代女性．左TS-SSの皮質静脈逆流を伴うdAVFをコイルとOnyxで塞栓後，confluence dAVFが残存．耳鳴の原因となっているため患者が治療を希望．血管撮影ではシャントconfluenceの左下方に存在（**図4A-D**）．流入動脈は左後頭動脈，posterior meningeal arteryで，左後頭動脈が主な流入動脈で左中硬膜動脈は左TSの遠位部にわずかにシャントが認められた．右内頚静脈から6Frシースを挿入し，6Fr親カテーテルを右TSの正中側に留置．このカテーテル内にSL-10とSHOURYU2 7×11mmを通し，SL-10からは，左TSの残存部をコイルで塞栓（**図4E, F**）した後，そのマイクロカテーテルをconfluence左下のシャ

ント部に留置した．SHOURYU2はconfluence部で拡張させconfluenceを閉塞した（**図4G, H**）．バルーンを拡張させSL-10からマイクロカテーテル造影を行い，造影剤が直静脈洞（SS）に流出しない位置で固定した．わずかにSSSへの流れは存在した（**図4G, H**）．その状況でSL-10からOnyx 18注入を開始した（**図5A**）．Onyxはシャントポイントから流入動脈に逆流していき，最後にわずかにSSSに層状に流出した（**図5C-E**）．この時点での左右総頚動脈撮影でシャントは完全に閉塞されていた（**図5F, G**）．左右総頚動脈撮影でもSSS，SS，confluenceは開存しており順行性の流れが確保された（**図5H**）．

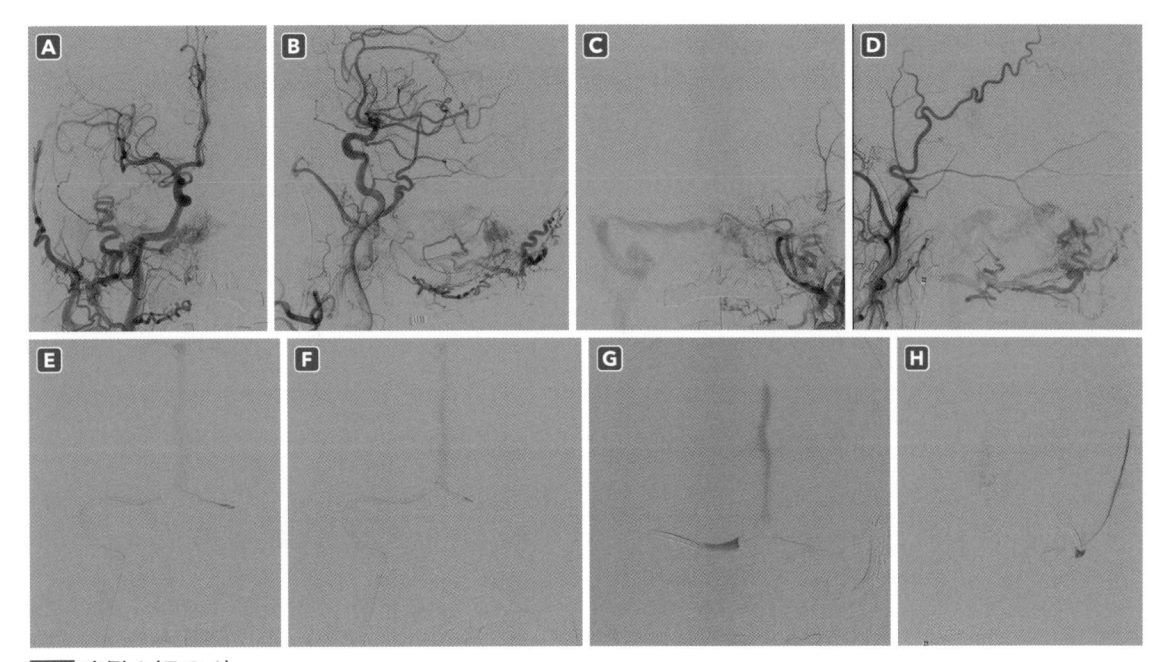

図4 症例4（その1）

A, B：右総頚動脈撮影．**A**：正面像，**B**：側面像．右後頭動脈，上行咽頭動脈を流入動脈としてconfluence近傍にシャントの形成が認められる．

C, D：左外頚動脈撮影．**C**：正面像，**D**：側面像．左後頭動脈を主な流入動脈としてconfluence近傍にシャントが形成されている．

E, F：左横静脈洞内に留置したマイクロカテーテル造影．**E**：Confluenceでバルーン（SHOURYU2）を拡張させ閉塞．横静脈洞からバルーンのわずかな間隙を通って造影剤が対側横静脈洞，上矢状静脈洞に流入している．直洞への流入はなし．**F**：左横静脈洞近位部をコイルで塞栓し横静脈洞にわずかに残っていたシャントを閉塞した．

G, H：左横静脈洞のマイクロカテーテルからの撮影．**G**：正面像．わずかに右横静脈洞，上矢状静脈洞に造影剤が流入．**H**：側面像．直洞への血流は完全に遮断されている．

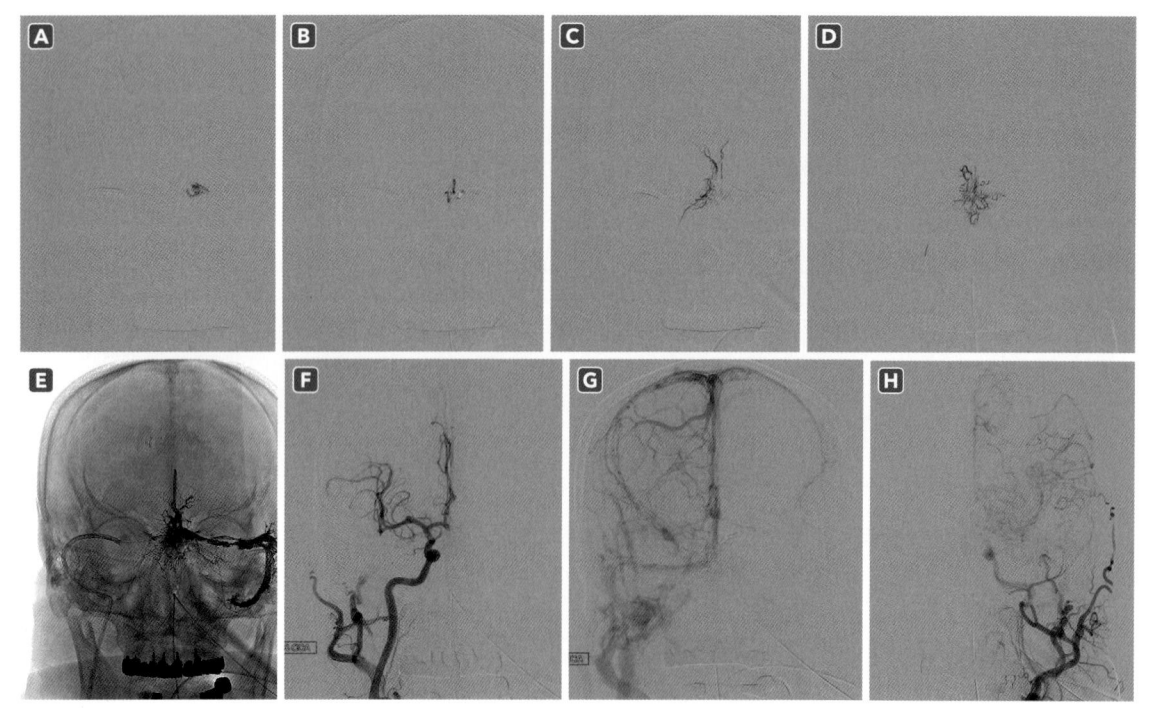

図5 症例4（その2）

A-D：Onyx注入時DSA画像（正面像）．

A：Confluence左外側下方のシャント部に置いたマイクロカテーテルからOnyxを注入，シャント部にOnyxが拡散していっている．

B：Onyxがシャント部から動脈側に逆行性に注入されている．

C：Onyxがシャント部から動脈の末梢側まで逆行性に注入されている．

D：Onyxがシャント部から動脈側に逆行性に注入されている．この時点で注入を中止した．

E：Onyx注入後頭蓋単純撮影正面像．Confluenceから流入動脈にOnyxが注入されている．

F：右総頚動脈撮影動脈相（正面像）．**G**：右総頚動脈撮影静脈相．直洞，SSS，confluence，横静脈洞は開存している．

H：左総頚動脈撮影動脈相（正面像）．シャントは閉塞している．

症例 5 ▶ ACC dAVF

80歳代男性．左舌下神経麻痺に伴う構音障害で発症．精査を進めるとMRIで左ACCにdAVFが認められ，これが舌下神経麻痺の原因と考えられた．脳血管撮影では両側のascending pharyngeal arteryが主な流入動脈となっており，左ACCに小さなシャントポーチを形成していた（**図6A-H**）．血管撮影静脈相では両側の内頚静脈が遠位側で描出されなかった．大腿静脈から左内頚静脈にカテーテルを挿入するも狭窄から閉塞部でカテーテルが通過せず．左内頚静脈近位部を直接穿刺し6Frシースを挿入すると，狭窄から閉塞部を通過するのに抵抗はあったが遠位に挿入できた．右ascending pharyngeal arteryに選択的にマイクロカテーテルを挿入し，そこからのマッ

ピング画像を用いて，左内頚静脈に挿入した6Fr FUBUKIからSL-10をSynchroガイドワイヤー（日本ストライカー）でシャントポーチに挿入を試みた．ただ，シャントポーチへの入り口に狭窄があり，マイクロカテーテルの通過に抵抗があり，シャントポーチ内でのマイクロカテーテル操作は困難であった（**図7A, B**）．2本のコイルをラフに挿入した後，Onyxでシャントポーチとその近位部にも存在するシャント部を閉塞することとした．拡張期血圧を60〜70 mmHgに下げてOnyx 34をSL-10からゆっくりと注入すると，シャントポーチとその近位部に存在するシャントも含めて閉塞することができた（**図7C-F**）．

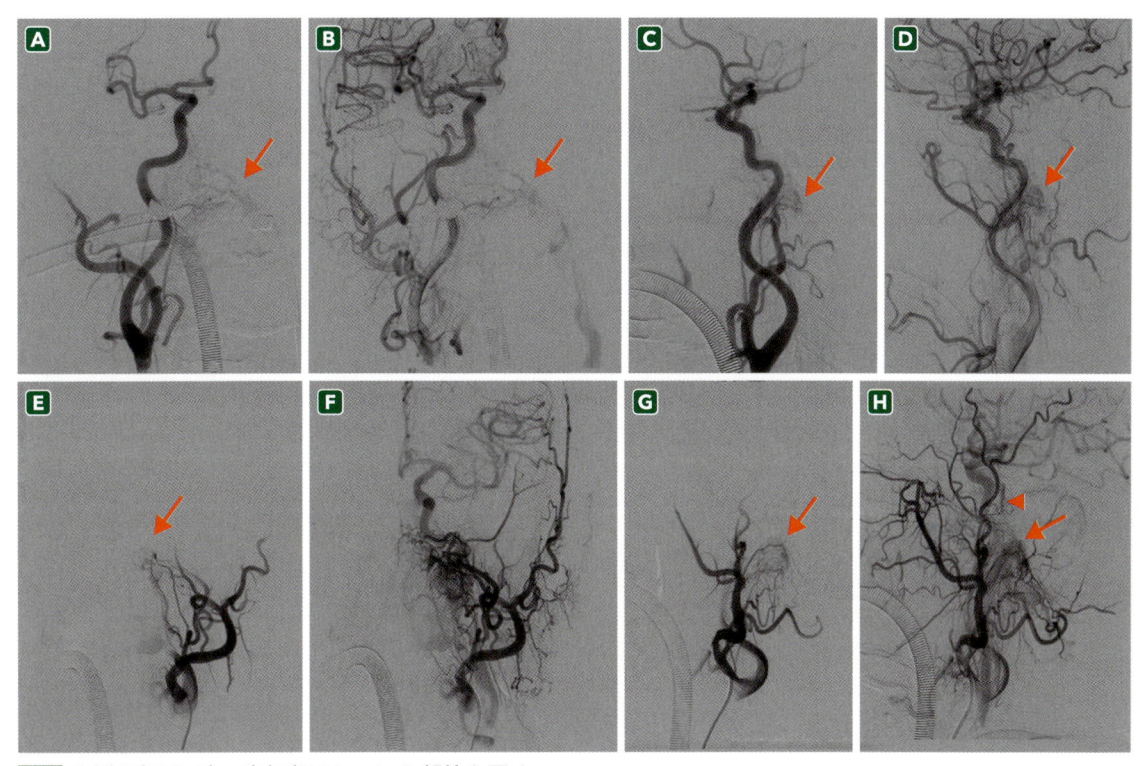

図6 症例5（その1） 赤矢印はシャント部位を示す

A，B：右総頸動脈撮影早期および晩期血管撮影正面像.
C，D：同側面像.
E，F：左外頸動脈撮影早期および晩期血管撮影正面像.
G，H：同側面像. 左右上行咽頭動脈，左後頭動脈が流入動脈となるanterior condylar confluence dAVF（矢印）を認める. シャント血流は内頸静脈，椎骨静脈叢，上錐体静脈洞（矢頭）に流出している.

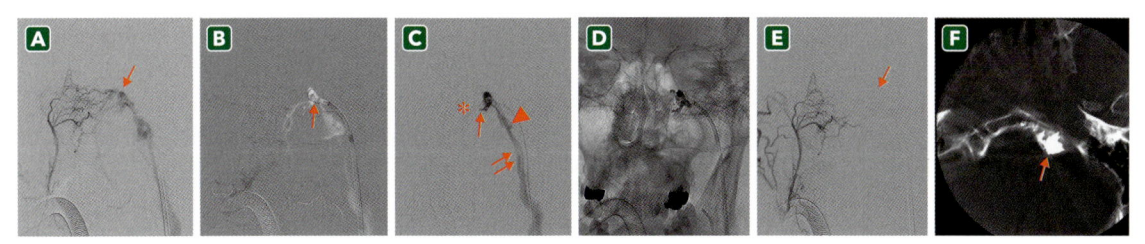

図7 症例5（その2）

A：右上行咽頭動脈撮影正面像. 矢印部にシャントを認める.
B：右上行咽頭動脈撮影正面像. 内頸静脈からシャント部にマイクロカテーテルの挿入を試みたが，矢印部に狭窄を認めカテーテルの誘導が困難であった.
C：マイクロカテーテル造影ではanterior condylar veinの閉塞（矢印）が認められた. 他の流出路としては，内頸静脈（2重矢印），lateral condylar veinからsuboccipital cavernous sinus（矢頭），と椎骨静脈叢へのanastomotic channel（＊）が認められた.
D：コイル留置を試みたが，シャントポーチのタイトパッキングは困難と判断されたのでOnyx 34 0.51 mLでこのポーチの閉塞を行った.
E：塞栓後の上行咽頭動脈撮影ではシャントの完全閉塞が確認された（矢印）.
F：CTでもanterior condylar confluence近傍にOnyxが注入されている（矢印）.

引用・参考文献

1) Matsuda Y, et al: Intracranial non-sinus type dural arterio-venous fistulas culd be cured by transarterial or transvenous embolization with liquid embolic material. J Neuroendovasc Ther 17: 96-201, 2023

2) Abecassis IJ, et al:The dual microcatheter technique for transvenous embolization of dural arteriovenous fistulae. J Neurointerv Surg 9: 578-82, 2017

3) Colasurdo M, et al: Transvenous Onyx embolization of a recurrent dural arteriovenous fistula through the deep venous system. J Neurointerv Surg 15: 408, 2023

4) Devarajan A, et al: Transvenous balloon-assisted approach to anterior fossa dural arteriovenous fistula using retrograde pressure cooker technique. J Neurointerv Surg 27 : jnis-2023-020530, 2023 Online ahead of print.

5) Cheng HC, et al: Transvenous retrograde pressure cooker technique for embolization of an ethmoidal dural arteriovenous fistula. J Neurointerv Surg 16: jnis-2023-020393, 2023

6) Chapot R, et al: Mosimann PJ. The pressure cooker technique for the treatment of brain AVMs. J Neuroradiol 41: 87-91, 2014

7) Miyamoto N, et al: Analysis of the Pial Arterial supply as a cause of intraprocedural hemorrhage during transarterial liquid embolization of tentorial dural arteriovenous fistulas. World Neurosurg 163: e283-9, 2022

8) Tsuboi Y, et al: A case of brainstem arteriovenous malformation cured by transvenous embolization with Onyx. J Neuroendovasc Ther 13: 494-501, 2019

（宮本 直子，内藤 功，大島 幸亮，藤本 剛士，
吉岡 和博，寺田 友昭）

4 バルーンによるsinus protectionを用いたdAVFの治療

▶1 Sinus protection下のdAVF塞栓術の有用性

我々は，可能な限り正常静脈灌流を保つように，バルーンを使用して静脈洞の温存を図り，塞栓術を施行している[1].

特に静脈洞閉塞のない横静脈洞（transverse sinus：TS），S状静脈洞（sigmoid sinus：SS），静脈洞交会，上矢状静脈洞（superior sagittal sinus：SSS）の硬膜動静脈瘻（dural arteriovenous fistula：dAVF）治療時には，バルーンで静脈洞を一時的に閉塞させたままの経動脈的塞栓術（transarterial embolization：TAE）〔もしくはバルーン閉塞下の経静脈的塞栓術（transvenous embolization：TVE）[2]〕が有用である.

Onyxを使用することで，1本の流入動脈からの注入だけで，完全塞栓が可能となる．その利点は，①正常静脈洞を温存，②治療回数の減少，③使用デバイスの節約，④治療時間の短縮，⑤被曝線量の減少，⑥医療費軽減（特にコイルと比べると）など多岐にわたる．静脈洞狭窄が存在する場合は，必要に応じて静脈洞再建術〔経皮的血管形成術（percutaneous transluminal angioplasty：PTA）もしくはステント留置術〕を追加し，良好な静脈灌流を得るようにしている.

▶2 バルーン選択

静脈洞径は正常SSSで約4～8mm，TSで約6～8mm，静脈洞交会部では10mm以上となることが多く[3-5]，シャント疾患の場合はさらに拡張する場合がある．TS，SSSなどの静脈洞の横断面は三角形を成しており，バルーンで静脈洞をきっちり閉塞するためには，太く，やわらかいバルーンが必要となる.

我が国で使用可能なバルーンとして，Sterling Balloon Dilatation Catheter（ボストンサイエンティフィック ジャパン）は動脈硬化性病変に対する血管形成術用であるため，直線化し円筒状に拡張するため圧着不良が生じ，Onyxがこの空間に入るとLabbeなどの重要な静脈を閉塞するリスクがある.

大型のコンプライアントバルーンとしてはSHOURYU HR 7×7mm（カネカメディックス），SHOURYU2 HR 7×7，7×11mmがある．7×7mmバルーンの推奨注入量は0.24mL，最大注入量0.38mL，7×11mmバルーンの推奨注入量は0.28mL，最大注入量0.52mLであり，推奨注入量で拡張径が7mm，最大注入量では拡張径が8mm以上となる.

ここからは適応外使用となるが，これらのバルーンは非常にゆっくり拡張することで，**図1**のようにバルーンは破裂せず過拡張が可能である．製品の個体差のためにサイズは均一ではないが，2mLの注入で拡張径は10～12mm，バルーン長は20～30mmとなる．バルーンが非常にやわらかい特性より，多くの静脈洞を安全に確実に閉塞できることがわかった[6].

この特性を利用し，7mm径のSHOURYU HRを用いて，静脈洞が開存しているdAVFに対して静脈洞温存下に根治的塞栓術を施行している．注意点としては，バルーンに2mL以上注入するとバルーンが破裂しやすくなるため，体外で数分かけて2mL以上で拡張しておき，体内では2mL以下でゆっくり過拡張して静脈洞を閉塞する必要がある（**図2**）．静脈洞交会部など静脈径が大きい場合やシャントが多数ある場合など必要に応じて，バルーンを2つ並列して使用することもある．バルーン内は50%造影剤濃度を使用している.

海外ではCopernic RC 8×80mm，10×80mm

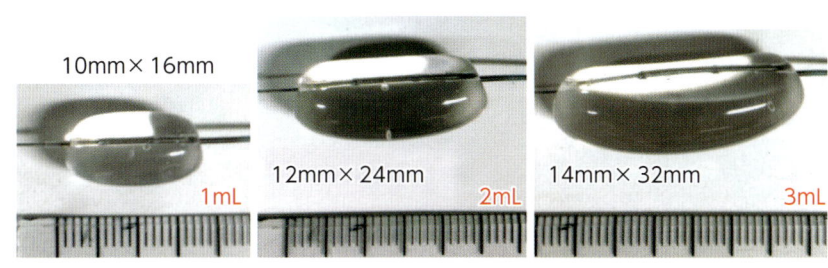

10mm×16mm　1mL

12mm×24mm　2mL

14mm×32mm　3mL

図1 SHOURYU HR 7×7mm

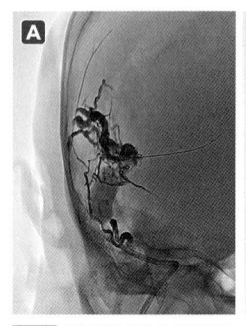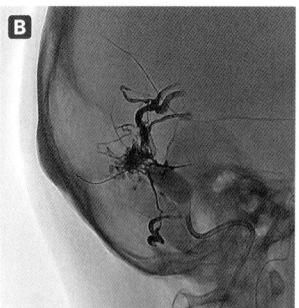

図2 SHOURYU2 HRでのsinus protectionを用いたOnyx TAE

A：AP正面像．造影剤 1.7mL注入した際のバルーン径は
10.4 × 23.1mm
B：LAT側面像．造影剤 1.7mL注入した際のバルーン径は
8.9 × 21.3mm

（BALT）というバルーンがvenous remodeling balloonとして販売され，sinus protectionに使用されている[7,8]．

▶3 Sinus protection下のTAE手技のポイント

≫穿刺部位

静脈穿刺は大腿静脈，頚静脈のどちらでもよいが，頚静脈からの穿刺を選択することが多い．頚部を穿刺してシースの先端をjugular bulbまで進めておくことで，その後の静脈洞内のカテーテル挿入やバルーンの安定性が格段によくなる．太い静脈洞，屈曲部，high flow shuntなどでのバルーンコントロールや，静脈洞再建時のステント誘導のためには必須と考える．

穿刺はdigital subtraction angiography（DSA）のガイド下で行う．DSAガイド下穿刺は，手技速度が速く，非常に簡便な方法である．先に挿入した動脈側のカテーテルから血管撮影を行い，その静脈相をロードマップとして穿刺する．用手的

かエコーで頚動脈の走行を先に確認しておけば，ロードマップ正面像を見ながら穿刺針を静脈の走行に進めるだけで，容易に内頚静脈を穿刺できる．側面管球を利用すると術者の場所が窮屈になるが，側面像で深さを確認すればより安全な手技となる（図3）．

動脈穿刺は両側穿刺を行う．外頚動脈に塞栓ができるようガイディングカテーテルもしくはガイディグシースを挿入し，内頚動脈に撮影用の4Frカテーテルを留置してバルーン閉塞時の静脈灌流を確認する．両側穿刺が難しい場合は，一側穿刺で外頚動脈起始部近傍にガイディングカテーテルを留置しておき，造影剤を圧入することで総頚動脈撮影が可能となるようにして治療する．

≫カテーテルおよびマイクロガイドワイヤー

外頚動脈に6Fr ガイディングカテーテルか4Frガイディングシースを挿入し，必ずGuidepost（東海メデイカルプロダクツ）やTACTICS PLUS（テクノクラートコーポレーション）などのdistal access catheter（DAC）を使用する．マイクロカテーテル（MC）はDeFrictor Nano（メディコスヒラタ）やDeFrictor BULL（メディコスヒラタ），Marathon（日本メドトロニック）などの細径MCを，CHIKAI X 010（朝日インテック）やTEN-ROU S1014（カネカメディックス）やTraxcess 14（テルモ）などの細径マイクロガイドワイヤーを軸に，できる限りシャント近傍まで誘導するようにしている（図4A）．時にシャントを越えて静脈まで挿入する場合もある．シャント近傍まで到達させることが1回の治療で根治に導くために重要であり，そのためにより細径のDACやMCが有用である．

"勝負血管"は，できる限り遠位の中硬膜動脈（middle meningeal artery：MMA）を選択する．通常の血管撮影でMMAからの流入動脈がないように見えても，選択撮影を行うと流入動脈が明らかになる場合が多い．MMA以外にも必要に応じ，

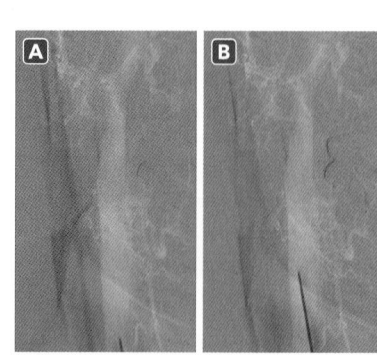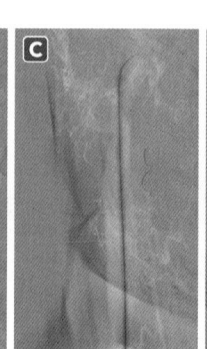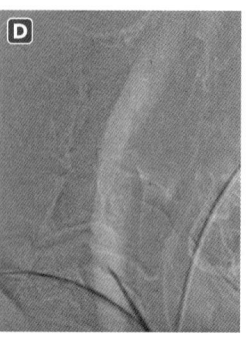

図3 DSAガイド下穿刺

A：正面像穿刺前，**B**：正面像穿刺後，**C**：正面像シース挿入，**D**：側面像穿刺後

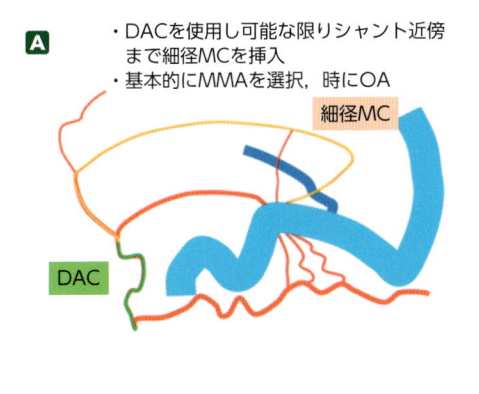

A
・DACを使用し可能な限りシャント近傍まで細径MCを挿入
・基本的にMMAを選択，時にOA

細径MC

DAC

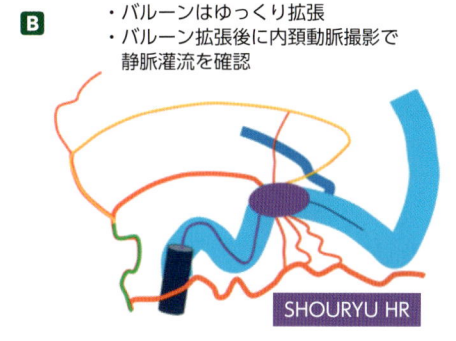

B
・バルーンはゆっくり拡張
・バルーン拡張後に内頚動脈撮影で静脈灌流を確認

SHOURYU HR

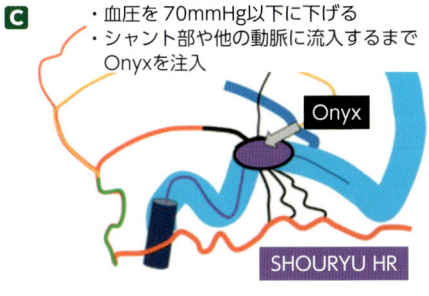

C
・血圧を70mmHg以下に下げる
・シャント部や他の動脈に流入するまでOnyxを注入

Onyx

SHOURYU HR

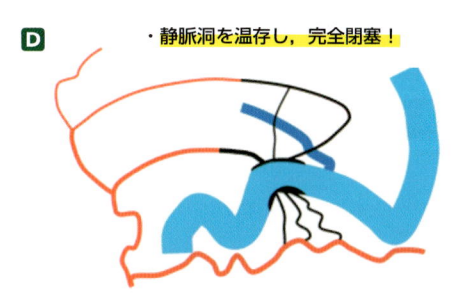

D
・静脈洞を温存し，完全閉塞！

図4　塞栓手順

後頭動脈（occipital artery：OA）やposterior auricular artery（PAA）などの他の流入動脈を選択する．MCをシャントに接近できる位置まで誘導困難な場合は，フローコントロール下で液体塞栓物質を注入するためにダブルルーメンバルーンカテーテルを選択する．

内頚動脈に4Frカテーテルを留置し，バルーン閉塞時の静脈灌流を確認する．静脈血流量や血流方向を十分に評価し，バルーンの位置を変更する必要がある（図4B）．

頚静脈には6〜7Frシースを留置し，シースより5〜7Frのカテーテルを挿入する．通常の6FrカテーテルはTSに挿入可能である．バルーンを並列で使用する場合は7Fr ガイディングカテーテルを使用する．カテーテル先端をバルーン直近まで進め，バルーン誘導後にバルーンを引き気味にしてカテーテルでバルーンの動きを制限するとバルーンは安定する．バルーンはCHIKAI X 014（朝日インテック）などのシャフトの剛性が強めのマイクロガイドワイヤーが誘導しやすい．

≫バルーン留置

術前，術中に静脈洞への皮質静脈（特にvein of Labbe，superior petrosal sinus）のoutletを特定することが重要となる．術前CTVと術中3D-DSAや，バルーン閉塞前後の脳血管撮影静脈相の比較でバルーン留置位置を決定する．理想的なバルーンの留置部は，シャント部を完全に

カバーし，すべての流出静脈が温存されている部位である．バルーン拡張後，動脈撮影を行いシャントの閉塞を確認するが，少量のシャントの開存であればOnyxで病変部の閉塞は可能である（造影剤とOnyxの挙動は全く異なることを認識しておく必要がある）．皮質静脈とシャントポイントが離れている場合は，バルーンで静脈洞を閉塞しOnyxを注入することで完全閉塞が高率に得られる（図5A）．しかし，皮質静脈とシャントポイントが近い場合は，皮質静脈にOnyxが迷入しやすく，静脈性梗塞や脳出血を来す可能性がある（図5B-D）．バルーンの留置位置を調整するが（図5E），重要な皮質静脈には，もう1本の細いバルーンを直接流出静脈に挿入しダブルバルーンプロテクションにしたほうが安全である（図5F）．

TS/SS dAVFの治療時に両側TS/SSが開存しているなら，静脈洞の閉塞時間にこだわる必要はない．正常皮質静脈を閉塞する場合は，間欠的にバルーン閉塞を中断する必要がある．

≫塞栓方法

Onyxをシャント近傍からpauseを取りながら十分に打ち込む（plug and push法）．術前にどこまで逆流してもよいかを決めておき，その部位にOnyxが来れば注入を中止し，pause後に注入再開を繰り返すことで，複数の流入動脈を塞栓できる．塞栓前に収縮期血圧を70mmHg以下に下げておくとよい（図4C，D）．

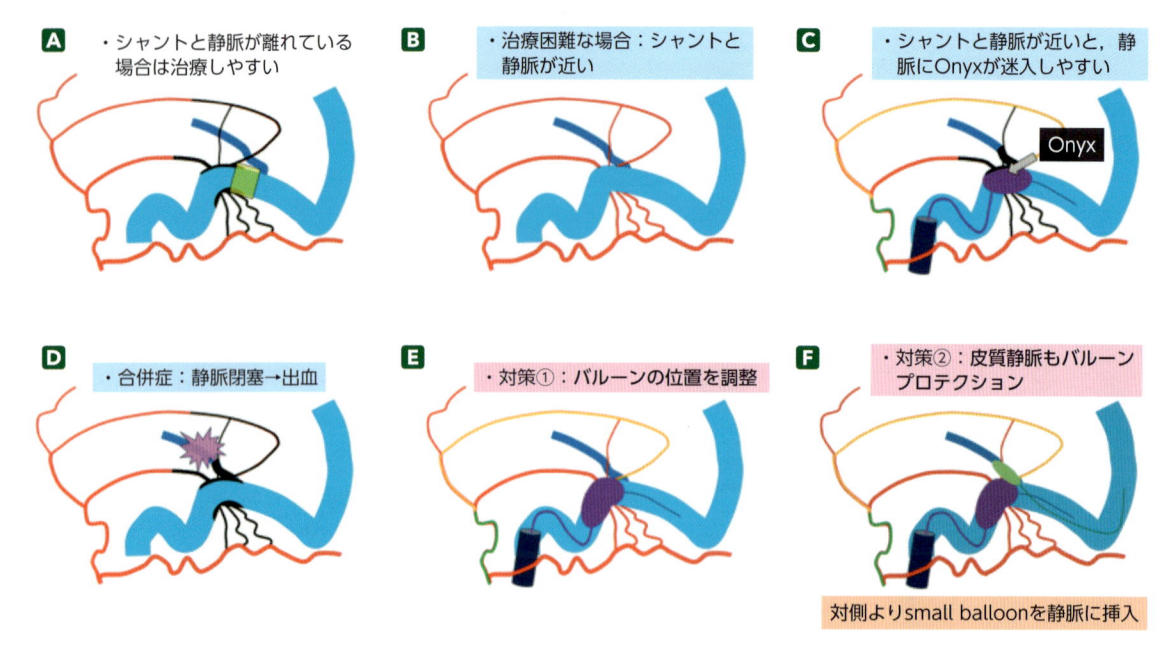

図5 皮質静脈とシャントポイントが近い場合の注意点と対策

Onyxは基本Onyx 18を選択するが，high flow shuntやシャントを越えて静脈側にカテーテルが入った場合などはOnyx 34を選択する．Onyx注入中pause時に適宜，診断撮影を行い，塞栓状況を観察しながら塞栓する．我々は，Onyxが正常脳や脳神経へ誤注入しないように，動態を明瞭に確認するため，DSA下に塞栓している．事前に他の流入動脈を塞栓すること（枝払い）は，不完全閉塞になった時の次のアクセスルートを失う行為であることから不要と考える．

Onyx注入の終了時期は，塞栓を進め注入圧が高くなるとバルーンの壁に沿ってOnyxが進み出すことで，最終段階であると判断できる．確認撮影で動静脈シャントが消失していても，OnyxはNBCAのような炎症に伴う血栓性を持たないことと，DMSOが抜けることにより体積減少が生じることより，ダメ押しのための追加注入をしておく．

MMAからの注入であれば，MC抜去時にOnyxが数cm逆流していても，DACによりMCがtrapされることは少ない．MCが抜去困難でも，DeFrictorやMarathonを強く引くと，先端25cm位で断裂することが多く，そのままDACやカテーテルを利用して外頚動脈に押し込めば問題はない．万が一，総頚動脈まで出た場合はステントで壁に押し付けて固定することを考慮する．

≫Sinus protection下のdAVF塞栓術の問題点

静脈洞開存例の治療ではBorden分類type 1が多く，Borden分類type 1の自然歴は良好であることから[9]，重篤な合併症は許されない．治療時の問題点を4つ挙げる．

①術後静脈性梗塞および脳出血：バルーンと正常静脈の位置によっては塞栓物質が静脈に迷入し，術後出血を来す可能性がある．正確にvenous outletを特定し，慎重に塞栓することが重要である．

②再発：十分に塞栓しても長期的に再発の可能性があるため，完全閉塞が得られても長期にフォローする必要がある．

③MC断裂：蛇行の強い細い動脈を選択するとカテーテル断裂の可能性がある．直線的なMMAを選択することや，DACの位置の調整で予防する．断裂時の対応は，慌てず前述の通りにMCを外頚動脈に押し込む．

④治療困難例：多発性シャントの場合は1回の治療での根治が困難で，複数回の治療が必要となる．太い静脈洞交会部やSSSでpara-sinusを伴う場合など，バルーンでシャントを閉塞困難な場合の治療は難しい．TAE，TVE，複数バルーン，コイル併用など種々の手技を併用する必要となる．

症例 TS/SS dAVF, Borden分類type 1

　70歳女性. 強い拍動性耳鳴を主訴に来院. 血管撮影で右MMA, 右OAより流入するTS/SS dAVFを認めた（**図6**）. SHOURYU HR 7×7mmでsinus protectionを行い, 皮質静脈を閉塞せずにシャントは消失した（**図7**）. このような

状態から塞栓することが望ましい. 遠位のMMA posterior convexity branchよりOnyx 18を注入するとTS/SS dAVFは完全に閉塞し, 耳鳴は消失した（**図8, 9**）

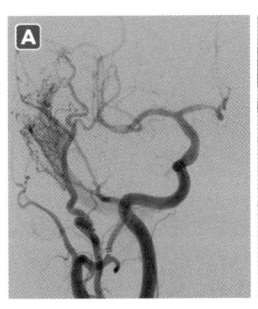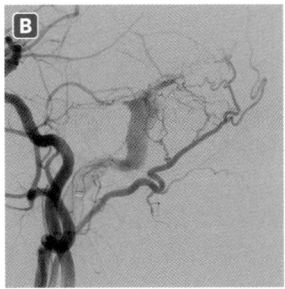

図6 術前右総頚動脈撮影

A：正面像, **B**：側面像

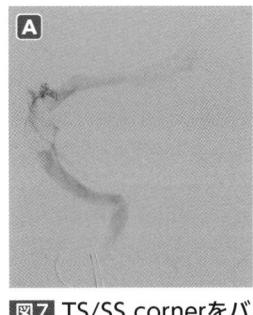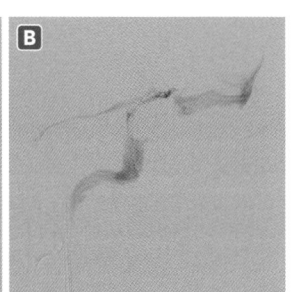

図7 TS/SS cornerをバルーンで閉塞

A：正面像, **B**：側面像

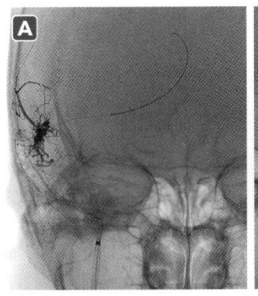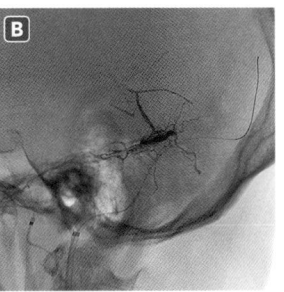

図8 Onyx塊

A：正面像, **B**：側面像

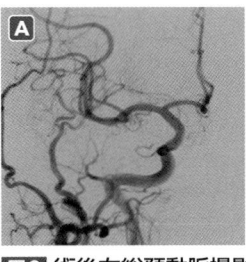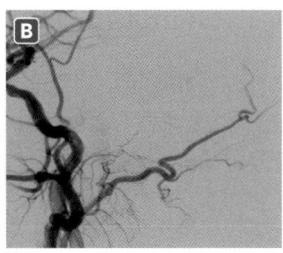

図9 術後右総頚動脈撮影

A：正面像, **B**：側面像

引用・参考文献

1) Terada T, et al: Endovascular Treatment for Dural Arteriovenous Fistulae Using a Sinus Protection Balloon to Maintain the Patency of the Dural Sinus. J Neuroendovasc Ther 15: 555-64, 2021

2) Kerolus MG, et al: An Onyx tunnel:reconstructive transvenous balloon-assisted Onyx embolization for dural arteriovenous fistula of the transverse-sigmoid sinus. J Neurosurg 129: 922-7, 2018

3) Altafulla JJ, et al. Intraluminal anatomy of the transverse sinus: implications for endovascular therapy. Anat Cell Biol 53: 393-7, 2020

4) Shtraus N, et al: Radiosurgical treatment planning of AVM following embolization with Onyx: possible dosage error in treatment planning can be averted. J Neurooncol 98: 271-6, 2010

5) Brannigan J ,et al: Superior cortical venous anatomy for endovascular device implantation: a systematic review. J Neurointerv Surg. 2024 Mar 27: jnis-2023-021434 [Online ahead of print]

6) Yabuzaki H, et al: A Case of Transverse-sigmoid Sinus Dural Arteriovenous Fistula Treated by Transarterial and Transvenous Embolization via the Balloon Microcatheter with Overinflated Balloon Protection of the Torcula. Journal of Neuroendovascular Therapy 13: 388-94, 2019

7) Piechowiak E, et al: Endovascular Treatment of Dural Arteriovenous Fistulas of the Transverse and Sigmoid Sinuses Using Transarterial Balloon-Assisted Embolization Combined with Transvenous Balloon Protection of the Venous Sinus. AJNR Am J Neuroradiol 38: 1984-9, 2017

8) Vollherbst DF, et al: Endovascular Treatment of Dural Arteriovenous Fistulas Using Transarterial Liquid Embolization in Combination with Transvenous Balloon-Assisted Protection of the Venous Sinus. AJNR Am J Neuroradiol 39: 1296-1302, 2018

9) Schartz D, et al: Observation versus intervention for Borden type I intracranial dural arteriovenous fistula: A pooled analysis of 469 patients. 2022 Sep 13:15910199221127070.

（山家 弘雄, 寺田 友昭）

5 dAVFに対する外科的治療

▶ はじめに

近年の脳神経血管内治療の進歩に伴い，外科的治療を要する硬膜動静脈瘻（dural arteriovenous fistula：dAVF）は激減している．

我々が現在外科的治療を考えるのは，頭蓋頚椎移行部のdAVF，spinal dAVFであるが，過去においてはanterior cranial fossa，tentorial dAVF，parasagittal dAVFなどのnon-sinus typeのdAVFやisolated sinusを伴うsinus typeのdAVFにおいて外科的治療が行われていた．現在では，マイクロカテーテルやガイドワイヤーの性能向上によりシャント直近までカテーテルの挿入が可能になってきたこと，Onyxによるplug and push法によりシャント部分から流出静脈までが一塊として塞栓できるようになってきたことにより，血管内治療で上記のdAVFの大部分が根治可能となってきている．

外科的治療を用いるのは，手術のみで根治を目指すのではなくアクセスルートを確保するために開頭手術を併用する場合もある．外科的治療の適応を大きく分けると，『1 アクセスルート確保のための手術』，『2 流出静脈の遮断による根治的治療』となる．

以下にそれぞれの項目に分けて症例を紹介する．

▶ 1 アクセスルート確保のための手術

主にisolated sinusを穿刺するための小開頭（横静脈洞，上矢状静脈洞），海綿静脈洞がisolateされている場合は前頭側頭開頭しsylvian veinより穿刺する．これらの治療を行う際には，シャントポイントに到達するために血管影装置が必要なのでハイブリッド手術室（hybrid operating room）もしくは血管撮影室で治療を行うか，手術室にポータブルdigital subtraction angiography（DSA）を搬入し治療することになる．

症例 1 ▶ 頭蓋内静脈逆流のみを認める 70 歳代の頚動脈・海綿静脈洞瘻

前頭側頭開頭を行い，sylvian veinに18Gエラスター針を挿入し，そこからポータブルDSA下にマイクロカテーテル〔Excelsior SL-10（日本ストライカー）〕を海綿静脈洞のシャントポイントまで進め，コイル塞栓を行った（**図1**）．

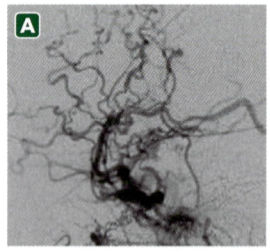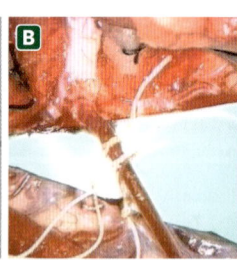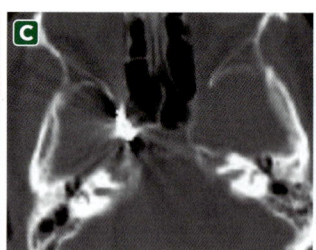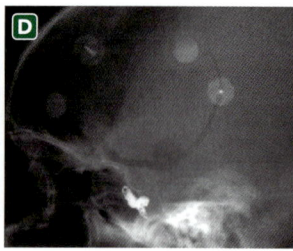

図1 頚動脈・海綿静脈洞瘻の症例（症例1）
A：右内頚動脈撮影，側面像．海綿静脈洞部にシャントを認め，著明なsylvian veinへの静脈逆流を認める．
B：術中写真．前頭側頭開頭を行いsylvian veinをカットダウンし18Gエラスター針を挿入している．
C：塞栓術終了後CT．右海綿静脈洞部にコイルが充填されている．
D：治療後頭蓋単純撮影側面像．前頭側頭部に開頭術が施行されている．海綿静脈洞部にコイルが充填されている．

症例 **2** 左transverse sinusのisolated sinusを伴うdAVFで出血発症した症例

isolated sinusの内側寄りに小開頭を行い，その部位から，ポータブルDSA下に確認したisolated sinusを18Gエラスター針で穿刺し，中にマイクロカテーテルを挿入しisolated sinusの閉塞を行っ

た．現在なら，中硬膜動脈（middle meningeal artery：MMA）からのOnyxを用いた経動脈的塞栓術（transarterial embolization：TAE）で容易に根治できる症例である（**図2, 3**）.

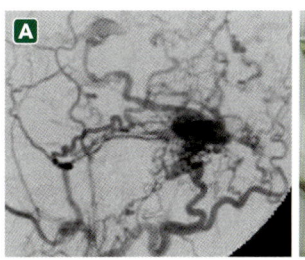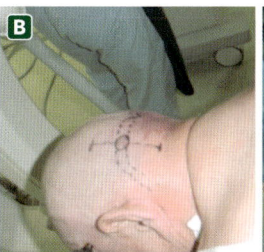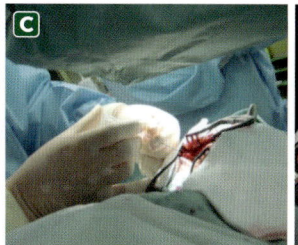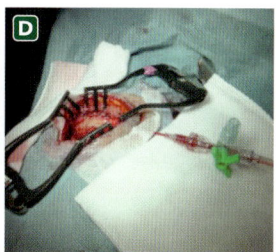

図2 左isolated transverse sinus dAVFの症例（症例 2）

A：左外頚動脈撮影．MMA，後頭動脈，ascending pharyngeal arteryなどをfeederとし，isolated sinusの部分にシャントを形成し，Labbeなどの皮質静脈に著明な逆流を認める．**B**：頭部マッピング，ポータブルDSAを用いて血管撮影を行い，シャント部位，開頭部位を決定．**C**：穿刺，皮下を通して小開頭部から18Gエラスター針で病変部のisolated sinusを穿刺，**D**：マイクロカテーテル挿入前の状況，エラスター針に三方活栓，延長チューブをつなぎ延長チューブを介してマイクロカテーテルを挿入し，isolated sinusを塞栓．

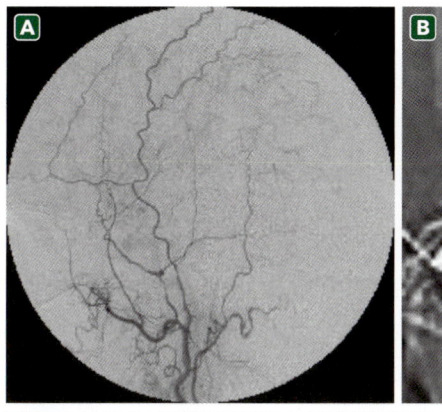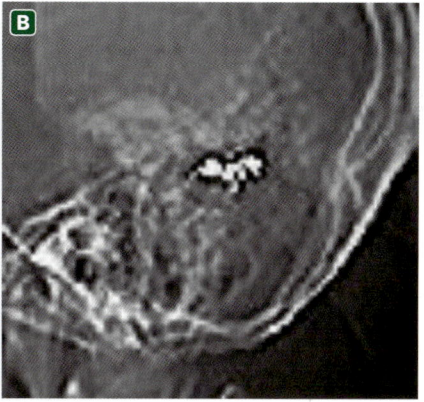

図3 塞栓後左外頚動脈撮影と頭蓋単純撮影（症例 2）

A：左外頚動脈撮影側面像，シャントは消失している．
B：頭蓋単純撮影側面像，isolated sinusがコイルで充填されている．

症例 **3** Anterior cranial fossa dAVF

両側前頭開頭を行い，前頭葉を上外側にretractすると流出静脈が確認される．この静脈にtemporary clipをかけてシャントが消失することを確認し，硬膜貫通部まで十分凝固し切断する

（**図4**）. 本例はポータブルDSAで閉塞を確認しているが，最近ではindocyanine green（ICG）での診断も可能である[1, 2].

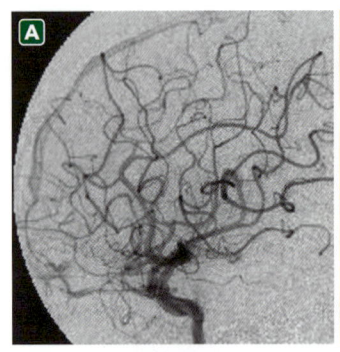
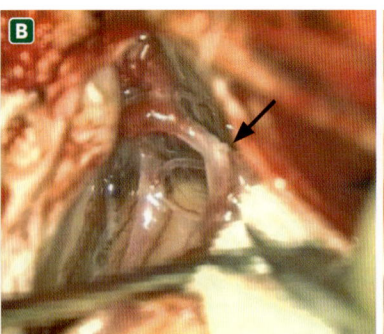
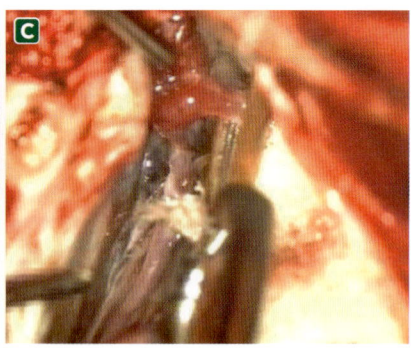

図4 右内頚動脈撮影と術中写真(症例3)

A：右内頚動脈撮影側面像，anterior cranial fossaに右眼動脈から栄養されるシャントが形成されfrontal veinに流出している．**B**：術中写真，両側前頭開頭で右前頭葉を右上外側に圧排すると流出静脈(矢印)が認められる．**C**：術中写真，drainerにクリップをかけ，血管撮影(ポータブルDSA)でシャント消失を確認，切断し，治療終了．

症例 4 ▶ 出血で発症したstraight sinus近傍の左tentorial dAVF

50歳代男性．Occipital transtentorial approachでテントを切開するとテント直下に流出静脈を確認．この静脈を硬膜貫通部までたどり，その部を凝固切断した（**図5**）．今なら，posterior menin-geal arteryにマイクロカテーテル〔Marathon（日本メドトロニック），DeFrictor（メディコスヒラタ）〕を挿入しOnyx TAEで根治できる症例である．

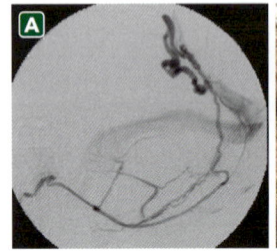
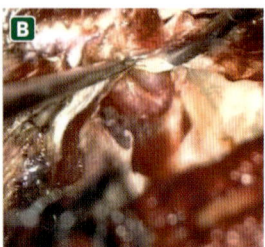
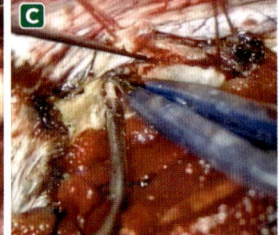
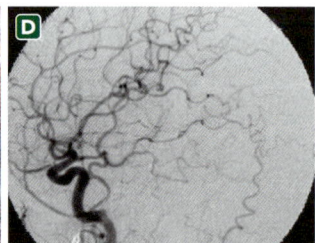

図5 出血発症した左小脳テント部硬膜動静脈シャント(症例4)

A：左外頚動脈撮影．Posterior meningeal arteryがmain feederとなり直静脈洞外側にシャントが形成されている．**B**：術中写真．Occippital transtentorial approachで小脳テントを切開するとテントの下に流出静脈が認められた．**C**：術中写真．この静脈を凝固切断し，テント面まで十分に凝固した．**D**：術後左総頚動脈撮影．シャントは完全に消失している．

▶2 流出静脈の遮断による根治的治療

Non-sinus typeのdAVFに対し血管内治療で安全かつ確実な治療が困難と判断されたときに行う．

症例 5 ▶ Minor bleedingで発見された右craniocervical junctionのdAVF

血管撮影ではC1のradicular arteryが神経根上でシャント形成し，drainerとなり前脊髄静脈との吻合を認める．伏臥位で後頭下開頭を行い椎骨動脈の硬膜貫通部を確認すると，容易にdrainerが確認できた．Drainerにクリップをかけると，ICGでシャントの消失が確認できたので凝固切断し手術を終了した（**図6**）．

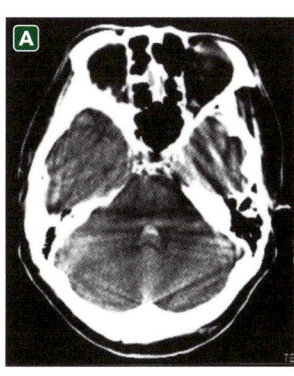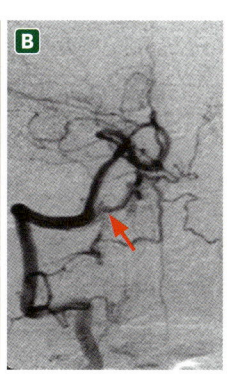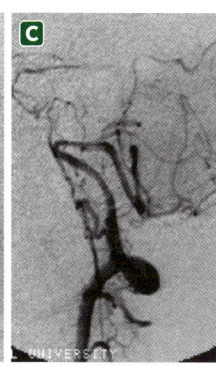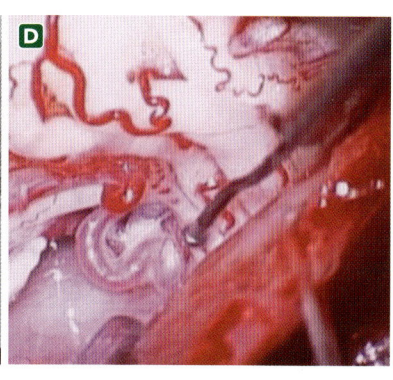

図6 右craniocervical junction dAVF（症例5）

A：CTで第四脳室に出血を認める．**B, C**：右椎骨動脈撮影正面像，側面像．Radicular arteryが硬膜貫通部でシャント（矢印）を形成しanterior spinal veinに吻合している．**D**：術中写真．硬膜貫通部にdrainerを認める．

症例 6 ▶ 両下肢のしびれ，脱力，軽度の膀胱直腸障害で発症した右Th6のspinal dAVF

血管撮影で右Th6からanterior spinal arteryが分岐しているため，血管内治療は断念し手術によるdrainerの離断を行った．Th6のhemilaminectomyを行い，硬膜を切開，drainerにtemporary clipをかけシャント消失を確認．硬膜貫通部まで流出静脈を凝固し血管を切離して手術を終了した（**図7**）．

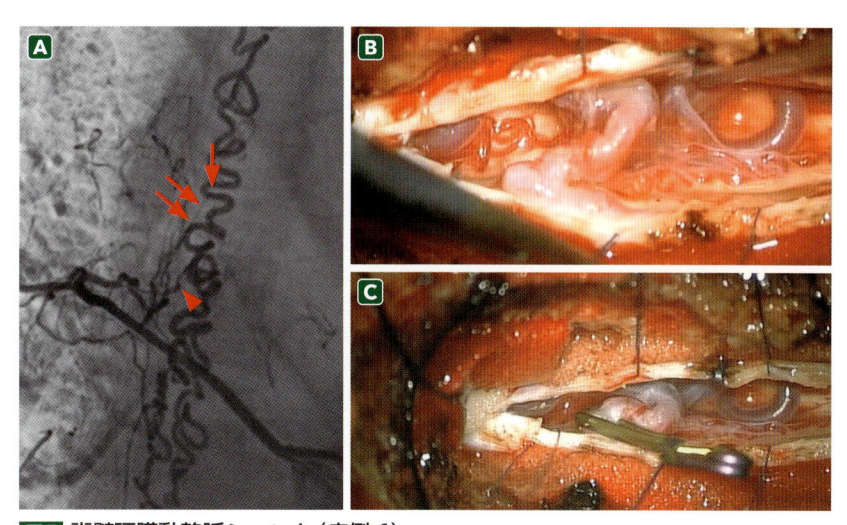

図7 脊髄硬膜動静脈シャント（症例6）

A：右Th6脊髄動脈撮影．feederから前脊髄動脈が分岐している（矢印）と背の末梢のfeederが硬膜貫通部でシャントを形成（矢頭）している．**B**：術中写真．硬膜切開すると硬膜貫通部でdrainerを認める．**C**：術中写真．drainerをクリップするとICGでdAVFが描出されなくなるのを確認し，凝固切断する．

▶ おわりに

dAVFの手術のポイントは，確実に流出静脈をシャント直後で凝固切断することである．もちろん流入動脈と思われる血管も凝固してよい．開頭術においても血管内治療と同様，術前の正確なシャントポイントの同定は必須である．開頭部，離断すべき静脈さえ間違えなければ安全でかつ確実な治療である．ただし現在では，spinal, craniocervical junction以外のdAVFの大部分が血管内治療で根治できる時代になってきている．Craniocervical junctionのdAVFは，通常の後頭下開頭で椎骨動脈の硬膜貫通部を確認すれば容易にシャント部位は同定できる[3]．

シャントは硬膜に存在するとは限らず，神経根にも存在する場合がある[4]．Anterior spinal arteryからのfeederが関与することもあるが，feederの処置にこだわることなくシャント直後の流出静脈を遮断することが重要である．また，spinal dAVFにおいても血管内治療は外科的流出静脈の離断に比べて治療成功率が低い．Spinal dAVFによる症状改善率はSafaeeら[5]によると78%で，症状発現から治療までの期間が短い（13カ月と22カ月で改善度に差あり）ほど，また部位別では病変が低位（胸椎より下位胸椎，腰椎のほうで改善率が高い）ほど改善率が高いと報告している．

したがって，血管内治療で不完全塞栓に終わった場合は経過をみるのではなく，早期に根治的手術に踏み切るのが得策と考えられる．

引用・参考文献

1) Agid R, et al: Management strategies for anterior cranial fossa (ethomoidal) dural arteriovenous fistulas with an emphasis on endovascular treatment. J Neurosurg 110: 79-84, 2009
2) Shimada K, et al: Efficacy of intraarterial indocyanine green videoangiography in surgery for arteriovenous shunt at the cranicervical junction in a hybrid operation room: illustrative cases. J Neurosurg Case Lessons. 3: CASE22100, 2022
3) Kinouchi H, et al: Dural arteriovenous shunts at the craniocervical junction. J Neurosurg 89: 755-61, 1998
4) Onda K, et al: High cervical arteriovenous fistulas fed by sural and anterior spinal arteries and draining into a single medullary vein: report of three cases. J Neurosurg Spine 20: 256-64, 2014
5) Safaee MM, et al: Timing, severity of deficit, and clinical improvement after surgery for spinal arteriovenous fistulas. J Neurosurg Spine 29: 85-91, 2018

（寺田 友昭）

6 dAVFに対する放射線治療

▶ はじめに

硬膜動静脈瘻（dural arteriovenous fistula：dAVF）に対する放射線治療は1990年代から報告されている．2010年代以降，放射線治療の有用性が認知されると共に，高精度放射線治療の技術が発達してきたことにより，放射線治療成績の報告が増えてきている[1]．

▶ 1 放射線治療の適応と作用機序

dAVFに対する治療は，血管内治療や手術が主体である．放射線治療はこれらの治療法が適応外の場合や非奏功な場合に行われていることが多い．また，塞栓術と放射線治療を併用した治療も行われている．

放射線治療の作用機序に関してはわかっていないところもあるが，放射線照射により血管内皮細胞の障害が惹起され，病変部内腔の狭小化が生じ，血栓形成が起きることによって治療効果が発現すると考えられている．放射線治療は血管内治療や手術に比べて治療効果の発現が緩徐であり，病変部の完全な閉塞が得られるまでに必要な期間は数カ月～2年程度とされている．このため，出血のリスクが高い症例に対する第一選択の治療としては考慮されない[2]．

▶ 2 治療装置

放射線治療はガンマナイフを用いた報告が多い．単回照射での治療が広く行われており，定位手術的照射（stereotactic radiosurgery：SRS）と呼ばれる[3,4]．近年ではガンマナイフに加えて，サイバーナイフや汎用の直線型加速器LINAC（リニアック）を用いたSRSの治療成績も報告されている[5,6]．

▶ 3 放射線治療計画

標的体積の決定には高分解能MR画像の利用が望ましい．血管造影やMR画像等で確認できる範囲を肉眼的腫瘍体積（gross tumor volume：GTV）とする．臨床的標的体積（clinical target volume：CTV）はGTVに準じる．計画標的体積（planning target volume：PTV）は固定具の精度等に合わせて0～2 mm程度のset up marginをCTVに加える．

標準的な投与線量は確立されていないが，PTV内の最大線量（maximum dose：Dmax）の50～70％辺縁に15～25Gy程度を単回投与した報告が多い[4,7,9]．リスク臓器が近接する場合は，耐容線量を上回らないように辺縁線量の低下を許容する．病変が比較的小さいこともあり，分割照射を用いた定位放射線治療（stereotactic radiotherapy：SRT）が用いられることは少ない．

▶ 4 治療成績

Maroufiらは18編715症例を元にしたメタアナリシスを報告している[1]．それによると，dAVFの消失率はSRS単独群で66％，塞栓療法併用群で65％であり，両者はほぼ同等であった．また，症状改善率はSRS単独群で94％，塞栓療法併用群で83％であり，両者に有意な差はなかった．ただし，この研究で解析された18編の報告はすべて後方視的研究であり，解釈には注意を要する．なお，米国の多施設共同研究の報告では脳表静脈逆流（cortical venous reflux）の存在，脳内出血や神経障害の合併，非海綿動静脈瘻症例などでは治療成績が劣ることが示唆されている[10]．

有害事象は塞栓療法を併用した症例を中心に神経障害や出血などが報告されているが，いずれも1％程度と稀である[1,11]．

症例 1 ▶ 上矢状静脈洞のdAVFに対する治療例

50歳代女性．左眼痛で発症し，上矢状静脈洞および横静脈洞のdAVFが発見された．上矢状静脈洞のdAVFに対して血管内治療が行われたが，完全閉塞が得られなかったためにガンマナイフによる治療を追加した（**図1**）．

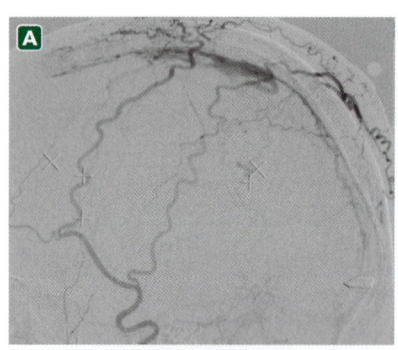
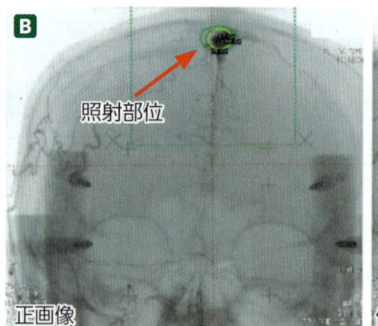
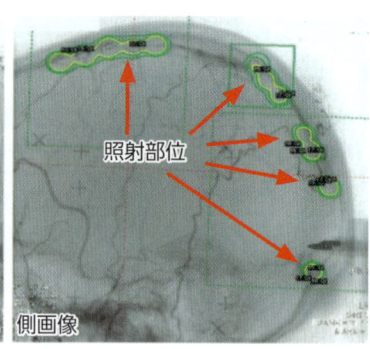

照射部位

照射部位

正画像

側画像

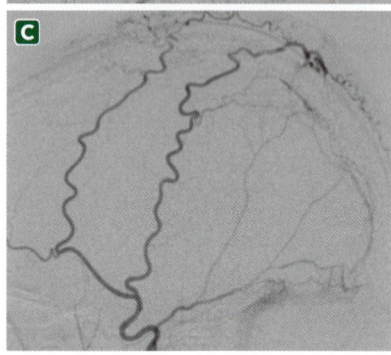

図1 上矢状静脈洞のdAVFに対する治療例

A：治療前の左外頚動脈造影.
B：ガンマナイフの放射線治療計画. 最大線量（Dmax）の70%に17Gyを投与した.
C：ガンマナイフ施行7カ月後の左外頚動脈造影. 標的病変の消失が認められる.

（画像提供：大分大学医学部放射線医学講座 徳山耕平先生）

症例 2 ▶ 直静脈洞のdAVFに対する治療例

　40歳代女性. 頭痛を契機に病変が発見され，ガンマナイフによる治療を行った（**図2**）.

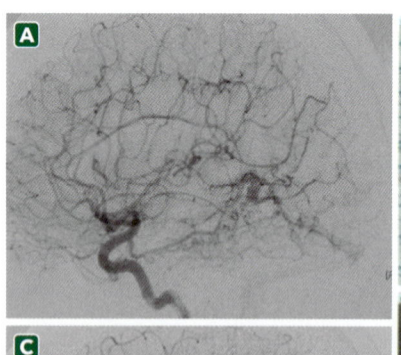
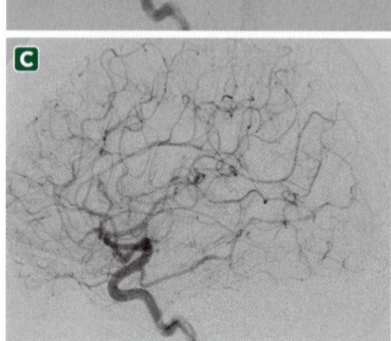

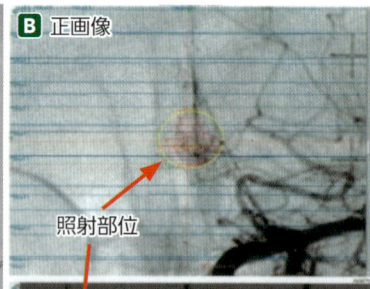

正画像

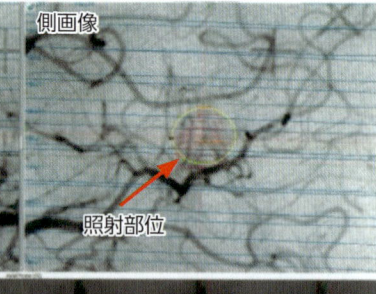

側画像

照射部位

照射部位

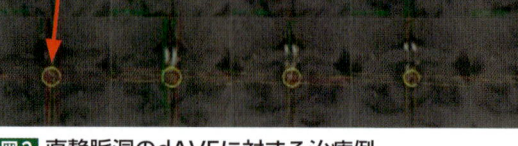

図2 直静脈洞のdAVFに対する治療例

A：治療前の左外頚動脈造影.
B：ガンマナイフの放射線治療計画. Dmaxの70%に20Gyを投与した.
C：ガンマナイフ施行6年後の左外頚動脈造影. 標的病変の消失が認められる.

（画像提供：大分大学医学部放射線医学講座 徳山耕平先生）

引用・参考文献

1) Maroufi SF, et al: Stereotactic radiosurgery with versus without embolization for intracranial dural arteriovenous fistulas: a systematic review and meta-analysis. Neurosurg Focus 56 : E 6, 2024

2) Lee SK, et al: Standard and Guidelines: Intracranial Dural Arteriovenous Shunts. J Neurointerv Surg 9: 516-23, 2017

3) Dmytriw AA, et al: Gamma Knife radiosurgery for the treatment of intracranial dural arteriovenous fistulas. Interv Neuroradiol 23: 211-20, 2017

4) Kim MJ, et al: Efficacy and safety of stereotactic radiosurgery versus endovascular treatment for symptomatic cavernous sinus dural arteriovenous fistula without ophthalmological emergency: a single-center 10-year experience. J Neurosurg 139: 139-49, 2023

5) Oh SH, et al: Treatment Outcomes According to Various Treatment Modalities for Intracranial Dural Arteriovenous Fistulas in the Onyx Era: A 10-Year Single-Center Experience. World Neurosurg 126: e825-34, 2019

6) Piippo A, et al: Characteristics and long-term outcome of 251 patients with dural arteriovenous fistulas in a defined population. J Neurosurg 118: 923-34, 2013

7) Pan HC, et al: Multidisciplinary treatment of cavernous sinus dural arteriovenous fistulae with radiosurgery and embolization. J Clin Neurosci 12: 744-9, 2005

8) Soderman M, et al: Gamma knife surgery for dural arteriovenous shunts: 25 years of experience. J Neurosurg 104: 867-75, 2006

9) Hasegawa H, et al: A Practical Grading Scale for Predicting Outcomes of Radiosurgery for Dural Arteriovenous Fistulas: JLGK 1802 Study. J Stroke 24: 278-87, 2022

10) Mohammed N, et al: A Proposed Grading Scale for Predicting Outcomes After Stereotactic Radiosurgery for Dural Arteriovenous Fistulas. Neurosurgery 87: 247-55, 2020

11) Chen CJ, et al: Stereotactic radiosurgery for intracranial dural arteriovenous fistulas: a systematic review. J Neurosurg 2015, 122: 353-62, 2015

（中武 美香，東家 亮）

B

硬膜動静脈瘻の治療総論

1 海綿静脈洞部dAVF

❶ 診断・治療のポイント

▶ はじめに

海綿静脈洞部硬膜動静脈瘻（cavernous sinus dural arteriovenous fistula：CS dAVF）は，以前はdural carotid-cavernous fistula（dural CCF）と呼ばれており，現在もCCFとまとめられることがある．一般的には内頸動脈や外頸動脈の硬膜枝からのfeederがシャントを介して海綿静脈洞部（CS）に流入するものをCS dAVF，外傷などにより内頸動脈と海綿静脈洞に直接シャントを呈するものをCCFと称することが多い．名前はCSと付いているが，シャント部位はCSそのものではなく，CSに流入する静脈近傍の硬膜に存在するのであり，それらの最終的な流出先がCSであるため総称してCS dAVFと呼ばれる．

したがって，シャント部位によってCSへ至る経路，静脈洞内の血栓化などによる流出路，左右の連続性，関与するfeederなどにも多くのバリエーションがある．

▶ 1 症状と臨床所見

通常は眼症状，特に結膜充血・浮腫，眼球突出，眼球運動障害などを呈して発症することが多い．我が国では欧米人より頻度が高く，高齢女性に多いとされる．

偶発的に画像検査にて発見される無症候のCS dAVFの多くは，正常に近い流出路の構造を保っており，下錐体静脈洞（inferior petrosal sinus：IPS）もしくは翼突筋静脈叢（pterygoid plexus：PP）などの下流路に流れる．その後，CS内の血栓化やcompartmentalizationにより流出路が限定されてくる[1]．時間の経過とともに，IPSなどの下流路から閉塞が進み，上眼静脈（superior ophthalmic vein：SOV）などの前方への流出が多くなる．この段階になると上記症状が出現し，治療適応となることが多い．

さらに進行し，SOVから顔面静脈への出口が閉塞すると，眼静脈の鬱滞が起こり，眼圧が急激に上昇して視力障害を呈する．この時期の血管撮影では，シャントはあるのに流出路が閉塞しかけているため，極めてゆっくりかつ乏しい造影となり，画像上シャントは改善したように見える

（paradoxical worsening）．この時期を乗り切ると，血栓化して自然治癒する場合もあるが，その前に不可逆性の緑内障や網膜出血を呈して視力を失うことがある．一方，下方および前方への流出路が閉塞し浅中大脳静脈（superficial middle cerebral vein：SMCV）などの頭蓋内逆流路のみとなると，稀に頭蓋内出血を起こすこともある．

▶ 2 画像診断

CS dAVFは，ほとんどの症例においてMRIや造影CTで診断可能である．ただし，MRAのtime of flight（TOF）画像によるCS内の高信号は注意が必要である．TOF画像においては，健常人でも特に高齢者でCS内や近傍の静脈に高信号を呈することがある[2]．これらの判別のためにarterial spin labeling（ASL）の有用性が報告されている[3]．健常人のTOF画像ではシャント部へ連続するfeederの描出がないため，中硬膜動脈（middle meningeal artery：MMA），副硬膜動脈（accessory meningeal artery：AMA），上行咽頭動脈（ascending pharyngeal artery：APA）などのfeederにより判断できることもある．

治療戦略を立てる上での術前検査としては，現在でも脳血管撮影が最も有用性が高いと思われる．CS dAVFの診断撮影においてはfeederの同定も重要であるが，経静脈的塞栓術（transvenous embolization：TVE）においては，後述する静脈流出路，およびシャント部の同定が重要となる．

▶ 3 血管解剖と血行動態

Feederとしては，外頸動脈からはAPA，AMA，MMA，顎動脈（internal maxillar artery：IMA）など，内頸動脈からはinferolateral trunk（ILT），meningohypophyseal trunk（MHT）などが関与する．DrainerとしてはIPS，SOV，PP，上錐体静脈洞（superior petrosal sinus：SPS），SMCVなどがある（図1）．比較的同定が困難な流出路としてuncal vein，prepontomesencephalic veinなどがあるが，他の流出路が閉塞し，これらの流出路が残存すると頭蓋内への逆流となるため注意が必要である．シャント部は様々であ

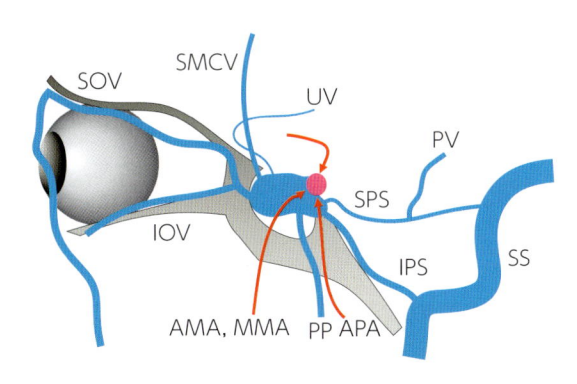

図1 海綿静脈洞近傍の血管解剖

AMA：accessory meningeal artery, APA：ascending pharyngeal artery, IOV：inferior ophthalmic vein, IPS：inferior petrosal sinus, MMA：middle meningeal artery, PP：pterygoid plexus, PV：petrosal vein, SMCV：superficial middle cerebral vein, SOV：superior ophthalmic vein, SPS：superior petrosal sinus, SS：sigmoid sinus, UV：uncal vein

るが，外側後方のDorello canal付近などに存在することが多い．シャントが限局していない場合は内側上方のintercavernous sinus付近などに流入する症例も多い．流出路によって症状が異なるため，臨床所見と併せて詳細に検討する必要がある．

　また，CSに流入する静脈構造は発生学と機能的特徴に基づき，内頚動脈（internal carotid artery：ICA）の内側，ICAと脳神経の間，脳神経の外側の3列の静脈構造に分けられることが知られている[4]．特に重要なのは，ICAと脳神経の間の静脈洞にSOV，脳神経の外側の静脈洞にSMCVから流入があることである．血管内治療の際にターゲットとなるこれらの静脈の流出路の解剖学的位置関係を把握しておくことは流出静脈の選択に際し有用となる．CS dAVFの分類には，他のdAVFと同様にBorden分類，Cognard分類が用いられるが，静脈の流出路による分類も報告されており，臨床症状と関連するといわれている．

▶4 治療戦略

　CS dAVFの治療は，基本的に経静脈的アプローチによるシャント部位またはそれに続くsinusのコイル塞栓術となる．経動脈的塞栓術（transarterial embolization：TAE）は，広範囲にわたるシャントがあり，TVEにて完全にシャントが消失できない症例などで姑息的治療として行われることがある．液体塞栓物質のみによる根治はfeederが限局している場合に行われることがある．海外

ではOnyxを用いてシャント部位までpenetrateさせることにより，TVEと同様の効果を得る方法も行われている．

　治療戦略を構築する上では，i．シャント部位，ii．ドレナージルート，iii．カテーテル誘導のためのアクセスルート，iv．塞栓する順序を確認していく必要があり，以下に各項目について述べる．

≫i．シャント部位

　外頚動脈からの3D-rotation angiographyやcone beam CTで撮影したaxial像の造影剤流入の濃淡によりシャント部位が同定できることが多い（**図2A, B**）．3Dでremodelingした画像ではsubtractionの影響で細いdrainerが描出されないこともあるが，cone beam CTではsinusからの連続性を確認することで細いdrainerも同定できる[5]．また，対側からの血流がある場合にはその流入部位を確認することも重要である．患側の撮影では，流量が多く流入部位がはっきりしない症例などで，対側からの撮影で流入部位がわかりやすい症例もある（**図2C, D**）．

　最近では時間分解能を有する4D-DSAのシャント疾患に対する有用性も報告されている（**図2E-H**）[6, 7]．これらを活用することにより，術前に正確なシャント部を同定し，target embolizationが可能かどうか，塞栓後に危険な流出路が残存する可能性がないかなどを検討する．

≫ii．ドレナージルート

　シャント部位を確認した後，ドレナージルートを確認していく．安全に治療を行うためにはこのドレナージルートの確認が重要である．上記血管解剖と血行動態で記載したCSから連続性のある静脈を一つずつ確認していく．CS内は隔壁なども多く不用意な塞栓により危険なドレナージルートに到達できなくなることもあるため，術前の詳細な検討が重要である．TVEを行うためには，当然これらのドレナージルートから逆行性にシャント部位まで到達するため，これらの解剖の理解はアクセスルートを決定する上でも重要である（**図3**）．

≫iii．アクセスルート

　通常用いられるアクセスルートは，後方からのIPSもしくはSPS経由のほかに，前方からのtransfacialもしくはtrans-superficial temporal vein（STV）経由，健側からのintercavenous sinus経由がある．シャント部位が後方にあることが多いため，transfacialもしくはtrans-STV経由において前方からカテーテルを誘導することによりシャント部位を選択的にタイトに塞栓できることが多い．ただし，内頚静脈からfacial veinへの分岐角がきつい症例や，angular veinからSOVに入る部位の蛇行・狭窄により到達が困難な症例

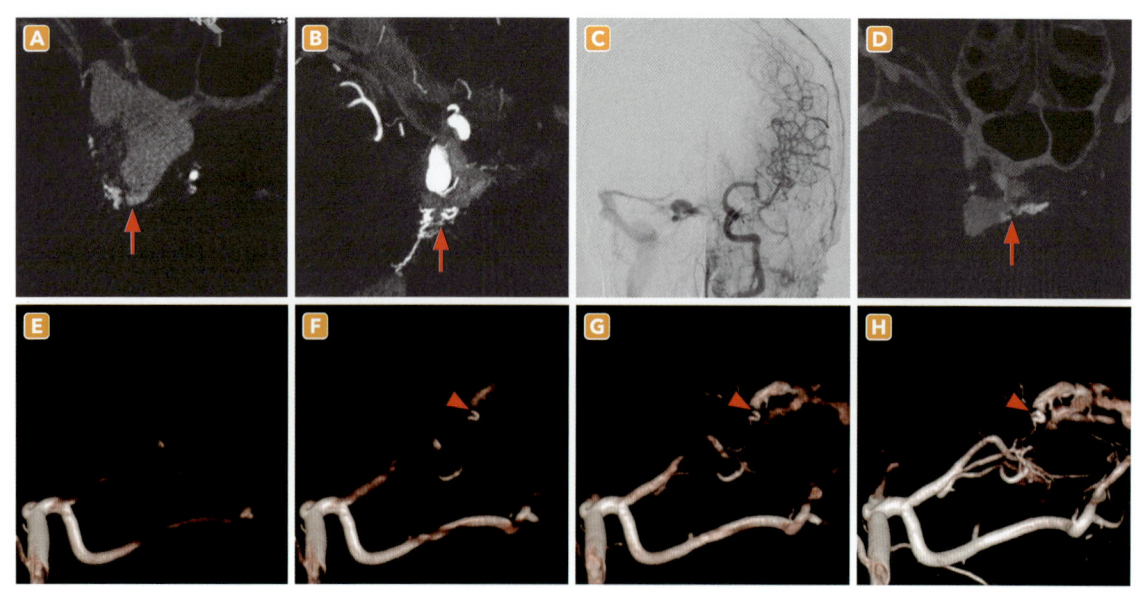

図2 シャント部位の同定（Conebeam CTおよび 4D-DSA）

A，B：Cone beam CTによるシャント部位（矢印），**C，D**：対側からの撮影によるシャント部位（矢印），**E-H**：4D-DSAによるシャント部位（矢頭）．

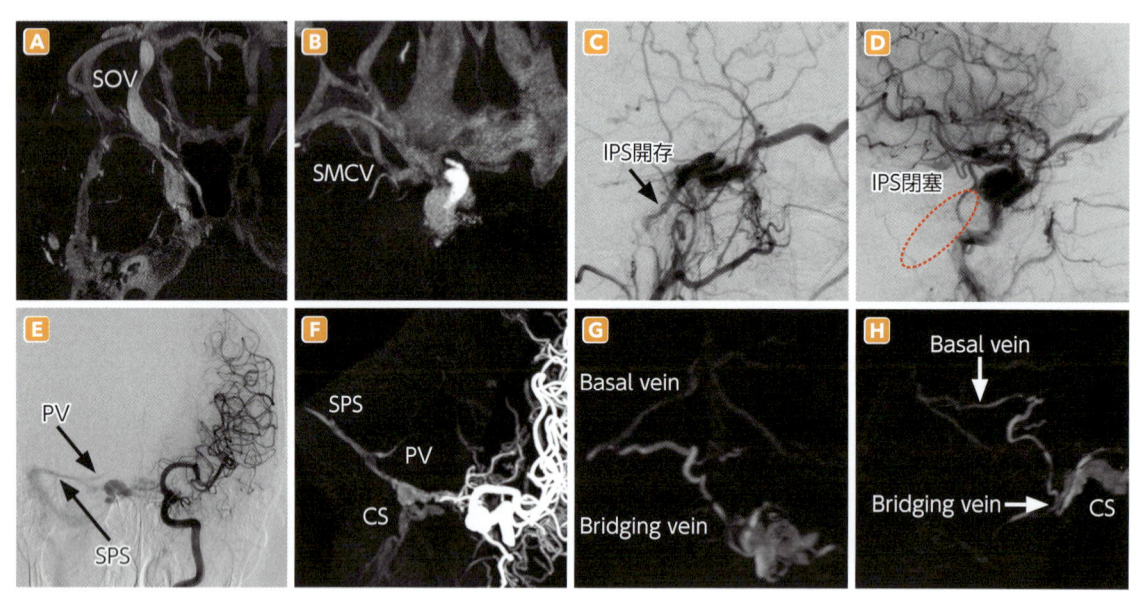

図3 重要なドレナージルート

A：Cone beam CTによるsuperior ophthalmic vein，**B**：superficial middle cerebral vein (SMCV)，**C**：DSAによるIPSの同定（開存例），**D**：IPS（非開存例）．**E，F**：対側からの撮影によるpetrosal vein (PV)，superior petrosal sinus (SPS)，**G，H**：DA画像によるbridging veinとbasal vein（**G**：正面像，**H**：側面像）．

もある．

　最近では，様々な口径の中間カテーテルが使用でき，ガイドワイヤーもトルク性能が格段によくなっているため，ほとんどの症例において経大腿静脈で到達可能である．IPS経由は前方からのアプローチと異なり比較的到達距離が短いという利点がある．ただし，通常，症状が強い症例では IPSが閉塞していることが多く，0.035インチのガイドワイヤーで掘り進む必要がある（クルクル法）．SMCVへのカテーテルの誘導は，前方および後方からのアプローチのどちらでもCSからの角度がきつく到達が困難な場合があるが，このような症例において健側からのintracavenous sinus経由でカテーテルが誘導しやすい場合がある．**図4**

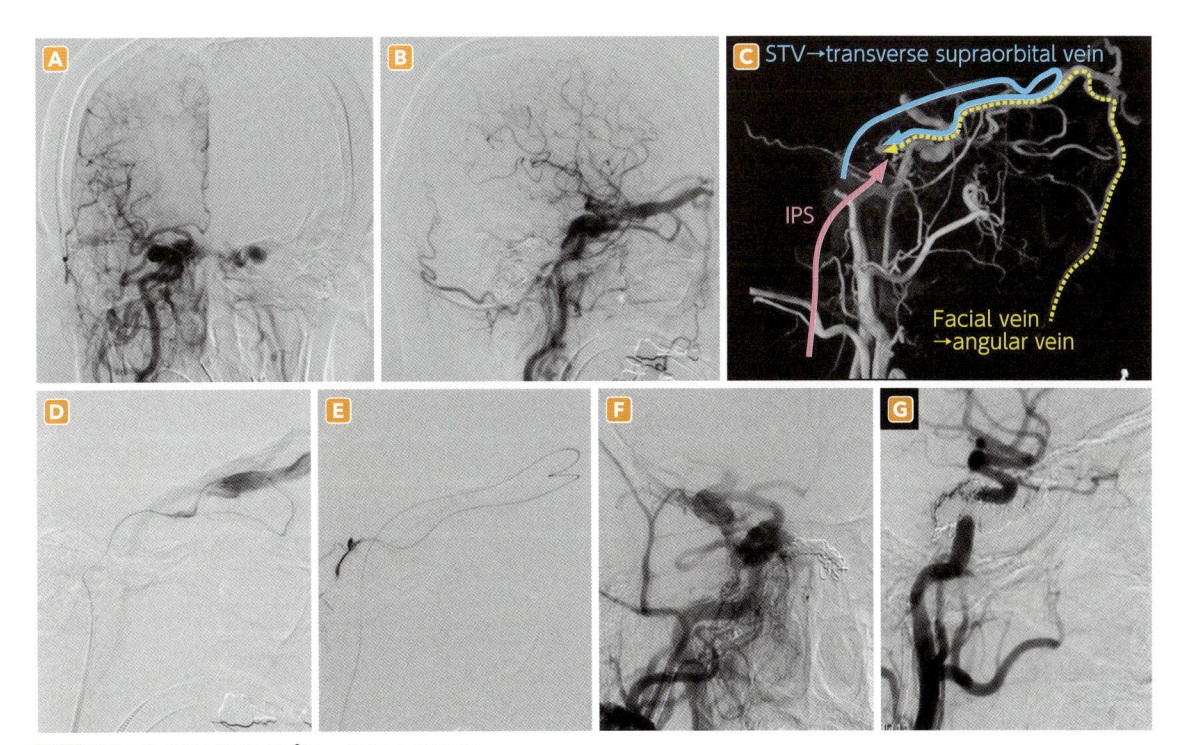

図4 IPSとSTVからのアプローチによるTVE
A, B：IPSが閉塞しSOVの拡張を認めるCS dAVFの症例，**C**：アプローチルートの検討，**D**：IPSからのマイクロカテーテル誘導後の撮影，**E**：STVからのマイクロカテーテル誘導後の撮影，**F**：IPSから誘導したカテーテルにおいてintracavenous sinus側の閉塞，**G**：STVから誘導したカテーテルにおいてシャント部位とCS内の閉塞.

の症例においては，IPSとSTVの前後両方からマイクロカテーテルを誘導することにより，それぞれのカテーテルから塞栓しやすい部位を閉塞し根治を得られた．これらのすべてのアプローチが困難である場合は，SOVの直接穿刺，開頭によるsylvian veinの直接穿刺によるアプローチを考慮する[8, 9].

≫iv. 塞栓する順序

画像診断やデバイスの進歩により，target embolizationを行える症例が増えている．流出路が多方向にある場合でも確実にシャント部を閉塞できると判断した症例は，シャント部から閉塞していくが，その際にコイルが分散し，dangerous drainageへのアプローチが阻害される可能性がある症例では，dangerous drainageから詰めていく．

優先順位は，①頭蓋内に流出する後頭蓋窩方向（SPS-petrosal vein, bridging veinなど），②大脳方向（uncal vein, SMCVなど），③眼窩方向（SOV, IOVなど）または対側方向（intracavernous sinus）となる．

IPSはわずかに残存していても症状を起こす危険な流出路となることはほとんどないため，最終的に閉塞せずに終了することもある．同部位のtight packingは術後の眼球運動障害などの合併症

につながる可能性があるため注意が必要である．

最終的にシャントが残存してアプローチ不可能な場合のオプションはradiosurgeryとなるが，症状が改善した場合は，経過観察によりシャントが消失する症例もある．その他，姑息的治療として，外頚動脈系のfeederに対するparticle，コイルによる塞栓術が行われるが，内頚動脈系の関与がない特別な場合を除き，再発の可能性が高い．治療後にdangerous drainageへの血流増加がなければ，経過とともに静脈洞内の血栓化が進行し治癒する可能性もある．そのため1回の治療による完全な塞栓にこだわらず，場合によっては二期的治療も考慮し，やみくもにsinusを塞栓することは避けるべきである．

▶5 治療に用いるデバイス, テクニック

通常，経大腿静脈的にアプローチする．ガイディングカテーテルはストレートもしくはやや先端の曲がったタイプでよいが，支持性を強くするために固めのガイディングシースに加えdistal access catheter（DAC）を用いることが多い．以前は4.2FrのDACを使用することが多かったが（バルーンカテーテルの挿入が可能），近年は3.2Frなどの

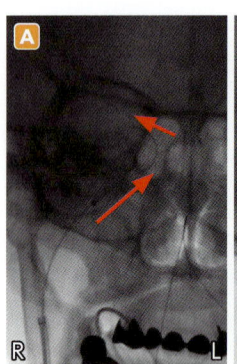
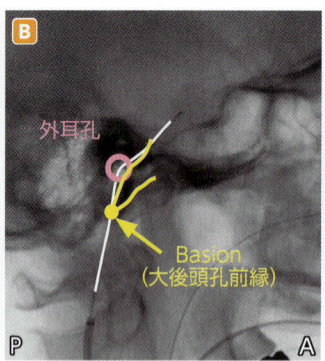
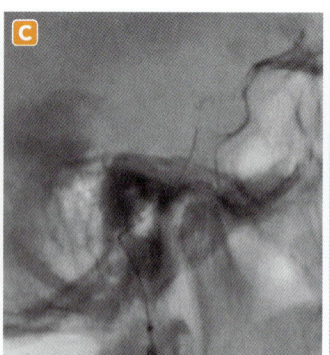
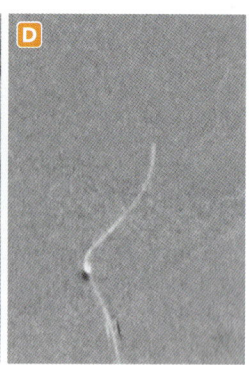

図5 閉塞したIPSからのアプローチ方法

A：Native正面像，**B**：Native側面像，**C**：ガイドワイヤーがCSに到達，
D：Blank road map撮影後にCSに到達したガイドワイヤーを抜去．

比較的小口径のDACを使用することが多い．静脈は隔壁や屈曲蛇行が強いことが多く，小口径のDACを使用することにより，シャント近傍まで誘導することが可能となり，その後のマイクロカテーテルの操作性が向上する．

クルクル法においては，閉塞している血管にワイヤーを通すため通常のroad mapは利用できない．Nativeの側面画像においてまず両側の外耳孔を合わせることにより正確な側面像として，頭蓋骨を参考に進めるとよい．

当院における閉塞したIPSからのアプローチの検討では，全例が側面像にてbasion（大後頭孔前縁）の前後5mm以内を通り上行し，外耳孔周囲で前方へ方向を変える．約80％の症例は外耳孔もしくはその後方で方向を変える．正面像では鼻根部あたりで外側に方向を変えてCSに到達する．CSにガイドワイヤーが到達したところでblank road mapを撮影し，ワイヤーを抜去することによりCSまでの道筋をつけることができる（図5）．

その後にマイクロカテーテルとマイクロガイドワイヤーで白く抜けた跡をたどる．3.2FrのDACであれば内腔に0.032 inchもしくは0.035inchのガイドワイヤーが入るため，これらを用いると容易にCS近傍までDACを進めることができる場合もあり有用である．CS内にマイクロカテーテルが到達したらA-lineなどに使用されている圧測定機器を接続し，sinusやそれぞれの隔壁，流出静脈などの圧を測定しておくと，塞栓後のシャント血流減少の目安となる．

通常シャント近傍までマイクロカテーテルが到達したら，外頚動脈撮影と，静脈側からアプローチしたマイクロカテーテルの両者から位相を変えて造影し（二重造影），目的部位であることを確認する．シャント近傍で圧測定を行うと通常の圧格差のほとんどない静脈圧から動脈圧に類似した波形が観察される．

シャント部位が限局している場合には，target embolizationが可能であるので，当該部位へのカテーテル挿入を試みる．この場合，シャント部位の正確な同定には前述のようにcone beam CTなどによる検討が有用である．コイルはシャント部の大きさに応じてframingを行い，できるだけ柔らかいコイルでtight packingしていく．Sinus全体を詰める必要がある症例においてtight packingを行うと，CSを通過する脳神経（Ⅲ〜Ⅵ）の麻痺や障害を来すことがあり注意が必要である．

一方，前方からのtransfacialもしくはtrans-STV経由の場合は，内頚静脈からfacial veinに入る部位で屈曲が強い症例が多い．造影剤を多めに投与して外頚動脈撮影することにより同部位の静脈が描出される症例も多いため，これらをroad mapとして適宜DACを使用してマイクロカテーテルを進めていく．眼窩内側上縁からSOVに入るときに屈曲蛇行が強いため，放射線の被曝に注意しながら用手的にangular veinの走行を変えることにより到達可能なこともある．前方からCS内に到達した際も圧を測定後にコイル塞栓を行うとよい．

▶ 6 経過観察

CS dAVFの治療後は，定期的な経過観察が必要となるが，通常は症状の変化とMRIで行うことが多い．眼圧は簡便に測定でき，術後の変化を早期に反映するため，入院中に行っておくとよい．TVEを行った症例などで数年の経過後に眼球運動障害が出現した報告などがあるが，完全に閉塞できたCS dAVFにおいて再発を経験することはほとんどなく，術後は半年〜1年に1回程度のMRIでの経過観察を行うことが多い．

引用・参考文献

1) Satomi J, et al: Angiographic changes in venous drainage of cavernous sinus dural arteriovenous fistulae after palliative transarterial embolization or observational management: a proposed stage classification. Neurosurgery 56: 494-502, 2005

2) Watanabe K, et al: Normal flow signal of the pterygoid plexus on 3 T MRA in patients without DAVF of the cavernous sinus. AJNR Am J Neuroradiol 34: 1232-6, 2013

3) Iwamura M, et al: High-signal venous sinuses on MR angiography: discrimination between reversal of venous flow and arteriovenous shunting using arterial spin labeling. Neuroradiology 63: 889-96, 2021

4) Mitsuhashi Y, et al: Dural Venous System in the Cavernous Sinus: A Literature Review and Embryological, Functional, and Endovascular Clinical Considerations. Neurol Med Chir (Tokyo) 56: 326-39, 2016

5) Kadooka K, et al: Efficacy of Cone Beam Computed Tomography in Treating Cavernous Sinus Dural Arteriovenous Fistula. World Neurosurg 109: 328-32, 2018

6) Ishibashi T, et al: Four-dimensional digital subtraction angiography for exploration of intraosseous arteriovenous fistula in the sphenoid bone. Surg Neurol Int12: 85, 2021

7) Ognard J, et al: A new time-resolved 3D angiographic technique (4 D DSA): Description, and assessment of its reliability in Spetzler-Martin grading of cerebral arteriovenous malformations. J Neuroradiol 45: 177-85, 2018

8) Kazekawa K, et al: Dural AVFs of the cavernous sinus: transvenous embolization using a direct superficial temporal vein approach. Radiat Med 21: 138-41, 2003

9) Kuwayama N, et al: Surgical transvenous embolization of a cortically draining carotid cavernous fistula via a vein of the sylvian fissure. Am J Neuroradiol 19: 1329-32, 1998

（壽美田 一貴）

C

硬膜動静脈瘻の治療各論

1 海綿静脈洞部dAVF

❷ シルビウス静脈開存例の症例

海綿静脈洞（cavernous sinus：CS）部の頚動脈・海綿静脈洞瘻（carotid-cavernous fistula：CCF）で血管内治療の対象となる大部分は，CSがシルビウス静脈の正常静脈還流路として使われていない場合である．

しかし，稀にCSがシルビウス静脈の正常静脈還流路として使われているCCFが存在する．シャント血流量は多くないものの，耳鳴や，第Ⅲ脳神経，第Ⅵ脳神経の脳神経麻痺などの症状を呈する[1]．このような症例でも，シルビウス静脈の流出路を担保した状態でシャント部のCSを閉塞することができれば根治は可能である．あるいは，シルビウス静脈がLabbe静脈などの他の静脈と十分な吻合があれば，シルビウス静脈の流出路を含めた塞栓も理論的には可能である．自験例を提示する．

> **症例** 海綿静脈洞がシルビウス静脈の正常還流路として使われているindirect CCFに対する血管内治療

70歳代女性．左側の拍動性耳鳴りを主訴に来院．血管撮影で，左CS内側後方にCCFを認め，左外頚動脈（external carotid artery：ECA）撮影では，流入動脈は副硬膜動脈（accessory meningeal artery：AMA），正円孔動脈（artery of foramen rotundum：AFR）で主に左上眼静脈（superior ophthalmic vein：SOV），下錐体静脈洞（inferior petrosal sinus：IPS），intercavernous sinusを介して右SOVとIPSに流出しているが，シルビウス静脈への逆流はない（図1）．また，右ECA撮影では右内側後方にも別のシャントが存在している（図2）．左内頚動脈（internal carotid artery：ICA）撮影ではmeningohypophyseal arteryからわずかにシャントが描出されるが，シルビウス静脈はCS外側に存在し，CS内ではCCFからのシャント血流も合流するため，描出が弱くなっている（図3）．

「耳鳴りを何とかしてほしい」という強い希望があったので，治療の可能性について検討してみた．左CSのシャントは後内側に存在しており，シャント部位のよくわかるECA撮影像をマスクにした左ICA撮影の静脈相では，シルビウス静脈は外側前方に位置しているので，シャントのコンパートメントのみのtarget embolizationでは，シルビウス静脈の還流は障害されないと考えられた（図4）．

治療は，全身麻酔下に左IPS経由でマイクロカテーテルを左側のシャントポイントに挿入（図5）し，シャントのコンパートメントのみコイル塞栓術を行い，左側CCFはほぼ閉塞できた（図6）．

その結果，左ICA撮影ではCCFは描出されなくなるとともに，左シルビウス静脈の流出部はCCFからの流出がなくなったため明瞭に描出されるようになった（図7）．左耳鳴だけの症状であったため右のCCFは治療せずにそのまま経過観察を行った．治療後，患者の左の耳鳴は消失した．

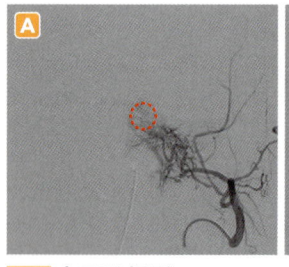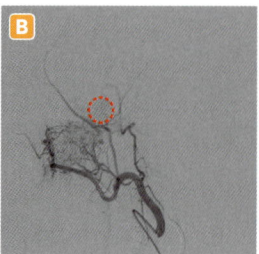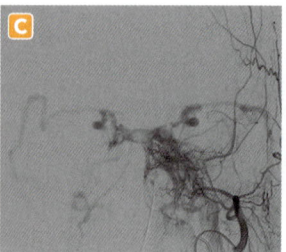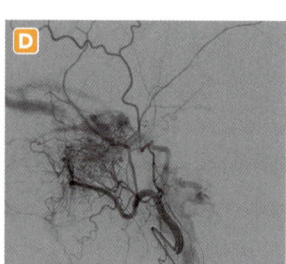

図1 左ECA撮影
A：正面像，早期動脈相．**B**：側面像，早期動脈相．AMA，AFRを主な流入動脈として，点線円で囲んだ部位にシャントポイントを認めるCCFが描出される．**C**：正面像，晩期動脈相．**D**：側面像，晩期動脈相，左CS内側後方にシャントポイントを認め，同側，およびintercavernous sinusを介して対側SOV，IPSに流出している．

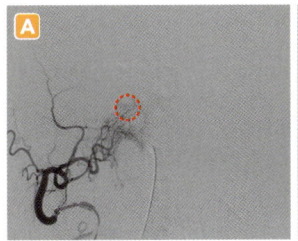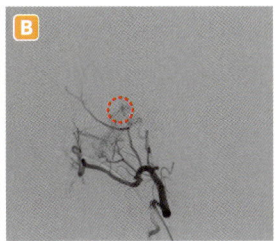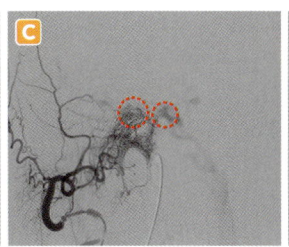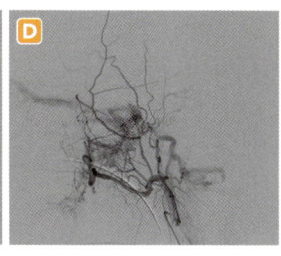

図2 右ECA撮影

A：正面像，早期動脈相．**B**：側面像，早期動脈相．AMA，AFRを主な流入動脈として，点線円で囲んだ部位にシャントポイントを認めるCCFが描出される．**C**：正面像，晩期動脈相．右点線円で囲んだ部位と左点線小さな円で囲んだ部位（左のシャントポイントと同じ部位）にシャントを認める．**D**：側面像，晩期動脈相．左CS内側後方にシャントポイントを認め，同側，およびintercavernous sinusを介して対側SOV，IPSに流出している．

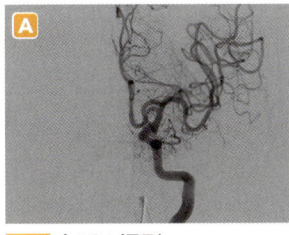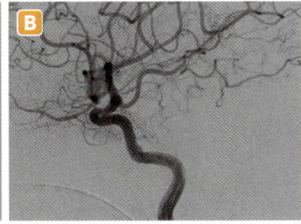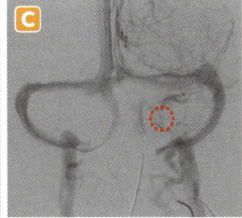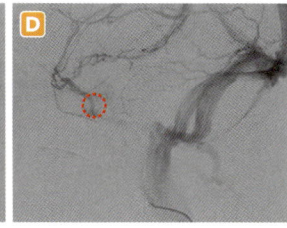

図3 左ICA撮影

A：正面像，動脈相．**B**：側面像，動脈相，meningohypophyseal trunkからわずかにシャントが認められる．**C**：正面像，静脈相．**D**：側面像，静脈相，CS（赤点線円）外側前方にシルビウス静脈が流出している．CS内ではCCFからの血流の混入のため描出が弱くなっている．

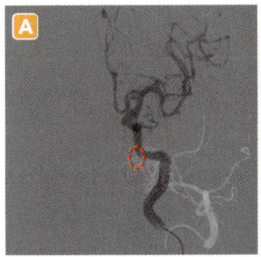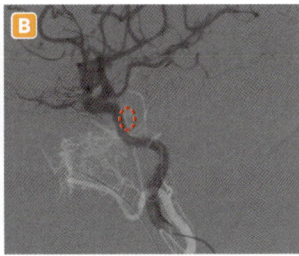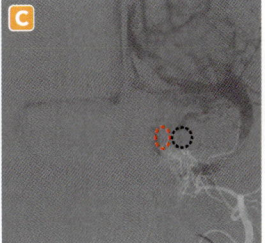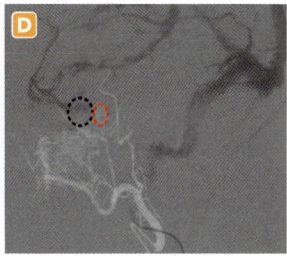

図4 左ECA撮影動脈相マスク下左内頚動脈撮影

A：正面像，動脈相．**B**：側面像，動脈相．点線楕円で囲んだ部位，CS部内側，後方にシャントが存在している．**C**：正面像，静脈相．**D**：側面像，静脈相．赤点線楕円で囲んだシャント部位（内側CS内側，後方）と，シルビウス静脈が流出する外側前方の黒点線の円で囲んだ部位は離れて存在している．

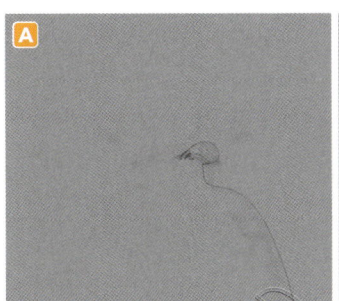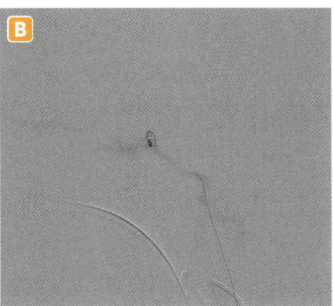

図5 シャントポイントからのマイクロカテーテル撮影

A：正面像，**B**：側面像．マイクロカテーテルは左IPSからCS内を通りシャントポイントに挿入されている．

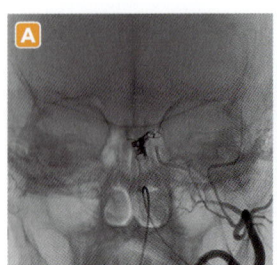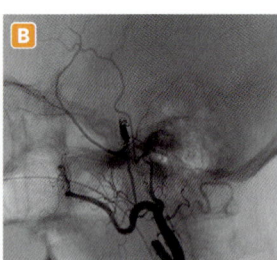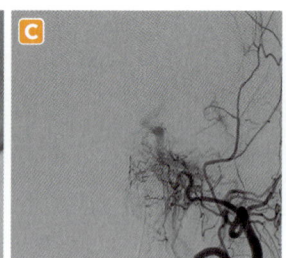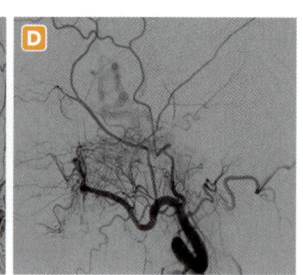

図6　コイル塞栓術後左ECA撮影

A：正面像，早期動脈相．**B**：側面像，早期動脈相．CS内側後方のシャントポイントにコイルが挿入されている．**C**：正面像，晩期動脈相．**D**：側面像，晩期動脈相，シャントは描出されず，逆流した造影剤で左IJVが淡く描出されている．

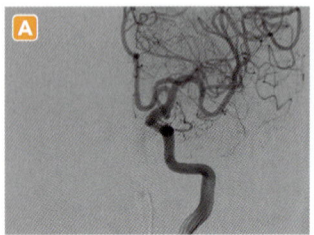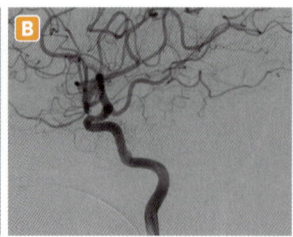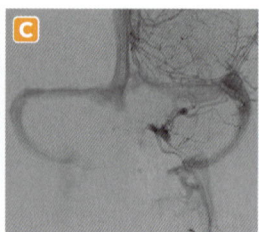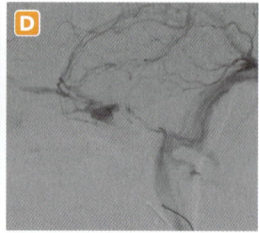

図7　左ICA撮影

A：正面像，動脈相．**B**：側面像，動脈相．CCFは描出されなくなっている．**C**：正面像，静脈相．**D**：側面像，静脈相．CS外側前方にシルビウス静脈が流出しており，CCF塞栓前に比して流出部が大きく濃く描出されている（左CCFからの血流がなくなったため）．

　本症例は，一般的には治療なしで経過観察となると思うが，正常CSの静脈還流路を温存してシャントのみ治療可能な場合は血管内治療の適応となることもある．Nakamuraら[1]は，CCF症例26例中3例にシルビウス静脈がCSに流入している症例を認めている．これら3例にselective transvenous coil embolizationを行い，1例で完全閉塞，2例でわずかなシャントの残存を認めたが，脳神経麻痺は改善し血管造影でのフォローアップ診断で完全閉塞を確認している．

　シルビウス静脈がCSに流入していても，シャントポイントのselective embolization（target embolization）により根治できる可能性があるので，血管撮影での十分な検討が必要である．

引用・参考文献

1) Nakamura M, et al: Selective transvenous embolization of dural carotid-cavernous sinus fistulas with preservation of sylvian venous outflow. Report of three cases. J Neurosurg 89: 82-9, 1998

（大島 幸亮，寺田 友昭）

1 海綿静脈洞部dAVF

❸ Target embolization

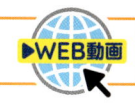▶WEB動画

▶ はじめに

硬膜動静脈瘻（dural arteriovenous fistula：dAVF）の多くの症例では血管内治療による塞栓術が治療の第一選択となってきており，特に液体塞栓物質であるOnyxが使用可能となって以降，経動脈的塞栓術（transarterial embolization：TAE）による根治術の機会が増えてきている．

しかしながら，海綿静脈洞部dAVF〔（cavernous sinus（CS）dAVF：CS dAVF〕においては，流入動脈となる中硬膜動脈，副硬膜動脈，上行咽頭動脈，正円孔動脈の分枝が脳神経栄養枝と共通であることが多く，TAEによる脳神経麻痺が危惧されること，これらの流入動脈は非常に細く屈曲蛇行しており，シャントポイント近傍までのマイクロカテーテルの誘導も困難であることから，依然，経静脈的塞栓術（transvenous embolization：

TVE）が治療の主軸である．

▶1 CSでのselective shunt occlusion (SSO)のコンセプト(図1)

TVEの従来の手法として，CS内をコイルで充填しシャントを閉塞するsinus packingが広く行われてきた．多くの症例で初発症状である眼球充血，眼球突出などは軽快，消失するが，留置したコイルのmass effectによる脳神経障害（眼球運動障害）の残存，慢性期での出現の問題や，あるいは不完全なsinus packingによる残存シャントに起因する頭蓋内出血の危険性は無視することができない．CS内の正常静脈還流を障害する可能性もある．

また，dangerous drainageとして，CSから上眼静脈（superior ophthalmic vein：SOV），sphe-

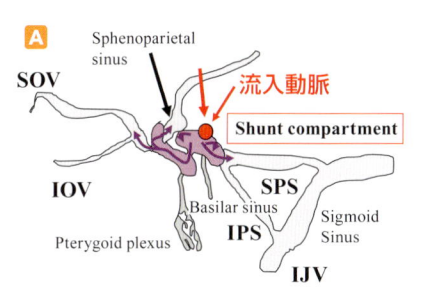

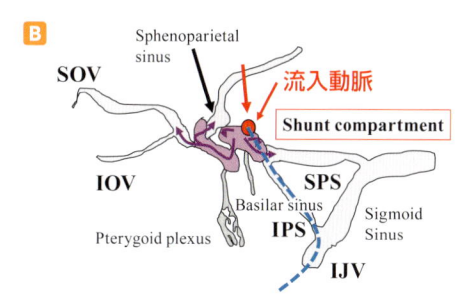

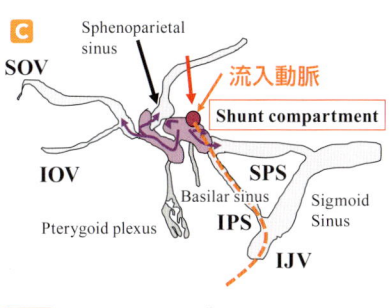

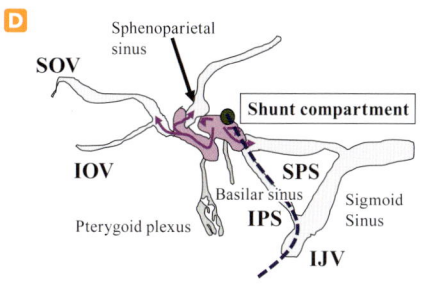

図1 SSOのコンセプト

A：Identification. 血管撮影を詳細に検討することにより，shunt compartmentに動脈血が流入し，CSから各ドレナージルートに流出するのを確認する．

B：Navigation. MC（青破線）をshunt compartmentに誘導する．

C：Confirmation. 流入動脈に誘導したMC（橙矢印）とshunt compartmentに誘導したMC（橙破線）からの造影を連続して行うことにより，shunt compartmentにMCが到達していることを確認する．

D：Obliteration. Shunt compartmentをコイルで塞栓し，シャントの消失を確認する．

noparietal sinus，上錐体静脈洞（superior petrosal sinus：SPS）などへのoutletの部分のみを閉塞するという方法が行われることもある．この方法は眼窩や頭蓋内への逆流を閉塞しつつ，CS内に大量にコイルを留置しない，という意味では効果的な方法であり，これにて治癒する場合もあるが，治療中に処理できていないドレナージルート，あるいはCS内の静脈（洞）圧の急激な上昇を来し，出血性合併症，あるいは脳神経麻痺につながる可能性があること，またシャントが消失しないため最終的にsinus packingを余儀なくされる場合もある，という欠点がある．

血管撮影を詳細に検討すると，シャント部位が一部分に限局している症例が少なからず見受けられる．このシャント（およびそのシャントポイントから静脈洞内のsmall compartmentにかけてのsegment）の部分のみを塞栓すれば治癒に至るのではないか，という考えから，筆者らはtarget embolization（本項ではSSO）を開始した．

この手法は全てのdAVFにおいて成立し得るコンセプトであり，またいくつかの報告も見受けられるが[1-3]，本項ではCS dAVFでのSSOについて，実際の手技におけるtipsにつき詳説する．

▶ 2 SSOの実際

SSOを行うにあたっては，次に記す4つのstepを踏襲することが肝要である[4]．

Step 1：Identification of the shunt segment；シャント部位の同定．

Step 2：Navigation of the microcatheter to the shunt segment；シャント部位へのmicrocatheterの誘導．

Step 3：Confirmation of the microcatheter locating in the shunt segment；シャント部位へのmicrocatheterの到達の確認．

Step 4：Obliteration of the shunt segment；シャント部位の塞栓．

以下に各stepにおけるtipsを示す．

≫ Step 1：Identification of the shunt segment

SSOを行うためには，シャント部位を明確に同定する必要がある．通常の血管撮影〔4~6 fps（frame / second）の撮影が望ましい〕を行うことでシャントが判明する場合もあるが，大抵は多くの流入動脈が重なってしまい，シャント近傍の正確な情報が得られない．静脈洞内での超選択的静脈造影，血管撮影斜位像を用いた動脈相と静脈相のsuperimposeなどが有用との報告もあるが，これだけではシャントを明瞭に描出するのは困難である．筆者らは3次元回転撮影（3D-rotation angiography：3D-RA）を行い，シャントを同定することとしている．3D-RAを行うと流入動脈からシャント直後のvenous segmentまでは濃く，それ以降のsinusおよび流出静脈は流入動脈に比べて淡く描出されるため，シャント部位が明らかになる．またCS全体の中でのシャント部位およびドレナージルートの位置が3次元の情報として明確に把握できる，という利点がある．

≫ Step 2：Navigation of the microcatheter to the shunt segment

次にシャント部位までマイクロカテーテル（MC）を誘導することになる．この際にシャントに至る経路が見やすいworking angleを設定する上で，3D-RAの情報は非常に有用である．

CS dAVFでSSOが可能な場合，shunt segmentはposterosuperior compartmentに位置することが多い．通常の下錐体静脈洞（inferior petrosal sinus：IPS）からのapproachの際，直線状にposteroinferior compartment内のshunt segmentに進入することは可能であるが，最短経路でshunt segmentにMCを留置した場合，MCの安定性が悪くコイル挿入によりMCがshunt segmentから容易に逸脱しやすい．このような場合，筆者はMCがCSに到達した後に下記の方法をとっている．

まず，shunt compartmentを直接目指すのではなく，前方（anteroinferior compartment）にMCを進めSOVやsphenoparietal sinusなどのdangerous drainageにMCが誘導できるかどうかを確認する．続いてintercavernous sinusやSPSへのアクセスが可能かどうかもMCを進めて確認する．

その後，IPSから前方にMCを誘導し，CSの前壁に添う形でMCを後方にturnさせた上でshunt segmentに到達させる．

これにより，MCがCS壁に接する距離（接地面積）が長く（大きく）なるためMCの安定性は高くなり，かつ目的としたshunt compartment塞栓後にシャントが残存する場合にもSOVその他のdangerous drainageの閉塞はもとより，sinus packingにも1本のMCで対応できる．

上記の操作の際に注意すべき点は，CSおよび周囲のドレナージルートの静脈壁は脆弱であるため，慎重かつ丁寧な操作が必要である，ということである．

≫ Step 3：Confirmation of the microcatheter locating in the shunt segment

シャント部位までMCを誘導できた時点でコ

イル塞栓術に移る前に，あらかじめ流入動脈の1つ（shunt segmentがよく描出されるもの）に誘導しておいたMCを併用して，動脈側，静脈側のMCからの連続する形での血管撮影（超選択的動静脈連続撮影）を行う．これにより，静脈側のMCの（shunt segment内での）位置を確認することができる．

≫Step 4：Obliteration of the shunt segment

Shunt segmentをコイルで閉塞する際に注意すべき点は，shunt segmentからのMCの逸脱を防ぐことである．前述の通り，CS内でのMCの安定化を図るためには大きくloopを描くようなMCの走行が必要なことも多いため，筆者らは0.010 inchタイプのMCを用い，使用するコイルとしては，finishing coilとして用いられるやわらかいものが多い．

> **Check point**
> ・SSOを行うための4つのstepを理解する．
> ・Navigationにおいては3D-RAが，Confirmationにおいては超選択的連続撮影が有用である．

症例 　**右眼球充血および右外転神経麻痺による複視で発症した右CS dAVF**
（図2）▶WEB

60歳代女性．右眼球充血および右外転神経麻痺による複視で発症した右CS dAVF．術前の血管撮影では，右内頚動脈からはinferolateral trunk（ILT）が，右外頚動脈からは副硬膜動脈（accessory meningeal artery：AMA），上行咽頭動脈（ascending pharyngeal artery：APhA）およびartery of foramen rotundum，そして対側のAPhAからCSへの流入を認め，SOV，superficial middle cerebral veinとsphenopetrosal sinusへと流出するパターンであった．

3D-RAの結果から，対側のAPhAからCSへの流入部位と，同側の内・外頚動脈からのCSへの流入部位が別であり，shunt segmentは2カ所であることがわかった．

治療は，経静脈的に右IPSから右CSへMCを誘導し，また動脈側では右APhA末梢にMCを

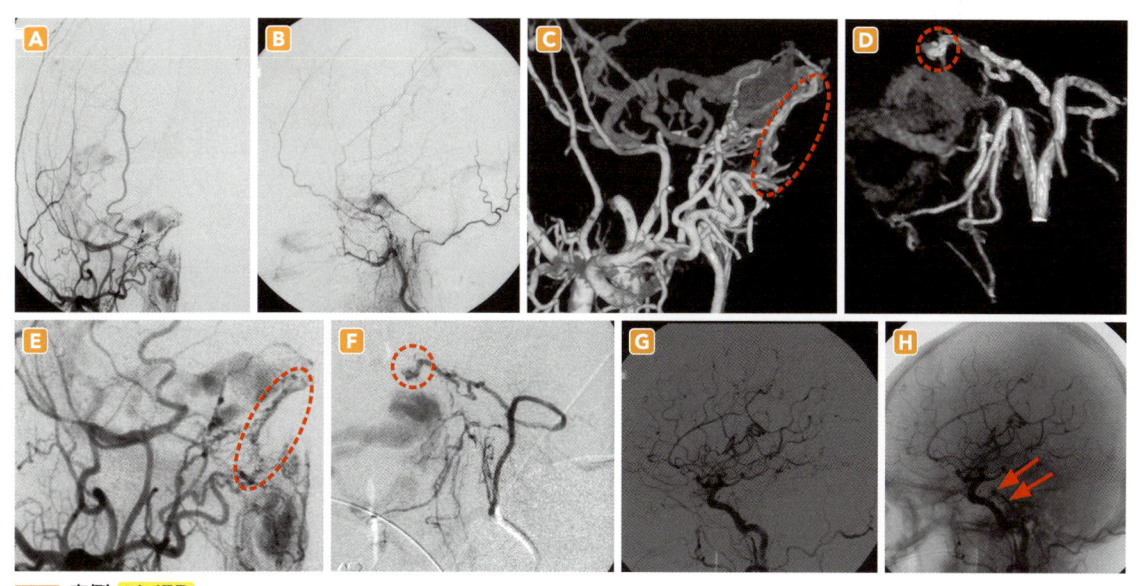

図2　症例　▶WEB

A：術前脳血管撮影．右外頚動脈撮影正面像．右中硬膜動脈，正円孔動脈および左上行咽頭動脈からシャントへの流入を認める．
B：術前脳血管撮影．右外頚動脈撮影側面像．左上行咽頭動脈からの流入を認める．
C-F：3D-RA画像（**C, D**）および同じ角度で設定した通常撮影（**E, F**）を示す．**C, E**は右外頚動脈からの造影，**D, F**は左上行咽頭動脈からの造影．3D-RAによりshunt compartment（破線円）が明確に描出され，また治療における至適なworking angleを決定することができる．
G, H：塞栓術終了時の右総頚動脈撮影側面像．**G**：DSA，**H**：native image．シャントは完全に消失している（対側外頚動脈撮影でも消失を確認）．Shunt compartmentに留置された2つのコイル（矢印）．

誘導して行った．まずは右側の流入動脈からのシャント部位をコイルで塞栓した．続いて動脈側のMCを左APhAに誘導した後，超選択的撮影を行い，これをロードマップとしてCS内のMCをshunt segmentに誘導した．続いて動脈側，静脈側のMCから連続撮影を行い，shunt segmentに静脈側のMCが到達していることを確認した上で，コイルによる塞栓術を行った．

結果，本症例は2つのshunt segmentに計9本のコイルで塞栓を行い，シャントは消失した．症状も速やかに消失した．複数のshunt segmentを有する症例においても血管撮影を熟読すればSSOは可能である．

▶3 SSOの治療成績と考察

2005〜2012年の自験例26例中12例（46.2％）でSSOが可能であった．シャント部位としてはposterosuperior compartmentが12例中6例と最も多かった．SSOのみで治療を終了できた全例で正常の静脈還流は温存でき，1カ月以上持続する脳神経麻痺は認められなかった．また，平均49カ月（5カ月〜6年）の追跡期間中に症状および画像上の再発は認められなかった．さらには，画像を詳細に検討したところ，シャント部位が正確にはCS外に位置しているのを確認できた例が8例あった．この結果は，SSOの行えるCS dAVFはCSに分布するdural arteryとpericavernous venous plexusとの間のシャントであることを示

しており，CS dAVFの一部の症例では3D-RAによりこのシャント部位が明瞭に描出でき，SSOを行うことができる，と筆者らは考えている[4,5]．

最後にSSOの利点と注意点について考察する．この方法の利点は，正常の静脈還流を温存した形でシャントの消失が得られること，コイルのoverpackingによる眼球運動障害を回避できること，コイルの使用量が少なく経済的に安価に終わることのできる可能性があること，である．

一方，注意点としてはMCの誘導はgentleに行わねばならないこと，そしてCSの外側壁が広範囲にシャントを形成しているような解剖学的に困難な症例は少なからず存在するので，血管撮影でシャント部位が限局している症例において検討されるべきであること，また必要以上に本法に固執しないこと，が挙げられる．

▶ 最後に

以上，SSOについてそのコンセプト，方法につき述べた．一見，熟練した技術が必要とされるように思われる手技ではあるが，正確に血管撮影を読影し3D-RAと超選択的動静脈連続撮影を有効に利用すれば，本法はexpert's handsでなくても可能な方法であり，CS dAVFの治療として，安易にsinus packingあるいはdangerous drainageの遮断を行う前に考慮されるべき手段である，と考えている．

引用・参考文献

1) Mironov A: Selective transvenous embolization of dural fistulas without occlusion of the dural sinus. Am J Neuroradiol 19: 389-91, 1998
2) Nakamura M, et al：Selective transvenous embolization of dural carotid-cavernous fistulas with preservation of sylvian venous outflow; report of three cases. J Neurosurg 89: 825-9, 1998
3) Piske RL, et al: Dural sinus compartment in dural arteriovenous shunts: a new angioarchitectural feature allowing superselective transvenous dural sinus occlusion treatment. Am J Neuroradiol 26: 1715-22, 2005
4) 佐藤徹ほか：解剖に基づく海綿静脈洞部硬膜動静脈瘻の血管内治療．脳外誌17：679-89，2008
5) Satow T,et al: Superselective shunt occlusion for the treatment of cavernous sinus dural arteriovenous fistulae. Neurosurgery 3(1 Suppl Operative): ons100-5, 2013

（佐藤 徹）

1 海綿静脈洞部dAVF

❹ コイルとNBCAを用いた選択的塞栓術，下錐体静脈洞の balloon sinoplasty

症例 海綿静脈洞部dAVFに対するコイルとNBCAを用いた選択的塞栓術と下錐体静脈洞のballoon sinoplasty症例

　70歳代女性．複視にて発症し，近位のMRIにて海綿静脈洞部硬膜動静脈瘻（cavernous sinus dural arteriovenous fistula；CS dAVF）を疑われ紹介受診する．

　血管造影にて両側上行咽頭動脈を主体とする外頚動脈分枝より供血される右CSにdAVFを認めた（図A-C）．右下錐体静脈洞（inferior petrosal sinus；IPS）は閉塞し，シャント血流は右浅中大脳静脈および鈎静脈に逆流していた．左外頚動脈からのfeederはintercavernous sinus（ICS）にシャ

ントを形成し，右外頚動脈からのfeederはICSにシャントを形成するとともに，右CS内側にもシャントを形成していた．血管内治療の適応と判断され，選択的経静脈的塞栓術（transvenous embolization；TVE）が施行された．

　両側大腿動脈アプローチにて左外頚動脈に4Frカテーテルを留置，右外頚動脈に4Frガイディングシース〔FUBUKI（朝日インテック）〕を留置した．さらにシャント部を明瞭に描出するために右側では2.7Frマイクロカテーテルを上行咽頭動脈

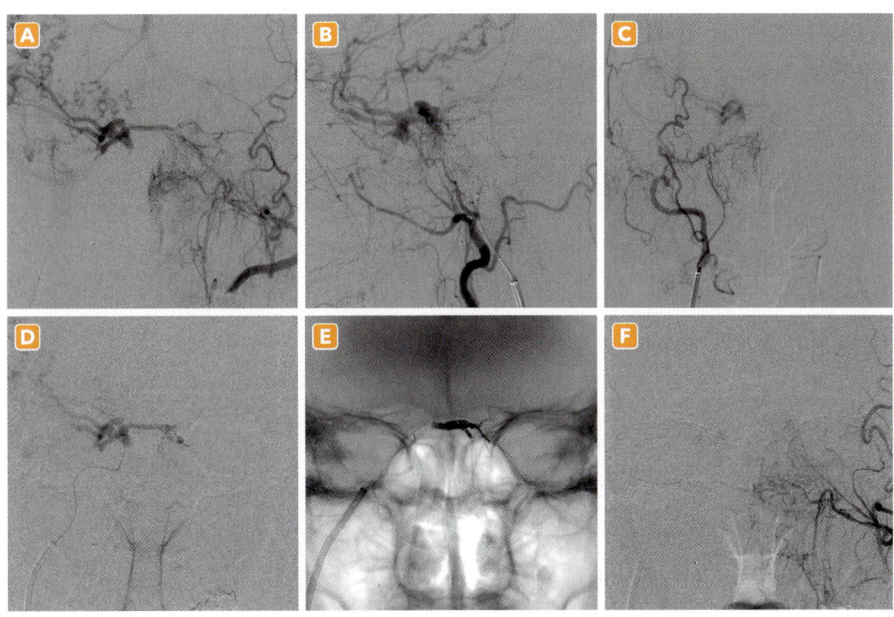

図　症例（その1）

A，B：左外頚動脈造影．正面像（**A**），側面像（**B**）．左上行咽頭動脈（APA），副硬膜動脈，中硬膜動脈から多数のfeederが起始し，ICS左側から下方にshunt pouchを形成して流入する．IPSは閉塞し，シャント血流は右CSから右浅中大脳静脈および鈎静脈に逆流している．

C：右外頚動脈造影正面像．右APAから起始するfeederはICSにシャントを形成するとともに，右CS内側にもシャントを形成する．

D：Shunt pouchの選択的造影正面像．1.7Frマイクロカテーテル（Excelsior SL-10 プリシェイプド45）が閉塞した右IPSを介して右CSからICSの先端のshunt pouchに挿入されている．

E：塞栓術中正面透視像．Shunt pouchからICSにかけてコイルが留置されている．

F：コイル留置後左外頚動脈造影 dAVFは描出されない．

に留置した.

　右大腿静脈アプローチにて4Frガイディングシース〔Axcelguide（メディキット）〕を右内頚静脈に留置し，3.4Frカテーテル〔TACTICS（テクノクラートコーポレーション）〕と1.7Frマイクロカテーテル〔Excelsior SL-10プリシェイプド45（日本ストライカー）〕を同軸で右IPSに挿入，0.014マイクロワイヤー〔CHIKAI black（朝日インテック）〕を用いて閉塞部を通過し右CSに到達させた．続いてCS内からシャントの集中するICSにmicrocatheterを進め，さらにICS左下方のshunt pouchに挿入した（図D）．同部からICSにかけて1.5〜2mm径のコイルを留置した（図E）．コイル留置後の左外頚動脈造影ではdAVFは描出されなくなった（図F）．

　右上行咽頭動脈ではICSのシャントはほぼ消失していたが，ICS直下のCS内側壁に流入する微細なshunt pouchを認めた（図G, H）．同部にマイクロカテーテルを挿入したが，細すぎるた

め入口部でwedgeした．マイクロカテーテルからの造影では上行咽頭動脈のfeederまで描出された（図I）．コイル留置は困難なため，同部から33％シアノアクリレート系薬剤（n-butyl cyano-acrylate：NBCA）とリピオドール（LPD）の混合液をごく少量（0.03mL）注入し塞栓を行った（図J）．NBCA-LPD混合液は同shunt pouchから一部feeder側に到達し，dAVFは消失した（図K）．

　閉塞したIPSに対してマイクロバルーンカテーテル〔Gateway 径2.0mm／長さ20mm（日本ストライカー）〕を用い，6〜10気圧にてballoon sinoplastyを施行した（図L）．終了時の両側総頚動脈造影ではCS dAVFの消失と右IPSの開存，浅中大脳静脈および鈎静脈の順行性還流が見られた（図M-P）．

　合併症なく症状は改善し，退院した．5カ月後の血管造影ではCS dAVFの再発はなく，右IPSは開存していた．

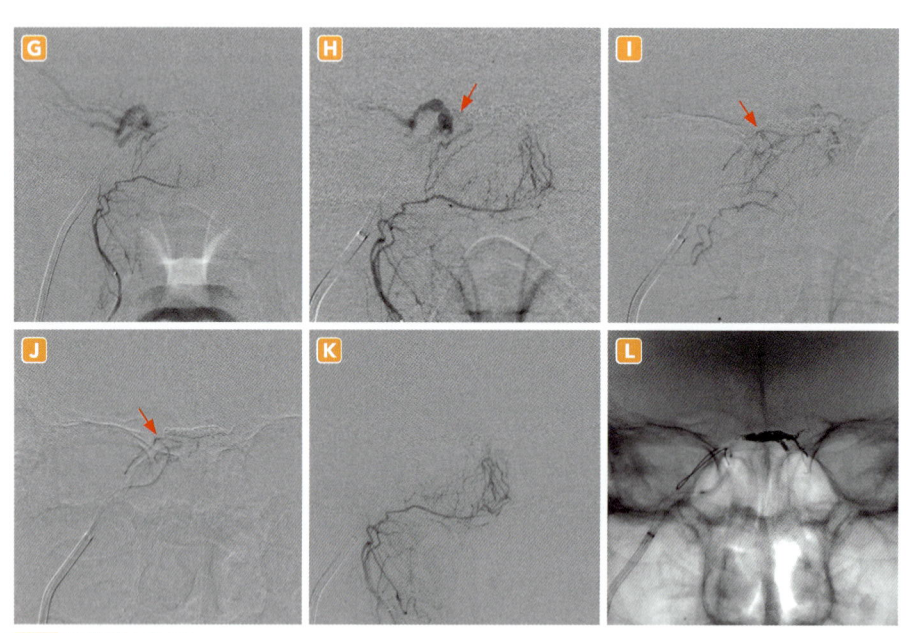

■図　症例（その2）

G, H：コイル留置後右上行咽頭動脈正面像（G）および同拡大像（H）．ICSのシャントは消失している．ICS直下のCS内側壁に流入する微細なshunt pouchの残存を認める（矢印）．

I：選択的マイクロカテーテル造影正面像．残存するshunt pouchは細く，マイクロカテーテル先端はwedgeし（矢印），上行咽頭動脈のfeederが描出されている．

J：NBCA注入中DSA正面像．33％ NBCA-Lipiodol混合液は同shunt pouchから一部feeder側に到達している．

K：塞栓術後上行咽頭動脈造影正面像．dAVFは消失している．

L：IPSのballoon sinoplasty術中透視正面像．閉塞したIPSに対してマイクロバルーンカテーテル（Gateway 径2.0mm／長さ20mm）を用い，6〜10気圧にてballoon sinoplastyを施行した．

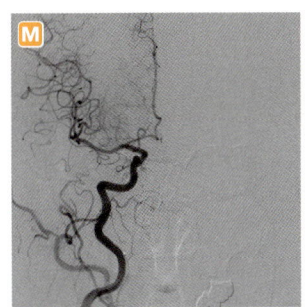
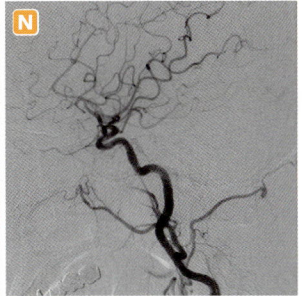
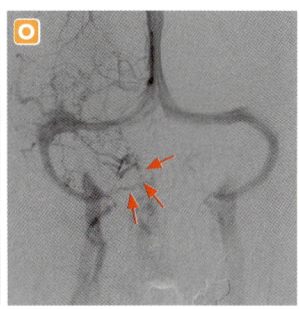

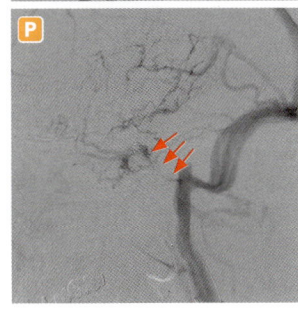

図 **症例（その3）**

M〜P：治療直後右総頚動脈造影．動脈相正面像（**M**），側面像（**N**），静脈相正面像（**O**），側面像（**P**）．CS dAVFは消失した．右IPSは再開通し浅中大脳静脈および鉤静脈の順行性還流が見られる（矢印）．

（清末 一路，賀耒 泰之）

❺ 眼静脈直接穿刺

症例 頚動脈海綿静脈洞瘻に対する経皮的上眼静脈直接穿刺

70歳代男性．5カ月前に複視，眼球結膜充血が出現，1カ月前から眼瞼浮腫，眼球突出，左眼痛が出現増悪し眼科を受診，当院紹介となる．脳血管造影では両側内頚動脈のmeningohypophyseal trunk，左内頚動脈artery of the inferior cavernous sinus，左外頚動脈撮影では中硬膜動脈，正円孔動脈，副硬膜動脈から左海綿静脈洞にシャントを認めた．左下錐体静脈洞（inferior petrosal sinus：IPS）は閉塞していた．流出路は拡張した左上眼静脈（superioropthalmic vein：SOV）から両側顔面静脈（facial vein：FV）へと流出していた（図A，B）．SOVのinferior rootは閉塞し，またsuperior rootは強く屈曲，狭窄していた（図C）．眼症状が急速に進行しているため，血管内治療となる．IPS経由は困難と考えられ，左顔面静脈経由での施行としアクセス不能時には上眼静脈直接穿刺の方針とした．

全身麻酔下，大腿静脈より左顔面静脈へのアクセスを試みたが困難で，下顎部から左顔面静脈直接穿刺にて4Frシースを挿入した．先端はheat shapeしたdistal access catheter（DAC）をFV末梢まで誘導，SOV分岐にその先端を挿入し，十分なsupportを得た状態でマイクロカテーテルの上眼静脈本幹への誘導を行ったが，屈曲と狭窄が強く誘導することができなかった．

そこでSOV本幹への直接穿刺とした．術者は患者の頭側に立ち，モニターの向きを術者が見えるように設定した（図D）．バイプレーン透視下で正面管球を軽度尾側に振り眼窩上壁に沿って走行するSOVの左右の穿刺方向と上眼窩裂を確認，側面管球は90°正面管球と直交するようにして上下の穿刺方向を確認した．上眼窩縁の骨を触知し，ロードマップ下で上眼瞼の穿刺部位を決定，直接20Gエラスター針を穿刺し（図E），透視を見ながら眼窩上壁に沿うように挿入した（図F）．このとき術者はバイプレーン透視画像を見ながら行うため，サーフロー（テルモ）への血液のback flowは助手に視認してもらった．サーフローで上眼静脈の本幹を穿刺したのち，本症例では3Frシースを挿入，テープにてシース挿入部を尾側に向け固定した（図G）．シースからExcelsior SL-10（日本ストライカー）を上方および下方のcompartmentに挿入し（図H），コイルを合計7本挿入してシャントを閉塞した．

最後に，マイクロカテーテルをシースとともに上眼静脈刺入部近傍に戻し，Target XL 6×20（日本ストライカー）を上眼静脈内に巻いたのち，刺入部から眼窩内にコイルを巻いて（穿刺部の血

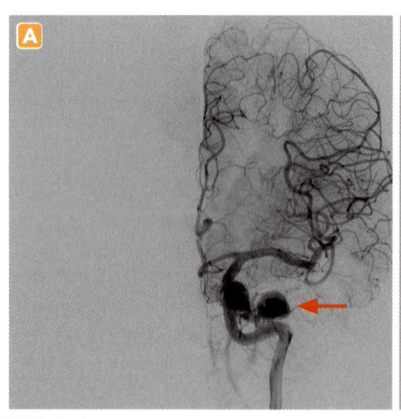
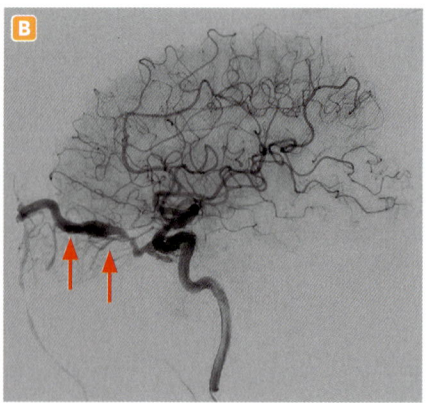

図 症例

A：左内頚動脈撮影正面像．上眼静脈の拡張を認める（矢印）．
B：左内頚動脈撮影側面像．海綿静脈洞からの流出路は前方のみで上眼静脈の拡張を認める（矢印）．

管内外にコイルが入るように）上眼静脈刺入部の止血を行い抜去（図I），皮膚穿刺部を用手圧迫止血した．シャントは完全に消失し（図J），眼症状の改善を得た．

▶ 考　察

海綿静脈洞部dAVFに対する経静脈的塞栓術

は，IPS経由で行われることが多いが，時に血栓化による閉塞や解剖学的理由でアクセス困難となることがある．そのような場合，大腿静脈や外頸静脈から顔面静脈を経由したり，顔面静脈直接穿刺にてSOVにマイクロカテーテルを誘導することもある[1,2]．しかし，この方法でも眼窩内側部の眼角部で屈曲が強く，狭窄を伴う場合などカテーテルが通過できないことがある．このような場合

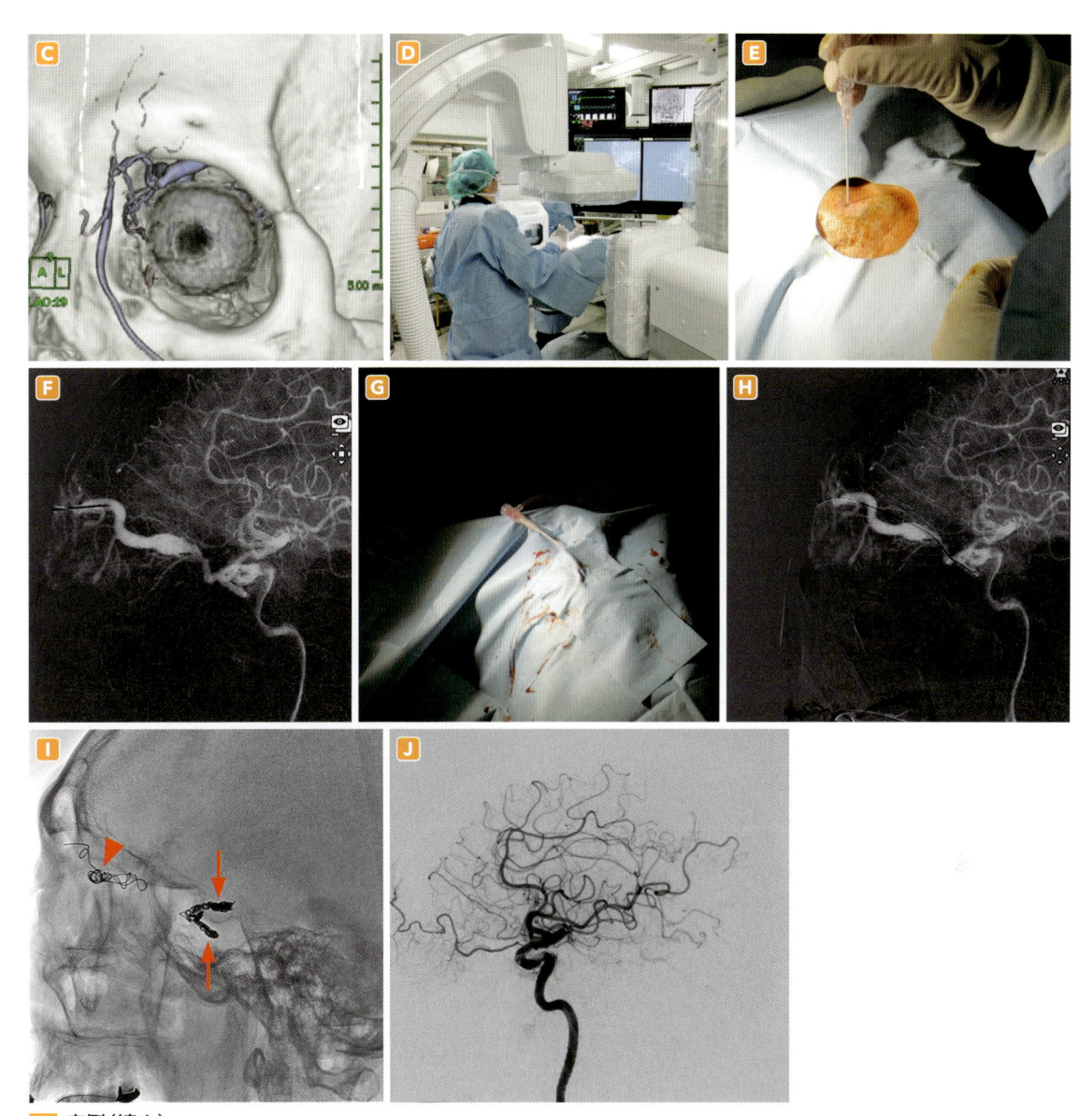

図 症例（続き）

C：Xper CTと 3D-DSAのfusion画像．眼角部近傍で流出路に著しい狭窄と屈曲を認める．
D：直接穿刺時には術者は患者の頭側に立ち，モニターが術者に見えるように配置する．
E：上眼瞼に 20Gのサーフローを穿刺する．
F：ロードマップ下穿刺側面像．
G：3Frシースを尾側に向けてテープで固定．
H：マイクロカテーテルを海綿静脈洞内に誘導．
I：海綿静脈洞内のコイル（矢印）および上眼静脈穿通部の止血コイル（矢頭）．
J：左内頸動脈撮影側面像．シャントは消失した．

にorbital approachが選択される.

Orbital approachには，外科的にSOVを露出して直視下に穿刺する方法と，本例のように経皮的に直接SOVを穿刺する方法がある．外科的SOV露出法は，上眼瞼内側や眉毛内側下縁に小切開を加え，眼輪筋を切開，眼窩隔膜（orbital septum）を開放，脂肪層を剥離してSOVを同定し直視下で穿刺を行う[3,4].

眼窩隔膜は眼輪筋後方の筋膜を構成する線維性組織の層で，眼窩内容物とその上を覆う軟部組織を隔てている．この眼窩隔膜奥の脂肪層にSOVが埋もれているためSOVを見失うことがあり[5]，剥離操作などによって上斜筋や，眼窩上神経の障害，感染，granulomaの形成，滑車の損傷などが起きうるため[6]注意が必要である.

ほとんどの症例でこの直視下でのSOV穿刺は成功するが，露出したSOVの血管径が細く屈曲しているためカテーテルが挿入できない場合[4]や，SOVの血栓化によって露出したSOV前方のsegmentを通過することができないこともある[7].このような場合，直接SOV深部に穿刺をしたり[8]，

開頭の追加を余儀なくされることがある.

一方，経皮的直接穿刺は外科的SOV露出法に比べ，皮膚切開を行わないため美容上の観点から優れ，SOV露出のための外科手術を必要とせず，血管造影室にて速やかに手技が可能であるといった利点が挙げられる．穿刺に際しエコーや透視下での直接穿刺[9]からcone beam CT[10]や，磁場式ナビゲーション[11]支援下の報告もあり，今後これらmodalityの進歩とそれらを駆使することで経皮的直接穿刺の安全性が高まる可能性が期待される.

直接穿刺の危険性として，眼球損傷はもちろんのこと，特に眼窩隔膜後方での穿刺となった場合に球後出血（retrobulbar hematoma）を来すことがある．血腫により急速に眼窩内圧が上昇し永続的な視機能障害を来す可能性が潜在する．しかし速やかなlateral canthotomyなどの眼窩減圧術によって良好な予後が期待できることから[9]，万が一の際のこれらの対応も念頭に置いた上での施行が望ましい.

引用・参考文献

1) Matsumoto A, et al: Cavernous sinus dural arteriovenous fistula treated by facial vein direct puncture: Case report and review of the literature. Interv Neuroradiol 23: 301-6, 2017

2) Gomez-Paz, et a l: Coil embolization of a carotid-cavernous fistula through superior ophthalmic venous access via external jugular vein puncture approach. World Neurosurg 131: 196, 2019

3) Miller NR, et al: Treatment of carotid-cavernous sinus fistulas using a superior ophthalmic vein approach. J Neurosurg 83: 838-42, 1995

4) Wolfe SQ, et al: Operative approach via the superior ophthalmic vein for the endovascular treatment of carotid cavernous fistulas that fail traditional endovascular access. Neurosurgery 66(6 Suppl Operative): 293-9; discussion 299, 2010

5) Reis CV, et al: Anatomy of the superior ophthalmic vein approach for direct endovascular access to vascular lesion of the orbit and cavernous sinus. Neurosurgery 64: 318-23, 2009

6) Quinones D, et al: Embolization of dural cavernous fistulas via superior ophthalmic vein approach. AJNR Am J Neuroradiol 18: 921-8, 1997

7) Leibovich I, et al: Lessons learned from difficult or unsuccessful cannulations of the superior ophthalmic vein in the treatment of cavernous sinus dural fistulas. Ophthalmology 113: 1220-6, 2006

8) Wakui D, et al: A case of carotid cavernous sinus fistula treated with a direct puncture to the thrombosed superior ophthalmic vein. J Neuroendovasc Surg 7: 345-50, 2013

9) Heran MKS, et al: Imaging-guided superior ophthalmic vein access for embolization of dural carotid cavernous fistula: report of 20 cases and review of the literature. AJNR Am J Neuroradiol 40: 699-702, 2019

10) Zheng-Yi Fu, et al: Endovascular treatment of cavernous sinus dural arteriovenous fistulas via direct transorbital puncture using cone-beam computed tomography imaging guidance: report of 3 cases. World Neurosurg 130: 306-12, 2019

11) Sato Y, et al: Usefulness of an electromagnetic navigation system for direct percutaneous puncture of the superior ophthalmic vein. J Neuroendovasc Ther 15: 64-70, 2021

（山崎 貴明）

2 横静脈洞－S状静脈洞dAVF

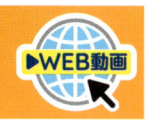

▶1 疫学と発症様式

　我が国では，硬膜動静脈瘻（dural arteriovenous fistula：dAVF）の発生率は，人口10万人当たり年間0.29人との報告があり，横静脈洞－S状静脈洞dAVF（TS-SS dAVF）と静脈洞交会の発生頻度は26.1％とされ，海綿静脈洞部の47.7％についで2番目に高い[1]．海外では，TS-SS dAVFの発生頻度が最も高いとする報告もあり，人種差などによる好発部位の差の可能性が考えられる．発症様式としては，拍動性耳鳴が多いが，皮質静脈への逆流による頭痛や頭蓋内出血や静脈性梗塞による神経症状（失語，運動麻痺，意識障害など）がある．

▶2 画像診断

　他部位のdAVF同様，術前の脳血管撮影は非常に重要である．注目するべきポイントとしてfeeder，シャントの位置，sinus，drainerがあり，classification（Borden分類，Cognard分類など）による評価が必須である．

　その他の重要なポイントとして静脈洞の構造や閉塞部位が挙げられる．罹患静脈洞の形状は正常から大きくかけ離れていることが多く，閉塞，狭窄，蛇行，parasinusなどを有して複雑な形状になっていることがある．そのため，経静脈的塞栓術（transvenous embolization：TVE）の際は，シャントが存在する部位へのアプローチが非常に困難なことが少なくない．アプローチを患側，対側もしくは両側からするか，また，TVE前後に併用する経動脈的塞栓術（transarterial embolization：TAE）の必要性を検討しておく必要がある．

▶3 治療戦略

　TS-SS dAVFの治療方法として，血管内治療（TVE，TAE），開頭術，開頭や穿頭を併用した塞栓術，放射線治療が挙げられる．根治および合併症回避のため，どのような治療方法，どのような組み合わせが適切か検討する必要がある．下記にそれぞれのポイントを提示する．

≫TVE

　TVEの主な戦略はsinus packingであり，罹患静脈洞が正常な静脈灌流に用いられていない場合に可能である．その際に，シャントポイントやdrainerの塞栓を検討する必要がある．塞栓物質としては主にプラチナコイルが用いられるが，Onyxなど液体塞栓物質の併用が有効なことがある．Cavernous sinus dAVFのようにtarget embolizationによる根治が可能な症例も稀に存在する．狭窄した静脈洞からdistal access catheterを用いてアプローチする場合，カテーテルによってドレナージルートが閉塞され治療中に静脈圧が上昇する可能性があるため注意が必要である．この場合，事前にTAEやバルーンによるflow controlを検討してもよい．

　Sinus packingの際の注意点としては，十分な塞栓が行えずシャントが消失しなかったり，塞栓前の撮影では明らかでなかったdrainerやparasinusが出現してシャントが消失しないことが挙げられる．その際には，TVE後に追加のTAEが必要になる場合があるが，S状静脈洞へのfeederはascending pharyngeal artery，occipital arteryのstylomastoid branchなど神経栄養血管を有しているものがありTAEハイリスクなことが少なくない．そのため，我々はsinus packingの際にも可能な限りシャントポイントを経静脈的に閉塞させておくようにし，シャント残存のリスクを低減するようにしている．また，このような場合，OnyxによるTVEも有効なことがある．

≫TAE

　根治的なTAEを行うためには，プラチナコイルやエンボスフィアなど固形塞栓物質では不十分で，液体塞栓物質が必要となる．TS-SS dAVFの主なfeederとして，occipital artery，ascending pharyngeal artery，middle meningeal artery，posterior auricular artery，meningohypophyseal trunk，posterior auricular artery，superficial temporal arteryなどが挙げられる．これらは，神経栄養血管やdangerous anastomosisを有することも多いため，液体塞栓物質を用いる場合は細心の注意を払う必要がある．

　また，TAEを回避した治療戦略を立てることも望ましい．Cognard分類type Iなど罹患静脈洞が正常静脈灌流に用いられている場合，静脈洞の閉塞が困難となるため，バルーンカテーテルによる静脈洞のprotectionを行いながらOnyxによる塞栓を検討する必要がある．固体塞栓物質によるTAEは，flow controlに有効であるもののシャントの閉塞には至らないことが多く，アプローチルートを失うことにつながる可能性があるため，必要

性について十分検討するのが望ましい.

≫ 開頭術および小開頭や穿頭を併用した塞栓術

dAVFに対する開頭術としてsurgical excisionやskeletonizationなどの報告があるが[2, 3]，我が国ではTS-SS dAVFに対して一般的とは言い難い．一方，経静脈的にカテーテル誘導が困難なisolated sinusなどに対して，小開頭や穿頭を用いて直接的にsinusにアプローチする方法がある．罹患静脈洞に直接穿刺する方法とdrainerとなっている皮質静脈に穿刺する方法がある．いずれの場合も穿刺が非常に重要で，穿刺時に出血を来した場合，止血に難渋する可能性があるため注意する．

≫ 放射線治療

定位放射線治療は，閉塞までに時間を要するた

め，塞栓術後の残存病変や塞栓術および手術が困難な病変に対してよい適応となる．照射可能な病変は3cmとされるが，ターゲットの体積が10mL強でも照射可能とされる[4]．照射後の浮腫，脱毛，嚢胞性病変，海綿状血管腫，放射線壊死，放射線誘発腫瘍，放射線誘発血管障害などに注意が必要である.

≫ 静脈洞形成術

静脈還流障害の改善を目的に，狭窄を来した静脈洞に経皮的血管形成術（percutanous transluminal angioplasty：PTA）やステント留置を行うことがある．TVEのdistal access catheter（DAC）誘導にて静脈還流障害増悪の可能性がある場合，PTAによるレスキューも検討可能である．また，ステント留置により治癒を来した報告もある[5].

症例 ❶ TSおよびSSのほぼ全域にシャントを来していたisolated sinus dAVFに対してTAEを行った 1 例 ▶WEB

80歳代男性．重度の意識障害にて発症．頭部CTにて左側頭葉の脳出血および頭部MRIにてdAVFを認めた（図1）．全身麻酔下にて脳血管撮影の後，一期的に血管内治療を施行することとした．経静脈的アプローチを試みたが，エコーにて両側とも大腿静脈閉塞していたためTAEを行った．頸動脈撮影にてTSおよびSSのほぼ全域に多数のシャントを有したisolated sinus dAVF（Cognard分類type Ⅲ）を認めた（図2）．

Flow control目的にScepter C（テルモ）をascending pharyngeal arteryに誘導し，中硬膜動脈（middle meningeal artery：MMA）posterior convexity branchのDeFrictor（メディコスヒラタ）および後頭動脈（occipital artery：OA）mastoid branchのEchelon 10（日本メドトロニック）よりOnyx 18を用いてTAEを行った．Multiple

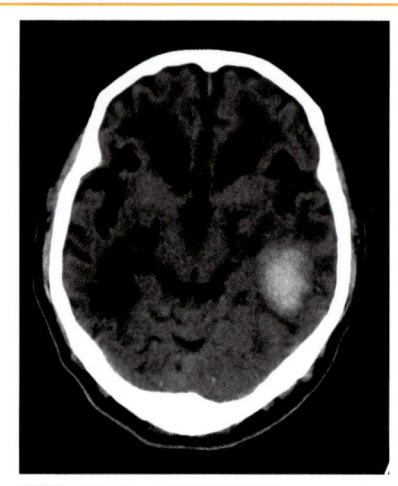

図1 症例 1 頭部CT画像
左側頭葉に脳内出血を認めた.

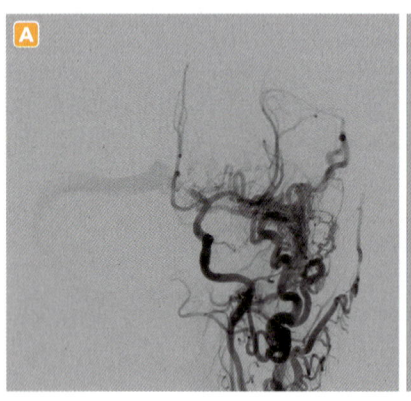
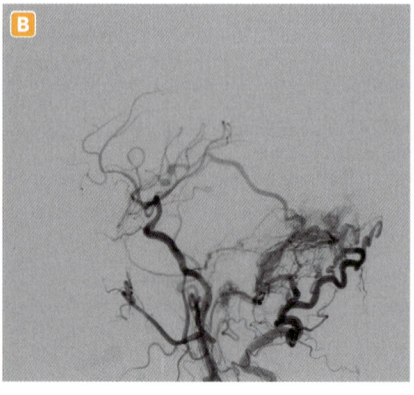

図2 症例 1 左総頸動脈撮影
左総頸動脈撮影（**A**：正面，**B**：側面）にて左TS-SS dAVFを認めた．OA，MMA，ascending pharyngeal arteryなどが主なfeederで，シャントはTS-SSのほぼ全域に拡がっていた．Cortical veinを経由して対側TSへdrainageしていた.

injection technique を用いて交互に注入し，シャントを減少させることができた（図3）．TS-SS corner のシャントや Labbé は閉塞できたが，SS，TS の内側部のシャントは閉塞に至らなかった．再度，別な mastoid branch に Echelon 10 を誘導して Onyx 18 を注入した（図4）．SS のシャントが消失し，TS の内側部のシャントも減少した．次に DeFrictor を OA の distal に誘導して静脈洞交会付近まで到達できたため，Onyx 18 を注入した（図5）．最終的に TS，SS 全域を閉塞でき，シャントを消失し得た（図6）．術後，新規脳出血，脳梗塞や新規神経学的異常所見などの異常を認めなかった．

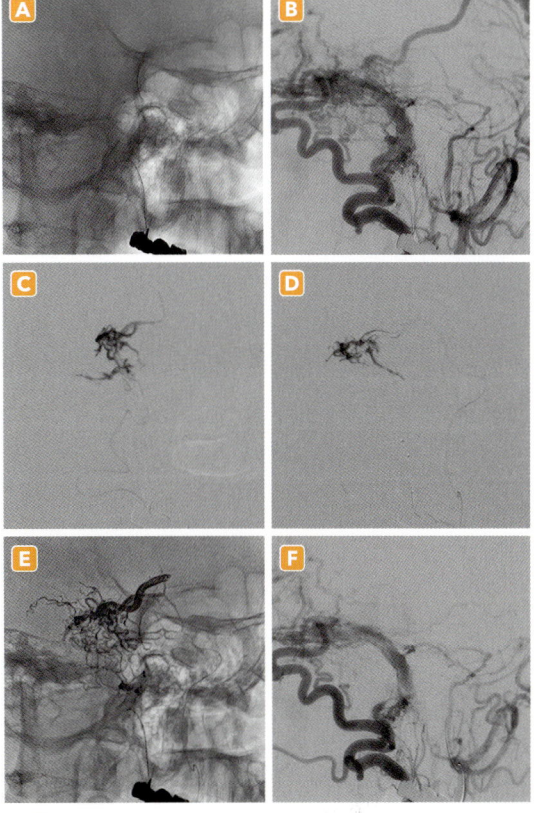

図3 症例1 OnyxによるTAE①
左外頸動脈撮影，右前斜位（**A**，**B**）．MMA posterior convexity branch（**C**）およびOA mastoid branch（**D**）からOnyx 18 を用いてTAEを行った．Multple injection techniqueを用いて交互に注入した．TS-SS cornerをまたぐようにOnyxが浸透し，Labbéなどが閉塞した（**E**，**F**）．

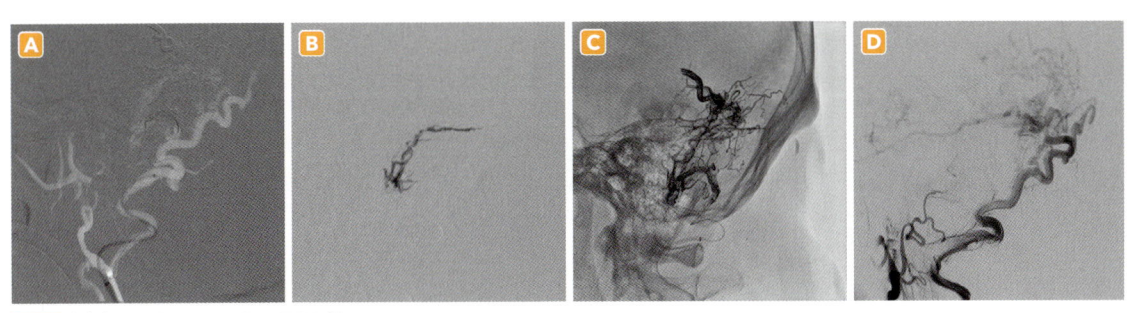

図4 症例1 OnyxによるTAE②
左側面外頸動脈撮影のロードマップにてOA mastoid branchにカテーテルを誘導し（**A**），Onyx 18 を用いてTAEを行った（**B**）．SSからTSにかけてOnyx castを作ることができ（**C**），外頸動脈撮影にてSSのシャントは消失した（**D**）．

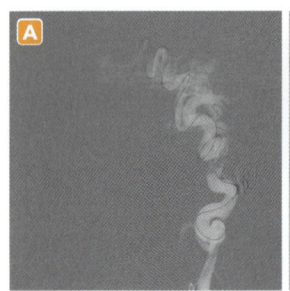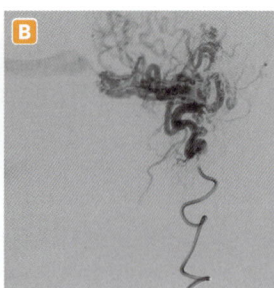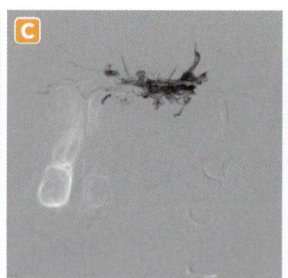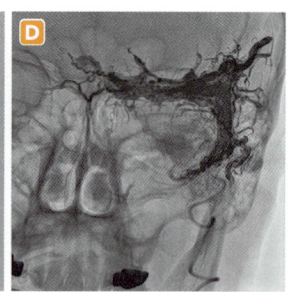

図5 症例1　OnyxによるTAE③

OA撮影正面像ロードマップでのDefrictor誘導（**A**），および誘導後の撮影（**B**）．OA末梢の静脈洞交会付近よりOnyx 18を注入した（**C**）．TSからSSにかけてisolated sinus全体にcastを作製することができた（**D**）．

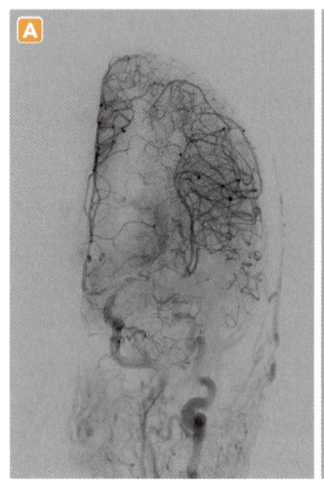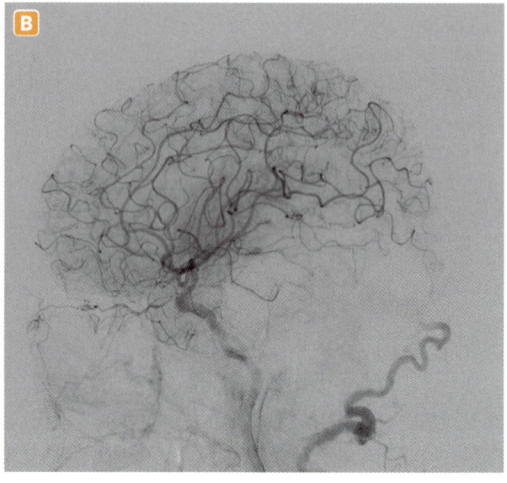

図6 症例1　塞栓術後

総頚動脈撮影（**A**：正面，**B**：側面）にて，シャント消失を認めた．

症例❷　経静脈的アプローチが困難で穿頭による静脈洞直接穿刺にて塞栓術を行った1例

　70歳代男性．頭痛にてMRI撮影したところ，上矢状静脈洞（superior sagittal sinus：SSS）および左SSに2カ所のdAVFを認めた．血管撮影を行うと，SSS dAVFはisolated sinusとなっており，SS dAVFは患側のSSと対側のTSが閉塞し，straight sinus，下錐体静脈洞（inferior petrosal sinus：IPS）およびcortical veinなどにdrainageしていた．

　まずSSS dAVFに対する治療を行った．TVEを試みたが，右TSおよび左SSの閉塞部位を通過することができず，Onyxを用いたTAEにてシャント閉塞が得られた．次に，左SS dAVFに対する治療を行うこととした（図7）．初回治療にてsinus閉塞部位にカテーテルを誘導すること

ができなかったこと，main feederがascending pharyngeal arteryでTAEによる神経栄養血管閉塞のリスクが高いと判断されることから，穿頭にてsinusの直接穿刺を行うこととした．全身麻酔下にて右半側臥位とし，3Dロードマップなどでsinusの位置を同定した後，穿頭を行った（図8A，B）．ダイヤモンドバーにて穿頭部を拡げ，20G留置針にてTSを直接穿刺した（図8C，D）．留置針よりEchelon 10をシャントポイントがあるSS近位部まで誘導しプラチナコイルにてsinus packingを行ったところ，シャント消失を確認した（図9，10）．術後，頭蓋内出血や脳梗塞の出現なく，神経学的異常所見も認められなかった．

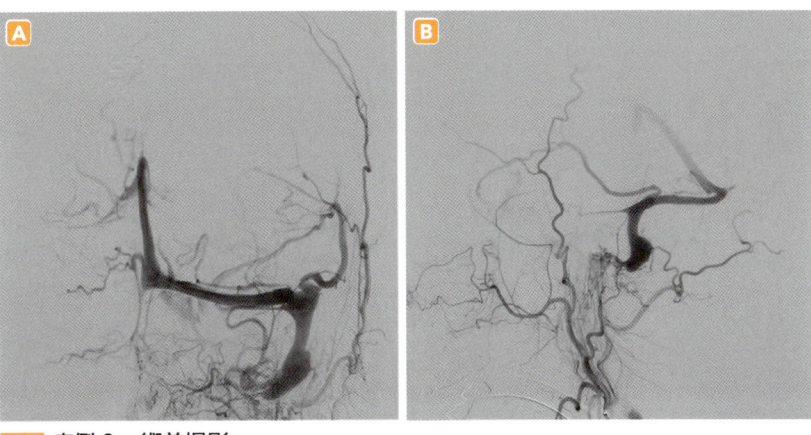

図7 症例2 術前撮影

左外頚動脈撮影（**A**：正面像，**B**：左側面像）にてSS dAVFを認める．左ascending pharyngeal arteryをmain feederとして，OA mastoid branchなどからもfeedingされていた．Drainerは，straight sinus, Labbé, IPSであった．

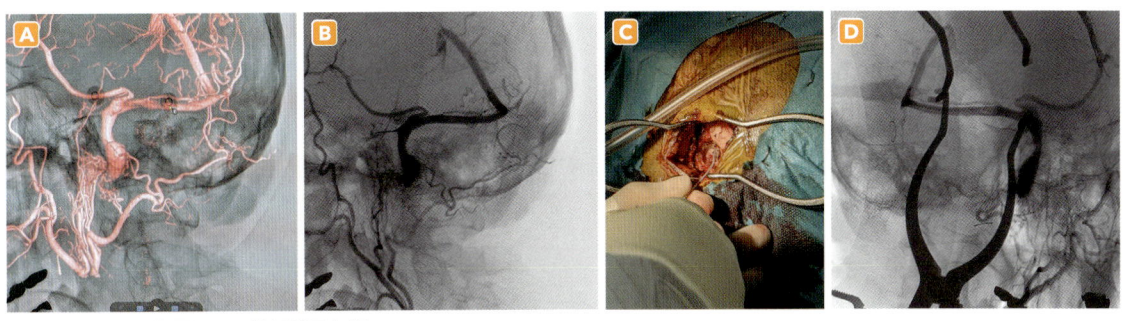

図8 症例2 穿頭および静脈洞穿刺

3Dロードマップおよび撮影でsinusの位置を確認し穿頭位置を決定した（**A**：3Dロードマップ，**B**：左外頚動脈撮影）．Burr holeをダイヤモンドバーにて拡大した後，20G留置針を用いて直接穿刺した（**C**）．外頚動脈撮影にて穿刺位置を確認した（**D**）．

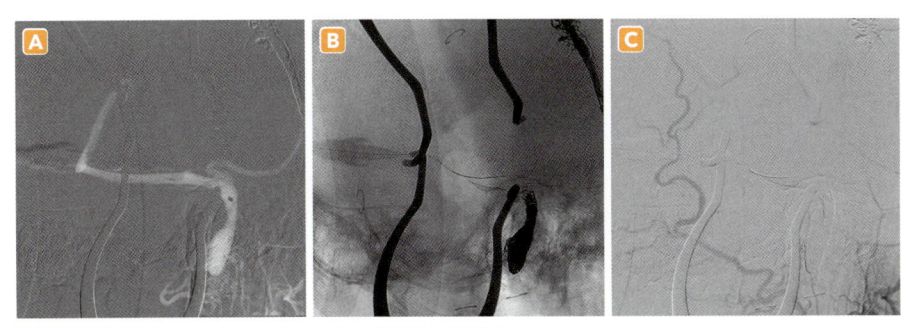

図9 症例2 マイクロカテーテルの誘導と塞栓術

留置針よりEchelon 10をSSに進めた（**A**）．罹患静脈洞をプラチナコイルにて塞栓し（**B**），シャントは消失した（**C**）．

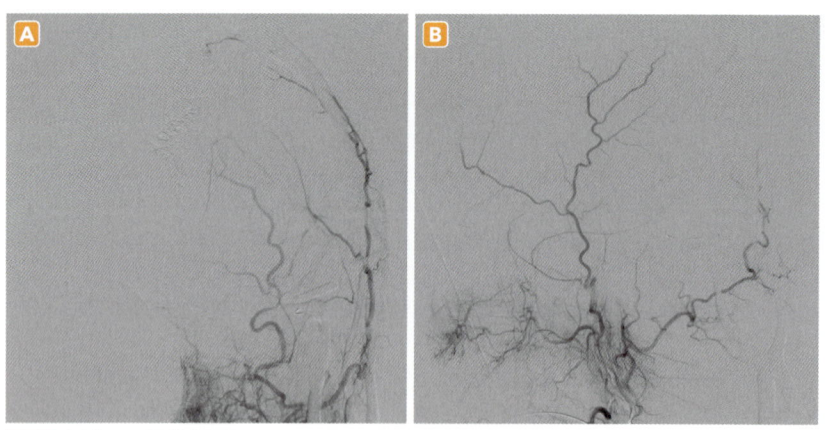

図10 症例2　術後撮影

左外頸動脈撮影にて，SSSおよびSS dAVFの閉塞を認めた（**A**：正面像，**B**：左側面像）.

症例 ③　OnyxによるTVEが有用であった 1 例 ▶WEB

60歳代男性．頭痛にて近医でMRI施行し，dAVFを認め紹介受診となった．脳血管撮影にて右TS-SS dAVF（Cognard Ⅱa＋b）を認めた（図11）．Drainerは，対側TS，straight sinus，cortical veinであったため，TVEにてsinus packingすることとした．まず，MMAよりScepter Cを誘導したところ，標的とするsinusまで到達した（図12A）．また，対側TS経由にて罹患静脈洞へマイクロカテーテルを2本誘導した（図12B）.

Sinus packingを行った後，TSのparasinusが出現し，cortical venous refluxが残存した（図13）．そのため，MMAのScepterとsinus内のEchelonよりOnyx 18を注入した（図14）．Multiple catheter injection techniqueにて交互に注入を行い罹患静脈洞全体にOnyx castを作製することができ（図15），シャント消失を認めた（図16）．術後，頭蓋内出血や脳梗塞の出現なく，神経学的異常所見も認められなかった.

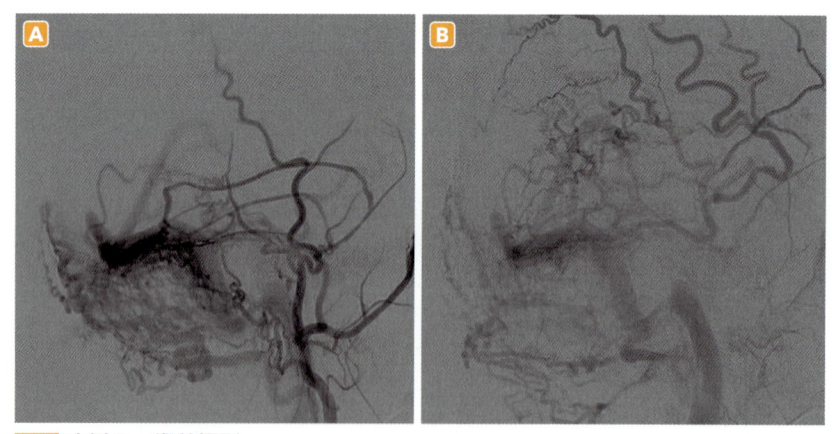

図11 症例3　術前撮影

右外頸動脈撮影側面像にて 右TS-SS dAVFを認めた（**A**：動脈相早期，**B**：静脈相）．OA，MMA，ascending pharyngeal arteryなどをfeederとし，対側TS，straight sinus，cortical veinにdrainageしていた.

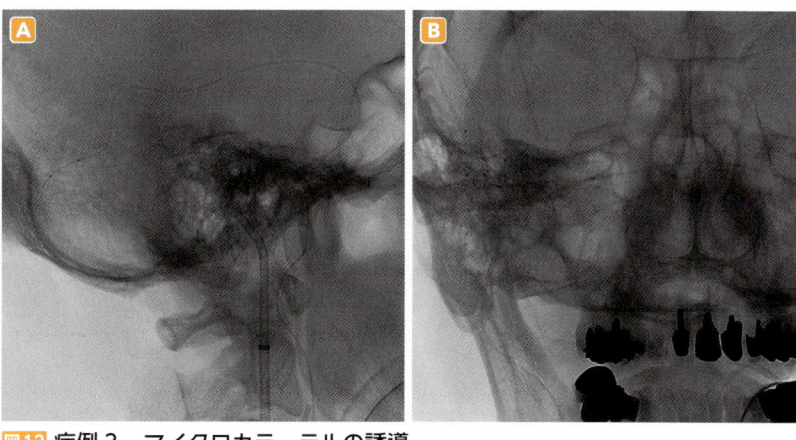

図12 症例3　マイクロカテーテルの誘導

右MMAよりScepter C 4 × 10mmを誘導したところ，TSに到達した（**A**）．また，対側のTS経由にてEchelon 14とScepter C 4 × 10mmを右TSに誘導した（**B**）．

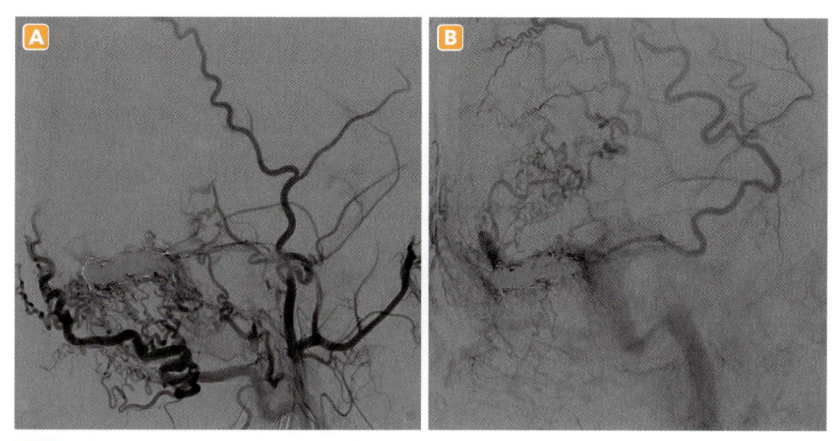

図13 症例3　Sinus packing後の撮影

Sinus packing後に右外頸動脈撮影（**A**：動脈相，**B**：静脈相）を行うと，シャントは消失しておらず，parasinusを経由したcortical venou refluxを認めた．

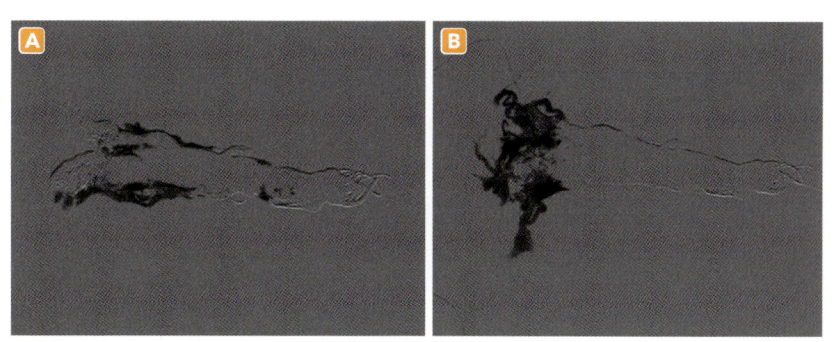

図14 症例3　Onyxの注入

Sinus内のEchelon 14およびMMA経由のScepter CよりOnyx 18を注入したところ，sinus内に浸透していった（**A，B**）．

125

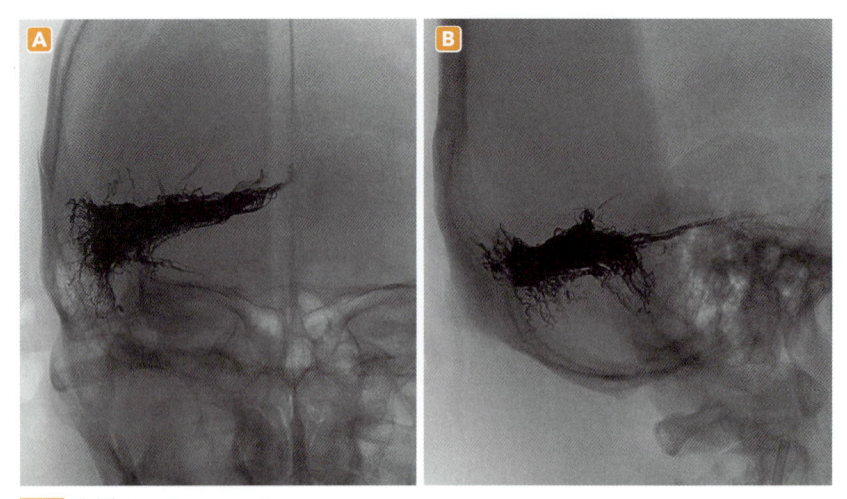

図15 症例3 Onyx cast

OnyxにてTVEを行った後のcast（**A**：正面像，**B**：右側面像）．罹患静脈洞全体に拡がり，feederやdrainerに到達している様子が確認できた．

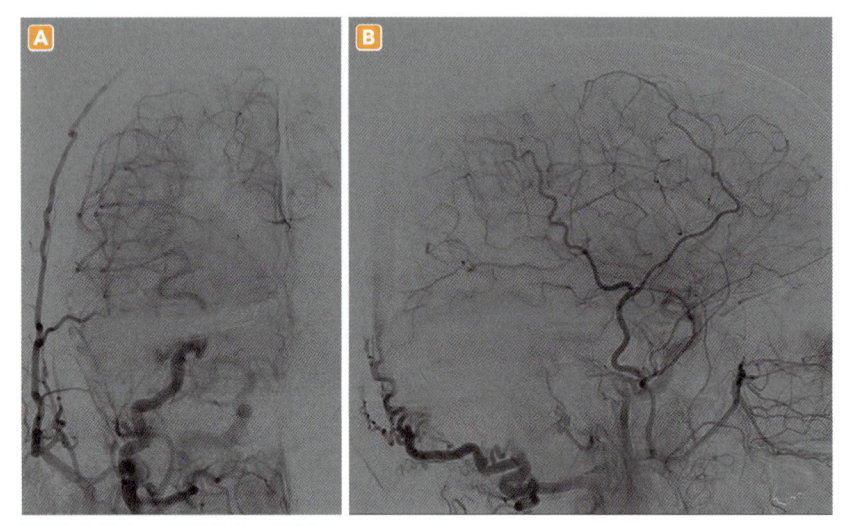

図16 症例3 塞栓術後の撮影

右総頸動脈撮影にてシャントの消失を認めた（**A**：正面像，**B**：右側面像）．

引用・参考文献

1) 桑山直也：わが国における頭蓋内および脊髄硬膜動静脈瘻の疫学的調査．平成15年度〜平成16年度科学研究費補助金（基盤研究（C）(2)）研究成果報告書（15591512），平成17年3月

2) Sundt TM Jr, et al: The surgical approach to arteriovenous malformations of the lateral and sigmoid dural sinuses. J Neurosurg 59: 32-9, 1983

3) Sarma D, et al: Management of intracranial dural arteriovenous shunts in adults. Eur J Radiol 46: 206-20, 2003

4) 芹澤徹ほか：脳動静脈奇形と硬膜脳動静脈瘻に対する定位放射線治療の役割．Jpn J Neurosurg（Tokyo）22: 917-26, 2013

5) Liebig T, et al: Reconstructive treatment of dural arteriovenous fistulas of the transverse and sigmoid sinus: transvenous angioplasty and stent deployment. Neuroradiology 47: 543-51, 2005

（奥村 浩隆，寺田 友昭）

3 テント部dAVF

❶ 疾患の解説と診断・治療の概要

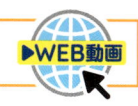

▶ はじめに

　本疾患は発症形態の深刻さに加え，その診断，血行動態（特に流出静脈系）の把握，治療戦略，治療手技，どれをとっても硬膜動静脈瘻（dural arteriovenous fistula：dAVF）のなかで最も難解な病変である．Feeder, shunt point, drainerをしっかり把握し治療方針を決定する必要がある．

▶1 疫学，症状，診断

　テント部に発生するdAVFは全体の数％である．JR-NET（日本の脳神経血管内治療に関する登録研究，循環器病研究委託費事業17公-1）の調査[1]では4.8％（863例中41例）であった（疫学調査，JR-NET）．また，平松らのJR-NET2の調査[2]では，2007～2009年の3年間で1,075人中31（2.9％）であった．平均年齢は59歳で，68％が男性であった．近年報告されたJR-NET3[3]では，2010～2014年の5年間で，1,458人中73人（5.0％）とdAVFの数％で，著明な変化はみられないことがわかる．

　発症様式は脳出血（32％），静脈梗塞（10％）などといったいわゆるaggressive featureを呈する率が40％以上と比較的高いことが特徴である．稀に小脳橋角部周辺に発生した静脈瘤が三叉神経痛[4]や顔面痙攣[5]を生じたり，脊髄静脈への還流のために進行性脊髄症を呈したりする[5,6]．海綿静脈洞部dAVFのように局在診断に直接つながる症状・症候がないのは，本病変の静脈還流形態が非常に多様であるということに起因する．脳出血，静脈梗塞，静脈瘤のmass effectによる「局所神経脱落症状」，視力低下，認知症などのいわゆる「慢性頭蓋内圧亢進症状」，水頭症などの「髄液還流障害」など，どれをとってもテント部dAVFと推定できる症状はない．

　診断には，本疾患を念頭に置いて検査を進めることが重要である．CT angiographyやMRIは非常に有用な検査法であるが，確定診断と治療方針の決定，治療戦略の組み立てには詳細な血管撮影（時にはmicroangiography）が不可避である．血管の静的イメージだけではなく，動的イメージが必要だからである．

▶2 血行動態

≫ 流入系

本病変の流入動脈を以下に列挙する．

- 外頸動脈系：後頭動脈，中硬膜動脈，上行咽頭動脈など．
- 内頸動脈系：meningohypophyseal trunkから分枝するmarginal tentorial artery（いわゆるartery of Bernasconi and Cassinari[7]，他にbasal tentorial artery, medial tentorialarteryなどの名称あり），inferolateral trunkから分枝するtentorial branch.
- 椎骨脳底動脈系：椎骨動脈から分枝する後硬膜枝（posterior meningeal branch）のほか，上小脳動脈の硬膜枝，後大脳動脈の硬膜枝（いわゆる，artery of Davidoff and Schechter[8]），後ろ2者は脳幹部背側に周った後，テント切痕からテントに入る．

≫ 流出系

　本病変の流出経路を把握するには後頭蓋窩静脈の詳細な解剖学的知識が必要である．後頭蓋窩静脈はgalenic（superior）draining group, petrosal（anterior）draining group, tentorial（posterior）draining groupに分けて整理すると理解しやすい[9,10]．

- galenic draining group（図1）：lateral mesencephalic vein, basal vein of Rosenthal, precentral cerebellar vein, superior vermian vein.
- petrosal draining group（図2）：transverse pontine vein, anterior pontomesencephalic vein, vein of great horizontal fissure（cerebellar hemispheric group），vein of lateral recess.
- tentorial draining group

　この3者はそれぞれ独立した系ではなく，吻合路が存在する．重要なのはgalenic groupとpetrosal group間の吻合である（図3）．「transverse pontine vein ⇔ anterior pontomesencephalic vein ⇔ peduncular vein ⇔ basal vein of Rosenthal」を介する経路と，「brachial tributary ⇔ lateral mesencephalic vein ⇔ precentral cerebellar vein」を介する経路がある．

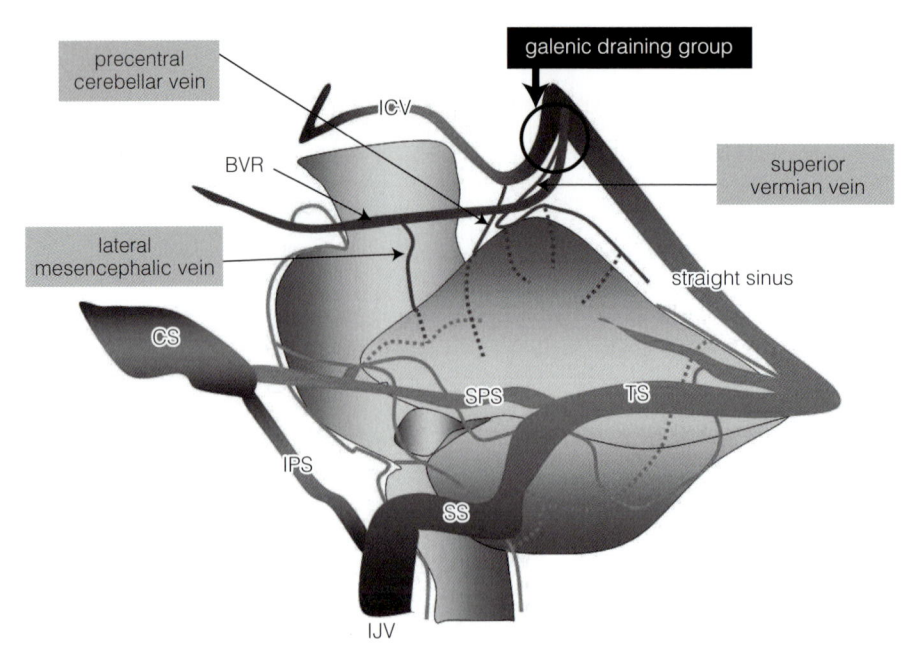

図1 galenic draining group

BVR：basal vein of Rosenthal，CS：cavernous sinus，ICV：internal cerebral vein，
IJV：internal jugular vein，IPS：inferior petrosal sinus，SPS：superior petrosal sinus，
SS：sigmoid sinus，TS：transverse sinus

（文献9を参考に作成）

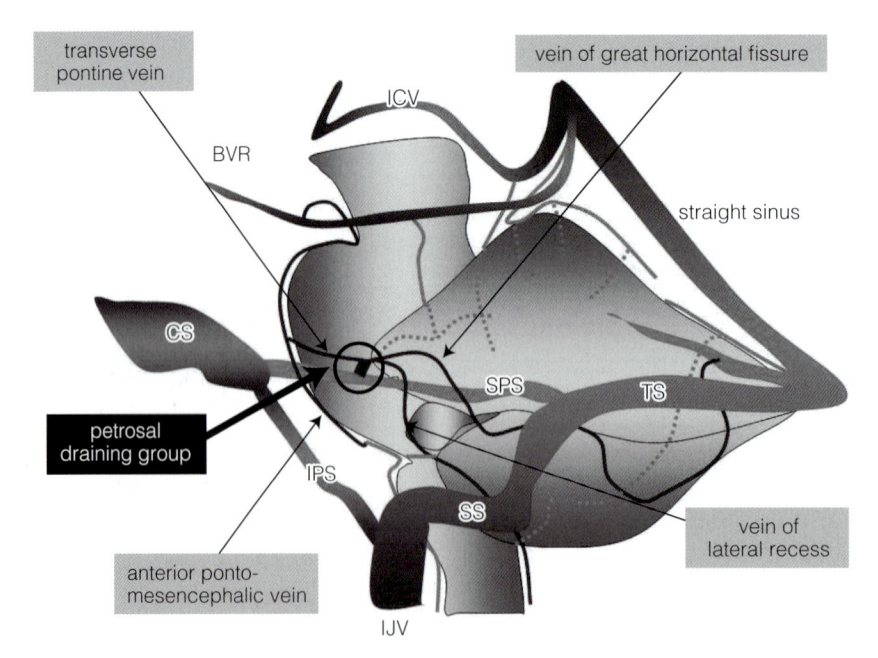

図2 petrosal draining group

BVR：basal vein of Rosenthal，CS：cavernous sinus，ICV：internal cerebral vein，
IJV：internal jugular vein，IPS：inferior petrosal sinus，SPS：superior petrosal sinus，
SS：sigmoid sinus，TS：transverse sinus

（文献9を参考に作成）

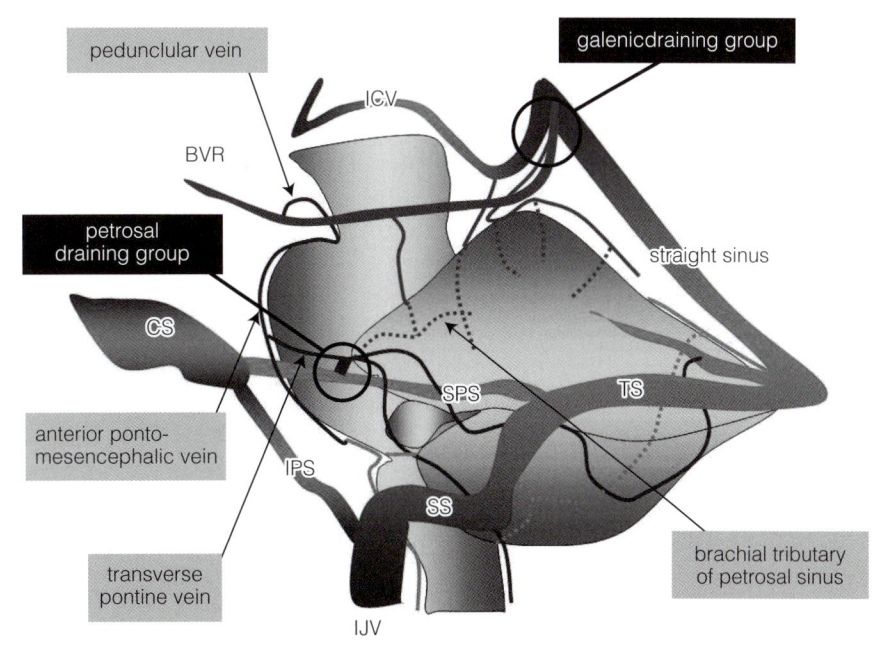

図3 Galenic draining groupとpetrosal draining groupの吻合路

BVR：basal vein of Rosenthal, CS：cavernous sinus, ICV：internal cerebral vein, IJV：internal jugular vein, IPS：inferior petrosal sinus, SPS：superior petrosal sinus, SS：sigmoid sinus, TS：transverse sinus

（文献9を参考に作成）

▶ 3 分 類

テント部dAVFは静脈還流方向により正中タイプと外側タイプに大別できると，筆者は考えている．これは後述する外科療法のアプローチを決定するうえで有用である．正中タイプはいわゆるgalenic draining group に逆行性還流を呈し，外側タイプはpetrosal draining groupに還流する．もちろん両者間の吻合路を介して双方が造影されることがある．Lawtonら[11] は直静脈洞や上錐体静脈洞を含め，発生部位別に次の6型に分類している．

type-1：galenic fistula

type-2：straight sinus fistula

type-3：torcular fistula

type-4：tentorial sinus fistula

type-5：superior petrosal sinus fistula

type-6：incisural fistula

▶ 4 治 療

テント部dAVFの治療に共通の法則はない．個々の症例の血行動態に応じた治療戦略を立てる必要があり，血管内治療，外科治療，定位放射線治療，保存的治療を柔軟に組み合わせるべきであ

る．2018年にOnyx，2023年にn-butyl-2-cyanoac-rylate（NBCA）が保険適用となり，使用できる液体塞栓物質は増えてきており，血管内治療の選択肢は増えてきている．

≫血管内治療

液体塞栓物質を用いたtransarterial emboliza-tion（TAE）は，根治的であるが熟練を要する．しかし，近年Onyxが保険適用となり，DeFrictor（メディコスヒラタ），CHIKAI X 010（朝日インテック）が発売され，これらの組み合わせにより，shunt point直近までアクセス可能となり，TAEの成績が向上している（**図4**）．また，以前はnon sinus typeの病変に経静脈的塞栓術（transvenous embolization：TVE）はほとんど適応にならなかったが，TAEのリスクが高い症例や，TAEが不成功の症例に対して，TVEを追加し治療できるようになってきている（**図5 ▶WEB**）．これらの組み合わせにより，筆者らの報告では90％近くの根治率を得られるようになってきている[12]．

≫外科治療

テント部dAVFの治療においては外科治療が従来から行われてきている．Lawtonら[11]（UCSFのグループ）は発生部位によって病変を6型に分けることにより，以下のようにアプローチのアルゴリズムがほぼ決定できる，と述べている．唯一

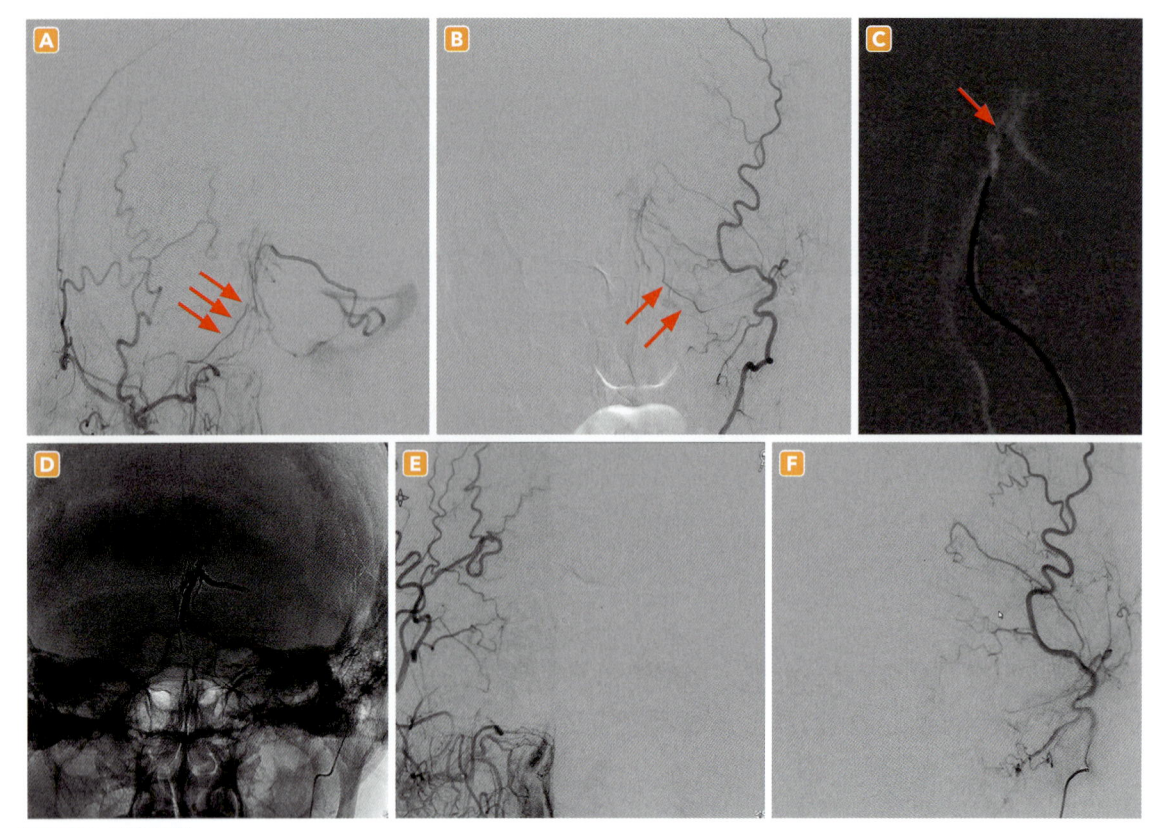

図4 TAEの症例

50歳代男性．最もアクセスしやすい後頭動脈のhypoglossal branch（**B**）からDeFrictor，CHIKAI X 010の組み合わせでシャント直近まで誘導（**C**）．撮影ではDrainerが描出されたため，Onyx 34を用いて塞栓（**D**）を行い，完全消失を得た（**E, F**）．

A：右外頚動脈撮影・正面像．矢印は上行咽頭動脈のhypoglossal branch．

B：左後頭動脈撮影・正面像．矢印は後頭動脈のhypoglossal branch．

C：カテーテル誘導時のロードマップ画像．矢印はDeFrictorのカテーテルマーカー．

D：Onyx注入後の透視画像．

E：右外頚動脈撮影・正面像．シャントは消失している．

F：左後頭動脈撮影・正面像．シャントは消失している．

の最終目標は流出静脈の遮断である．

- type-1（galenic fistula）：posterior interhemispheric approach
- type-2（straight sinus fistula）：supracerebellar-infratentorial approach
- type-3（torcular fistula）：torcular approach
- type-4（tentorial sinus fistula）：supratentorial-infraoccipital approach
- type-5（superior petrosal sinus fistula）：extended retrosigmoid approach
- type-6（incisural fistula）：retrosigmoid, subtemporal, or pterional approach

Kakarlaら[5]（Barrow Neurological Instituteのグループ）はやはりシャントの部位により，最適なアプローチが以下のように決まると述べている．

- テント前1/3にシャント部位があり，脳底静脈に還流する：orbitozygomatic approach
- テント中1/3にシャント部位があり，petrosal veinに還流する：retrosigmoid suboccipital approach
- テント後面にシャント部位がある：supracerebellar-infratentorial approach

≫定位放射線治療

血管内治療，外科治療を駆使してもシャントが残存する場合，残る治療法はstereotactic radiosurgery（SRS）ということになる．

2010年のCifarelliら[13]の報告によれば，SRS後に追跡できた頭蓋内dAVFの46例中，30例（65％）が閉塞している．そしてSRSが有効と予測される病変はBorden[14]のtype-1で皮質静脈還流がないことであると述べている．実際，この報告には16例のテント部dAVFが含まれているが，

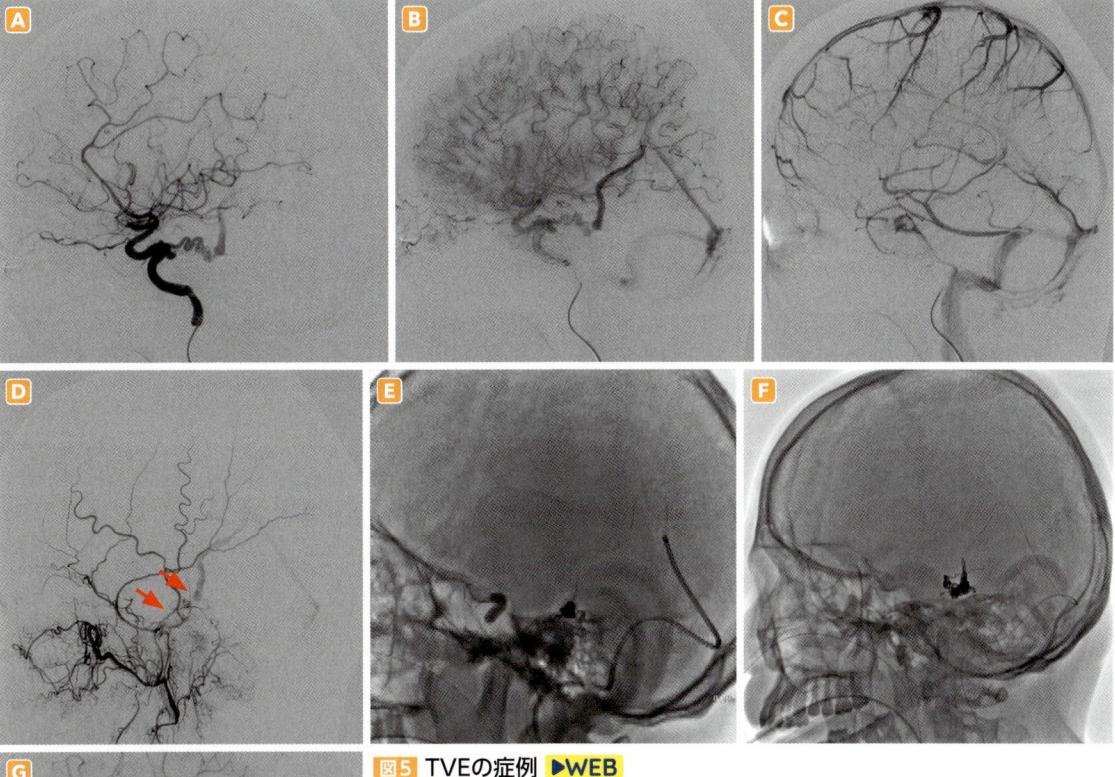

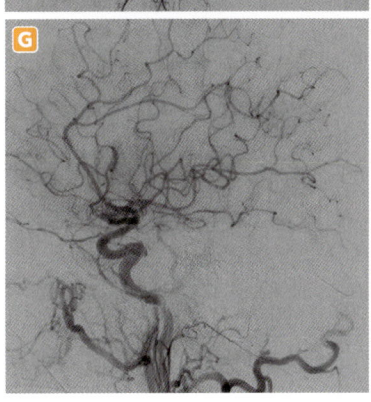

図5 TVEの症例 ▶WEB

左頚部にシースを挿入．ガイディングカテーテルをstraight sinusに誘導後，コイル用のマイクロカテーテルを留置．DeFrictorをシャント直近に留置しておき，コイル挿入．バルーンカテーテルを右内頚動脈に留置し遮断した後にOnyxを注入し，シャントを完全閉塞させた．注入後のマイクロカテーテルは牽引して頚部で切断し皮下に埋没させた．

A：右内頚動脈撮影・側面像．動脈相．MHTからbasal veinのシャントが見られる．
B：右内頚動脈撮影・側面像．毛細血管相．
C：右内頚動脈撮影・側面像．静脈相．Basal veinが正常灌流に使用されている．
D：右外頚動脈撮影・側面像．中硬膜動脈のpetrosal branchからbasal veinへのシャントが見られる（矢印）．
E：治療時の透視画像．コイル挿入後，内頚動脈をバルーンで閉塞している．
F：治療後の透視画像．Feeder, shunt, drainerにOnyxが確認できる．
G：右内頚動脈撮影・側面像．シャントは消失している．

SRS 後に追跡できた13例中，閉塞したのは8例（61％）であった．テント部dAVF 17例の治療結果を報告しているTomakら[15]はSRSに否定的である．病変が閉塞するまでにかかる時間が長く，この間に出血イベントが生じて転帰が悪くなるためと述べている．2019年のStarkeら[16]の114例の報告では，転帰不良例は他のdAVFと比べて2.11倍予後不良であったことが示されている．

総合的に判断すると，テント病変では残存シャントがSRSで閉塞する確率は2/3程度であり，しかもその間に症状が悪化することもあるというのが現状のようである．

引用・参考文献

1) 桑山直也ほか：わが国における硬膜動静脈瘻の治療の現状. 脳外誌 20: 12-9, 2011

2) Hiramatsu M, et al: Epidemiology of dural arteriovenous fistula in Japan: Analysis of Japanese Registry of Neuroendovascular Therapy (JR-NET2). Neurol Med Chir (Tokyo) 54 (Suppl 2): 63-71, 2014

3) Hiramatsu M, et al: Results of 1940 embolizations for dural arteriovenous fistulas: Japanese Registry of Neuroendovascular Therapy (JR-NET3). J Neurosurg 133: 166-73, 2020

4) Rahme R, et al: Dural arteriovenous malformation：an unusual cause of trigeminal neuralgia. Acta Neurochir (Wien) 149: 937-41, 2007

5) Kakarla UK, et al: Surgical treatment of high-risk intracranial dural arteriovenous fistulae: Clinical outcomes and avoidance of complications. Neurosurgery 61: 447-59, 2007

6) Picard L, et al: Dural fistulae of the tentorium cerebelli. J Neuroradiol 17: 161-81, 1990

7) Bernasconi V, et al: Un sengo carotidografico tipico di meningioma del tentorio. Chirurgia 11: 586-88, 1956

8) Weinstein M, et al: Meningeal branch of the posterior cerebral artery. Neuroradiology 7: 129-31, 1974

9) Huang YP, et al: The veins of the posterior fossa--superior or galenic draining group. Am J Roentgenol Radium Ther Nucl Med 95: 808-21, 1965

10) Huang YP, et al：The vein of the posterior fossa--anterior or petrosal draining group. Am J Roentgenol Radium Ther Nucl Med 104：36-56, 1968.

11) Lawton MT, et al: Tentorial dural arteriovenous fistulae: operative strategies and microsurgical results for six types. Neurosurgery 62（3 Suppl 1）: 110-25, 2008

12) Matsuda Y, et al: Intracranial Non-Sinus-Type Dural Arteriovenous Fistulas Could Be Curable by Transarterial Embolization or Transvenous Embolization with Liquid Embolic Material. J Neuroendovasc Ther 17: 196-201, 2023

13) Cifarelli CP, et al: Gamma knife radiosurgery for dural arteriovenous fistulas. Neurosurgery 67: 1230-5, 2010

14) Borden JA, et al：A proposed classification for spinal and cranial dural arteriovenous fistulous malformations and implications for treatment. J Neurosurg 82: 166-79, 1995

15) Tomak PR, et al: Evolution of the management of tentorial dural arteriovenous malformations. Neurosurgery 52: 750-60, 2003

16) Starke RM, et al: Evaluation of stereotactic radiosurgery for cerebral dural arteriovenous fistulas in a multicenter international consortium. J Neurosurg 132: 114-21, 2020

（松田 芳和）

3 テント部dAVF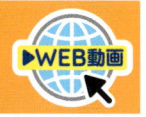

❷ 心停止下のOnyx注入テント部dAVF

症例 Rapid ventricular pacingを併用して心停止下にOnyx注入を施行したテント部dAVF ▶WEB

▶1 治療の概要 （図1）

50歳代男性. 脳ドックで異常を指摘され, 当科外来を紹介された. 脳血管撮影では左内頚動脈 （internal carotid artery：ICA）, 左外頚動脈 （external carotid artery：ECA）からそれぞれtentorial artery, middle meningeal arteryより描出されるtentorial dural arteriovenous fistula （AVF）を認め, 静脈瘤を介して深部静脈系へ導出されていた. 出血リスクが予想され血管内治療の適応を検討したが, 静脈側からのアクセスは不可能で, 動脈側も血管径が細く屈曲しており, シャントポイント直近へのマイクロカテーテル到達は困難と予想された.

根治には塞栓物質を静脈側まで到達させる必要があり, その可能性を高めるため一時ペースメーカーの挿入によるrapid ventricular pacing（RVP）を併用する手技を計画・実施し, 完全閉塞を得ることができた.

▶2 血管内治療手技 （図2, 3）

術前, 循環器科での診察・予備検査で心血管系の異常がないことを確認した. 全身麻酔を導入し, 循環器科医により一時ペースメーカーを挿入した. 左ECAに6Fr Envoy （Johnson & Johnson）

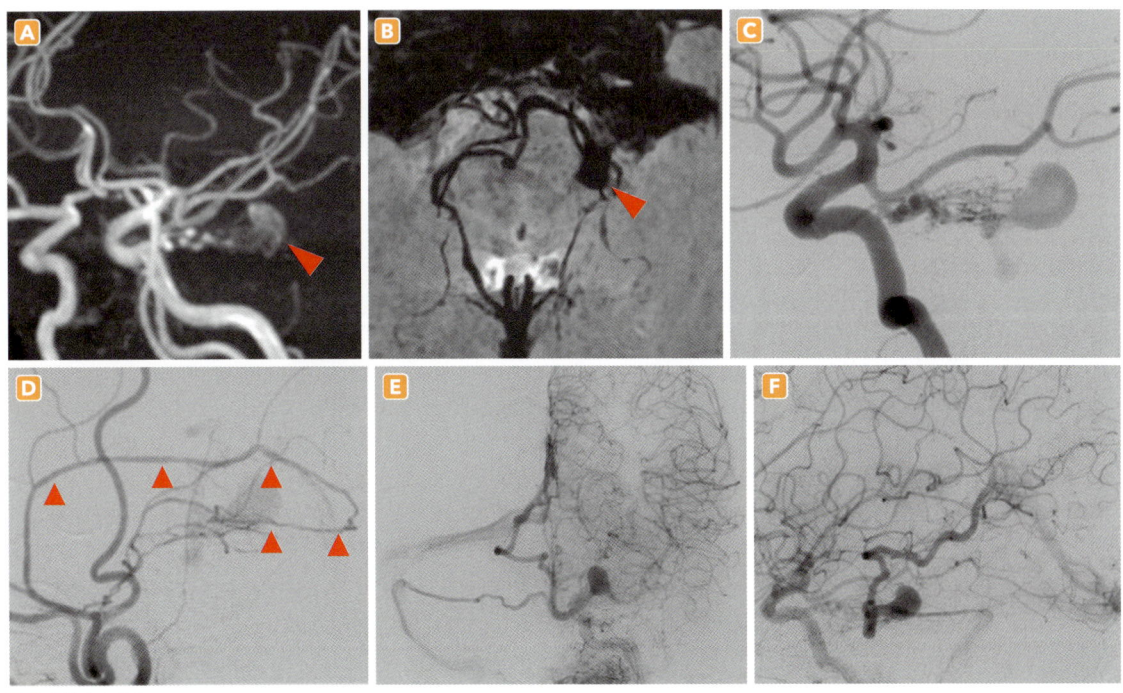

図1 術前画像

A, B：MRA・MRIで中脳周囲槽に位置する瘤状構造（赤矢頭大）を認める.

C, D：左ICAG・ECAG側面像で, 左tentorial artery・左MMA後枝（**D**：赤矢頭小）から描出される動静脈シャントと静脈瘤を認める.

E, F：左ICAG前後像・側面像. シャント血流はbasal veinを介して直静脈洞へと還流される.

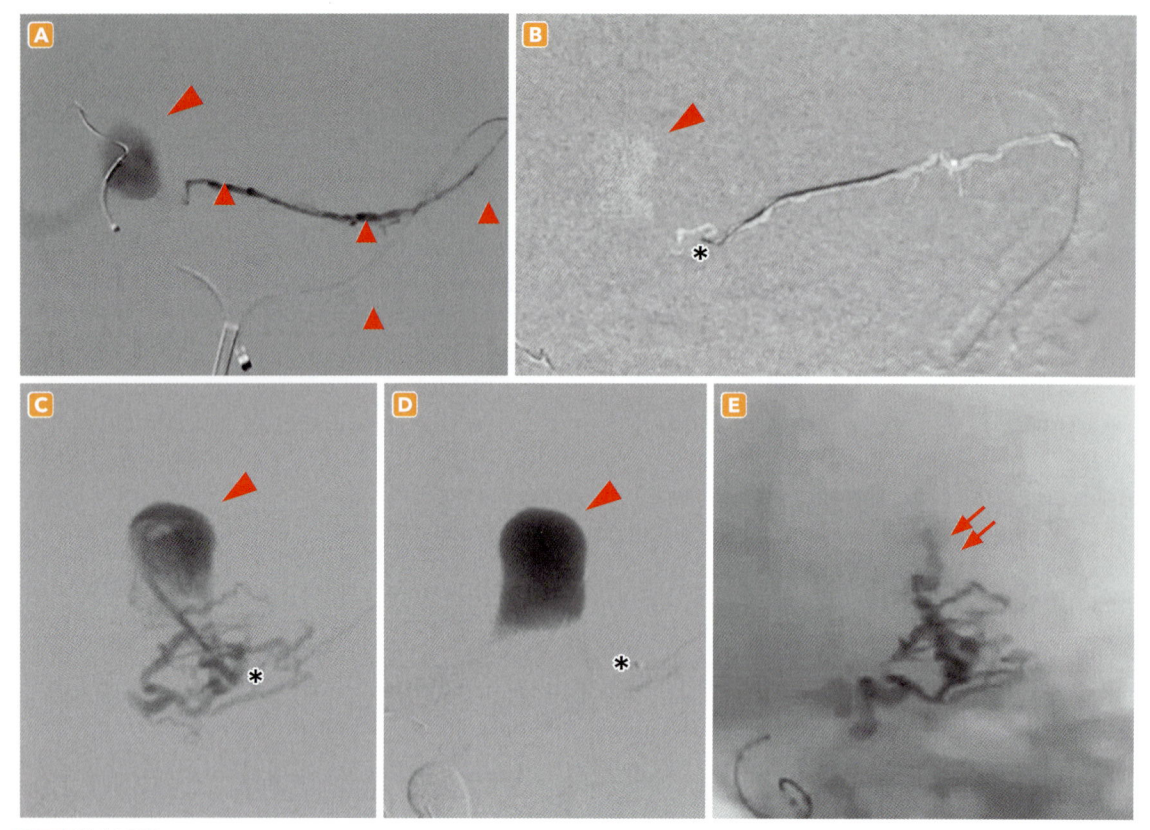

図2 術中画像

A：静脈瘤（赤矢頭大）およびMarathonの走行（赤矢頭小）を示す．

B：Marathon先端（＊）と静脈瘤（赤矢頭大）には若干の距離がある．

C：左ICAバルーン閉塞のみ（RVPなし）で撮影．Arterial networkを介して静脈瘤（赤矢頭大）が描出．

D：RVPを追加した撮影．静脈瘤（赤矢頭大）の血流はうっ滞．

E：Onyx のCASTは静脈瘤内にも到達している（赤二重矢印）．

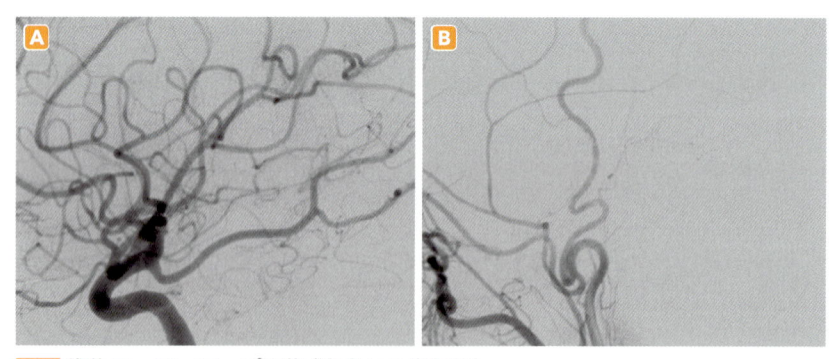

図3 術後フォローアップ画像（治療から半年後）

A，B：左ICAGおよびECAG側面像．dAVFは完全に消失．

を誘導，左ICAに5Fr Envoy を誘導した．ヘパリンを全身投与し活性凝固時間（activated clotting time：ACT）値300秒前後を維持した．左ICA の tentorial artery起始部にSHOURYU（カネカメディックス）を留置し，一時閉塞できる状態に

した．左中硬膜動脈（middle meningeal artery：MMA）後枝よりMarathon microcatheter（日本メドトロニック）を誘導し，可能な限りシャントポイント近くまで進めた．先端はウエッジした状態であったが，シャントポイントまでは少

し距離があり，いくつかの小血管によるarterial networkを介して静脈瘤が描出される状況であった．この位置から造影剤を注入しながら右心室圧をテストし，200bpmで平均血圧43mmHgまで低下し，かつ動脈相・静脈相を通じて循環時間が遅延すること，その後正常心拍が再開することを確認した．

左ICAに留置したバルーンのみでは血流のコントロールは十分ではなかった．200bpmでのRVPを行いながらOnyx 18を注入，total 0.32mLで静脈瘤まで到達し，周囲のarterial networkにも逆流して，動静脈瘻は完全に消失した．

術後は神経学的合併症および心血管系の合併症なく経過し，半年後に動静脈瘻の再発がないことを確認した．術後6年フォローしているが特に問題なく経過している．

▶ 3 RVPと脳血管内治療への応用

RVPは重症大動脈弁狭窄症に対するtransarterial aortic vulve implantation（TAVI）に対して併用する方法として知られている．160〜220bpmの一時ペーシングにより心拍出量を低下させ，平均血圧を50mmHg程度にコントロールすることができる．持続時間は約30秒程度である．

脳神経外科領域においては，開頭術では複雑な形状をもつ脳動脈瘤に対するクリッピング術への適用[2]，脳血管内治療では脳動静脈奇形（arteriovenous malformation：AVM）に対するtransvenous embolizationへの適用などが報告されている[3]．

今回は，塞栓物質注入のコントロールを向上し完全閉塞を得る可能性を高めるため，この方法を併用した．RVPにはペースペーカー挿入時の穿孔，低血圧の合併による腎障害，またRVPによる心血管系合併症などの可能性が報告されており，リスクベネフィットは確立していない．2018年以降はDeFrictor Nano（メディコスヒラタ）の登場により動脈側からシャントポイントへのアクセスが飛躍的に向上したため，RVP適用が必要になる症例はさらに少なくなっていると筆者は考えている．

引用・参考文献

1) Tsuji E, et al: Rapid ventricular pacing for flow control during trans arterial Onyx embolization of tectorial dural arteriovenous fistulas. BMJ Case Rep:14e242833, 2021
2) Konczalla J, et al: Rapid ventricular pacing for clip reconstruction of complex unruptured intracranial aneurysms: results of an interdisciplinary prospective trial. J Neurosurg 128: 1741-52, 2018
3) Rangel-Castilla L, et al: Transvenous embolization of thalamic arteriovenous malformation under transient cardiac standstill Neurosurg Focus23: 86-91, 2019

（岡田　秀雄）

❸ Anterior falcotentorial junction dAVF

症例 TVEにて治療したanterior falcotentorial junction dAVF

60歳代男性．意識障害にて発症．搬入時のCTにて左大脳基底核の出血と脳室内出血および拡張した深部静脈を認めた（図1A）．

脳血管造影が行われ，左内頚動脈海綿静脈洞部から起始するinferolateral trunk（ILT）のtentorial arteryが著明に拡張・屈曲蛇行し，falcotentorial junction部に硬膜動静脈瘻（dural arteriovenous fistula：dAVF）の形成を認めた（図1B）．同dAVFは両側中硬膜動脈のconvexity branchや浅側頭動脈と後頭動脈のtransosseous branchから連続するfalx内を通る多数のfeederから供血され，さらに椎骨動脈からのposterior meningeal arteryや左後大脳動脈からの2本の硬膜枝（artery of Davidoff and Schechter：ADS）からも供血されていた（図1C-F）．

各々のfeederは近接するが，それぞれ異なるshunt pouchに流入しており，外頚動脈系のfeederはfalcotentorial junction頂部およびその

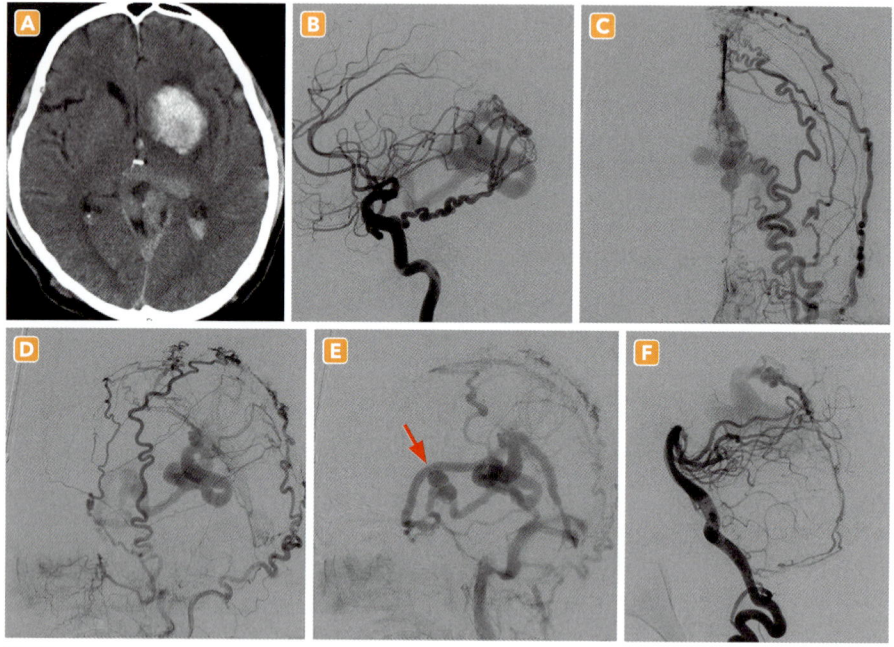

図1

A：単純CT．左基底核領域に出血を認め，側脳室三角部にも血腫が見られる．また，視床背側正中に拡張した深部静脈と思われる高吸収構造を認めた．

B：左内頚動脈造影側面像．拡張蛇行したtentorial arteryから多数のfeederが分岐し，falcotentorial junctionに動静脈瘻を形成した．

C-E：外頚動脈造影．**C**：正面像，**D**：側面像，**E**：同後期相．浅側頭動脈や後頭動脈が拡張し多数のtransosseous branchを介してfalx内のfeederに連続しfalcotentorial junction頂部とそのやや背下方の2カ所のshunt pouchに流入した．シャント血は拡張した左脳底静脈に流出するとともに，脳幹上背側を右側に回りガレン大静脈から直静脈洞へも流出していた．左脳底静脈に上方に突出する静脈瘤を認めた（矢印）．

F：左椎骨動脈造影側面像．Posterior meningeal arteryおよび左後大脳動脈から分岐するartery of Davidoff & Schechterからは尾側部のshunt pouchに供血を認めた．

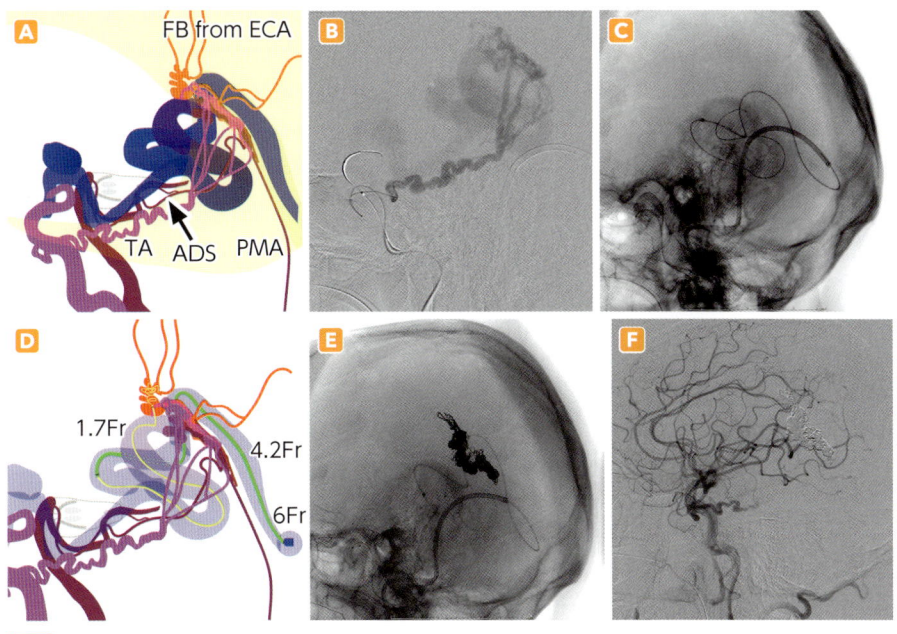

図2

A：本例の血管構築の模式図．外頚動脈系のfeederはfalcotentorial junction頂部およびそのや
　　や背下方のshunt pouchに流入し（橙色），posterior meningeal arteryおよびADSはより尾
　　側のshunt pouchに流入し（エンジ色），Tentorial arteryは頂部から背側に広がるshunt
　　pouchに流入（ピンク色）していた．流出路は脳底静脈を介して前方に流出するとともに，対
　　側に回りガレン大静脈を介して直静脈洞へと流出した．

B：Tentorial arteryの選択的動脈造影側面像．tentorial arteryの屈曲蛇行が強く，マイクロカテー
　　テルはシャント近傍まで挿入することは困難であった．

C-E：TVE．**C**：術中透視側面像，**D**：模式図，**E**：術直後透視側面像．6Frガイディングカテーテ
　　ルを横静脈洞に進め，1.7Frマイクロカテーテルと4.2Frカテーテルのコアキシャルシステム
　　を直静脈洞からガレン大静脈を介して進めた．1.7Frマイクロカテーテルを各々のshunt
　　pouchに進めてそれぞれ選択的にコイルで塞栓した．

F：塞栓術後左総頚動脈造影側面像．dAVFは消失した．

やや背下方のshunt pouchに流入し，posterior
meningeal arteryおよびADSはより尾側のshunt
pouchに流入し，tentorial arteryは頂部から背側
に広がるshunt pouchに流入していた．シャント
血は同部のbridging veinから著明に拡張した左
脳底静脈に流出するとともに，脳幹上背側を右側
に回りガレン大静脈から直静脈洞へも流出してい
た．左脳底静脈には静脈瘤形成を認め，出血源と
考えられた（**図2A**）．

▶1 血管内治療

　術前の血管造影所見からfeederとしてはten-
torial arteryが最も拡張しているが屈曲蛇行が強
く，その他にシャント部近傍までアクセスが可能
なfeederが見られないこと，非常に多くのfeeder
が複数のshunt pouchに流入していることから経
動脈アプローチによる根治は困難である可能性が

高いと思われた（**図2B**）．また，経静脈アプロー
チは直静脈洞からシャント部までの距離が比較
的短く，施行可能と思われた．以上より，まず
tentorial arteryからの経動脈アプローチを試み
て，難しい場合には経静脈塞栓術（transvenous
embolization：TVE）を行うこととした．

　全身麻酔下に右大腿動脈を穿刺し，6Frガイディ
ングシースを左内頚動脈に挿入した．同軸でマ
イクロバルーンカテーテル（Scepter XC，テル
モ）を左内頚動脈のサイフォン部に留置し，先端
C字型に形成したhigh-flowマイクロカテーテル
（Sniper，テルモ）をILTに挿入した．さらに同
high-flowマイクロカテーテル内を通して1.6Frマ
イクロカテーテル（Marvel 1.6Fr，東海メディカ
ルプロダクツ）をtentorial artery内に進めたが，
屈曲蛇行が強くシャント近傍に到達させることは
困難であった．前述のとおり経動脈アプローチに
よる根治は困難と判断し，経静脈アプローチに切

り替えた.

右頸静脈を穿刺し, 6Frシースを挿入し, 6Fr ガイディングカテーテルを横静脈洞に進めた. 1.7Fr マイクロカテーテル (Excelsior SL-10, 日本ストライカー) と4.2Frカテーテル (FUBUKI, 朝日インテック) をコアキシャルで進め直静脈洞からガレン大静脈を介して正中〜左側の bridging veinへ進め, さらに前述の各々の shunt pouch にマイクロカテーテルを進めてそれぞれ選択的にコイルで塞栓した (図2C-E). Shunt pouch の選択的塞栓後 dAVF は消失し (図2F), 手技を終了した. 術中合併症は認めず, リハビリ後に自宅退院となった. 臨床経過は良好で, 1年後の経過観察の血管造影で dAVF の再発は認められなかった.

▶2 治療の実際と留意点

Anterior falcotentorial junction dAVFはGalenic dAVFとも呼ばれ, dAVFの中でも比較的稀であり, Lawtonらのtentorial dAVFの31例のケースシリーズの中では7例に認められたとされる[1]. 深部正中に存在し, 出血などの重篤な症状を高率に来すことからその治療は重要である. 血管構築は複雑なことが多く, 本例のように後大脳動脈や上小脳動脈の硬膜枝から供血される頻度が高く, 次いで内頸動脈から起始する tentorial artery や椎骨動脈の posterior meningeal artery, 中硬膜動脈の硬膜枝などがしばしば供血する[1]. また, 時に後大脳動脈の posteromedial choroidal artery や circumflex artery からの purepial arterial supply や pial AVF との合併が報告されている[2,3]. 多くの症例でシャント血は, ガレン大静脈に流出する. 同部の dAVF に対する血管内治療については症例報告がほとんどで, まとまった報告とし

てはIslak らの18例のケースシリーズの報告が最も多い[3].

血管内治療は, Onyxなどのエチレンビニルアルコール (ethylene vinyl alcohol : EVOH) を用いた経動脈的塞栓術 (transarterial embolization : TAE) による治療が最も多く行われており, Islak らの報告では根治率は80%程度とされる. しかし, 前述のように複雑な血管構築を示すことから塞栓物質迷入などによる合併症の危険性も少なからず存在し, 治療困難な症例も見られる. 一方で, 同部の dAVF に対する TVE の報告はほとんど見られないが, 他の non-sinus type の dAVF 同様に, TAE による治療や外科的治療が困難でかつ経静脈アクセス可能な症例では有効と考えられる[4].

TVEにおける留意点としては, アクセスルートの皮質静脈の損傷・穿孔が挙げられる. それらの危険性を回避するために, カテーテル挿入の際は柔軟なシステムを用い, 愛護的に手技を行うことが重要である. またカテーテルの操作性向上のため, 頸静脈からアプローチすることは有用である. 不適切な部位での塞栓は術後出血を来す危険性があり, 治療前に falcotentorial junction の硬膜に存在する shunt pouch を同定し, 可能な限り選択的に shunt pouch を塞栓することが重要と思われる.

また, Onyxを用いた塞栓やコイルとの併用も有効と思われるが, 我が国では現時点で先端離脱型のマイクロカテーテルが存在しないため, 注入したマイクロカテーテルは体内に遺残させる必要があるという欠点を有する. また, 液体塞栓物質を用いる場合には前述の後大脳動脈やその分枝からの pial arterial supply を介した塞栓物質の迷入に留意する必要がある.

引用・参考文献

1) Lawton MT, et al: Tentorial dural arteriovenous fistulae: operative strategies and microsurgical results for six types. Neurosurgery 62: 110-25, 2008
2) Osada T, et al: Intracranial Dural Arteriovenous Fistulas with Pial Arterial Supply. Neurosurgery 84: 104-15, 2019
3) Islak C, et al: Endovascular management of anterior falcotentorial dural arteriovenous fistulas: importance of functionality of deep venous system and existence of accompanying choroidal arteriovenous malformation. J NeuroIntervent Surg 14: 599-604, 2022
4) Cornea CM, et al: Case report: Transvenous coil embolization of a high-grade Galenic dural arteriovenous fistula. Front Neurol 14: 1128563, 2023 [Published online 2023 Apr 11]

（清末 一路）

4 SSS dAVF

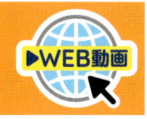

▶1 特　徴

上矢状静脈洞部硬膜動静脈瘻（superior sagittal sinus dural arteriovenous fistula：SSS dAVF）は比較的稀であり，桑山らの全国調査でも同部位の発生頻度は頭蓋内dAVFの約5％程度と報告されている[1]．SSSは両側大脳半球の表在静脈が集約される還流ルートとなるために，同部位にシャントが形成されると，静脈還流障害を来しやすく，その結果として，慢性頭蓋内亢進症状だけでなく，静脈性梗塞，脳出血，難治性痙攣などaggressive featureを呈することが多い[2,3]．

SSS dAVFでは，中硬膜動脈，後頭動脈，浅側頭動脈，前大脳鎌動脈などが主たる流入動脈となる．前大脳動脈や中大脳動脈の皮質枝が流入動脈となることもある．シャントを介して，皮質静脈もしくはSSSへ流出するが，SSSに閉塞性変化を来すと，板間静脈が迂回路となる．

▶2 治　療

SSS dAVFは血管内治療だけでなく，外科的治療および放射線治療に関する報告がある．外科的治療では，skeletonizationの報告があるが，再発率が高いことから確立された治療とは言い難い．一方で，シャント部位でのdisconnectionは治癒率も高く，良好な成績が報告されているものの[4]，血管内治療のデバイスや技術の進歩からも，この部位のdAVFの治療の第一選択は血管内治療と考えられる．

▶3 血管内治療の実際

根治的治療法を考える上で重要なのは，シャント部位とSSSの還流状況である．シャントがSSSのやや外側の硬膜上（表在静脈が硬膜静脈に移行する部位；venous lacune）に存在する場合，経動脈的あるいは経静脈的にコイルもしくは液体塞栓物質で，シャントポイントの閉塞が必要となる[5]．SSSが正常還流に寄与しており，温存が必要な場合は，バルーンによるsinus protection下でのOnyx塞栓術が有効である[6,7]．SSSが正常還流に寄与していない場合でも，sinus packingのみでは皮質静脈への逆流が増悪する可能性があるため，シャントポイントの閉塞が必須である．

一方，シャントがSSS壁に存在し，直接流出するSSSが正常還流に寄与していない場合は，sinus packingが可能となる．Sinus packingは，上矢状静脈洞の心臓側が閉塞している場合は，経静脈的に閉塞部位を貫通させ到達することを試みるが，不可能な場合は，罹患している上矢状静脈洞上に穿頭し（シャント部直上より末梢側に穿頭したほうが塞栓しやすい），direct sinus packingを行う．

塞栓物質はコイルが用いられることが多いが，近年ではOnyxが使用されることも多くなっている．経動脈的にflow-guiding catheterを流入血管のより末梢に到達できるならば，Onyxを静脈洞側に浸透させ，sinus packingさせることも可能となる[7,8]．

また，閉塞したsinusをPTA/Stentingすることで再開通させる治療法も報告[9]されており，正常静脈還流の確保だけでなく，dAVF自体を治癒し得る有効な治療である．ただし，術後のdAVFの再発・悪化やステントの開存状況などを含めた長期的成績が不明であることから，現時点では第一選択の治療法とはならない．

症例 **1**　痙攣重積発作で発症したSSS dAVF

60歳代男性．左上肢から始まる痙攣重積発作で救急受診．

MRIでは右前頭葉にFLAIRでhighの異常信号領域を認めた（**図1A**）．

血管撮影では左右中硬膜動脈から正中やや右外側に集簇し，主として皮質静脈を逆流し，隣接する皮質静脈からSSSに流出するdAVFを認めた（**図1B-D**）．シャントからわずかに直接SSSに流出ルートも認め，venous lacunaeにシャントをもつ

SSS dAVFと診断．右中硬膜動脈からのOnyxを使用した経動脈的塞栓術（transarterial embolization：TAE）でシャント閉塞を計画．その際にシャントから直接SSSにOnyxが流出するのを防止するため，sinus protection下にて行うこととした．

まず，7Fr FUBUKI（朝日インテック）を右外頚動脈に挿入の上，3.4Fr Guidepost（東海メディカルプロダクツ）を中硬膜動脈本幹に挿入し，DeFrictor Nano（メディコスヒラタ）を流入動脈

である中硬膜動脈のできるだけ末梢まで挿入．大腿静脈経由で挿入した SHOURYU 7×7mm（カネカメディックス）を SSS 流出部分で inflation し

て SSS を閉塞した上で（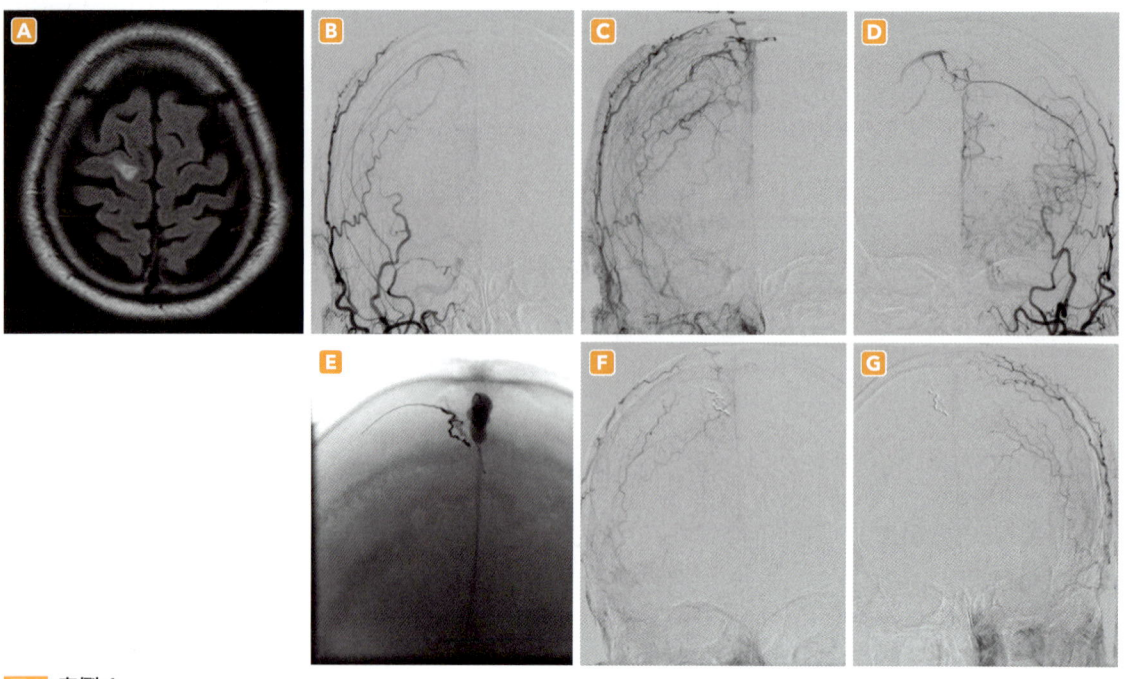図1E），DeFrictor より Onyx 18 を plug & push 法で注入し，最終的に17分（0.52mL）でシャントは閉塞し得た（図1F, G）．

図1 症例1

A：MRI（入院時），**B, C**：右外頚動脈撮影（術前，**B**；early phase，**C**；late phase）

D：左外頚動脈撮影（術前），**E**：Onyx TAE（sinus protection），**F**：右外頚動脈撮影（術後），**G**：左外頚動脈撮影（術後）

症例 2 　脳ドックで発見されたSSS dAVF

60歳代男性．脳ドックで発見された SSS dAVF 血管撮影では，流入血管は，両側中硬膜動脈，浅側頭動脈，後硬膜動脈であり，多発シャントを介して SSS から皮質静脈への著明な逆流が認められた（図2A, B）．SSS の後半部は，シャント血流は認めず，正常還流に寄与していることより（図2C），罹患 SSS の心臓側は閉塞しているものと考えられた．

経大腿静脈的に閉塞した SSS を貫通させた上で

の sinus packing を計画．6Fr Shuttle シース（クックメディカルジャパン）を左頚静脈に留置し，ラジフォーカス ガイドワイヤーM（GT Wire）0.016inch（テルモ）にて閉塞している SSS を貫通させ，PX SLIM（Penumbra）を罹患 SSS の前方部まで挿入し，この位置から Penumbra PC400（メディコスヒラタ）で sinus packing を施行した（図2D）．術後シャントは完全に消失した（図2E, F）．

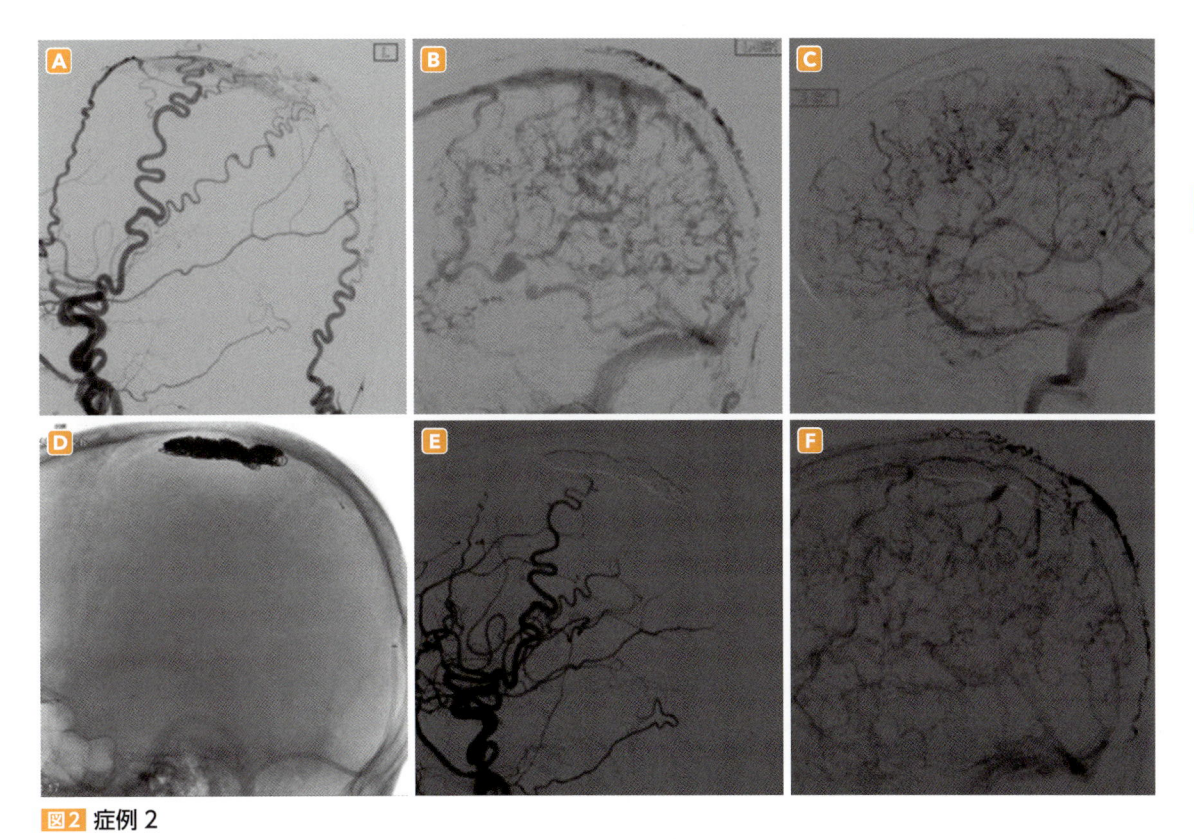

図2 症例2

A：右外頚動脈撮影（術前），**B，C**：右内頚動脈撮影（術前），**D**：SSS塞栓，**E，F**：右内頚動脈撮影（術後）

（新潟脳神経外科病院　藤本剛士先生より提供）

症例3　クリッピング術施行後の*de novo*多発性dAVF ▶WEB

　50歳代男性．急激な性格の変化が認知症により発症．3年前の両側中大脳動脈瘤に対するクリッピング術施行後の*de novo*多発性dAVFである．両側横－S状静脈胴部および静脈洞交会，そしてSSSに多発性のシャントが形成されており，左横静脈洞閉塞および右横静脈胴部狭窄を伴っていた．SSSはほぼ閉塞状態で，両側後頭動脈（occipital artery：OA）からparasinusを介して両側表在静脈に逆流し，また一部開存しているSSSから直静脈を介し，深部の皮質静脈への逆流を認めた（**図3A-D**）．

　皮質逆流が著明なSSS dAVFに対して，両側OAから低濃度シアノアクリレート系薬剤（n-butyl cyanoacrylate：NBCA）での段階的な根治的塞栓術を計画した．

　初回は，target vessel以外の左右後頭動脈の末梢分枝3本を20% NBCAで枝払い目的に塞栓．2回目は両側OAのtarget vesselに対して根治的治療を計画．

　右総頚動脈に7Fr Envoy（Johnson & Johnson）を留置し，さらに右OAに4Fr Cerulean（メディキット）を挿入．Marathon（日本メドトロニック）をできるだけ末梢に進めた（**図3E**）．ここから13% NBCAを注入．適宜，休止させつつ注入を繰り返すことにより，頭蓋骨を貫通してparasinus，さらに多数ある別の流入動脈に逆流し（**図3F，G**），注入時間11分，注入量1.2mLで終了．塞栓後の右OA撮影では，ほぼSSS部のシャントは消失した（**図3H**）．

　次いで左側OAの分枝（**図3I**）に対して13% NBCAで同様に塞栓し（**図3J**），最終的には残存するSSSにも一部流入し，わずかにシャントは残存するのみとなった（**図3K，L**）．術前に行った長谷川式認知症スケール（改訂版）は5点であったが，術後1カ月で25点に回復．6カ月後の血管撮影でSSS部分のシャントは完全閉塞に至っていた（**図3M，N**）．

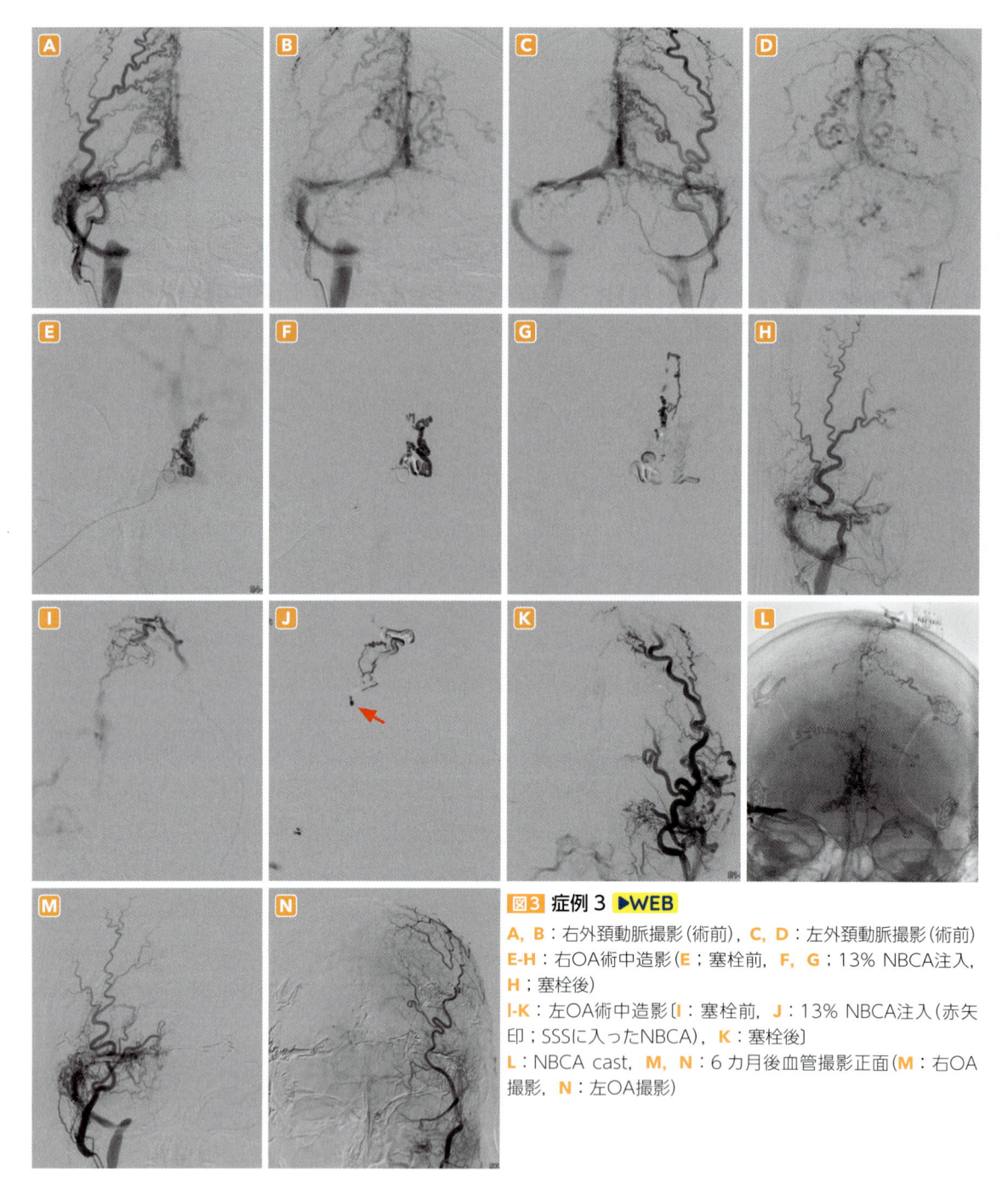

図3 症例3 ▶WEB

A, B：右外頚動脈撮影（術前），**C, D**：左外頚動脈撮影（術前）
E-H：右OA術中造影（**E**；塞栓前，**F, G**；13% NBCA注入，**H**；塞栓後）
I-K：左OA術中造影〔**I**；塞栓前，**J**；13% NBCA注入（赤矢印；SSSに入ったNBCA），**K**；塞栓後〕
L：NBCA cast，**M, N**：6カ月後血管撮影正面（**M**：右OA撮影，**N**：左OA撮影）

引用・参考文献

1) 桑山直也ほか：わが国における硬膜動静脈瘻の治療の現状．脳外誌 20：12-9，2011
2) Hiramatsu M, et al: Epidemiology of dural arteriovenous fistula in Japan: Analysis Japanese registry of neuroendovascular therapy（JR-NET2）．Neurol Med Chir（Tokyo）54: 63-71. 2014
3) Kurabe S, et al: A comprehensive analysis of dural arteriovenous fistula involving the superior sagittal sinus: A Systematic review. J Neuroendovasc Ther 15: 1-7, 2021
4) 中居康展ほか：Non-sinus type 傍上矢状硬膜動静脈瘻の治療．脳卒中の外 43：218-22，2015
5) Fukai J, et al. Transarterial intravenous coil embolization of dural arteriovenous fistula involving the superior sagittal sinus. Surg Neurol 55: 353-58, 2001
6) Kurabe S, et al: Balloon-assisted Onyx embolization in the management of complicated dural arteriovenous fistula. J Neuroendovasc Ther 14: 358-65, 2020
7) Zhang Y, et al: Embolization of a superior sagittal sinus arteriovenous fistula under intrasinus balloon protection. Interv Neuroradiol 21: 94-100, 2015
8) Arat A, et al: Treatment of a superior sagittal sinus dural arteriovenous fistula with Onyx: technical case report. Neurosurgery 59: 169-170, 2006
9) Ohara N, et al : Superior sagittal sinus dural arteriovenous fistulas treated by stent placement for an occluded sinus and transarterial embolization: A case report. Inerv Neuroradiol 18: 333-40, 2012

（増尾 修）

5 Anterior cranial fossa dAVF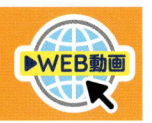

前頭蓋底部硬膜動静脈瘻（anterior cranial fossa dural arteriovenous fistula：ACF-dAVF）は，全dAVFの1〜2％と稀であり，男性に多いとされる[1,2]．シャント部位は鶏冠（crista galli）近傍のcribriform plateの硬膜である．anterior cranial base dAVF，cribriform plate dAVF，ethmoidal dAVFなどと記載されることもある[3]．本部位には静脈洞がないため，ACF-dAVFの流出路は必然的に前頭蓋底部の静脈となり，Borden分類type Ⅲ[4]，Cognard分類type ⅢないしⅣ[5]に分類される．

ACF-dAVFは画像検査などで無症候の状態で診断されることもあるが，症候を呈する場合，その多くは出血であり，時に，拡張した流出静脈に起因する脳腫張や正常静脈環流障害に起因する前頭葉症状やてんかん発作，非出血性の頭痛などを呈することがある[6]．前頭葉の特に前下方に位置する非典型的な脳出血やくも膜下出血，硬膜下血腫を見た場合には，出血源としてACF-dAVFを念頭に血管精査を行う必要がある．

ACF-dAVFは稀少疾患であり，明確な自然歴は明らかではないが，出血発症例における再出血防止はもとより，非出血発症例や無症候例であっても，可能な限り根治治療を考慮する必要がある．

▶1 血管解剖

≫流入動脈
内頚動脈系
眼動脈（ophthalmic artery：OphA）を前篩骨動脈（anterior ethmoid artery：AEA）および後篩骨動脈（posterior ethmoid artery：PEA）がmain feederとなることが多い．シャント部位が中心線上にあるため，両側のOphA経由での流入がしばしば見られる．また稀ではあるが，後述のように，前大脳動脈末梢からの硬膜枝（pial supply）が流入していることがある．
外頚動脈系
蝶口蓋動脈（sphenopalatine artery：SPA）を介したposterior septal branchからのAEA，PEAへの血流に加えて，中硬膜動脈（middle meningeal artery：MMA）を介したanterior falcine artery（AFA）からも流入することがある．
その他の側副路
MMAからmeningo-orbital anastomosisを介した流入，自験例では前深側頭動脈（anterior deep temporal artery：ADTA）からの側副路を介した流入も見られており，浅側頭動脈（superficial temporal artery：STA），顔面動脈（facial artery：FA）を介したものも報告されている[7]．

≫流出静脈
Ascending frontal vein（AFV）から上矢状静脈洞（superior sagittal sinus：SSS）に流入することが多い．AFVに大きな静脈瘤を形成することが少なからず見られる．また，嗅静脈（olfactory vein）から海綿静脈洞，あるいは脳底動脈に流出する経路，falx下端からanterior falcine veinを介する経路も見られることがある．

▶2 治療

本部位のdAVFは流入動脈が細く，シャント部位直近までのカテーテルアクセスが難しいため，かつては血管内治療の対象となり難く，直達手術が第一選択とされていた[6,8]．しかし，マイクロカテーテルの選択性や到達度の向上に加えて，細径のintermediate catheterが提供されるようになり，液体塞栓物質としてシアノアクリレート系薬剤（n-butyl cyanoacrylate：NBCA）に加えてOnyxが使用されるようになったことから[9,10]，血管内治療の適応となる症例が著しく増えて，その根治性，安全性ともに向上し，第一選択の治療となっている[11,12]．OphAを経由するAEAおよびPEAからの経動脈的塞栓術（transarterial embolization：TAE）が行われることが多く[11-15]，また，MMAを介したAFAからの塞栓によって治療されることもある．

合併症の回避のためには，蛇行したOphAの分枝損傷による眼窩内出血，網膜中心動脈閉塞による虚血性眼障害などを回避する手技が必要となる．液体塞栓物質の側副路を介した迷入，稀ではあるが，pial supplyを残すことによる頭蓋内出血にも注意が必要である．これらのtips & pitfallsは症例で解説する．また最近は，後述のSide memoの症例のように，経静脈的にシャント部位直近の流出静脈起始部（foot of vein）に到達し完全閉塞できる症例があり[16]，症例の蓄積が今後期待される．

▶3 Pial supply

近年，dAVFのpial supplyが話題となっている．Pial arteryの潜在的な硬膜枝からの流入（physiological pial supply）に加えて，neo-angiogenesisによる"pure" pial supplyが知られるようになり，dAVFの治療後の出血源となり得ることが知られている[17, 18]．本部位においても稀ながら報告があり[18-20]，治療前はもとより治療後も入念な脳血管撮影の読影が必要である．

症例 1 右急性硬膜下血腫および脳内出血で発症した右ACF-dAVF ▶WEB

70歳代男性．突然発症の意識障害にて救急搬送．来院時，Japan Coma Scale 100，瞳孔不同（R＞L）を認め，頭部単純CTにて右側の急性硬膜下血腫および右前頭葉の脳内出血を認めた（図1A, B）．ただちに，急性硬膜下血腫に対して緊急開頭血腫除去術および外減圧術を行った（図1C, D）．

翌日，頭部3D-CTA検査にて右ACF-dAVFが判明した（図1E-G）．Digital subtraction angiography（DSA）検査では，流入路は右OphAからAEAおよびPEAを介した流入がmain feeder，この他に右SPA，対側のOphA経由の流入もわずかに認められた．流出路は，前頭部のSSSに向かうAFVで，中途に静脈拡張およびその遠位側の狭窄が見られた（図2A-C）．

DSA検査に引き続き，全身麻酔下に，右OphA経由のTAEによる治療を行った．

≫アプローチとセットアップ
- 全身麻酔，右総大腿動脈アプローチ
- ガイディング：FUBUKI 6Fr 90cmガイディングシース（朝日インテック）
- 中間カテーテル：TACTICS 120cm（テクノクラートコーポレーション）
- マイクロカテーテル：DeFrictor Nano（メディコスヒラタ）
- ガイドワイヤー：CHIKAI 10，CHIKAI X 010（朝日インテック）
- バルーンカテーテル：Scepter C 4〜15mm（テルモ）

≫治療の概要 ▶WEB

3D-DSAを行い，working angleを設定（図3A-D）．側面管球で内頚動脈からOphAへの走行が最も明瞭な角度を設定，正面管球はシャントポイントから流出静脈の立ち上がりの部分が最も長く見える角度とした．

TACTICSを内頚動脈サイフォン部のOphA起始部直近まで誘導し，DeFrictor NanoおよびCHIKAI 10を用いて，はじめは主にCHIKAI 10先端に付けたmanual curveを用いてOphA内に入った（図4A）．DeFrictor NanoおよびCHIKAI 10を進めるに際して，適時，内頚動脈先端部か

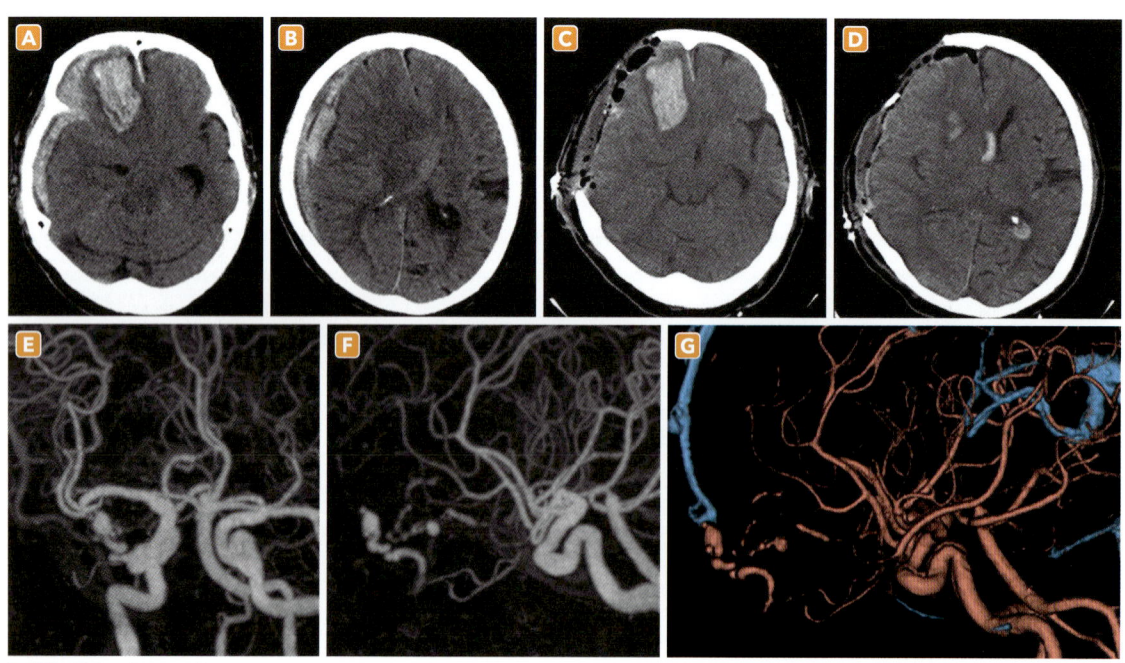

図1 症例1（その1）

A, B：発症時の頭部単純CT
C, D：急性硬膜下血腫に対する開頭血腫除去術の術後頭部単純CT
E：頭部CTA正面MIP画像，F：頭部CTA側面MIP画像，G：頭部 3D-CTA側面画像

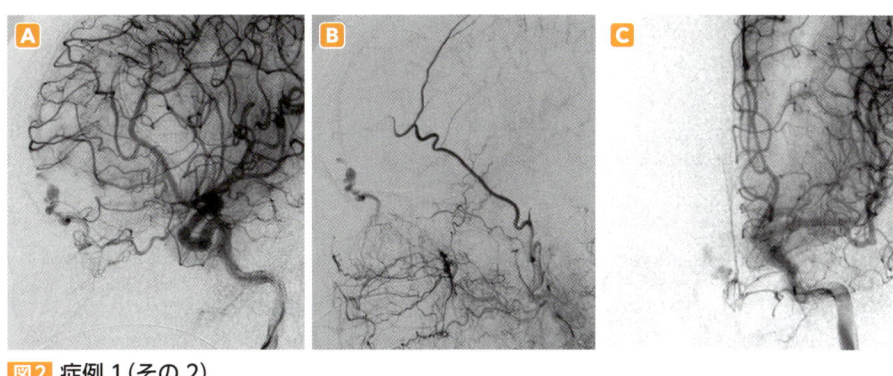

図2　症例1（その2）

A：右内頸動脈撮影側面像，**B**：右外頸動脈撮影側面像，**C**：左内頸動脈撮影正面像

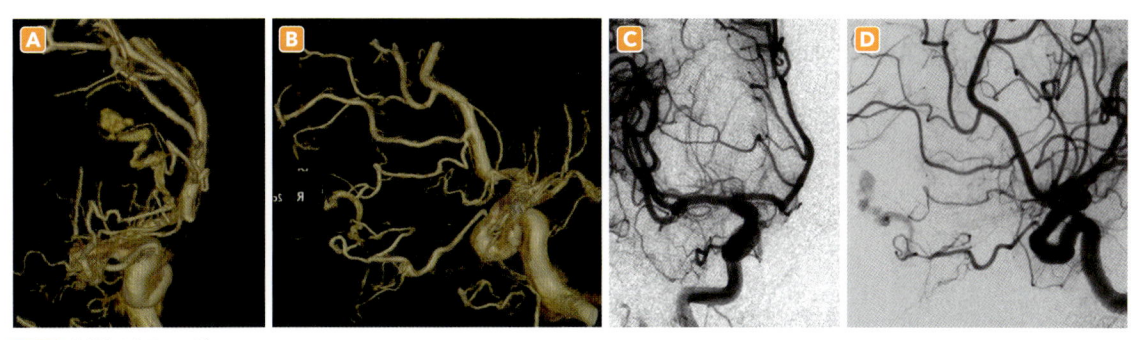

図3　症例1（その3）

A，B：右内頸動脈 3D-DSA．正面管球（**A**）と側面管球（**B**）のworking angle
C，D：右内頸動脈DSA．正面管球（**C**）と側面管球（**D**）のworking angle

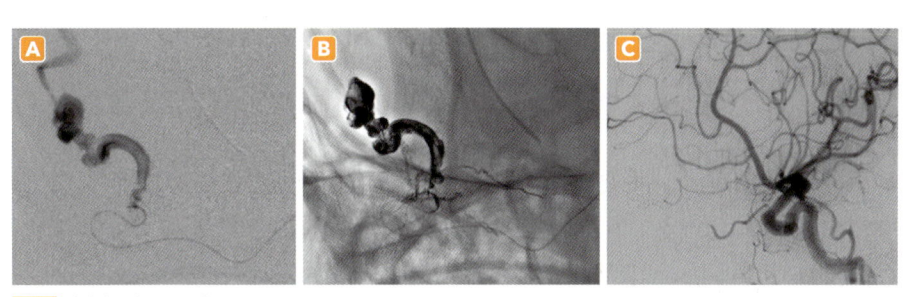

図4　症例1（その4）

A：右OphAを介してシャントポイントに到達したマイクロカテーテルからの選択的造影，側面管球のworking angle
B：Onyxを用いたTAE後のcastの単純X-P画像
C：治療後の右内頸動脈撮影側面像

らC2部に置いたScepter Cをinflateしてカテ押さえを行った．ガイドワイヤーを途中でCHIKAI X 010に変え，DeFrictorがシャントポイントまで到達できたので，Onyx 18を用いてplug and push法で塞栓した（**図4B**）．Onyxはシャントポイントを越えて，drainerのfoot of veinからさらに出血部位の可能性の高い静脈拡張部まで十分にpenetrateすることができ，完全閉塞が得られた（**図4C**）．術後，内視鏡手術にて残存する脳内出血を除去した．

≫Tips & pitfalls

●広い母血管（内頸動脈）から細径分枝（OphA）への進入は容易な手技ではない．マイクロカテーテル，マイクロガイドワイヤー先端のmanual shapeが重要である．Scepterによるカテ押さえ，その間のCHIKAI 10，CHIKAI X 010の前進，DeFrictorの追従という微細な操作の繰り返しで蛇行した流入路を通ってシャントポイントまで到達できる．本例ではOphA径が小さいため，TACTICSはOphAに入っていないが，進入可

能な場合もあり，あらかじめ，TACTICSなどの中間カテーテル先端にもmanual shapeを付けておくと有用なこともある．

● Onyx embolizationの最初の段階ではfeederが細いため，すぐにOnyxがカテーテル先端から逆流してくるので，細心の注意が必要だが，シャントポイントまで到達していれば，central retinal artery分岐部までのsafety marginは十分に得られる．しっかりと待機をした上でplugができたら，Onyxのpenetrationを確かめながら塞栓を進める．シャントポイントからfoot of

veinの部分を閉塞させれば根治にはなるが，自験例では，静脈拡張部があれば，本例のようにOnyxを可及的に充填している．

● 塞栓終了後，マイクロカテーテルを抜去するときには極めてゆっくりとtensionをかける．反動で中間カテーテルがせり上がって，ある地点で支点になってくれるので，そこでtensionを維持して待機していると，すっと抜ける．無理をして引っ張り過ぎると分枝の引き抜けによる眼窩内出血を起こす危険があるので注意を要する．

症例 2　左急性硬膜下血腫で発症した左ACF-dAVF

60歳代男性．外傷などの誘因なく左急性硬膜下血腫を発症し近医入院．軽症のため保存的治療が行われ（図5A），その当時から見られていた左前頭葉先端の腫瘤性病変が増大してきたため紹介受診．

来院時は無症状．頭部MRIで上記の腫瘤はflow voidを呈し随伴する血管所見からACF-dAVFが判明した（図5B）．DSAでは，流入路は両側内頚動脈撮影でOphAからAEAおよびPEAを介した流入がわずかに見られ（図5C-J），外頚動脈撮影では，両側SPAからの流入に加えて，両側，特に右MMAからAFAを介した流入が目立った（図6A, B）．左ADTAからtransosseousにMMAとの吻合を介した流入も認めた．流出路は，シャントポイントから上行するAFVがわずかな距離を相応した後に左前頭葉先端に巨大な静脈瘤を形成しており，これを介して上方でsupe-

rior sagittal sinusに灌流していた．

≫アプローチとセットアップ

- 全身麻酔，右浅大腿動脈アプローチ
- ガイディング：Destination 5Fr 90cmガイディングシース（テルモ）
- 中間カテーテル：FUBUKI 4.2Fr 120cm（朝日インテック）
- マイクロカテーテル：Marathon, Echelon 10（日本メドトロニック）
- ガイドワイヤー：TENROU 10（カネカメディックス），CHIKAI 10 300cm（朝日インテック）

≫治療の概要

3D-DSAを行いworking angleを設定（図7A-C）．側面管球はAFAのマイクロカテーテル先端とdraining systemが重ならないこと，シャントポイントおよびAEA，PEAが観察できることを

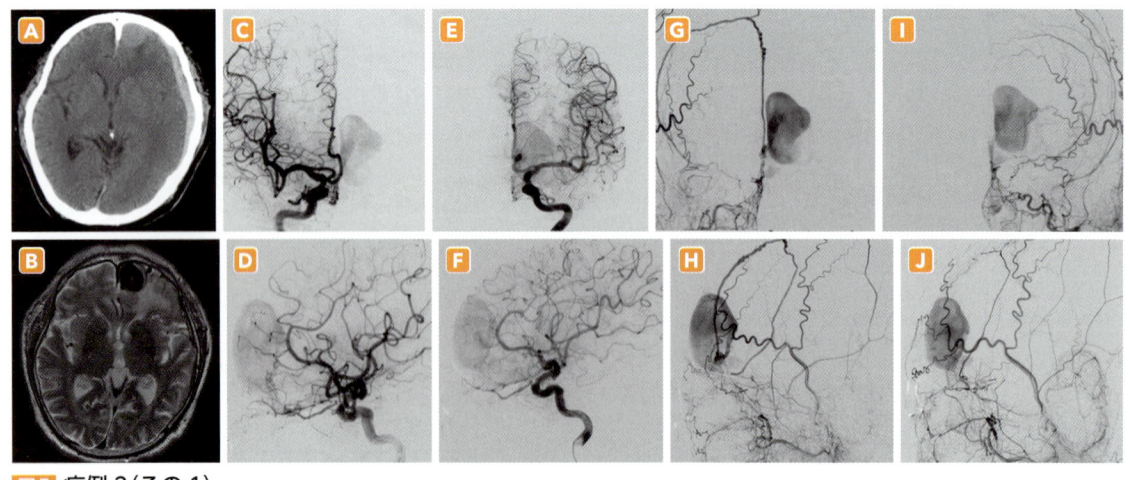

図5 症例2（その1）

A：発症時の頭部単純CT，**B**：症状が緩解した慢性期の頭部MRI T2強調画像，**C**：右内頚動脈撮影正面像，**D**：右内頚動脈撮影側面像，**E**：左内頚動脈撮影正面像，**F**：左内頚動脈撮影側面像，**G**：右外頚動脈撮影正面像，**H**：右外頚動脈撮影側面像，**I**：左外頚動脈撮影正面像，**J**：左外頚動脈撮影側面像

配慮，正面管球はWaters' viewにして，両側の AEA，PEAからOphAへの逆流がないか観察できるようにした．FUBUKI 4.2FrをMMAの頭蓋内移行部直近まで上行させて，Marathonおよび TENROU 10でMMAのfrontal branchに進入，角度が強い部分は，CHIKAI 10 300cmを用いたカテーテル交換でEchelon 10とTENROU 10の組み合わせでpushabilityを上げ，AFAに入ってからはMarathonとTENROU 10でシャントポイント直近に至った（図8A-C）．Onyx 18を用いて plug and push法で塞栓を行った．本例ではシャントポイントからfrontal ascending veinの静脈瘤直近までのpenetrationとともに，AEA，PEA への逆流による流入動脈の閉塞も得ることができ，完全閉塞が得られた（図9A-C）．

≫Tips & pitfalls

● MMA遠位へのカテーテル誘導では屈曲を越えるために，状況に応じてマイクロカテーテル，マイクロガイドワイヤーの選択を行う．無理な操作を行うと，middle meningeal veinとの間

での fistula を形成してしまうことがある．本例ではFUBUKI 4.2F を用いているが，TACTICS やGuidepost などの細径中間カテーテルによるサポート力向上も役に立つ．

● Onyxによる塞栓中のworking angleでは本例のように，両側のAEAおよびPEAを観察して OphAへの逆流を察知するWaters' viewも役立つ．

● 外頚動脈系からの塞栓の進入路として，SPA

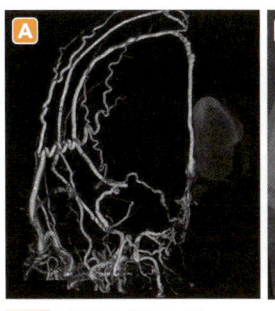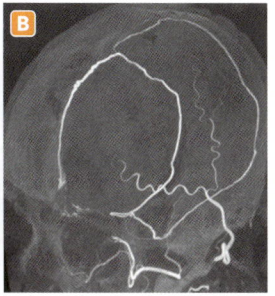

図6 症例2（その2）

A：右外頚動脈 3D-DSA正面像，**B**：右外頚動脈DSA側面像

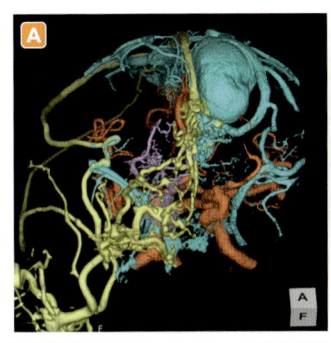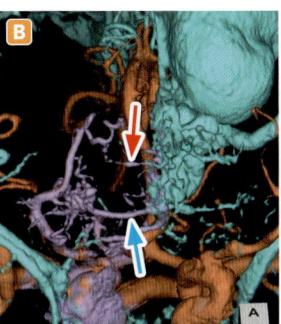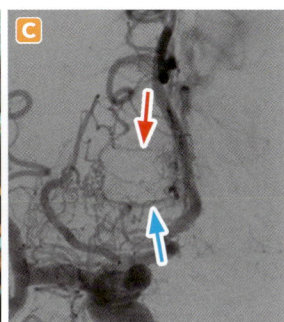

図7 症例2（その3）　正面管球working angleの設定

A：両側内頚動脈撮影．右外頚動脈撮影の 3D-DSAのfusion画像．右内頚動脈撮影動脈相（紫色），左内頚動脈撮影動脈相（橙色），右外頚動脈撮影動脈相（黄色），静脈相（水色）

B：**A**の拡大画像．赤矢印；前篩骨動脈，青矢印；後篩骨動脈

C：右内頚動脈撮影正面管球画像，Waters' view，赤矢印；前篩骨動脈，青矢印；後篩骨動脈

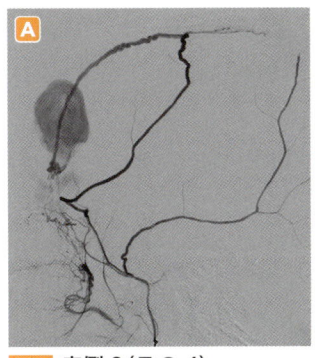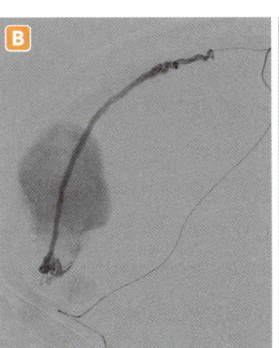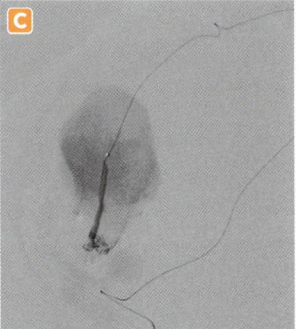

図8 症例2（その4）

A：右中硬膜動脈造影側面像，**B**：マイクロカテーテル誘導中の右中硬膜動脈の選択的造影側面像，
C：マイクロカテーテルがシャントポイントに到達した時点での選択的造影側面像

を介したAEA，PEAからの塞栓もあり得るが，SPAの液体塞栓による鼻腔粘膜障害の懸念があり，自験例では行っていない．

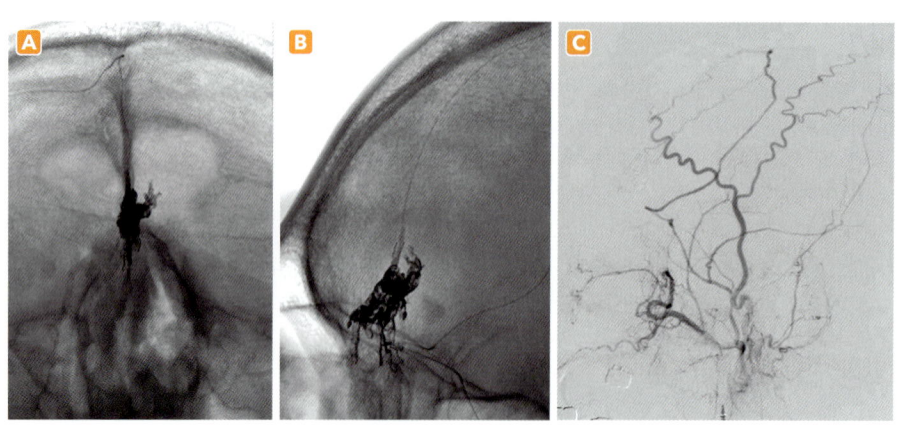

図9 症例2（その5）
A，B：Onyxを用いたTAE後のcastの単純X-P正面像（**A**）と側面像（**B**）
C：治療後の右外頚動脈撮影側面像

引用・参考文献

1) Kuwayama N: Epidemiologic survey of dural arteriovenous fistulas in Japan: clinical frequency and present status of treatment. Acta Neurochir Suppl 123: 185-8, 2016
2) Hiramatsu M, et al: Results of 1940 embolizations for dural arteriovenous fistulas: Japanese registry of neuroendovascular therapy (JR-NET3) . J Neurosurg 133: 166-73, 2020
3) 清末一路ほか：頭蓋内硬膜動静脈瘻，422-60，（滝和郎監修：パーフェクトマスター脳血管内治療，必須知識のアップデート．メジカルビュー社，東京，2020)
4) Borden JA, et al: A proposed classification for spinal and cranial dural arteriovenous fistulous malformations and implications for treatment. J Neurosurg 82: 166-79, 1995
5) Cognard C, et al: Cerebral dural arteriovenous fistulas: clinical and angiographic correlation with a revised classification of venous drainage. Radiology 194: 671-80, 1995
6) Sanchez S, et al: Natural history, angiographic presentation and outcomes of anterior cranial fossa dural arteriovenous fistulas. J Neurointerv Surg 15: 903-8, 2023
7) Kulanthaivelu K, et al: Anterior cranial fossa dural arteriovenous fistulae - angioarchitecture and intervention. Clin Neuroradiol 31: 661-669, 2021
8) Natarajan SK, et al: Multimodality treatment of intracranial dural arteriovenous fistulas in the Onyx era: a single center experience. World Neurosurg 73: 365-79, 2010
9) 栗原聖典ほか：硬膜動静脈瘻に対する経動脈的塞栓術Onyxの適応拡大，462-7,(前掲書3).
10) Ferreira MY, et al: Feasibility, safety, and efficacy of endovascular treatment of anterior cranial fossa dural arteriovenous fistulas: a systematic review and meta-analysis with a subanalysis for Onyx. Neurosurg Rev 47: 217, 2024
11) Piergallini L, et al: Anterior cranial fossa dural arteriovenous fistula: transarterial embolization from the ophthalmic artery as first-line treatment. J Neuroradiol 48: 207-14, 2021
12) Puylaert CAJ, et al: Transarterial embolization of anterior cranial fossa dural AVFs as a first-line approach: a single-center study. Am J Neuroradiol 45: 171-5, 2024
13) Li C, et al: Transarterial treatment with Onyx of Cognard type IV anterior cranial fossa dural arteriovenous fistulas. J Neurointerv Surg 6: 115-20, 2014
14) Robert T, et al: Endovascular treatment of cribriform plate dural arteriovenous fistulas: technical difficulties and complications avoidance. J Neurointerv Surg 8: 954-8, 2016
15) Giannopoulos S, et al: Treatment of ethmoidal dural arteriovenous fistulas: a meta-analysis comparing endovascular versus surgical treatment. World Neurosurg 128: 593-9, 2019
16) Dabus G, et al: Endovascular treatment of anterior cranial fossa dural arteriovenous fistula: a multicenter series. Neuroradiology 63: 259-66, 2021
17) Osada T, et al: Intracranial dural arteriovenous fistulas with pial arterial supply. Neurosurgery 84: 104-15, 2019
18) Brinjikji W, et al: Clinical, angiographic, and treatment characteristics of cranial dural arteriovenous fistulas with pial arterial supply. J Neurointerv Surg 13: 331-5, 2021
19) Tsutsumi S, et al: Arteriovenous fistula arising from the persistent primitive olfactory artery with dual supply from the bilateral anterior ethmoidal arteries. Neurol Med Chir (Tokyo) 49: 407-9, 2009
20) Yamano A, et al: Anterior cranial fossa dural arteriovenous fistula with pial arterial supply. Asian J Neurosurg 15: 176-9, 2020

（中原 一郎）

Side memo

TVEで根治できたACF-dAVF ▶WEB① ▶WEB②

症例

　40歳代男性．頭痛精査にて見つかったVarixを伴う左ACF-dAVF（図A，B）．

　血管内治療を希望され，シャントポイント（図C）にマイクロカテーテルで到達可能である適切な動脈がなく，全身麻酔下にTVEを施行した．

手術概要

　診断用のカテーテルを左頭蓋内（IC）および右頭蓋外（EC）に留置した．6Frシースを右内頚静脈に逆行性に留置し，6Fr FUBUKI 90cmを右内頚静脈→上矢状静脈洞に留置しGuidepost 120cmとDeFrictor BULLおよびCHIKAI X 010にてvarixを越えシャント直近の流出静脈に到達した（図D）．この状態で収縮期血圧を70mmHg以下に下げ，DeFrictor BULLよりOnyx 34を用いてplug and push法で静脈から逆行性にシャントポイントからfeederへOnyxを注入した．完全閉塞を行うためにDeFrictor BULL先端が長く静脈内でトラップされたため完全抜去は困難と判断し，DeFrictorを内頚静脈部で切断し皮下に埋没し手技を終了とした．

　術後の撮影でもシャントの完全閉塞を確認し（図E-H）術後合併症もなく経過良好である．

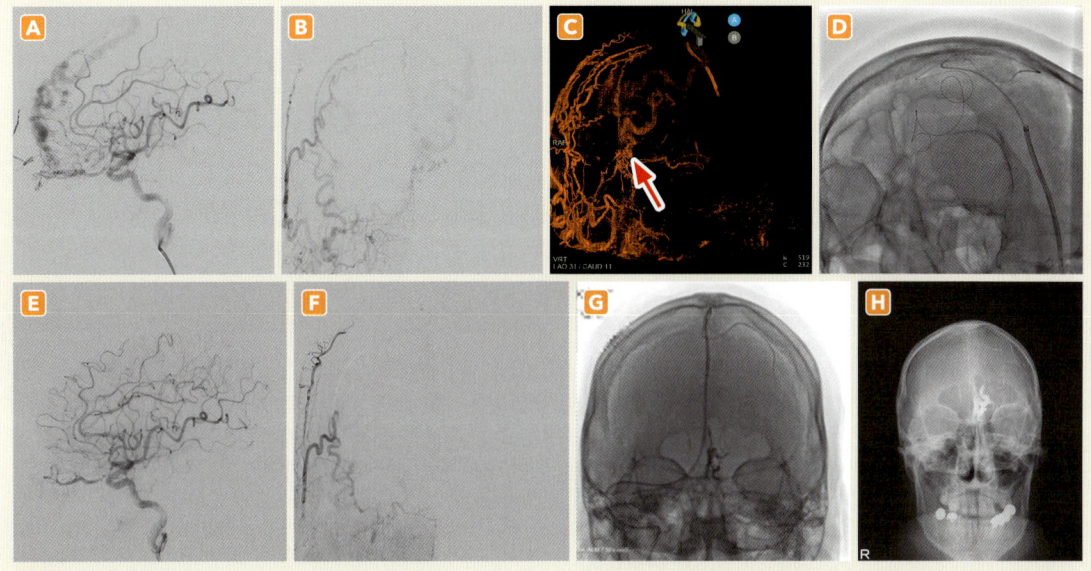

図

A：左内頚動脈撮影（治療前側面像，動脈相），**B**：右外頚動脈撮影（治療前正面像，動脈相），**C**：3D-RA斜位像（シャントポイント：矢印）．**D**：頭蓋単純写（斜位像），マイクロカテーテルの走行を示す，**E**：左内頚動脈撮影（塞栓術後側面像，動脈相），**F**：右外頚動脈撮影（塞栓術後正面像，動脈相），**G**：治療直後頭蓋単純写（正面像），6Fr カテーテル，Guidepost，マイクロカテーテル，Onyx塊が認められる．**H**：治療終了後頭蓋単純写（正面像），Onyx塊とマイクロカテーテルが認められる

（木下 由宇，寺田 友昭）

6 Anterior condylar confluence部AVF

▶ はじめに

Anterior condylar confluence（ACC）部硬膜動静脈瘻（dural arteriovenous fistula：dAVF）は、従来、dAVF involving inferior petrosal sinus[1]、dAVF of the marginal sinus[2, 3]、hypogrossal dAVF[4, 5]、dAVF of the anterior condylar vein within the hypoglossal canal[6]、jugular foramen dAVF[7] などと呼ばれていたものである。この部位のdAVFのシャント部位は、舌下神経管付近の他、斜台のdiploic vein（inraosseous shunt）にあり、実際、硬膜上にシャント部位があるわけではない。海綿静脈洞部dAVFと同様に、どちらかというと硬膜外動静脈瘻の要素が強く、最終的に流れ込む合流ポイントの総称がACCである。

▶ 1 血管解剖と血行動態

ACCは、頚静脈球の前内側壁に存在する静脈等の憩室のような存在であり、様々な導出静脈と静脈網を形成している（図1）[8]。ACCは舌下神経管を通るemissary veinであるanterior condylar veinから連なる頭蓋外のvenous complexであり、通常、前方、上方、側方、後方にドレナージルートがある[9]。

Spittauら[10] はこれらを3つのタイプに分類している。dAVFでは、主にcondylar veinを介して椎骨静脈叢や頚部の深部静脈へ流出するが、pterygoid plexusに向かう前方ドレナージ、錐体骨斜台方面への連絡路としてinferior petrosal sinus（IPS）や、内頚動脈とともに破裂孔を通るTrolard's inferior petrooccipital veinを介して海綿静脈洞へ逆流する場合がある。Jugular bulbにはこれらの導出路の一部が連絡するだけで、内頚静脈が主な流出路になることは少ない（図2）。

Feederとして最も重要なのは上行咽頭動脈であり、しばしば両側性である。対側からのfeederは斜台骨内でjugular tubercle venous complex[11] と呼ばれる静脈網へ開口し、そのまま患側のACCへ流れ込む、いわゆるintraosseous typeのシャントポイントを有することが稀でない[12]（図3）。他にmiddle meningeal artery、occipital artery、posterior auricular artery等が吻合を介

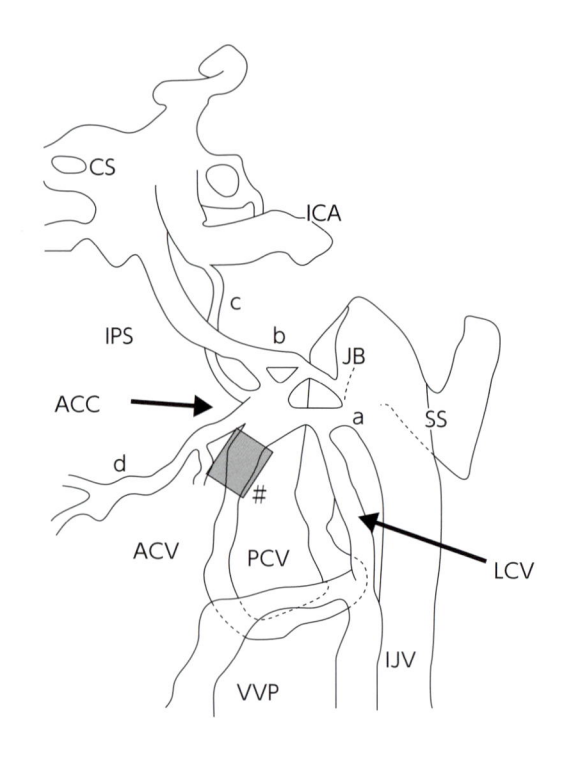

図1 anterior condylar confluenceおよびその周辺の解剖

ACC：anterior condylar confluence, ACV：anterior condylar vein, CS：cavernous sinus, ICA：internal cerebral artery, IJV：internal jugular vein, IPS：inferior petrosal sinus, JB：jugular bulb, LCV：lateral condylar vein, PCV：posterior condylar vein, SS：sigmoid sinus, VVP：vertebral venous plexus, a：anastomotic channel with IJV or jugular bulb, b：anastomtic channel with IPS, c：anastomotic channel with branches from ICA venous plexus (Trolard's inferior petro-occipital vein), d：anastomotic channel with prevertebral venous plexus, #：hypoglossal canal

（文献8より引用）

して関与する。後方循環では最も多いのがodontoid arteryで、しばしば対側の枝も関与する。この他posterior meningeal artery も栄養することがある。また、内頚動脈のmeningo-hypophyseal trunkの枝であるdescending clival artery も時に関与する。

症例 1　拡張したACCを持ち，内頚動脈下錐体静脈洞へ流出する 1 例

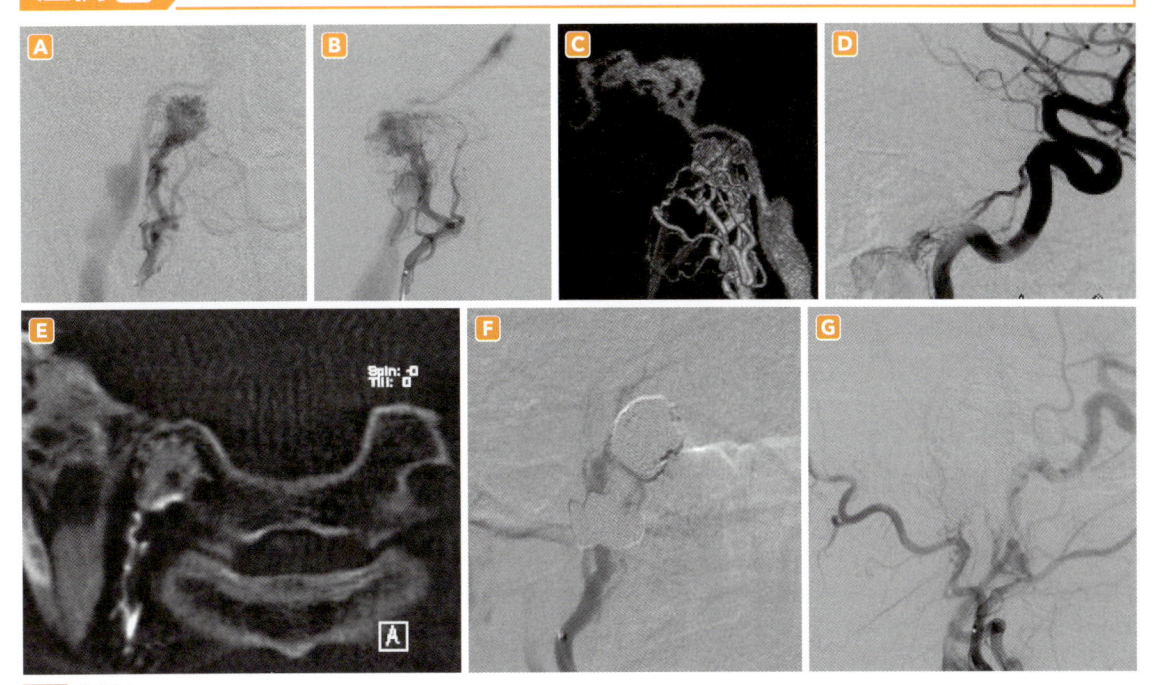

図2 症例 1

50 歳代男性．右耳鳴にて発症．上行咽頭動脈から主として造影され（**A**：正面像，**B**：側面像，**C**：3 次元画像），IPSと内頚静脈に主として流出するACC部dAVFを認めた．内頚動脈の斜台枝も関与している（**D**）．拡張したACC内にマイクロカテーテルを置き（**E**），コイルにてpackingして（**F**），dAVFの消失が得られた（**G**）．

症例 2　舌下神経麻痺にて発症した 1 例

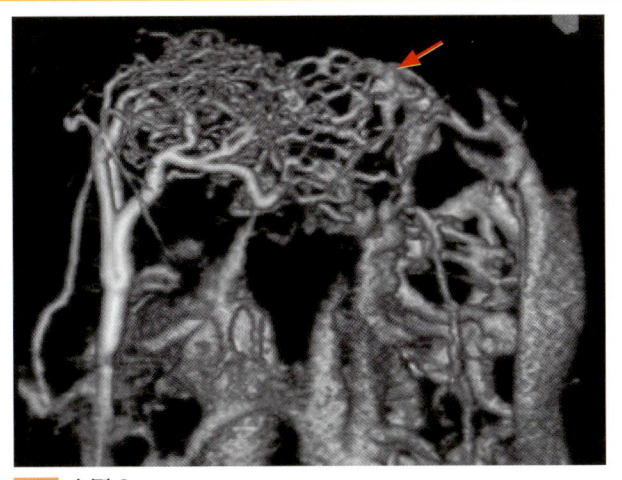

図3 症例 2

50 歳代女性．左の強い拍動性の耳鳴と軽度の舌下神経麻痺にて発症．主として両側の上行咽頭動脈（右＞左）より造影され，椎骨静脈叢，内頚静脈，一部IPSへも流出するACC部dAVF．シャントポイントは左斜台骨の中にあり異常に拡大してACCに連続している（赤矢印）．

▶2 症　状

　この部位の初発症状は主として強い耳鳴であるが[5]，IPSにドレナージが向かうタイプ（Spittau分類 type 2）では，外眼症状（外眼筋麻痺，結膜充血，眼球突出，chemosis など）を呈して，海綿静脈洞部dAVFと症候的に鑑別困難なことがある[13]（図4）．また症候の一つとして，拡張した静脈の圧迫による舌下神経麻痺や舌下神経の不随意運動を生じることがある[14]．

症例③ ▶ IPSへの逆流により眼症状を呈したACC-dAVF

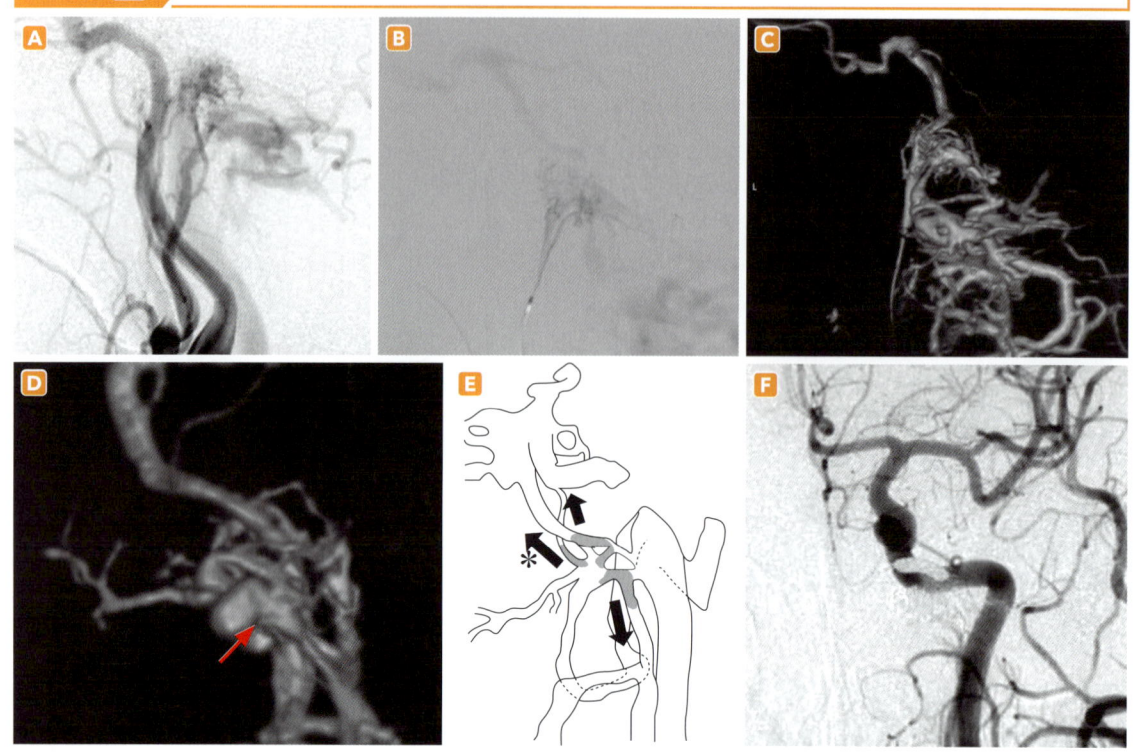

図4 症例3

60歳代男性．左外転神経麻痺と結膜充血，chemosisにて発症．半年前に頭部外傷にて左後頭部打撲の既往あり．左後耳介部に血管雑音を聴取する．左外頚動脈および左椎骨動脈のsegmental arteryからシャントが造影される（**A**：左総頚動脈撮影）．選択的左上行咽頭動脈撮影（**C**）および回転撮影より再構成した3次元画像（**D**）にてシャントポイントが明瞭となった．本例ではシャントはACV付近（**E**：矢印）にあるが，IPS，LCS等を通じてドレナージしており，ACVは行き止まりとなっていた（**E**）．IPSにコイルを置いたところ，他のchannel〔内頚動脈周囲のvenous plexusからの枝（Trolard's inferior petrooccipital vein）〕が開いたため（**E**：＊），これも塞栓した後にlateral condylar vein（LCV）をコイルにて閉塞して完全閉塞を得た（**F**）．

▶3 治療戦略

　ACC-dAVFのシャントポイントの同定には，main feederである上行咽頭動脈の選択造影が最も有用である．特に高速撮影，選択的3D digital subtraction angiography（3D-DSA）は，3次元的把握に役立つ．一方，内頚静脈への流出がない場合にはACCへ至る入り口を見つけ出すのが困難であるが，一般的には，IPSの合流部またはすぐ下方から内側やや下方に向かうと進入できることが多い．ACCにおいて選択的静脈造影も各ドレナージルートの確認に有用である．斜台のintraosseous typeでは，対側からの上行咽頭動脈造影が有用なことがある．

　治療としてコイルを用いた経静脈的塞栓術（transvenous embolization：TVE）が最も行われているが，tight packingによる神経圧迫により術後に舌下神経麻痺を生じやすいことはよく知られている[14]．塞栓方法は，シャント部位のpoint packingが基本であるが，同定困難なとき，IPSへの流出路が残ってしまう恐れがあるときには，ある程度，各導出路の下流を止めて詰め戻るほう

が確実である.

▶ おわりに

　ACCの解剖はSan Millan Ruizら[8]により系統化されたが，この特殊な動静脈シャント疾患の起源をACCに求めることで系統的構造理解が得られる[15]．ただし，舌下神経麻痺や眼症状などの神経症状の多様性は，シャントポイントとドレナージパターンの多様性が影響しているため，血管構造と塞栓術のストラテジーを明確に理解することにより，安全確実な治療を行うことが重要である.

引用・参考文献

1) Barmwell SL, et al: Dural arteriovenous fistulas involving the inferior pettrosal sinus: angiographic findings in six patients. AJNR Am J Neuroradiol 11: 511-16, 1990
2) 高橋明ほか：Marginal sinus dural arteriovenous shunts. 臨床症状，血管撮影，治療法の検討. 脳卒中の外科20：384-90, 1992
3) McDougall CG, et al: Dural arteriovenous fistulas of the marginal sinus AJNR Am J Neuroradiol 18: 1565-72, 1997
4) Kiyosue H, et al: Ocular symptoms associated with a dural arteriovenous fistula involving the hypoglossal canal:selective transvenous coil embolization. Case report. J Neurosurg 94: 630-2, 2001
5) Komiyama M, et al: Intense pulse-synchronous tinnitus caused by dural arteriovenous fistula at the hypoglossal canal. No To Shinkei 54: 830-1, 2002 [Japanese]
6) Ernst R, et al: Three cases of dural arteriovenous fistula of the anterior condylar vein within the hypoglossal canal. AJNR Am J Neuroradiol 20: 2016-20, 1999
7) Kuwayama N, et al: Dural arteriovenous fistulae involving the transverse-sigmoid sinus and foramen magnum. Surg Neurol 41: 389-95, 1994
8) San Millan Ruiz D, et al: The craniocervical venous system in relation to cerebral venous drainage. AJNR Am J Neuroradiol 23: 1500-8, 2002
9) Katsuta T, et al: The jugular foramen: microsurgical anatomy and operative approaches. Neurosurgery 41: 149-201, 1997
10) Spittau B, et al: Dural arteriovenous fistulas of the hypoglossal canal: systematic review on imaging anatomy, clinical findings, and endovascular management. J Neurosurg 122: 883-903, 2015
11) Mizutani K, et al: Intraosseous venous structures adjacent to the jugular tubercle associated with an anterior condylar dural arteriovenous fistula. Neuroradiology 60: 487-96, 2018
12) Jung C, et al: Intraosseous cranial dural arteriovenous fistula treated with transvenous embolization. AJNR Am J Neuroradiol 30: 1173-7, 2009
13) Liu HM, et al: Posterior cranial fossa arteriovenous fistula with presenting as caroticocavernous fistula. Neuroradiology 43: 405-8, 2001
14) Blomquist MH, et al: Isolated unilateral hypoglossal neuropathy caused by dural arteriovenous fistula. AJNR Am J Neuroradiol 19: 951-3, 1998
15) Miyachi S, et al: Dural arerioveneous fistula at the anterior condylar confluence. Interventional Neuroradiology 14: 303-11, 2008

（宮地 茂）

7 頭蓋頚椎移行部dAVF

① 総　論

▶ はじめに

　頭蓋頚椎移行部硬膜動静脈瘻〔craniocervical junction dural arteriovenous fistula（dAVF）〕は稀な疾患である．50～60歳代に好発し，性差はないとする報告[1,2]と男性に多いとする報告[3-5]がある．機能予後はdAVFの中で最も悪い[2]．

▶ 1 症　候

　対麻痺や四肢麻痺，四肢感覚障害，膀胱直腸障害などのミエロパチーで発症する場合，症状の進行と共に嚥下障害などの下位脳神経症状，呼吸不全などを来すこともある．緩徐に進行するものもあれば，24時間程度で急速に進行するものもある．一方で，くも膜下出血などの頭蓋内出血にて発症することもある．

▶ 2 病　態

　ミエロパチーで発症するものは，静脈ドレナージが下行し脊髄円錐へ向かう[1]perimedullary veinが拡張し周辺の神経組織を圧迫したり，静脈圧が上昇し脊髄灌流圧が低下するため，脊髄の浮腫や静脈性梗塞を引き起こし，神経症状を来す[6]．

　くも膜下出血で発症するものは，頭蓋内への上行性の静脈ドレナージを有する．比較的灌流速度が早く，hemodynamic stressにより静脈が破綻することで起こる．

▶ 3 画像所見

≫ MRI

　脊髄・脳幹部の静脈灌流不全，うっ血による浮腫，壊死，梗塞，gliosisを反映した所見を認める．T2強調画像で脊髄や脳幹の高信号とT1強調画像にて脊髄の腫大を認める．

　しかし，これらの所見は非特異的なものであり，鑑別に注意が必要である．また，T2強調画像にてperimedullary veinの拡張によるflow voidを認めることもあり，本疾患に特徴的な所見の一つである．

　造影MRIでは拡張したdrainerに造影剤が停滞するため造影されることが多い．壊死や梗塞にてblood-spinal cord barrierが破綻すると脊髄実質が造影されるようになり，機能予後が悪いとされる[4]．AVシャントの量が少なくfistulaのサイズが小さいため，feederはあまり拡張しておらず，MRAでの病変の確認は困難であることが多い[8,9]．Phase-contrast MRAや造影MRAは拡張したperimedullary vesselsの存在を評価でき有用である[10,11]．

≫ 血管撮影

　確定診断には血管造影によるシャントの確認が必要である．脊髄症状を生じている場合は，神経症状の脊髄レベルとシャントの位置が異なるため注意が必要である．

Feeding artery

　主なfeederは，椎骨動脈（vertebral artery：VA）からのradicular arteryである．C1，2レベルから分岐してnerve sleeveやforamen magnum周囲のシャントに流入する．その他，posterior meningeal artery，ascending pharyngeal artery，occipital artery，内頚動脈（internal carotid artery：ICA）のdural branchなどがfeederとなる．

Draining vein

　本疾患においてdrainerの走行は，上述の通り発症形式に大きく関与するため非常に重要である．

Ascending drainage route

　peri medullary veinより上行し，頭蓋内へ流入する．Peribulbar vein，peripontine vein，perimesencephalic veinなどを介してcavernous sinusや下錐体静脈洞（inferior petrosal sinus：IPS）に流れる．

Descending drainage route

　Cervical perimedullary veinから脊髄に沿って尾側へゆっくりと下降していくmedullary-radicular veinからの流出は認められない[1]．

▶ 4 治　療

　治療の目的は，静脈循環を改善させ不可逆的変化が生じる前に脊髄のうっ血を解除することと，drainage veinの破裂によるくも膜下出血を予防することである．ミエロパチーを発症した場合，発症から根治までの期間が予後を左右するため，

可及的速やかに治療を行うべきである[12].

治療は，外科的治療として流出静脈離断術，血管内治療として経動脈的塞栓術（trans arterial embolization：TAE）がある．これまで外科的治療の根治性について多くの報告があり[13-15]，外科的治療によるdrainerの離断が優先されてきた[7].しかし，シアノアクリレート系薬剤（n-butyl cyanoacrylate：NBCA）やOnyxなどの液体塞栓物質が使用されるようになったことにより再開通の可能性が低減し，外科的治療に変わり血管内治療が行われることも増加してきた．いずれの治療が適しているかは個々の症例で判断し，場合によっては血管内治療と外科的治療の併用が望ましいこともある．

≫外科的治療

VAの硬膜貫通部周囲やC1，2のnerve sleeveから硬膜内に入り，red vein化および拡張したdraining veinを確認し，できる限り硬膜内に入ってすぐの部分で遮断する．

≫血管内治療

NBCAやOnyxなどの液体塞栓物質にてTAEを行う．神経栄養血管や脊髄栄養血管がfeederになることが多く，マイクロカテーテルを可能な限りシャントの近くまで進め，シャントとdrainerのみが造影される位置まで到達させて塞栓を行う．塞栓物質の逆流は脳梗塞および脊髄梗塞を来すため，細心の注意が必要である．Anterior spinal arteryとlateral spinal arteryが関与しない場合には血管内治療を考慮してもよい可能性がある．

症例 ▶ 神経症状にて発症した頭蓋頚椎移行部dAVF

60歳代男性．
主訴：上肢巧緻運動障害，歩行障害
現病歴：両上肢の巧緻運動障害および歩行障害を生じ，MRIにて頚髄のT2高信号変化を認め血管撮影にて診断された．
既往歴：尿路結石，高血圧，糖尿病
現症：意識清明，脳神経症状なし，右上肢の巧緻運動障害および筋力低下，両上肢深部腱反射亢進，痙性歩行を認めた．
MRI：T2強調画像にて延髄および頚髄の腫大と高信号変化，perimedullary veinの拡張によるflow void signを認めた（図1）．
脳血管撮影：左C2 radicular arteryとanterior spinal arteryをfeederとするcraniocervical junction dAVFを認めた（図2）．ドレナージルートは，cervical perimedullary veinが主で，脊髄に沿ってゆっくりと下行した．
治療：外科的手術にてdrainerの離断を行うこととした．全身麻酔下，腹臥位にて後頭蓋窩を解放し，C1 laminectomyを施行．硬膜切開し，dentate ligamentなどの構造物を切離していくと，硬膜を貫通し拡張したdraining veinを確認することができた（図3）．Draining veinにtemporary clippingを行い，術中DSAにてシャントの消失を確認．クリップを外し，digital subtraction angiography（DSA）画像で再度シャントが出現した．そのため，draining veinを焼灼切離した．
術後経過：術後すぐに巧緻運動障害の改善を認め

たが，1週間程度で排尿障害，趣旨運動障害，歩行困難が出現し，徐々に悪化していった．Retrograde thrombosisの可能性が考えられたため，バイアスピリン®を投与し症状改善．リハビリテーション目的に転院となる．

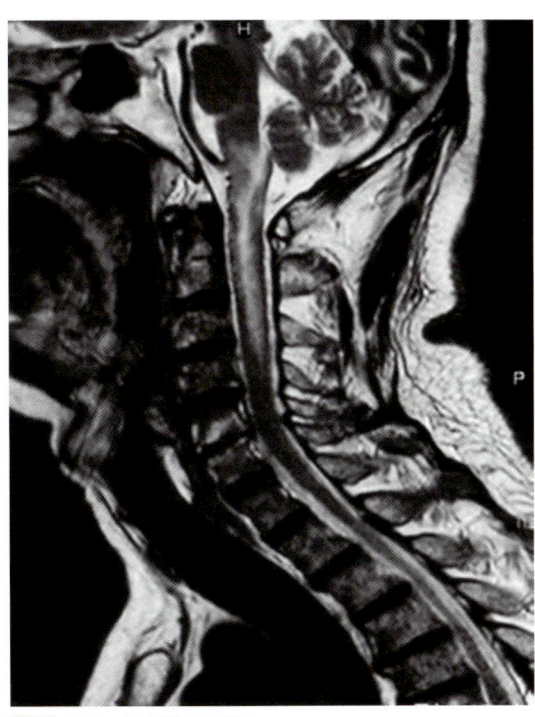

図1 MRI T2強調画像

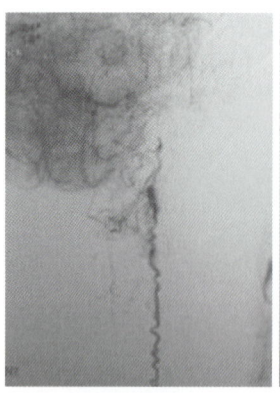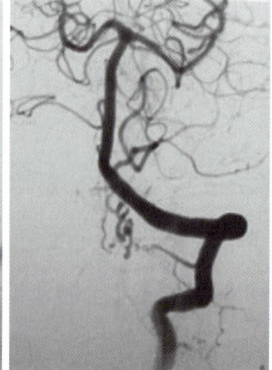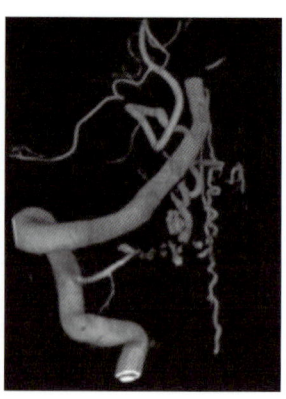

図2 術前脳血管撮影

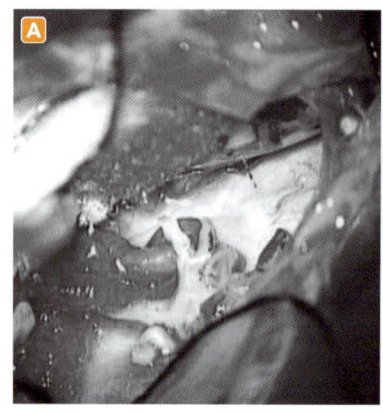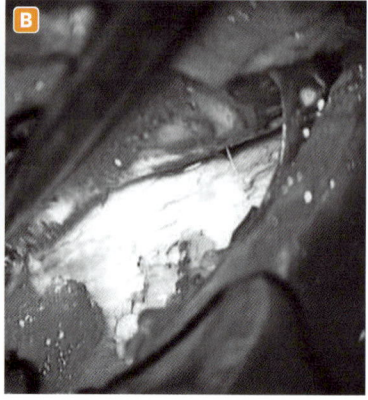

図3 術中写真

A：draining vein 離断前，**B**：draining vein 離断後

引用・参考文献

1) Brunereau L, et al: Intracranial dural arteriovenous fistulas with spinal venous drainage: relation between clinical presentation and angiographic findings. AJNR Am J Neuroradiol 17 : 1549-54,1996

2) 桑山直也ほか：わが国における硬膜動静脈瘻の治療の現状.脳外誌 20:12-19,2011

3) Kai Y, et al: Arteriovenous fistulas at the cervicomedullary junction presenting with subarachnoid hemorrhage: six case reports with special reference to the angiographic pattern of venous drainage.AJNR Am J Neuroradiol 26: 1949-54, 2005

4) Asakawa H, et al: Intracranial dural arteriovenous fistula showing diffuse MR enhancement of the spinal cord:case report and review of the literature.Surg Neurol 58: 251-7, 2002

5) Oishi H, et al: Successful surgical treatment of a dural arteriovenous fistula at the craniocervical junction with reference to pre- and postoperative MRI. Neuroradiology 41: 463-7, 1999

6) Hurst RW, et al: Dural arteriovenous fistulas of the craniocervical junction. Skull Base Surg 9: 1-7, 1999

7) Kinouchi H, et al: Dural arteriovenous shunts at the craniocervical junction. J Neurosurg 89: 755-61, 1998

8) Berenstein A, et al: Endovascular treatment of spine and spinal cord lesions. Surgical Neuro-Angiography. Berlin: Springer-Verlag, V: 1-85, 1992

9) Mascalchi M, et al: MR angiography of spinal vascular malformations. AJNR Am J Neuroradiol 16: 289-97, 1995

10) Mascalchi M, et al: Quilici N:Dural arteriovenous fistula at the craniocervical junction with perimedullary venous drainage. AJNR Am J Neuroradiol 17: 1137-41, 1996

11) Bowen BC, et al: Spinal dural arteriovenous fistulas: evaluation with MR angiography. AJNR Am J Neuroradiol 16: 2029-43, 1995

12) Kohno M, et al: Functional prognosis after treatment of spinal radiculomeningeal arteriovenous malformations. Surg Neurol 43: 453-7, 1995

13) Afshar JK, et al: Surgical interruption of intradural draining vein as curative treatment of spinal dural arteriovenous fistulas. J Neurosurg 82: 196-200, 1995

14) Morimoto T, et al: Dural arteriovenous malformation in the cervical spine presenting with subarachnoid hemorrhage: case report. Neurosurgery 31: 118-20, 1992

15) Oda Y, et al: Partially thrombosed radiculomeningeal arteriovenous fistula in spinomedullary junction. No Shinkei Geka 17: 63-8, 1989

（松本 淑恵，奥村 浩隆）

7 頭蓋頚椎移行部dAVF

❷ TAE（NBCA）

症例　TAE（NBCA）で根治を得た頭蓋頚椎移行部dAVF

70歳代男性．突然の頭痛，くも膜下出血発症．WFNS分類grade 2．頭部単純CTでくも膜下出血を認めた．3D-CTAを施行し，頭蓋頚椎移行部硬膜動静脈瘻（dAVF）が疑われたため，脳血管造影検査による精査を行った．

▶1 画像所見および治療経過

頭部CTで，後頭蓋窩に厚いびまん性のくも膜下出血を認める（図A）．脳血管造影，右椎骨動脈撮影にて，頭蓋頚椎移行部dAVFと診断した．

図Bは右椎骨動脈撮影の正面像である．主なfeederは，C1 segmental artery（赤矢頭）である．その他に，C2 segmental artery（二重赤矢頭），さらに右VA V4 segmentから分岐する前脊椎動脈（anterior spinal artery：ASA）（黄矢印）が下降してきて，そこから分かれるvasa corona（二重黄色矢印）もシャントに関連していた．赤＊がシャントポイントである．シャントからのドレナージルートとして，radicular vein（緑色矢印）から前脊髄静脈（anterior spinal vein：ASV）となって逆流，上行していく．

C1 segmental arteryが最もシャントポイントの近くまでアクセス可能と思われたため，同血管へカニュレーションし，経動脈的塞栓術（transarterial embolization：TAE）の方針とした．中間カテーテルにGuidepost（東海メディカルプロダクツ）を用いC1 segmental artery分岐近傍まで誘導した後，マイクロカテーテルはDeFrictor（メディコスヒラタ）を，マイクロガイドワイヤーはCHIKAI X 010（朝日インテック）を用いて，C1 segmental arteryへカニュレーションした．

同血管からのsuper-selective injectionの正面像が図Cである．造影すると，少し太さを増して上行し（カーブ赤矢印）ループを描いた後，細かく蛇行しながら下降してくる．ループの途中で，後脊髄動脈（lateral spinal artery：LSA）が分岐している．C1 root近傍で，artery-vein（AV）シャントを形成し，radicular veinへreflux していく．図Cの造影では，drainer以降はlaminar flowとなって，造影剤はかなり薄くなっている（緑矢印）．

図Dは，C1 segmental arteryからの3D-rotation angiography（3D-RA）のpartial MIPの厚みのある画像で，正面から見ている画像である．図Eは同側面像．LSAがループの後方から分岐して下降していくことがわかる（水色矢頭）．図Fは，vaso CTのaxial imageで，シャントポイントを示している．白い点線は，想定されるspinal cordであり，シャントポイントはcordよりも右側外側に存在した．

DeFrictorをさらに遠位へ進めて撮像した正面像が図Gである．まだLSAの分岐の手前であり，下降していく同血管が描出されるため，ここからの塞栓はできない．さらにDeFrictorを遠位へ進めると，LSAの分岐部を越えることができたが，シャント直前までは誘導できなかった．しかし，他に明らかな分岐血管はなく，塞栓可能と考えた（図H）．

マイクロカテーテルから造影剤を強く圧入しても，vasa coronaのfeederの逆行性の描出もなく，同feederの流入口よりも遠位へ越えており，また血管径から考えてもマイクロカテーテルがwedge状態で，逆流のリスクは高くないと判断した．同部位から，25% NBCAで塞栓を行い，十分に静脈側にcastをpenetrationさせることができた（図I）．マイクロカテーテルよりも近位へのNBCAの逆流は，vasa coronaやLSAへのcastの迷入の恐れがあるため，特に注意を払った．塞栓後の右椎骨動脈撮影では，シャントの消失と，ASAおよびLSAの温存を確認できた（図J）．

▶2 まとめ

くも膜下出血発症の頭蓋頚椎移行部dAVFの1例．Feederは，C1／C2のsegmental radiculo-meningeal arteryとvasa coronaで，ドレナージはradicular veinから連続するASVであった．シャントポイントは右C1 root上と考えられた．

最大値投影画像（maximum intensity projection：MIP）でも，シャントが硬膜上なのかroot上なのか判断が難しいが，Hiramatsuらの報告[1]を参照すると，spinal cordからは離れて外側に

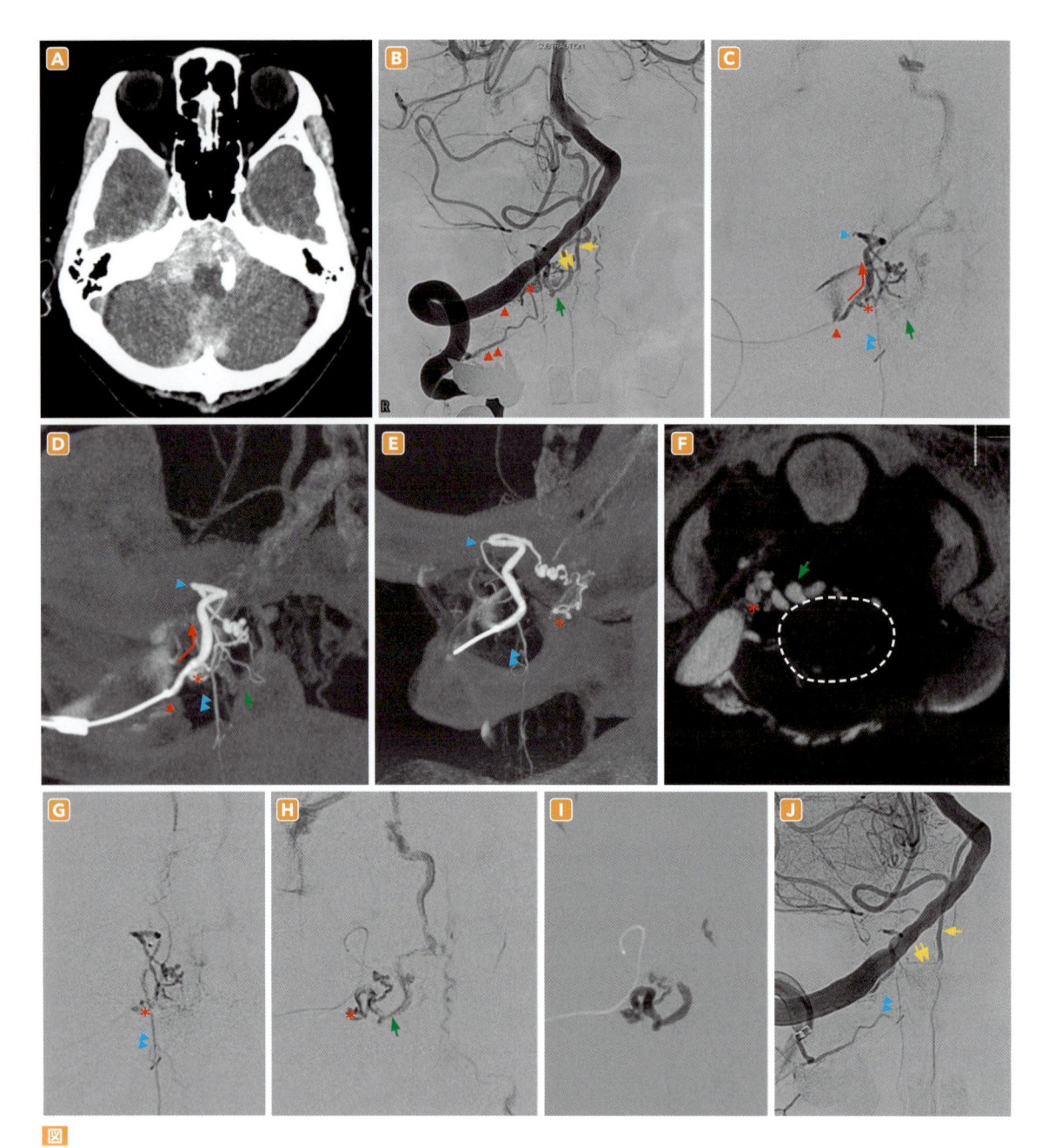

図

A：発症時頭部単純CT. **B**：右椎骨動脈正面像. **C**：C1 segmental arteryからのマイクロカテーテル造影. **D**：C1 segmental arteryからの 3D-RAのMIP画像. 正面. **E**：C1 segmental arteryからの 3D-RAのMIP画像. 側面像. **F**：C1 segmental arteryからのvaso CT, axial image. シャントポイントのレベル. **G**：C1 segmental artery遠位へ誘導したが, LSAより近位の部位からの造影所見. **H**：さらに遠位へ進めて, LSA分岐遠位へ進めたときの造影. **I**：25％NBCAでの塞栓. **J**：塞栓後の右椎骨動脈撮影.

赤矢頭：C1 segmental artery, 二重赤矢頭：C2 segmental artery, 赤＊：シャントポイント, 黄矢印：ASA, 二重黄矢印：vasa corona, カーブ赤矢印：上行するC1 segmental artery, 水色矢頭：C1 segmental arteryから分岐するLSA, 二重水色矢頭：下降していくLSA, 緑矢印：drainerであるC1 radicular vein

あるシャントであり，feederとしてvasa corona の関与があることを考えると，radicular AVF （type2）と考えることが妥当である．

　本症例では，C1 segmental arteryを十分シャント近傍までカニュレーションし，NBCAでの根治を得た．しかしながら，頭蓋頚椎移行部dAVFに対するTAEの適応は慎重に判断すべきである．Takaiら[2] は外科的シャント離断術とTAEの治療成績を比較し，外科的シャント離断術のほうがより安全で効果的であり，TAEは再発および再治療が多く，また虚血性合併症が多く予後に関連したと報告している．

　TAEを企図するに際しては，すべてのfeeder，シャントポイント，drainerを詳細に検討した上で，特に脊髄梗塞を起こし得るLSA，ASAの関与の有無や流入部位等を正確に把握することが必須である．解剖学的構造の完全な把握のもと，安全に塞栓可能と判断できる場合にのみ実施するべきである．

引用・参考文献

1) Hiramatsu M, et al: Angioarchitecture of arteriovenous fistulas at the craniocervical junction: A multicenter cohort study of 54 patients. J Neurosurg 128: 1839-49, 2018

2) Takai K, et al: Neurosurgical versus endovascular treatment of craniocervical junction arteriovenous fistulas: A multicenter cohort study of 97 patients. J Neurosurg 31: 1-8, 2021

（細尾 久幸，松丸 祐司）

C 硬膜動静脈瘻の治療各論

❸ Epidural AVFのTVE

症例 ▶ SAHで発症したcervical spinal epidural AVF

40歳代女性．突然の激しい頭痛で発症．神経学的には項部硬直以外は著変なし．頭部CTでcranio-cervical junctionを中心にくも膜下出血（subarachnoid hemorrhage：SAH）を認めた（図1A，E）．頭蓋内には，SAHの原因となる病変は認めず．左椎骨動脈撮影でradicular arteryおよびradiculo-pial arteryから栄養されるspinal

epidural AVFを左C2，3に認めた（図1B-D，F-H）．Drainerは左cervical C2，3のepidural spaceからdeep cervical veinに流出していた（図1D，H）．SAHの原因として，このシャントからintradural drainerが存在していたが，出血時に閉塞した可能性が考えられたので，SAHに関連があると判断し，経静脈的塞栓術を行うこととした．

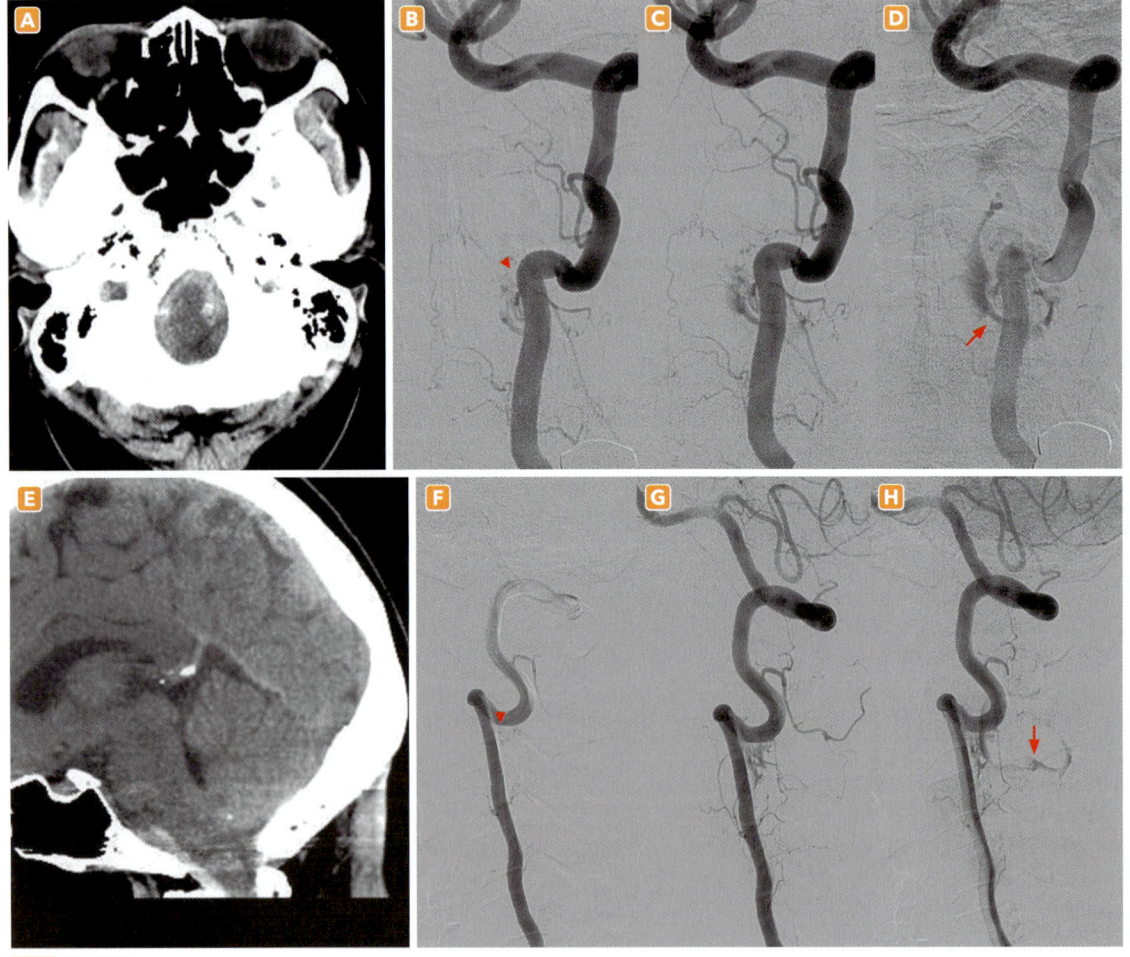

図1 治療前
A，E：頭部CT（**A**：axial view，**E**：sagittal view）．頭蓋頸椎移行部周囲にSAHを認める．
B-D：左椎骨動脈撮影正面像．**F-H**：同側面像．左radicular artery，radiculopial arteryからepidural AVF（**B，F**：矢頭）が描出され，左C2，3のepidural spaceからdeep cervical vein（**D，H**：矢印）に流出している．

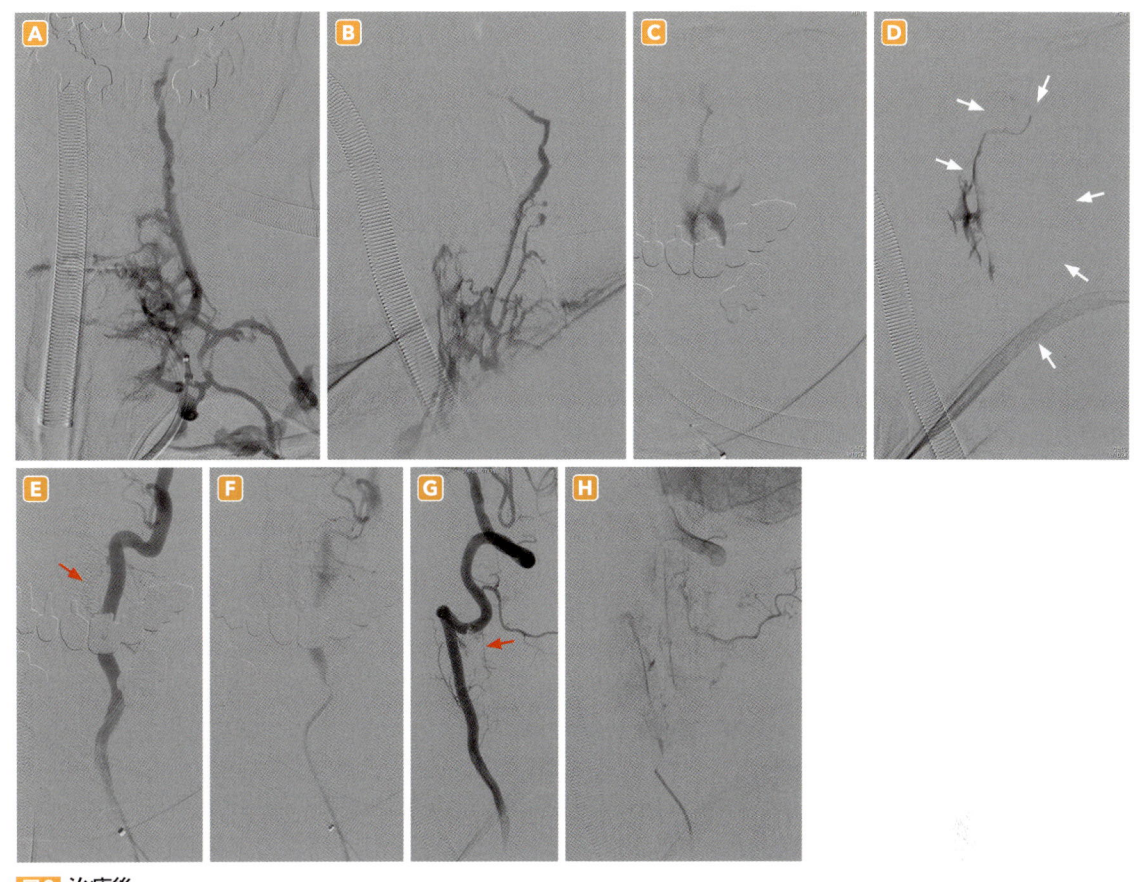

図2 治療後

A, B：逆行性左椎骨静脈撮影．正面，側面像．逆行性にepidural vein, deep cervical veinが描出されている．

C, D：Vertebral veinからepidural venous plexusを介しdeep cervical veinを逆行性に辿り，再度epidural veinに入って下方に辿り，マイクロカテーテルがシャント腔に到達している（白矢印）．

E, F；正面像，**G**；側面像．塞栓術後の椎骨動脈造影を示す．シャント腔にはコイルが充填（**E, G**：赤矢印）され，シャントは完全に消失している．

Femoral veinよりアクセスし，左vertebral veinに6Fr ガイディングカテーテルを挿入，そこから逆行性に撮影するとepidural venous plexus, deep cervical veinが造影された．マイクロカテーテルでdeep cervical veinを逆行性に辿って上方のepidural spaceに入り，そこからマイクロカテーテルを下向きに誘導してepiduralのシャント腔に到達した（図2A-D，矢印）．コイルで充填し塞栓を終了し，シャントの完全閉塞が認められた（図2E-H）．

Cervical spinal epidural AVFの大部分は，このルートのいずれかを辿ることにより病変に到達することができる．このアプローチをマスターしておけば，anterior condylar confluence（ACC）dAVF等で詰め残しが生じた場合に，このルートを用いてアプローチすることが可能である．

引用・参考文献

1) Wada A, et al: Intraosseous arteriovenous fistula around the anterior condylar confluence as an occipital bone fracture sequela. World Neurosurgery 144: 112-4, 2022

（寺田 友昭）

8 Pial feederを持つdAVF

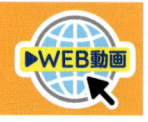
▶WEB動画

▶1 Pial feederとは

　硬膜動静脈瘻（dural arteriovenous fistula：dAVF）の流入動脈はmeningeal arteryが一般的であるが，pial arteryが流入動脈として認められることがある．Pial feederの頻度は11〜24％と報告されている[1-5]．

　Pial feederは2つのタイプに分類される．すなわち，pial arteryから起始するdural branchがfeederとなるpre-existing dural branch of a pial arteryと，pial arteryとしてシャントまで到達するpure pial feederである．

　Pre-existing dural branchとしては，後大脳動脈（posterior cerebral artery：PCA）の分枝であるartery of Davidoff and Schecter（ADS），上小脳動脈（superior cerebellar artery：SCA）のmedial tentorial branch，後下小脳動脈（posterior inferior cerebellar artery：PICA）の分枝であるposterior meningeal arteryやartery of the falx cerebelli，前下小脳動脈（anterior inferior cerebellar artery：AICA）のsubarcuate artery，前大脳動脈（anterior cerebral artery：ACA）のpericallosal dural branchやolfactory branchからの流入がみられる．Pure pial feederとしては，PCA，SCAの頻度が高いが，ACA，中大脳動脈（middle cerebral artery：MCA），AICAの流入もみられる[1,2]．

▶2 Pial feeder発生要因

　静脈洞の血栓化や静脈圧上昇の関与が推察されている[1,2]．dAVFではシャントによる静脈圧上昇，低酸素状態によりhypoxia-inducible factor-1（HIF-1），血管内皮細胞増殖因子（vascular endothelial growth factor：VEGF）の発現により血管新生が起こることが知られており，pial feeder発生への関与も示唆される[1,6]．

▶3 Pial feederを伴うdAVFの特徴

　Pial feederを持つdAVFの特徴として若年，男性，出血発症，Borden分類typeⅡ/Ⅲが多い．シャント部位としてはテント部が多く，なかでも正中に存在するgalenicとtorcularが多いとされる[1-5]．また，pre-existing dural branchを伴うシャント部位として最も多いのはテント部（64.7％）であっ

た一方，pure pial feederを伴うシャント部位として最も多いのはS状静脈洞部（transverse-sigmoid sinus：TS-SS）であった（75％）との報告もある[1]．

▶4 Pial feederの治療への影響

　Pial feederの存在が周術期合併症へ関与するか否かについては議論の残るところである[1,2,4]．Osadaらの報告では，dAVF 204例中23例（11.3％）にpial feederを認め，うち17例に血管内治療が行われたが，治療による出血・梗塞の合併症はなかった[1]．Brinjikjiらの報告でも201例中27例（13.4％）にpial feederを認め，pial feederの有無で治療合併症率に有意な差はみられなかった[2]．

　一方で，テント部でのpure pial feederの存在が術中出血のリスクになるという報告も散見されている[3,4,7]．Wuらの報告ではpial feederを伴うtentorial dAVF 6例のOnyx embolizationで2例（33.3％）に出血性合併症を認めた[4]．Miyamotoらの報告ではpure pial feederを伴うtentorial dAVFの経動脈的塞栓術（transarterial embolization：TAE）で7例中2例（28.6％）に術中出血を認めた．

　術中・術後の出血メカニズムとしては，pial vascular malformation，feeder aneurysm，pial feeder自体の脆弱性などの危険因子が存在するところに塞栓による流出路の閉塞が起こって発症すると推察される[3,4,7-9]．Pure pial feederはsubdural spaceのbridging veinにシャントし，その部分はglomus様の血管構造を呈することが手術所見から報告されている[4,7]．

　Pial feederを伴ったdAVFのTAEでは脳梗塞のリスクにもなることが報告されており，その機序としてはOnyxのpial feederへの過度なrefluxによる正常灌流障害や，feederの閉塞部位から近位への血栓形成が報告されている[6]．TAEにおいては，液体塞栓物質のpial feederへのpenetrationを注意深く評価することが重要である．

▶5 Pial feederを伴うdAVFの治療戦略

　Pial feederの合併が治療リスクとなるか否かについてはいまだ結論はないが，これまでの報告からpure pial feederを伴うtentorial dAVFに対する塞栓術においては注意が必要であろう．出血・

梗塞の回避のためには，pure pial feederをあらかじめTAEでfeeder occlusionしたのちにdAVFの完全閉塞を得ることが安全とされるが，pure pial feederは蛇行が強く，脆弱であるため，十分遠位までカテーテル誘導して塞栓することは困難なことも多い．シャント閉塞時にpial feederを認識して適度にpial feeder側にrefluxさせることが可能であれば一期的に処理が可能となり有効であるが，過度なrefluxは虚血性合併症を招くため技術を要する．塞栓術のリスクが高いと判断すれば，外科的離断の選択肢も念頭に置くべきであろう．

症例 1 ▶ Pure pial feederを伴った左lateral tentorial sinus dAVF ▶WEB

Main feederは左中硬膜動脈（middle meningeal artery：MMA）のpetrosquamous branch（図1A：矢印）と左PCA pial feeder（図1B, C：二重矢印）であった．Lateral tentorial sinusのshunt point（図1A：矢頭）からvarix（図1A, B：＊）を形成して後頭葉の皮質静脈に逆流し上矢状静脈洞（superior sagittal sinus：SSS）に流入する経路と，tentorial sinusからTS-SSに流入する経路があった．20%NBCAを用いてPCA pial feederのTAEを先行し（図1D, E），その後MMA feederからOnyx18を用いてTAEを行い（図1F），完全閉塞を得た（図1G）．

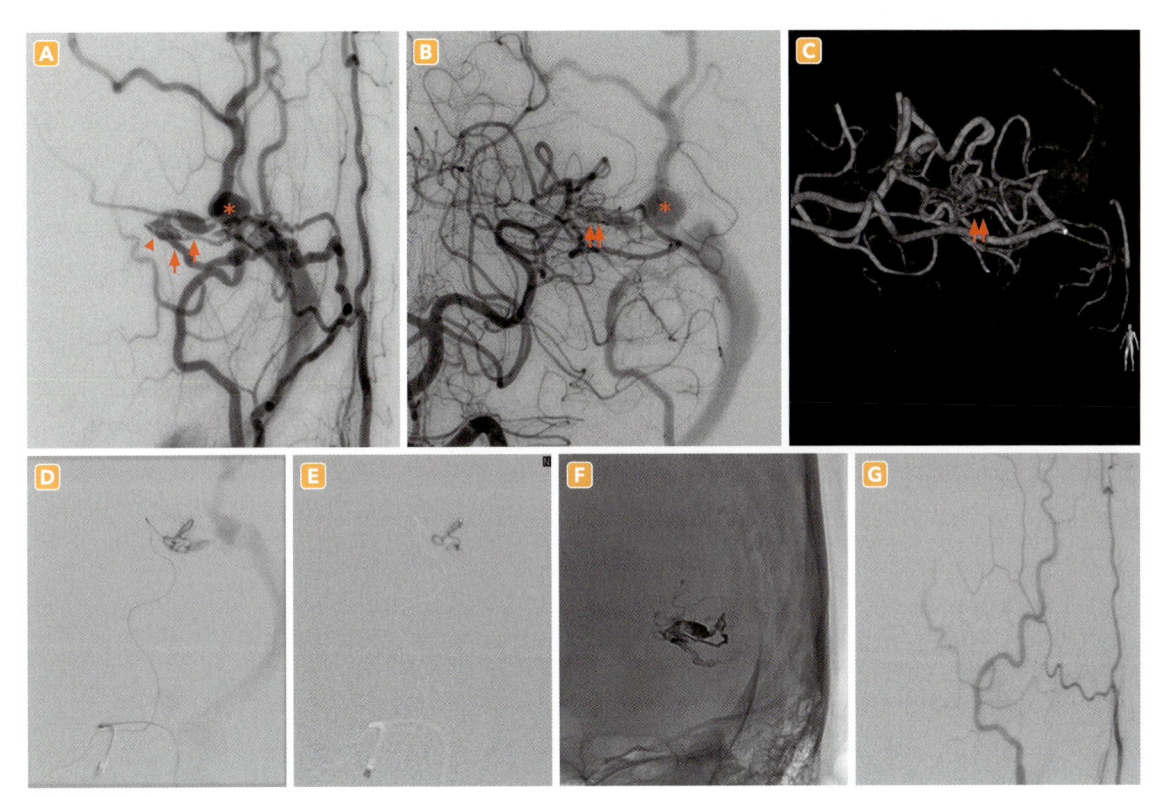

図1 Pure pial feederを伴った左lateral tentorial sinus dAVF
A：術前左外頚動脈正面像．**B**：左椎骨動脈正面像．**C**：左椎骨動脈3D-RA．**D**：左PCA pial feeder 造影．**E**：20%NBCAを用いたfeeder occlusion．**F**：Onyx cast．**G**：術後左外頚動脈造影正面像

症例 2 ▶ Pre-existing dural feeder of a pial artery を伴ったfalcotentorial dAVF

Main feederは両側PCA，SCAのpre-existing dural feeder of pial artery（図2A, B）と両側MMAのconvexity branchであった．MMAからOnyx TAEを行い，完全閉塞を得た（図2C, D）．

術後左椎骨動脈造影の静脈相，右collicular artery から正中テント面に入り，straight sinusに並行して上行してシャントに流入するpial feederが停滞する所見を認めた（図2E-G：矢印）．本例は出血・虚血性合併症なく経過した．

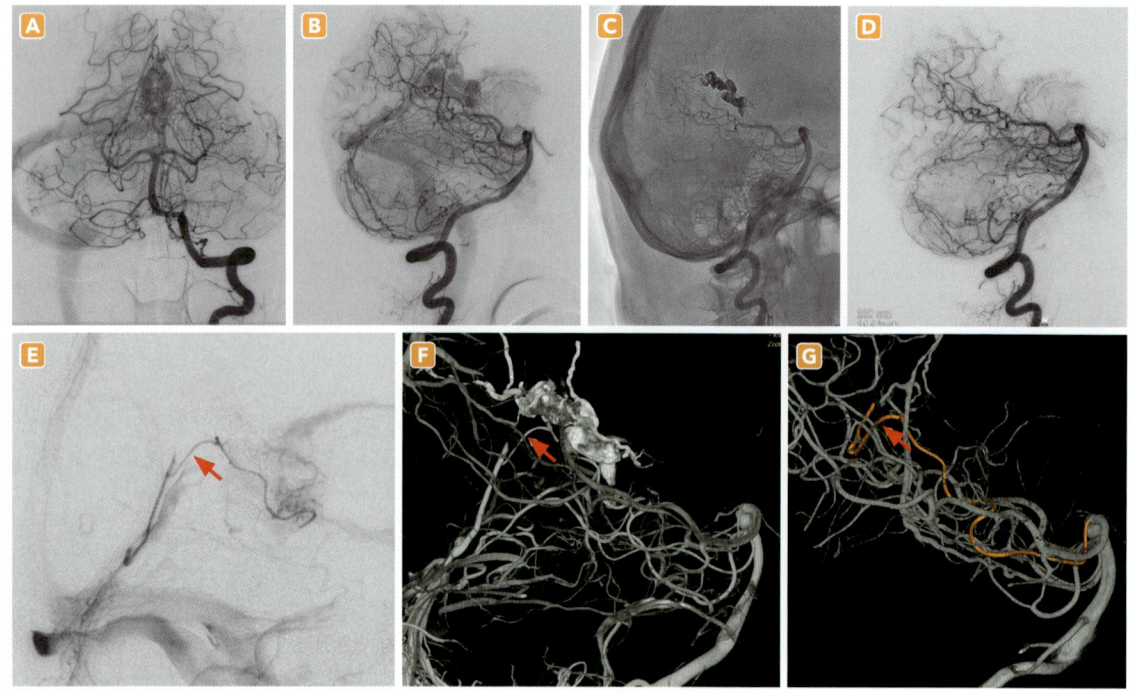

図2 Pre-existing dural feeder of a pial artery を伴ったfalcotentorial dAVF

A：術前左椎骨動脈正面像．**B**：左椎骨動脈側面像．**C**：Onyx cast．**D**：術後左椎骨動脈造影側面像(動脈相)．**E**：術後左椎骨動脈造影側面像(静脈相)．**F**：術後左椎骨動脈 3D-RA．**G**：術前左椎骨動脈 3D-RA

引用・参考文献

1) Osada T, et al: Intracranial Dural Arteriovenous Fistulas with Pial Arterial Supply. Neurosurgery 84: 104-5, 2019
2) Brinjikji W, et al: Clinical, angiographic, and treatment characteristics of cranial dural arteriovenous fistulas with pial arterial supply. J Neurointerv Surg. 13: 331-335, 2021
3) Miyamoto N, et al: Analysis of the Pial Arterial Supply as a Cause of Intraprocedural Hemorrhage During Transarterial Liquid Embolization of Tentorial Dural Arteriovenous Fistulas. World Neurosurg 163: e283-9, 2022
4) Wu Q, et al: Onyx Embolization for Tentorial Dural Arteriovenous Fistula with Pial Arterial Supply: Case Series and Analysis of Complications. World Neurosurg 92: 58-64, 2016
5) Sato K, et al: A hemorrhagic complication after Onyx embolization of a tentorial dural arteriovenous fistula: a caution about subdural extension with pial arterial supply. Interv Neuroradiol 23: 307-12, 2017

6) Kato N, et al: Multistage indocyanine green videoangiography for the convexity dural arteriovenous fistula with angiographically occult pial fistula. J Stroke Cerebrovasc Dis. 21: 918.e911-5, 2012.
7) Kohyama S, et al: Rupture of an aneurysm of the superior cerebellar artery feeding a dural arteriovenous fistula. J Stroke Cerebrovasc Dis 24: e105-7, 2015
8) Zhu Y, et al: Expression of hypoxia-inducible factor-1 and vascular endothelial growth factor in response to venous hypertension. Neurosurgery. 59: 687-96; discussion 687-96, 2006.
9) Hetts SW, et al: Pial Artery Supply as an Anatomic Risk Factor for Ischemic Stroke in the Treatment of Intracranial Dural Arteriovenous Fistulas. AJNR Am J Neuroradiol. 38: 2315-20, 2017

（鶴田 和太郎）

9 Dural and pial AVF

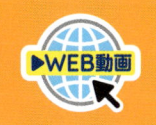

Dural AVFにpial feederが関与することはよく知られているが，dAVFのシャント部位と離れた部位にpialシャントが存在する症例がある．本項では，このような症例をdural and pial AVFと名付けて症例を提示する．

Pial AVFについて以下の2点について明確な結論は出ていない．
1. pialシャントの閉塞は必要か？
2. pialシャントの残存は出血性合併症につながるか？

本症例において上記2点について考察し，症例提示を行う．

▶ pial AVFの治療戦略

硬膜動静脈瘻（dural arteriovenous fistula：dAVF）において，pial arterial supplyを伴う症例が11.3〜23.8%報告されている[1-5]．それらの症例にはpial arterial supplyが硬膜上のシャントポイントに流入する症例（シャントに流入する硬膜枝に吻合する症例，シャント直接流入する症例がある）[3]，それとは異なる離れた部位に流入する症例が存在している．しかし，脳血管撮影においてpial arterial supplyを確認できない症例が存在することも報告されている[4]．dAVFの発生機序にはvenous hypertensionをはじめ様々な要因が報告されているが，pial arterial supplyの発生に関しても，その病態はいまだ明らかではない[1,3,6-8]．さらにnon-sinus typeの場合，pial arterial supplyが異なる部位に流入するものがpial AVFの合併であるのか，dAVF with pial arterial supplyであるのかは定かではない．後天的にpial AVFや脳動静脈奇形（arteriovenous malformation：AVM）が出現することも報告されている．

また，pial artery supplyが存在する場合の治療では，血管内治療と直達術の双方で虚血性合併症，出血性合併症が増加することが報告されている[1-4]．しかし，pialシャントの残存がAVMの取り残しのように術後出血に直結するかは議論の残るところである．特に，non-sinus typeかつpial arterial supplyの流入部位が硬膜上のシャントポイントと異なる場合には注意が必要である．双方のシャントポイントを含めた流出静脈の塞栓が必要であり，皮質梗塞をはじめ，不完全閉塞やアプローチルートを失うこと，最悪の場合には塞栓術後の出血が懸念されるため，術前の治療戦略が大切になる．

したがって，pial arterial supplyの流入部位の同定が重要であり，dural arteryからの経動脈的塞栓術（transarterial embolization：TAE）やpial arteryからのTAE，経静脈的塞栓術（transvenous embolization：TVE），直達術，放射線治療を組み合わせた治療戦略が必要である．

症例 脳静脈洞血栓症後に発生したnon-sinus type, multiple dAVF associated with pial AVF ▶WEB

40歳代女性．

既往歴：脂質異常症，2型糖尿病

経過：初発の痙攣で発症し当院に搬送され，脳静脈洞血栓症（cerebral venous sinus thrombosis：CVST）と診断された．抗凝固療法と痙攣管理のみで独歩退院した．6カ月後の脳血管撮影でnon-sinus type, multiple dAVFを認め，3カ所の病変〔dAVF①：上矢状静脈洞部（superior sagittal sinus：SSS）近傍の左frontal convexity，dAVF②：SSS近傍の右fronatal convexity，dAVF③：sigmoid sinus近傍の左temporal convexity〕（図1, 2），いずれもBorden分類type Ⅲ，Cognard分類type Ⅲに対して4回の血管内治療で根治に至った．治療経過中に他の部位に新たなdAVF④⑤の出現も確認された（図2, 3）．

治療：1st sessionはdAVF①に対して中硬膜動脈（middle meningeal artery：MMA）anterior branchからOnyx 18にて塞栓した．MMAからのシャントは消失したが，当初は確認できなかった中大脳動脈（middle cerebral artery：MCA）からのpialシャントが見つかった（図1）．2nd sessionはdAVF②に対してMMA anterior branchからOnyx 18にて問題なく塞栓した（図2）．3rd sessionはdAVF③に対してMMA posterior convexity branchからOnyx 18にて塞栓した．

しかし，MCAのpialシャントが離れた部位に存在していたため，MCAからもすぐに塞栓が可能な準備をしてMMAからMCAのpialシャント

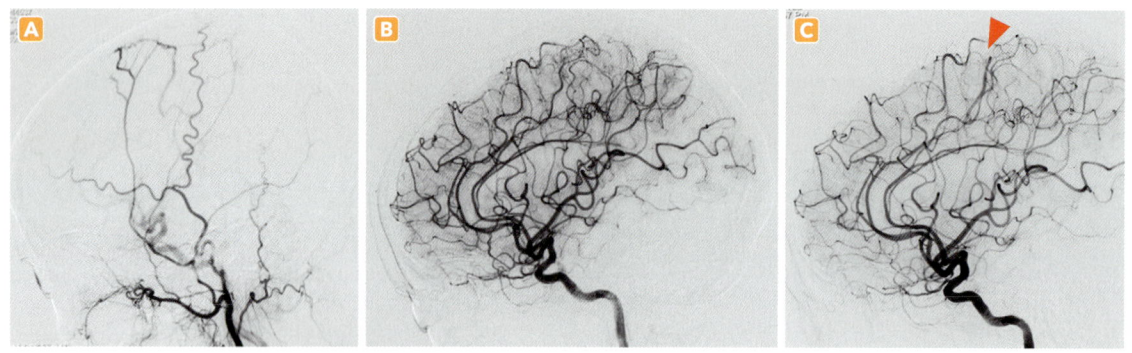

図1 dAVF①の塞栓術前後の血管撮影（側面像）

MMA anterior branchをfeederとするdAVF①を認める（**A**）が，pialシャントは認められなかった（**B**）．塞栓後にはじめてMCAからのpialシャント（**C**：矢頭）が見つかった．

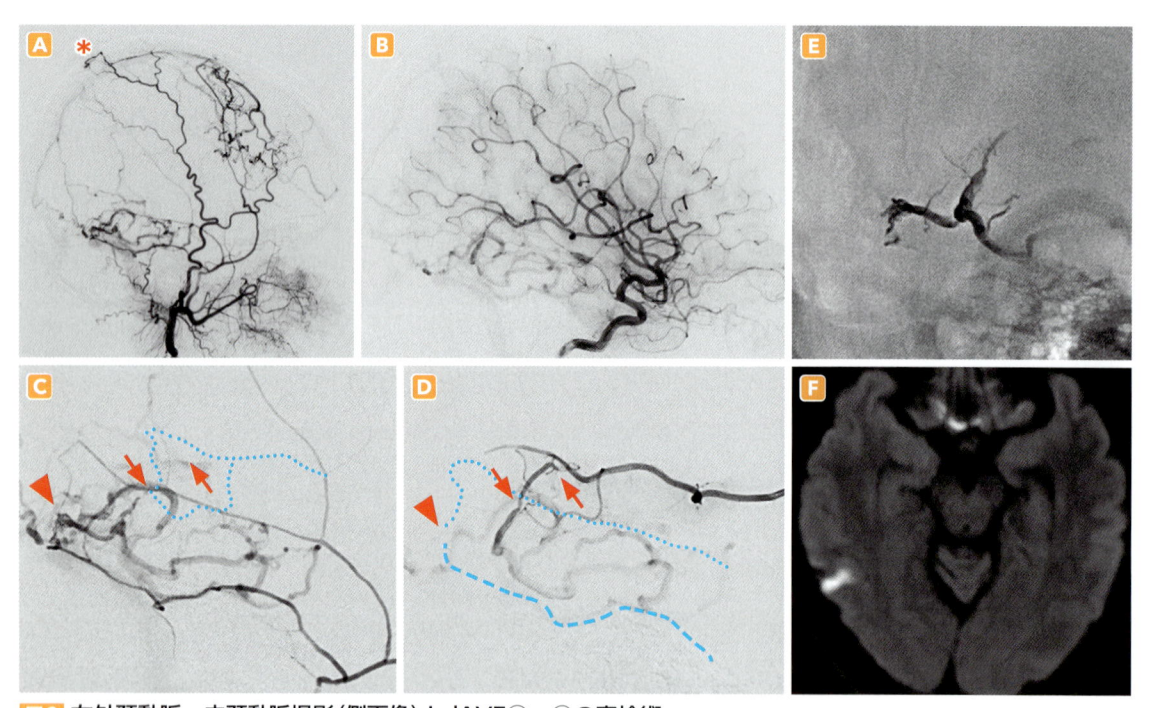

図2 右外頚動脈・内頚動脈撮影（側面像）とdAVF②・③の塞栓術

MMA anterior branchをfeederとするdAVF②（**A, B**）とMCAからのpialシャント（**C**：点線）を伴い，MMA posterior convexity branch（**D**：点線），petrosquamous branch（**D**：破線），occipital artery jugular branchをfeederとするdAVF③を認める（**A**）．しかし，MMAとMCAからのマイクロカテーテル撮影ではdural シャントポイント（**C, D**：矢頭）とpial シャントポイント（**C, D**：矢印）は異なる部位であった．MMAからの塞栓後（**E，▶WEB①**）には皮質に小梗塞を認めた（**F**）．1st sessionのときには認めていなかったsuperficial temporal arteryからSSS近傍へtransosseousに流入するdAVF④が新たに形成されていた（**A**：*）．

部分を含めて流出静脈を塞栓した．流入動脈にOnyxがわずかに逆流したため，術後に皮質の小梗塞を認めたが，無症状であった（**図2 ▶WEB①**）．OnyxはMCAの流入動脈まで完全には逆流しておらず，MCAのpial シャントは残存していたが，流出静脈が遮断されたため閉塞した．術後の出血

性合併症は認めなかった．4th sessionはdAVF①の再発に対して治療を行った．MMAとMCAのシャントポイントは約3cm離れていたため，マイクロカテーテルをMMAのシャントポイントを越え流出静脈に誘導した．さらにMCAのシャントポイントが存在する部位まで誘導し，Onyx

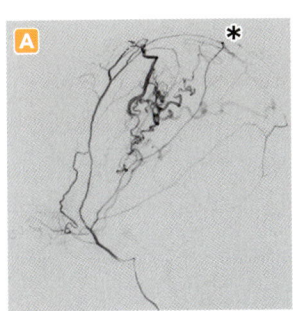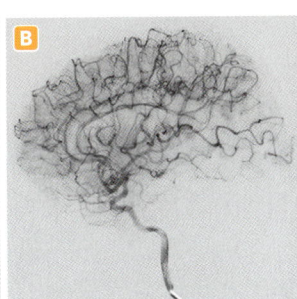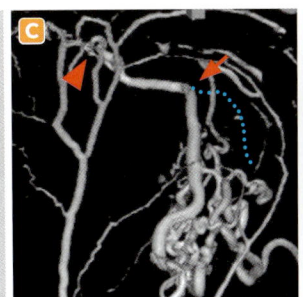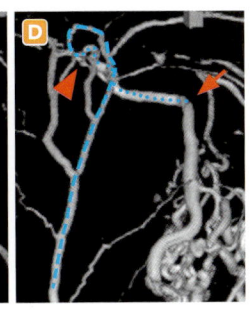

図3 dAVF①に対する再治療

dAVF①の再発でMCAからのpialシャント（**C**：点線）を伴い，venous drainageであるcortical veinへの流入量が増加していた（**A，B**）．また，duralシャントポイント（**C，D**：矢頭）とpialシャントポイント（**C，D**：矢印）は異なる部位であった．3rd sessionのときには認められなかったMMA posterior convexity branchからcortical veinに流入するdAVF⑤が新たに形成されていた（**A**：＊）．
4th sessionではマイクロカテーテルはMMAからのduralシャントポイント（**C，D**：矢頭）を越え（**D**：破線），皮質静脈上のpialシャントポイント（**C，D**：矢印）が存在するcortical vein内（**D**：点線）まで誘導し塞栓を行った（▶WEB②）．

34とOnyx 18にて詰め戻るように塞栓を行った（図3 ▶WEB②）．

　本症例から考えられることは以下の通りである．
1. pialシャントはAVMのいわゆる赤虫血管などとは異なり，比較的太い血管がシャントを形成している．
2. シャントを形成している動脈を閉塞しなくても流出静脈路を閉塞することによりシャントは消失し，術後出血も出現しなかった．
3. シャントポイントにマイクロカテーテルが入れば，逆行性にシャントを形成している動脈側も閉塞することが可能である．
4. ただし，動脈側への過剰な逆流は脳梗塞を生じさせる．

引用・参考文献

1) Wu Q, et al: Onyx embolization for tentorial dural arteriovenous fistula with pial arterial supply: se series and analysis of complications. World Neurosurg 92: 58-64, 2016
2) Hetts SW, et al: Pial artery supply as an anatomic risk factor for ischemic stroke in the treatment of intracranial dural arteriovenous fistulas. AJNR Am J Neuroradiol 38: 2315-20, 2017
3) Osada T, et al: Intracranial dural arteriovenous fistulas with pial arterial supply. Neurosurgery 84: 104-15, 2019
4) Okamoto M, et al: Microsurgical findings of pial arterial feeders in intracranial dural arteriovenous fistulae：A case series. Oper Neurosurg (Hagerstown) 19: 691-700, 2020
5) Brinjikji W, et al: Clinical, angiographic, and treatment characteristics of cranial dural arteriovenous fistulas with pial arterial supply. Hemorrhagic stroke. J NeuroIntervent Surg 13: 331-5, 2021
6) Terada T, et al: Development of acquired arteriovenous fistulas in rats due to venous hypertension. J Neurosurg 80: 884-9, 1994
7) Matsubara S, et al: Acquired pial and dural arteriovenous fistulae following superior sagittal sinus thrombosis in patients with protein S deficiency: a report of two cases. Neurol Med Chir (Tokyo) 54: 245-52, 2014
8) Terada T, et al: De Novo Pial Arteriovenous Fistula Associated With Cerebral Infarction and Venous Hypertension: Report of 2 Cases Suggesting a "Second Hit Theory". Neurosurgery Open 2 (2)：okab015, 2021

（中條 敬人）

10 脊髄dAVF

▶ はじめに

　脊髄動静脈シャント疾患に対する血管内治療の治療戦略として，術前の高精細脊髄血管造影による画像診断から正常血管を含めたシャント部の正確な同定が最も重要となる．

▶ 1 脊髄血管造影から治療までの流れ

　術前から全身麻酔下での血管造影を行い，使用する造影剤は300mg/dLを用いて無呼吸下で撮影，segmentary arteryの造影剤使用量は，0.8〜1.2mL/sec，総量4mL，Adamkiewicz arteryは0.8〜1.2mL/sec，総量6〜8mLを基本条件として脊髄循環の評価を行う．詳細な血管解剖の解析を行い，治療計画を立てる．高画質の2D画像に加えて回転撮影を行い，cone beam CTからボリュームレンダリング（volume rendering：VR），最大値投影法（maximum intensity projection：MIP）画像を作製し，feeder・shunt・drainerと前脊髄動脈（anterior spinal artery：ASA）・後脊髄動脈（posterior spinal artery：PSA）を含めた全体像の把握，特にcoronal MIP画像から罹患部位の上下左右からのASA，PSAの関与を確認，さらにMIP/MRI（T2-VISTA）fusion画像により周辺の解剖学的構造物との関係における正確なシャント部位の同定を行う．

▶ 2 疾患別治療戦略

　脊椎硬膜動静脈瘻（spinal dural arteriovenous fistula：spinal dAVF）やlow flow spinal epidural dAVFであれば経動脈的アプローチによる低濃度（25〜33%）（状況により加温も行う）のシアノアクリレート系薬剤（n-butyl cyanoacrylate：NBCA）を用いた塞栓術を行う．一方，high flowのspinal epidural dAVF/spinal intraosseous AVFでは，通常のNBCAを用いた経動脈的塞栓術のみでは根治に至らないため，fusion MIP/fusion VRなどの画像診断を駆使し，シャントの範囲と経静脈的アクセスルートの把握を行った後に対象部位へマイクロカテーテルが誘導できるアクセスデバイスを検討し，コイルや液体塞栓物質（Onyx：保険適応外使用）を用いての経静脈的塞栓術を行う[1-3]．

　頚椎，胸椎，腰椎の各レベルにおけるspinal epidural venous plexusへの経静脈的アクセスルートを以下にまとめた．

　頚椎病変：suboccipital cavernous sinusを経由するルート，胸椎病変：奇静脈（azygos vein）から右上位胸椎病変（T1-4レベル）は右上肋間静脈（rt. superior intercostal vein）へのルート，左病変は副半奇静脈（accessory hemiazygos vein）（上位胸椎）と半奇静脈（hemiazygos vein）（下位胸椎）へのルートに分かれる[3]．腰椎病変：両側上行腰静脈（ascending lumber vein）を経由するルート[3]，胸椎病変：azygos veinのアクセスルートが困難であれば，頚，腰椎の硬膜外静脈叢（epidural venous plexus）を介してのルートからのカテーテル誘導も考慮できる．Spinal radicular AVFでは，MIP/MRI（T2-VISTA）fusion画像などによる正確なシャント部位の同定が必要となるが，経動脈的塞栓術のみでは根治に至らないため外科的遮断術を行うこととなる．

症例 1 ▶ Thoracic spinal dAVF

　70歳代女性．両下肢筋力低下にて発症，MRI/T2強調画像（冠状断）にて脊髄後面に拡張静脈を認め，spinal dAVFを疑う所見であった（図1A）．5Frショートシースを挿入し，ヘパリンを投与し活性化凝固時間（activated clotting time：ACT）を200秒前後でコントロールし，SHK 1.0（Cordis）にて診断を行った．右T7からの撮影でシャントの描出を認めるが（図1B），3D-rotation angiography（3D-RA）にてradiculomeningeal arteryのfeederが細く（図1C：矢印），次に右T8からの撮影により再度シャントの描出を認めた（図1D）．右T8の3D-RAから硬膜貫通部における径差を認める部位を認めた（図1E：矢印）．FusionVR（右T7/T8），fusion MIP（左T7/T8）画像よりmain feederは右T8であり（図1F, G），右T8 MRI/fusion MIP画像から硬膜，脊髄，feederの位置関係を把握し，シャントの正確な部位を同定した（図1H：矢印）．Fusion画像用MRI撮影は，以下の条件（3D Fast spin echo，T2WI CUBE，スライス厚0.8mm，CS1.5，coronal）で行っている．さらに，右T8のMIP画像（coronal）より同部位からASA，PSAは描出

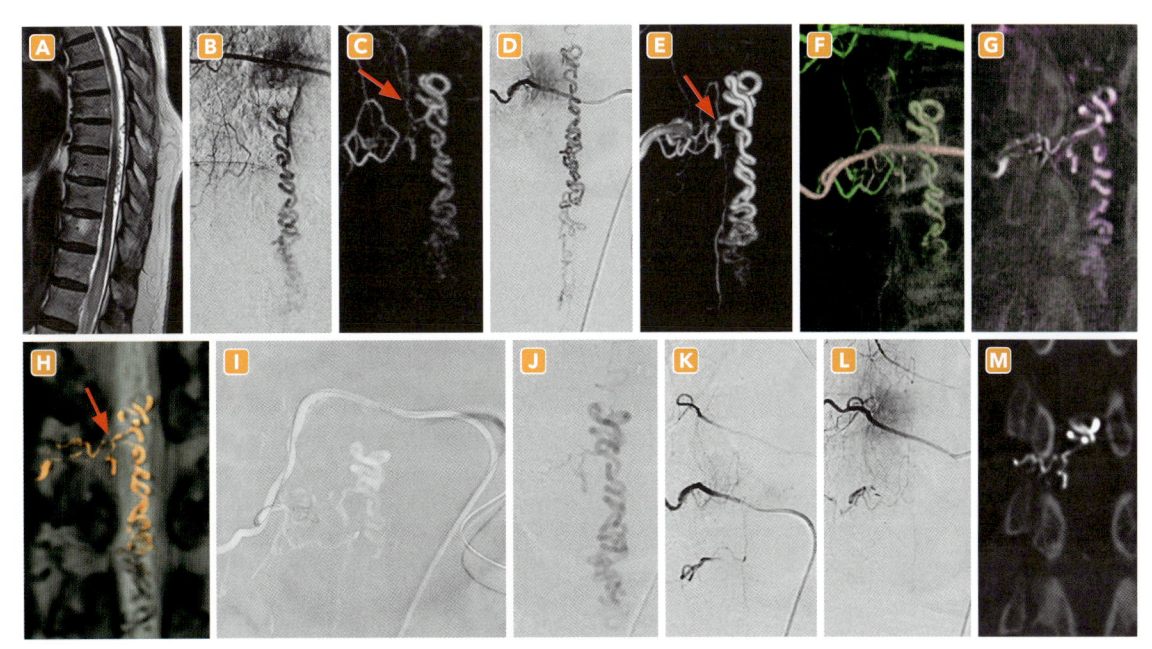

図1 症例1　thoracic spinal dAVF

されていないことを確認した．Cobra2（Cordis）にカテーテルを変更し，できる限りsegmentary arteryの奥まで0.035wireを使用して進めるが，本症例では末梢へさらに誘導するのが困難であったため，segmentary arteryの起始部近傍からのカテーテル誘導になった（図1I）．

Working angleは，radiculomeningeal arteryの起始部が見やすいように下から見上げるようなviewを撮ることが多い．Magic1.2Fr FM（シーマン）／CHIKAI 008（朝日インテック）またはDeFrictor Nano（メディコスヒラタ）／CHIKAI X 010の組み合わせのうち，硬膜外血管の操作では後者を選択することが最近多い．DeFrictor Nanoの先端を45°に曲げてsteam shape10秒でshapingを行う．CHIKAI X 010の先端は緩めカーブから選択，マイクロガイドワイヤー先行で血管を選択，細くて蛇行が強い血管であるため，マイクロガイドワイヤーを慎重に進めた後は，先端のストレスを取りながらフローガイドカテーテルを

進めていく．マイクロガイドワイヤーを抜去する際にもフローガイドカテーテルが先進しやすいため，先端位置の確認は必ず必要である（図1J）．20% NBCA（加温）を，硬膜内の静脈に過剰に浸透させないようにゆっくりと注入，feederのネットワークへの浸透を確認，シャント部位の閉塞が得られ，フローガイドカテーテルの近位側にbackした場合は注入を止め，フローガイドカテーテルとCobra2を同時に抜去した．NBCA 0.08mLを注入した．

術後，右T7/T8の撮影でシャントの閉塞を確認（図1K, L），cone beam CTでNBCAのcastを確認し（図1M），左T11から術前造影されたASAの灌流状態が術後改善していることを確認した．術後静脈灌流障害の出現を予防するため48時間ヘパリンの持続投与を行い，直接経口抗凝固薬（direct oral anticoagulant：DOAC）内服は6カ月継続とした．両下肢筋力低下は改善傾向であり，排尿障害も改善した．

症例2　Cranio-cervical junction spinal epidural AVF

60歳代男性．突然の頭痛で発症，頭部CTにてくも膜下出血（WFNE分類grade 2）を認め，造影CT（矢状断）にて，C1レベルに動脈瘤を認めた（図2A）．血管撮影（右椎骨動脈撮影，左椎骨動脈撮影：図2B, C）にて，左C2 segmentary arteryから描出されるepidural AVFにASAから造影される動脈瘤を合併していた．右椎骨動脈か

ら5Fr Envoy（Johnson & Johnson）／Marathon/Mirage（日本メドトロニック）にて動脈瘤へ誘導しコイル1本にて動脈瘤を閉塞，epidural AVFに対しては左椎骨動脈から7Fr FUBUKI 90（朝日インテック）／Scepter C（テルモ）／Traxcess（テルモ）でC2 segmentary arteryへ誘導し，同軸へMarathon（日本メドトロニック）／Traxcess

にてさらに奥まで誘導し，Scepterをinflateして Onyx 18を0.4mL注入，部分閉塞で終了した（術後右椎骨動脈撮影，左椎骨動脈撮影：**図2D, E**）．

治療後3年の血管撮影にて，病変はhigh flow shuntとして再発，ASAの動脈瘤も同時に再発していた（左椎骨動脈撮影正面像，左椎骨動脈撮影側面像，左椎骨動脈3D-RA：**図2F-H**）．左内頸静脈へ6Fr FUBUKI DKを挿入，Headway17（テルモ）／Traxcessにてlateral condylar vein，anterior condylar veinからそれぞれHeadway17をC2レベルのepidural veinへ誘導し，1本のカテーテルからコイル15本挿入後（正面像：**図2L-I**）（血

管解剖図：**図2J**），コイルmass内からOnyx 18 0.53mL注入，さらにもう1本のカテーテルからコイル4本，コイルmass内からOnyx 18 1.6mL 注入し，epidural AVFは消失した．この時点でASAの血流はやや遅延していたが（**図2K, L**），動脈瘤（**図2M：矢印**）はわずかに描出されたままであった．術中運動誘発電位（motor evoked potential：MEP）の変化は認めなかった．

術後3カ月後の血管撮影にてシャントは消失，動脈瘤の描出も消失していた（左椎骨動脈正面像：**図2N**，左椎骨動脈側面像：**図2O**）．

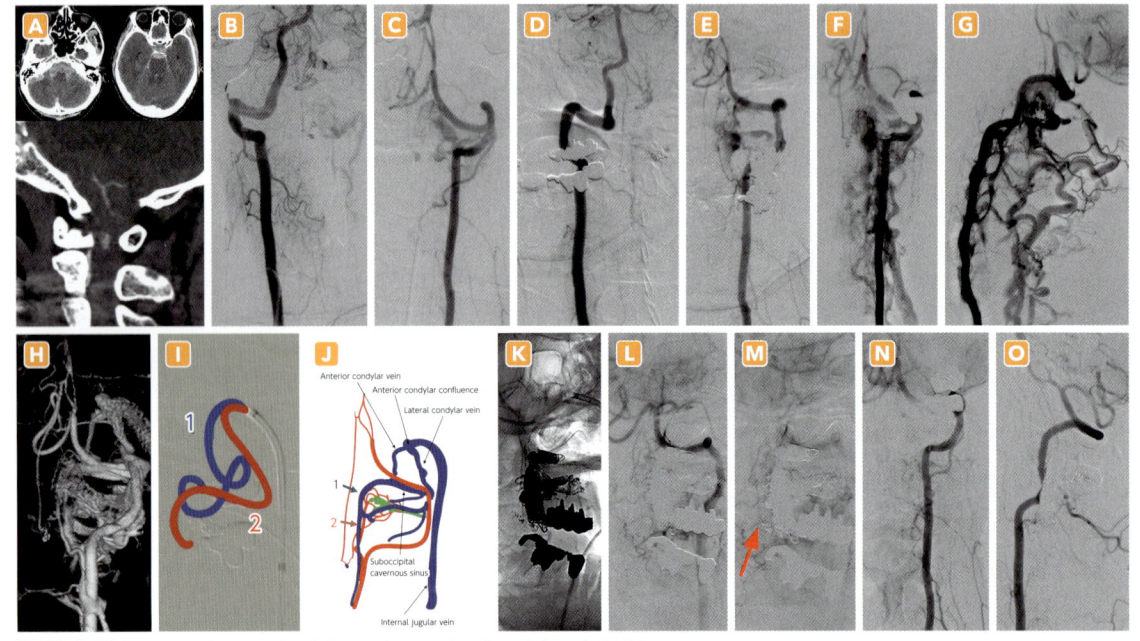

図2 症例2　cranio-cervical junction spinal epidural AVF

症例❸ ▶ Cervical spinal epidural AVF

60歳代男性．両上肢の痺れ，両足裏の冷感，右上肢筋力低下のmyelopathyで発症．MRI／T2強調画像（矢状断）にて，C2-4レベルで硬膜外からシャントにより脊髄の圧迫を強く認め（**図3A**），造影CT（矢状断）にて，同レベルで椎体後面に静脈の著明な拡張を認めた（**図3B**）．右椎骨動脈撮影（正面像）（**図3C**），右深頸動脈撮影（正面像）（**図3D**），右椎骨動脈，深頸動脈のfusion画像（冠状断）（**図3E, F**）にてC2-5レベルの右segmentary arteryからのfeederがC2-4の右epidural veinに流出していた．左深頸動脈撮影（正面像）（**図3G**），左椎骨動脈撮影（正面

像）（**図3H**）にて，C3-5レベルの左segmentary arteryからのfeederがC2-4の右epidural veinに流出していた．

左右のfusion画像（**図3I**）からシャントは右に存在し，C2-4レベルのepidural veinをコイルで閉塞する方針とした．右internal jugular veinに6Fr FUBUKI DKを誘導し，Headway17／TraxcessをC2/C3レベルの硬膜外流出路に誘導しepidural veinに入り，シャントの最下端であるレベルまで誘導が可能，同軸でHeadway17をもう1本TraxcessとCHIKAI X 014 black softにて誘導した．2本のHeadway17から計15本のコイルを

挿入し，シャント血流はほぼ終了した（図3J〜N）．
術後3カ月で感覚障害は軽減，筋力低下は消失
した．術後6カ月後の血管撮影にて，右鎖骨下動
脈（正面像）（図3M），左鎖骨下動脈（正面像）
（図3O）からの撮影でシャントは完全閉塞を認め
ていた．

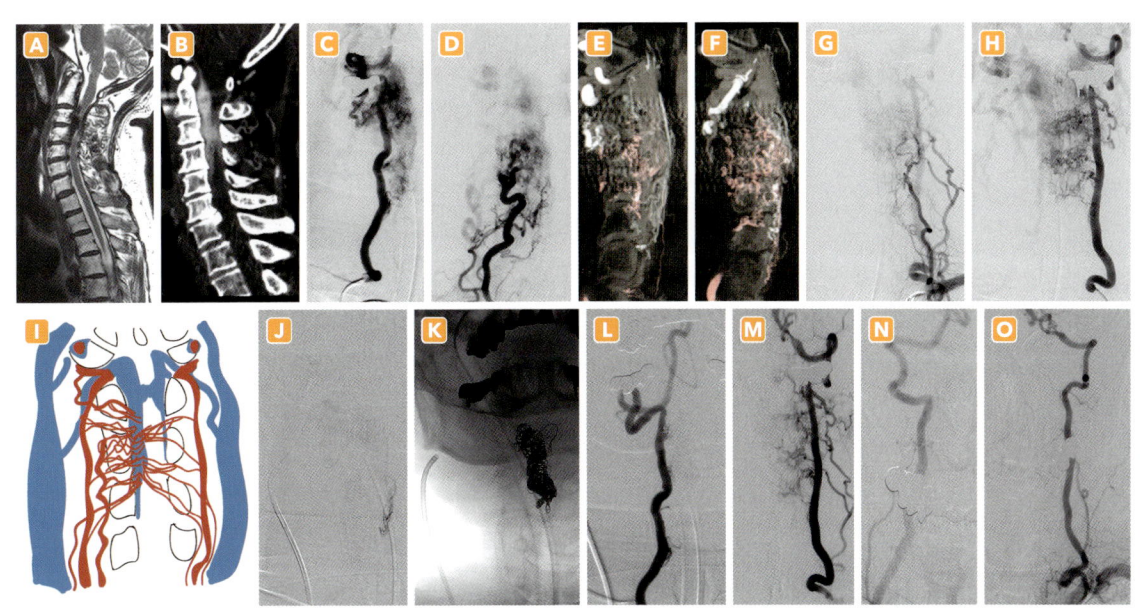

図3 症例3　cervical spinal epidural AVF

引用・参考文献

1) Sato S, et al: Endovascular Treatment for Pediatric Intracranial and Spine Arteriovenous Shunt Disease. Jpn J Neurosurgery (Tokyo) 31 Supplement2: 139-45, 2022
2) Song Y, et al: Osseou versus Nonosseous Spinal Epidural Arteriovenous Fistulas: Experiences of 13 patients. AJNR Am J Neuroradiol 40: 129-34, 2019
3) Kiyosue H, et al: Spinal ventral epidural arteriovenous fistulas of lumbar spine: angioarchitecture and endovascular treatment. Neuroradiology 55: 327-36, 2013

（佐藤 慎祐，新見 康成）

11 小児の硬膜動静脈瘻

▶ はじめに

小児の硬膜動静脈瘻（dural arteriovenous fistula：dAVF）は，小児頭蓋内動静脈シャント疾患の約10％を占め，我が国での年間診断率は0.0323/10万人と稀である[1-3]．硬膜静脈洞形成は胎生期だけでなく，出生後も続き，成人のパターンとなるのは2歳頃である[4]．そのため，小児でも特に2歳以下では，成人と異なる特徴的な臨床症状や血管構築を呈する．

▶ 1 臨床症状

小児のdAVFは症候性となる時期に応じて特徴的な症状を呈し，出生前から生後1カ月までの新生児期はsystemic symptom，2歳までの乳幼児期にはhydrovenous symptom，さらに年齢が上がるとarteriovenous symptomが主たる症状となる[1-3, 5]．

Systemic symptomは右心負荷を中心とした症状である．胎児期や新生児期に頭蓋内動静脈シャント疾患があると上大静脈へ還流する血液量が増加し，シャント量が多いと右心系に容量負荷が生じる．胎児期にシャント量が著しく多い場合は，胎児心不全から胎児水腫となり予後不良である．出生とともに血管抵抗が低い胎盤の消失や，肺呼吸の開始に伴う肺血管抵抗の低下によって，右心系への容量負荷は増加し肺うっ血が生じると肺高血圧の状態となり，最終的には右心不全を呈する．また肺血流量が増加することで左心系にも容量負荷がかかるようになり，シャント量が多いと右心不全のみでなく左心不全も呈して両心不全となる．肺や左心系への容量負荷は，動脈管や卵円孔の開存の程度や血流の方向に大きく関与する．頭蓋内動静脈シャントは，容量負荷のみではなく，血管抵抗が低いため拡張期に病変部への盗血現象を生じさせる．すなわち下行大動脈の血流が拡張期に頭部へ向かって逆流し，そのため腎臓，肝臓，腸管，下肢などへの血流は不良となる．また脳血流も拡張期に病変部へ盗血するため脳虚血が生じる．その他に拡張期血圧値の低下によって冠動脈血流量が低下して心筋虚血が生じる．このような様々な要因が重なり最終的には多臓器不全に至る[5]．

Hydrovenous symptomは静脈灌流障害によって生じる髄液吸収障害による症状である．新生児から乳幼児期の髄液吸収の機序の詳細はわかって

いないが，静脈灌流障害によって静脈圧亢進（静脈性高血圧），そして髄液吸収障害が生じる．髄液吸収障害によって脳室拡大，巨頭症，水頭症を呈し，後頭蓋窩では小脳扁桃下垂が生じる．静脈性高血圧はさらに脳血流も低下させ，最終的には白質を中心としたびまん性の脳損傷を引き起こす．これはmelting brain syndromeと呼ばれる状態で，画像上は脳萎縮，脳室拡大，白質の石灰化が認められる[5]．

2歳以降になると静脈性高血圧，脳損傷，脳出血などにより精神発達遅滞，頭痛，痙攣，局所神経症状などのarteriovenous symptomを呈する[5]．

▶ 2 分 類

小児のdAVFはdural sinus malformation with arteriovenous shunts（DSM with AV shunts），infantile dural arteriovenous shunts（IDAVS），adult type of dural arteriovenous shunts（adult type of dural AVS）の3つに分類される[3, 6]．

》 DSM with AV shunts（図1）

DSMは胎生16〜24週頃に認める横・S状静脈洞から静脈洞交会にかけての拡張（ballooning）が遺残した状態で，拡張した静脈洞の壁には硬膜動脈などからの動静脈シャントが形成されている場合（with AV shunts）とない場合（without AV shunts）がある[6-9]．動静脈シャントを形成していないものは胎児期から新生児期にかけて認められ，DSM内の血栓化の進行により病変の縮小または自然消退を認めることが多い．症候性となると脳圧迫症状や病変内の凝固・線溶系の活性化により消費性凝固異常を呈する[7]．

DSM with AV shuntsは，小児のdAVFの中で最も頻度が多く[2, 3]，硬膜動脈が栄養動脈となり，DSMの壁に動静脈シャントを認め，DSM内の血流はゆっくりと渦を巻くように流れ，S状静脈洞や後頭静脈洞を介して内頸静脈へ流出している．静脈洞交会に病変を認める場合はDSMが正常脳静脈の流出路としても機能していることが多い．またDSMの内部に血栓化を伴うこともあるが，血栓化は自然経過のみでなく，治療によって進行することもあり，その際に消費性凝固異常を呈さないか，正常脳静脈灌流を障害しないかが重要となる．男児に多く，生後1年以内，特に出生前から新生児期に診断されることが多い[2, 3, 6, 8, 9]．

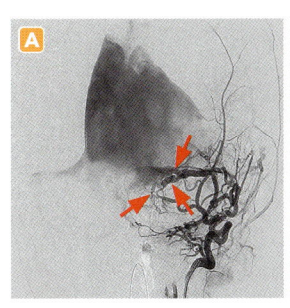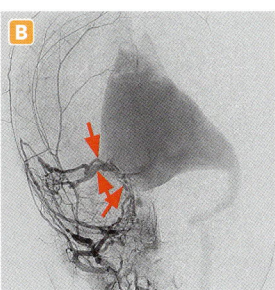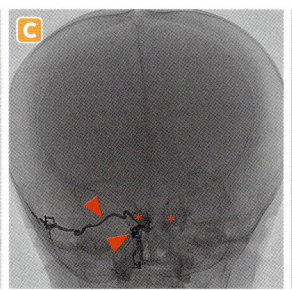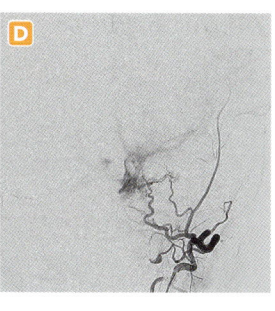

図1 DSM

9カ月女児．頭囲拡大で発症した．静脈洞交会を含むDSM with AV shuntsで，計3回の経動脈的塞栓術を行った．塞栓物質は初回（9カ月時）および2回目（12カ月時）の治療時はNBCAを，3回目（15カ月時）はNBCAとOnyxを使用した．後頭動脈からの動静脈シャントがわずかに残っているが，経過観察している．現在，2歳で明らかな発達遅延なく成長している．

A，B：術前の左外頚動脈撮影（**A**）と右外頚動脈撮影（**B**）の正面像．複数の硬膜動脈が栄養動脈となり（矢印），venous pouchの壁に動静脈シャントを形成している．

C：3回目の塞栓後の単純写の正面像．Venous pouchの壁から栄養動脈からにかけてNBCA（*）とOnyx（矢頭）のcastを認める．

D：3回目の塞栓後の左後頭動脈撮影の正面像．左後頭動脈からの動静脈シャントがわずかに残存している．

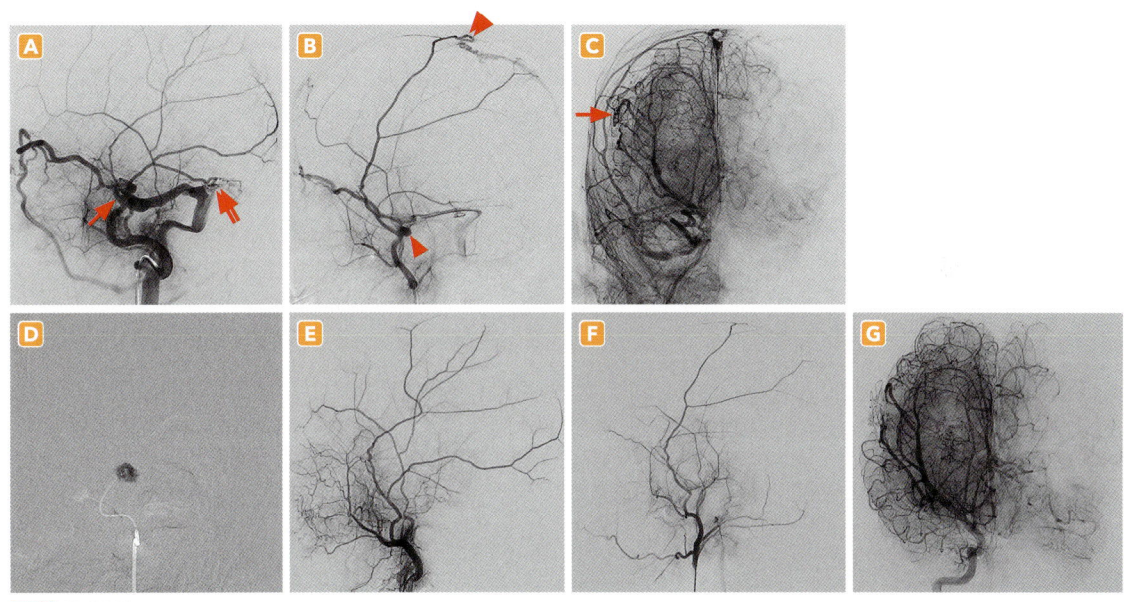

図2 IDAVS

6カ月女児．左眼球突出で発症した．6カ月時点で定頚を認めず，MR検査では脳萎縮と脳室拡大を認めていた．血管撮影では左中頭蓋底に副硬膜動脈を栄養動脈とするdAVFを認め，シャント血流は海綿静脈洞を介して上眼静脈とpetrosquamous sinusを介して横静脈洞へ流出していた．他に左横静脈洞部，右海綿静脈洞部，傍上矢状洞部などにもdAVFを認めた．それぞれの病変に対してNBCAでの経動脈的塞栓術を行った．術後1年6カ月の血管撮影ではテント部などに動静脈シャントがごくわずかに残存しているが，経過観察している．現在，8歳で重度の発達遅延を認めている．

A：術前の左外頚動脈撮影の側面像．中頭蓋底部（矢印）および横静脈洞部（二重矢印）にdAVFを認める．

B：術前の右外頚動脈撮影の側面像．海綿静脈洞部（矢頭）および傍矢状洞部（二重矢頭）にdAVFを認める．

C：術前の右総頚動脈撮影の正面像．右中大脳動脈の末梢に2次性のpial arteriovenous shunt（AVS）の形成を認める（矢印）．

D：左中頭蓋底部病変への塞栓時の側面像．左副硬膜動脈から75% NBCAを注入している．

E，F：術後1年6カ月の左外頚動脈撮影（**E**）と右外頚動脈撮影（**F**）の側面像．塞栓した病変は完全閉塞が得られている．

G：術後1年6カ月の右内頚動脈撮影の正面像．2次性のpial AVSは自然消失している．

≫IDAVS（図2）

　IDAVSはどの年齢層にも認められるが，特に乳幼児期までに発症することが多い[2,3,6)]．動静脈シャントはhigh flowで，多発性のことが多く，罹患静脈洞は中等度に拡張しているがDSMのような形成異常はない．またIDAVSに限ったもの

ではないが，sump effectにより軟膜動脈からの動静脈シャントが2次性に形成されることがある．自然経過でS状静脈洞や頚静脈球に狭窄や閉塞を来すことがあり，その場合，海綿静脈洞を介する側副血行路（cavernous sinus capture）の発達の程度によっては症状の急速な悪化を認める[3,6].

≫Adult type of dural AVS

Adult type of dural AVSは成人例と同様に静脈洞血栓症や外傷などがトリガーとなって発生するdAVFである．幼児期に多く，海綿静脈洞部が好発部位で，IDAVSと異なり複数の静脈洞に病変を認めることは少ない．トリガーとなるイベントから数年後に診断されることが多いが，症状は成人例よりも急速に出現する．治療は成人例と同様に罹患静脈洞を閉塞することになるが，長期的にみると別の静脈洞に新たなdAVFが形成されることがあるため，可能な限りは保存的加療を行う[6].

▶ 3 治療と予後

新生児期に発症することが多いDSM with AV shuntsは，まず利尿薬，昇圧薬，呼吸器管理などを行うが，これらの内科的治療に抵抗性の場合は血管内治療が必要となる．成人とは異なり新生児では使用できる造影剤量も少なく，長時間の全身麻酔も避けなければならない．また動静脈シャントの影響により正常脳静脈灌流の評価も困難であることが多い．したがって，新生児期はanatomical cureを望むことは困難な場合が多く，n-butyl cyanoacrylate（NBCA）を用いた経動脈的塞栓術によって動静脈シャント量を減らして心不全のコントロールを図ることになる．治療によってDSM内で血栓化が進行し，消費性凝固障害や正常脳静脈灌流障害が出現することがあるため，その場合には抗凝固療法が必要となる．可能であれば，体重が増えた乳幼児期以降に根治的な血管内治療（経動脈または経静脈的塞栓術）を考慮するが，正常脳静脈灌流を障害しない治療戦略を立てることは成人と同様である．静脈洞交会を含む病変は正常脳静脈灌流も関与しているため，Barbosaらの報告では特に予後が悪いとされているが[9]，Kuらは段階的な経動脈的塞栓術と抗凝固療法を併用して10例中5例で良好な転帰を得ていると報告している[8].

IDAVSの治療も成人例と同様に正常脳静脈灌流を障害せずに動静脈シャントを閉塞させることになるが，多発性のことが多いため血管内治療は複数回にわたることがある．海綿静脈洞を介する側副血行路が十分に発達していれば罹患静脈洞を全て閉塞することで完治も可能であるが，そうでない場合には血管構築を詳細に検討して，経動脈的塞栓術，経静脈的塞栓術を組み合わせた長期的な治療戦略を立てる必要がある．しかし実際には治療に難渋することが多く[3,6]，Hettsらの報告では6例のIDAVSで正常な発達が得られたのは1例のみで，2例が死亡している[1]．またSmajdaらの報告でも正常な発育が得られたのは3例中1例のみで，残りの2例は動静脈シャントの閉塞は得られたが死亡している[3]．一方，Oushyらは部分的な塞栓術を段階的に行うことで，動静脈シャントの完全消失が得られたのは7例中2例のみであったが，6例で良好な転帰を得たことを報告している[10].

▶ おわりに

小児のdAVFは成人と異なる特徴を有しており，またその中でもDSM with AV shuntsとadult type of dural AVSでは大きく異なっている．しかしIDAVSは他のタイプ，特にadult type of dural AVSと区別が困難な場合もある．これら3つのタイプはいずれも成人と全く異なる疾患ではなく，dAVFが発生する時期によって異なる病態を呈していると理解するべきである．

引用・参考文献

1) Hetts SW, et al: Pediatric intracranial dural arteriovenous fistulas: age-related difference in clinical features, angioarchitecture, and treatment outcomes. J Neurosurg Pediatr 18: 602-10, 2016

2) Terada A, et al: Nationwide survey of pediatric intracranial arteriovenous shunts in Japan: Japanese Pediatric Arteriovenous Shunts Study（JPAS）. J Neurosurg Pediatr 22: 550-8, 2018

3) Smajda SJ, et al: Paediatric intracranial dural arteriovenous shunts: types, clinical presentation and therapeutic managements. Brain Commun 4: fcac043, 2022

4) Okudera T, et al: Development of posterior fossa durak sinuses, emissary veins, and jugular bulb: morphological and radiologic study. AJNR Am J Neuroradiol 15: 1871-83, 1994

5) Lasjaunias P, et al: Introduction and general comments regarding pediatric arteriovenous shunts. In Surgical Neuroangiography Vol. 3. Springer-Verlag, Berlin, 2006, 27-104

6) Lasjaunias P, et al: Dural arteriovenous shunts. In Surgical Neuroangiography Vol. 3. Springer-Verlag, Berlin, 2006, 389-453

7) Jenny B, et al: Giant dural venous sinus ectasia in neonates. J Neurosurg Pediatr 5: 523-8, 2010

8) Ku JC, et al: Improving long-term outcomes in pediatric dural sinus malformation with embolization and anticoalugation: a retrospective review of the Hospital for Sick Children experience. J neursurg Pediatr 28: 469-75, 2021

9) Barbosa M, et al: Dural sinus malformations（DSM）with giant lakes, in neonates and infants. Review of 30 consecutive cases. Intervent Neuroradiol 9: 407-24, 2003

10) Oushy S, et al: Infantile dural arteriovenous fistula: a reconsideration. J Neurointerv Surg 2024 Mar 7:jnis-2023-021355 [Online ahead of print]

（石黒 友也，小宮山 雅樹）

12 Direct AVF

❶ Carotid Artery

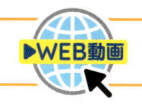

▶ はじめに

Direct carotid cavernous fistula（D-CCF）は，内頚動脈海綿静脈洞部（C3〜4）と海綿静脈洞との間に直接シャントを形成する病態であり，Barrow分類type Aである．システマティック・レビューによると発症の平均年齢は39.6歳，36.3%が女性であった．

最も多い病因は外傷（89.4%）で頭蓋底骨折などの重症頭部外傷の既往を認め，直接的な損傷に加え，交通事故などの際の頚動脈膨大部の捻転や伸展，骨隆起への血管の衝突によって引き起こされる．非外傷性（10.6%）の多くは内頚動脈瘤の破裂である．その他の原因としては，医原性（血管内治療や経鼻下垂体手術），マルファン症候群，エーラス・ダンロス症候群，弾性線維性仮性黄色腫，線維筋性異形成症等がある[1]．

▶ 1 症　状

高流量の動脈血が直接静脈系に流入し，上眼静脈（superior ophthalmic vein：SOV）の拡張による眼瞼結膜浮腫，複視，眼圧上昇によるうっ滞性網膜症や，強度の上強膜静脈圧上昇により網膜中心静脈閉塞症や視神経障害を来す．頭痛，耳鳴，眼痛の他，cortical venous refluxに伴う頭蓋内圧亢進症状や動脈血のsteal現象等により様々な神経学的症状を引き起こす．約5%に頭蓋内出血を発症し，1〜2%が生命を脅かす鼻出血を呈する．来院時の徴候で最も多かったのは眼球突出（78.4%），次いで結膜浮腫（74%），動眼神経，外転神経等の脳神経麻痺（32.4%）であった．視力障害は37%に認められた[2]．

▶ 2 画　像

≫ MRI

D-CCFの初期診断には，MRIが画像診断に用いられることが多い．拡張したSOVなどの血管やcortical venous refluxを伴う皮質静脈の拡張は，T2-WIでflow voidとして特定できる．深部静脈ドレナージを伴った場合，静脈灌流障害により脳浮腫を来しFLAIR-DWIで高信号を呈する場合が

ある．D-CCFに関連した微小出血は，T2*-WIで多くの場合認められる．造影T1-WIでは軟髄膜，髄質血管の拡張，静脈拡張，実質増強，静脈洞閉塞または血栓症を同定可能である．

またMRAのthin 最大値投影法（maximum intensity projection：MIP）画像を用いた診断が有用である．SOVの拡大，海綿静脈洞部周囲の静脈流出路の血流信号を認め，瘻孔の大きさと瘻孔部の位置の大まかな同定も可能である[3,4]．

≫ 血管造影

瘻孔の大きさと位置，高流量と低流量の区別，cortical venous reflexの有無や，静脈流出路（特に出血を起こしやすい深部静脈ドレナージの有無）を確認する．high flow shuntのため，シャント部位の同定が難しいことが多い．

高いframe rateの内頚動脈撮影でも瘻孔の形態を同定できない場合は，Matas法やAllcock法による病側の用手圧迫やバルーンによる近位内頚動脈を遮断しながらの対側内頚動脈撮影・椎骨動脈撮影を行う．これにより前交通動脈や後交通動脈からの血流が逆行性に瘻孔部に流入し，瘻孔部を同定することができる．

万が一の母血管閉塞術に備え，ballon occlusion testで虚血耐性を確認する必要があるが，対側血流がシャント部位にstealされるため，確実な評価を行うためには瘻孔部より遠位の内頚動脈を遮断する必要があり，術中に行われることが多い[5]．JareczekらはバルーンをD-CCFの圧勾配を利用し順行性血流を保ったまま瘻孔にフィットさせ，遠位血管を描出させる方法（balloon-assisted roadmap technique）を報告している[6]．

▶ 3 治　療

かつては瘻孔部の離脱式バルーン閉塞術が行われ良好な治療成績を上げていたが，使用できなくなった現在では瘻孔部のコイル塞栓術が標準治療である．

外傷性の場合は瘻孔部が複数あり，血管損傷の範囲が同定できない場合もあるため，経動脈的にballoon protectionを行いながら，経動脈的塞栓術（transarterial embolization：TAE）を主軸に治療を行う．動脈瘤の破裂の場合は通常の破裂動脈瘤

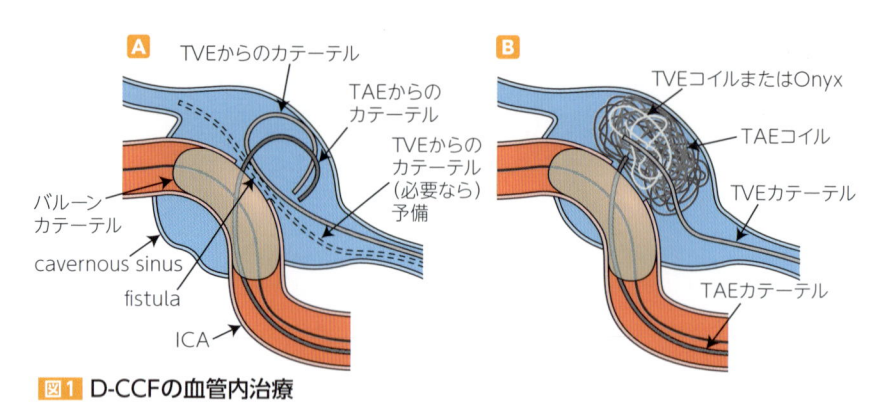

図1 D-CCFの血管内治療

A：経動脈・静脈的バルーン併用コイル塞栓術のアプローチ模式図
B：バルーンで内頚動脈を保護しながらタイトにコイルを経動脈・静脈的コイル塞栓を行っている．静脈側のマイクロカテーテルからOnyxを少量充填する場合もある．

に対する治療と同様，経動脈的にバルーンを併用しコイル塞栓を行う．補助的にコイル充填率を上げるために静脈アプローチを追加する場合もある．

血管解離による偽腔形成によりlesion crossが困難な例や，瘻孔部がlong lesionで上記治療が困難な場合で，balloon occlusion testで虚血耐性があると判断された症例においてはコイルによる母血管閉塞術を行う場合もある．虚血耐性がない場合は，ステント併用コイル塞栓術や全ての流出路をコイルで閉塞するoutflow occlusionを考える．海外ではシアノアクリレート系薬剤（n-butyl cyanoacrylate：NBCA）やOnyxなどの液体塞栓物質による治療やコイルと液体塞栓物質の併用，カバードステント，コイル併用のフローダイバーター留置術などの治療法も報告されている[7]．

筆者らが行っている具体的な塞栓方法を示す．瘻孔部を覆うようにマイクロカテーテルを海綿静脈洞内で1回転させる．マイクロカテーテルは，動脈・静脈のどちらからのアプローチでもよい．瘻孔を覆うようにタイトパッキングするために可能ならダブルカテーテルにしておく．

巨大な瘻孔でタイトパッキングが困難と判断された場合は，静脈側からコイル塞栓後，到達できなくなる可能性のあるcavernous sinusのコンパートメントにマイクロカテーテルを予備に留置しておく．動脈内に留置したバルーンを拡張させ，瘻孔部を覆い動脈側へのコイル逸脱を予防しながら，マイクロカテーテルを少しずつ引き戻しタイトにコイルを巻いてゆく．

Packing densityが低い場合には，もう1本のマイクロカテーテルからのコイルの追加や少量のOnyxを coil mass内に充填する場合もある．これでもシャントフローが軽減しない場合は，コイル周囲のコンパートメントもコイルで閉塞する必要があるが，大部分はこの方法で対応できる（**図1A，B**）．

▶4 合併症

システマティック・レビューにおいて，合併症の発生率は10.9％であった．主な合併症は脳神経麻痺3.3％，頭蓋内出血0.5％であった．興味深いことにコイル塞栓術は全合併症率と脳神経麻痺との低下に関連していた．塞栓術式と頭蓋内出血との関連はみられなかった．その他脳幹梗塞，著しい眼圧上昇，頭蓋内出血，肺塞栓，SOVまたは下眼静脈アプローチにおける眼窩出血や抗利尿ホルモン分泌異常症候群（syndrome of inappropriate secretion of antidiuretic hormone：SIADH）を来した症例等が報告されている[1,2]．

▶5 閉塞率と自然閉塞について

14研究の統合解析では治療後の初回閉塞率は77.7％であり，最終閉塞率は93.1％であった．D-CCFの9例の自然閉鎖の報告では，瘻孔の自然血栓症に関連する因子としては，瘻孔の流量が少なくサイズが小さいこと，低血圧，重度の眼症状，頚動脈の解離や痙攣，頭蓋内圧の上昇等を上げている[8,9]．

症例 **内頚動脈瘤破裂によるD-CCF** ▶WEB

動眼神経麻痺を指摘され，頭部MRIでD-CCFが疑われた．血管造影検査では，右内頚動脈瘤破裂が原因の高流量のシャント血流を認め，SOVや左浅中大脳静脈（superficial middle cerebral vein：SMCV）へ逆流していた．バルーンで近位内頚動脈を遮断して左椎骨動脈より撮影すると，瘻孔が明らかとなり，経動脈的に瘻孔を介して海綿静脈洞内にマイクロカテーテルを留置した．コイルが逸脱しないようにバルーンを併用し

ながら塞栓術を行った．シャントは完全消失しなかったが，十分なシャント血流の低下を認めたため，治療を終了した．症状は改善し2カ月半後の血管造影検査ではシャントは自然閉塞していた（図2A-G）．

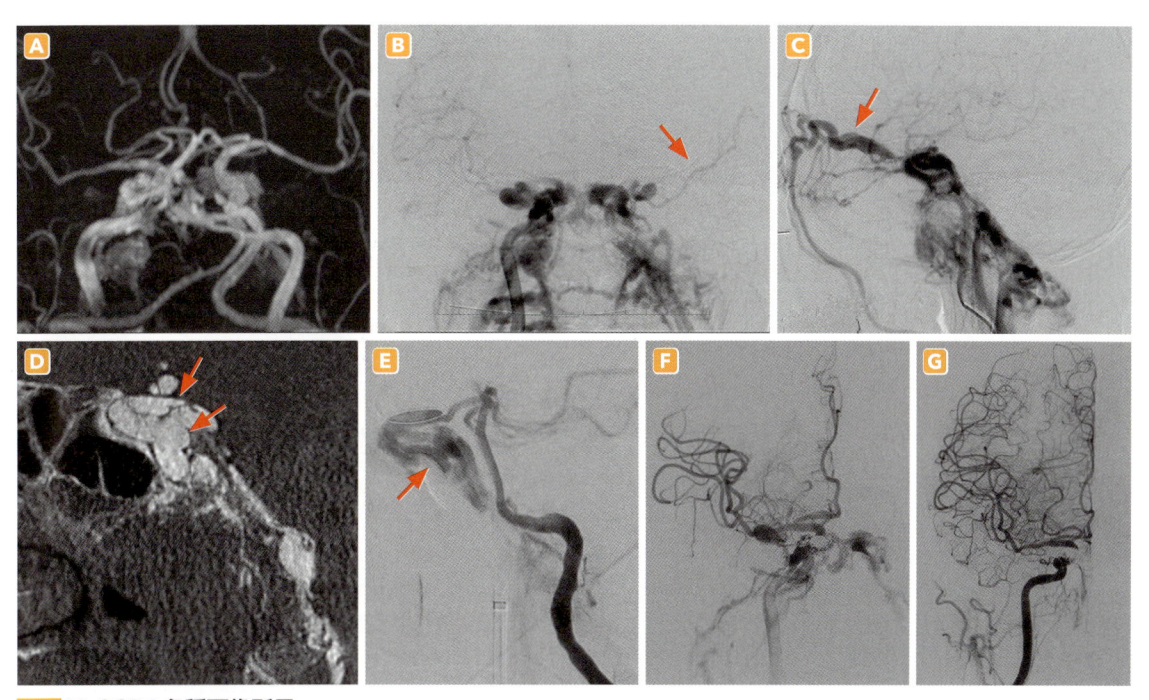

図2 D-CCFの各種画像所見

A：前医でのMRA画像．静脈描出を伴いD-CCFを疑う．

B，C：当院での右内頚動脈撮影．C4 portionのシャントにより頭蓋内描出が乏しく早期層でSOVや左SMCVで早期描出を認める．右中大脳動脈の順行性の描出に乏しい．

D：3D-DSAのSlab MIP画像（axial view）．内頚動脈と海綿静脈洞の瘻孔部（破裂した内頚動脈瘤）が確認できる．

E：右内頚動脈をScepter C 4×15mm（テルモ）で遮断し左椎骨動脈撮影を行い，後交通動脈からの逆行性血流により瘻孔部を確認した．

F：治療直後の右内頚動脈撮影．充填されたコイルにより瘻孔の大部分が閉鎖され，順行性血流が描出されている．SOVへの逆流を認め，自然血栓化を期待し治療を終了した．

G：治療後約2カ月半後の右内頚動脈撮影にてシャントは消失した．

引用・参考文献

1) Hoffman A, et al: Outcomes After Endovascular Treatment of Direct Carotid Cavernous Fistulas: Systematic Review and Meta-Analysis. World Neurosurg 2022.10.123

2) Henderson AD, et al: Carotid-cavernous fistula: current concepts in aetiology, investigation, and management. Eye 32: 164-72, 2018

3) Reynolds MR, et al: Intracranial Dural Arteriovenous Fistulae. Stroke 48: 1424-31, 2017

4) Dos Santos D, et al: Imaging diagnosis of dural and direct cavernous carotid fistulae. Radiol Bras 47: 251-5, 2014

5) Gemmete JJ, et al: Endovascular Techniques for Treatment of Carotid-Cavernous Fistula: J Neuroophthalmol 29: 62-71, 2009

6) Jareczek FJ, et al: et al: Balloon-Assisted Roadmap Technique to Enable Flow Diversionof a High-Flow Direct Carotid-Cavernous Fistula. J Stroke Cerebrovasc Dis 31: 106180, 2022

7) Baranoski JF, et al: Flow diverters as a scaffold for treating direct carotid cavernous fistulas. J Neurointerv Surg 11: 1129-34, 2019

8) Ertl L, et al: Endovascular therapy of direct dural carotid cavernous fistulas – A therapy assessment study including long-term follow-up patient interviews. PLoS One 14: e0223488, 2019

9) Iampreechakul P, et al: Spontaneous resolution of direct carotid-cavernous fistulas: case series and literature review. Interv Neuroradiol 25: 71-89, 2019

（黒川 暢，田中 優子）

❷ Vertebral Artery

▶ はじめに

椎骨動静脈瘻（vertebral arteriovenous fistula：VAVF）は頭蓋外椎骨動脈とその周囲の静脈叢や椎骨静脈との直接的な短絡を生じる疾患であり，比較的稀である．原因は特発性と医原性を含む外傷性に分けられる．

特発性の場合，fibromuscular dysplasia や neurofibromatosis type 1，Ehlers-Danlos 症候群などの結合組織病を背景とすることがある．外傷性では，頚椎損傷などの外傷や銃撃損傷の報告がある．医原性には，頚椎手術やカテーテル挿入時の誤穿刺，鍼治療などが報告されている[14]．

症状は，無症候性のものから，頭痛や血管雑音，varix による頚部腫瘤や圧迫による脊髄根症状，椎骨脳底動脈系の梗塞，シャント量が多いと眼球突出や心不全などがみられることもある[14]．シャント部位は，特発性では上位頚椎レベル（C1-4）に比較的多いのに対し，医原性では下位頚椎レベル（C5-7）に多い傾向があり，外傷性では特定の傾向はみられない[2-4]．

▶ 1 解剖学的特徴[5]

椎骨静脈は内椎骨静脈叢からの多くの小さな支流からなる．内椎骨静脈叢は環椎後レベルの脊柱管から起こる．椎骨静脈叢には，筋肉からの小さな静脈との交通もあり，それらは環椎の横突起孔に入る静脈を形成し，椎骨動脈周囲に静脈叢を形成しながら下降し，C6横突起レベルで椎骨静脈へ移行する．椎骨静脈は第6頚椎の横突孔から出て，椎骨動脈後方を下降し，腕頭静脈後面へつながる．主な支流は，後頭静脈，筋静脈，内・外椎骨静脈叢，前椎骨静脈，深頚静脈である．時として肋間静脈も椎骨静脈と交通する．

前椎骨静脈は上位頚椎の横突起周囲の静脈叢から出て，上行頚動脈と並行に下降し，椎骨静脈終末に合流する（図1）．

▶ 2 治　療

治療は外科手術による治療と血管内治療があるが，血管内治療の報告が増えてきている．シャン

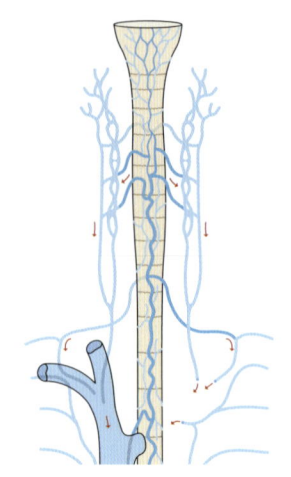

図1 解剖学的特徴

ト閉塞の方法は，過去にはデタッチャブルバルーンによる閉塞の報告が多かったが，近年は，コイルや Onyx などの液体塞栓物質による報告が増加してきており，いずれも良好な結果が得られている．また，W-EB（テルモ）の使用や，椎骨動脈温存のためにステントグラフトを使用した報告も散見される[2-4,6]．

椎骨動静脈瘻の治療方針決定の上で考慮すべき因子として，罹患椎骨動脈が優位側かどうか（椎骨動脈が閉塞可能かどうか），シャント量，シャント部位の位置が挙げられる．シャント部位の位置は，その周囲の静脈・静脈叢の解剖学的特徴から方針決定に重要と考えられる．いずれにしても，母血管閉塞が必要となる可能性はあり，罹患椎骨動脈が優位側である場合は，術前に罹患椎骨動脈閉塞試験を行い，閉塞可能か評価は行っておくべきである．

≫母血管閉塞

母血管閉塞がシャント治療としては，ほとんどの場合シャントの部位にかかわらず施行可能で，最も確実な方法である．しかし，罹患椎骨動脈が優位側である場合，閉塞はできない．

≫シャント閉塞

椎骨動脈周囲の静脈解剖から考えると，上位頚椎レベルでは，全例椎骨静脈叢への流出であり，経静脈的にシャント部位への到達は困難であることが多いが，経椎骨動脈的ではシャント部位を越

え椎骨動脈叢への到達は比較的容易である．さらに，静脈叢であるがゆえに足場としてコイルが安定する可能性が高く，シャントポイントの閉塞が可能で，かつ母血管を温存できる可能性が高い．

一方で，シャント部位が下位頚椎レベルにある低位病変では，流出路が椎骨静脈で，経動脈的，経静脈的ともにシャント部位へ到達が比較的可能である．しかし，椎骨静脈へのhigh flow shuntである場合が多く，特に，静脈叢から椎骨動脈へ移行するC6レベル以下では，静脈叢の足場が乏しいために，シャントを含めた椎骨静脈閉塞は困難である場合が多いと考えられる．小さな静脈瘤がシャントポイント近傍にある場合など，症例によってはシャント閉塞も可能な場合もあると考えられるが，この場合もhigh flowであるため，バルーンでのフローコントロールなどのadjunctive techniqueが必要となる[7]．

》カバードステント

母血管温存が必要かつシャント閉塞ができない場合，カバードステントでの治療も検討する必要がある．ただし，現在手に入るカバードステントは，頭頚部用のものはなく，保険適用外であること，サイズや長さなどが極めて限定されており，使用する場合は，術前血管径からみて，これに見合うステントがあるかどうかの検討も必要である．また，ステントグラフト使用例では，現時点では抗血小板薬の内服が半永久的に必要となること，特に上位頚椎では蛇行があり，可動域も広いため，ステントの変形や密着不良になる可能性について考慮しておく必要がある．

症例 拍動性耳鳴で発症した左椎骨動静脈瘻

50歳代女性．

2年来の拍動性耳鳴を自覚しており，脳ドックにて左頚部〜耳介後部の血管雑音を指摘された．C2レベルに，左椎骨動脈から椎骨静脈叢への動静脈瘻を認めた．

脳血管撮影では，右椎骨動脈撮影で，左椎骨動脈が逆行性にシャントまで描出され，左椎骨動脈撮影ではシャント以遠は描出されなかった（図2 A-C）．

静脈叢をコイル塞栓可能と判断し，バルーンでflow control下に経動脈的塞栓術を行う方針とした．

右大腿動脈アプローチで，7Fr BRITE TIP（コーディスジャパン）を左椎骨動脈に留置．Excelsior 1018 preshape 45°（日本ストライカー）を瘻孔部を越えて静脈叢内に留置．Flow controlとコイルの椎骨動脈逸脱を防ぐためにHyperForm（日本メドトロニック）を左椎骨動脈シャント部分に留置した状態でGDC 10-3D 6mm×15cm（日本ストライカー）で静脈叢内に足場を形成し，コイルでtight packingすることで，シャントは完全閉塞し得た（図2 D-F）．

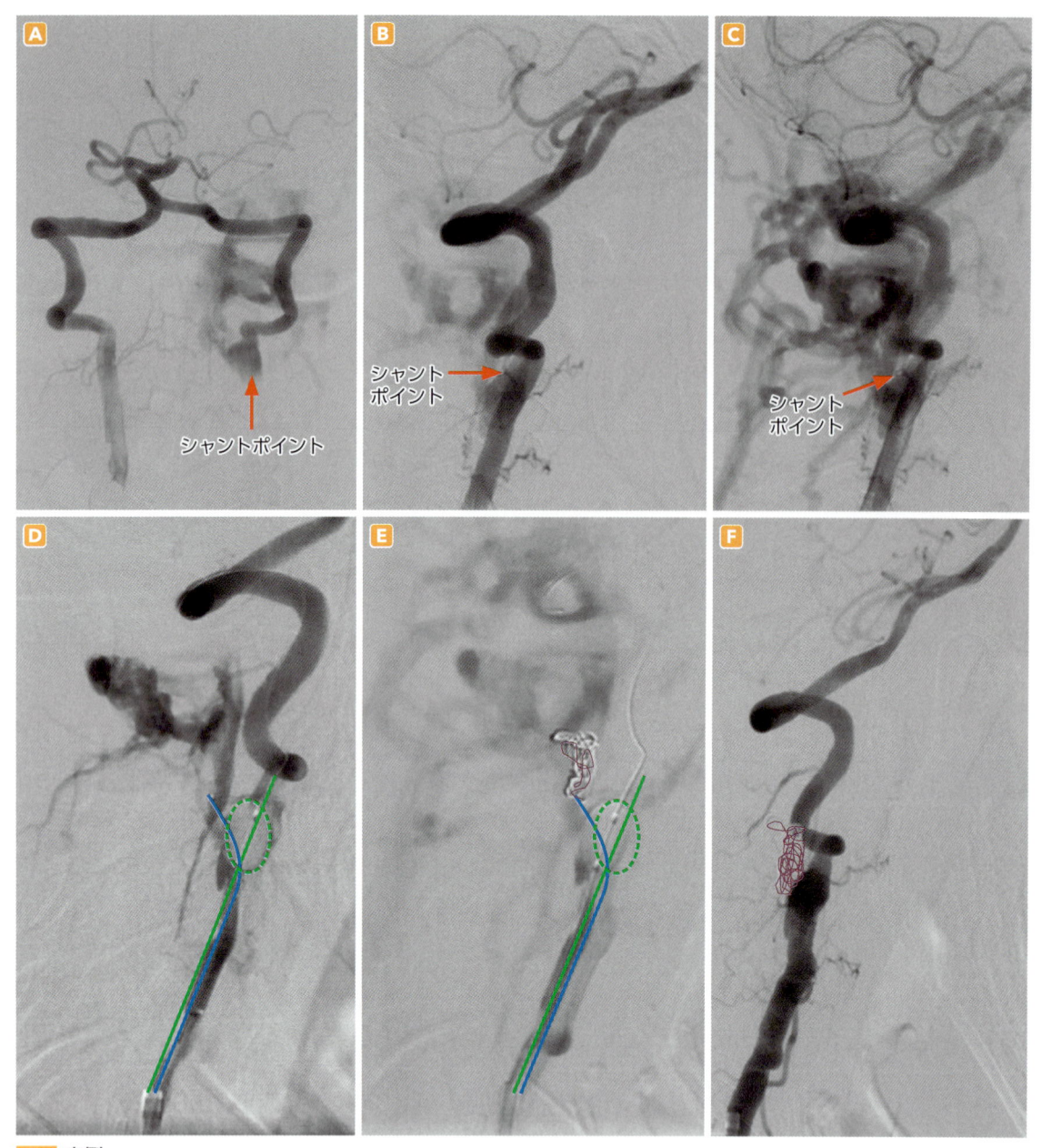

図2 症例

A：右椎骨動脈撮影：正面像，**B**：右椎骨動脈撮影：側面像（早期相），**C**：右椎骨動脈撮影：側面像（遅延相），**D**：左椎骨動脈撮影：側面像（コイル留置前），**E**：左椎骨動脈撮影：側面像（コイル留置後），**F**：左椎骨動脈撮影：側面像（治療後）．

引用・参考文献

1) Vinchon M, et al: Vertebral arteriovenous fistulas: a study of 49 cases and review of the literature. Cardiovasc Surg 2: 359-69, 1994

2) Yeh CH, et al: Anatomically based approach for endovascular treatment of vertebra bertebral arteriovenous fistula. Interv Neuroradiol 20: 766-73, 2014

3) Aljobeh A, et al: Vertebral arteriovenous fistula: A review article. World Neurosurg 122: e1388-97, 2019

4) Withayasuk P, et al: Vertebro-vertebral arteriovenous fistulae: A case series of endovascular management at a single center. Diagnostics (Basel) 14:, 414, 2024

5) Piske RL, et al: Veins of The Spinal Cord and Spine. In: Renan Uflacker. Atlas of vascular anatomy an angiographic approach. Lippincott Williams & Wilkins; 1997. p83.

6) Dahl RH, et al: Vertebro-vertebral fistula occlusion using a woven endoBridge-Device. Neurointervention; 18: 200-3, 2023

7) Ono I, et al: Case of iatrogenic vertebra-vertebral arteriovenous fistula treated by combination of double-catheter and balloon anchoring techniques. World Neurosurg 128: 98-101, 2019

（梅嵜 有砂）

1 Onyx使用に伴う合併症

▶1 マイクロカテーテル抜去困難（カテーテル断裂）

中硬膜動脈（middle meningeal artery：MMA）や後頭動脈（occipital artery：OA）の末梢からplug and push法で長いプラグを作り，長時間注入した場合は，抜去困難に陥る場合がある．MMAは少々長いプラグ，注入を行ってもカテーテルは抜去できるが，OAや内上顎動脈（internal maxillary artery：IMAX)の末梢深くまで挿入した場合は，抜去困難になってカテーテル断裂に至る場合がある．

自験例ではMarathon，DeFrictorの断裂は20～30cm程度で生じることが多い．外頚動脈系であれば離断したカテーテル断端を確認しDACを介して外頚動脈内（OAやIMAX内）に押し込めれば，そのまま放置できる．筆者らはGuidepostをDACとして用いているのでSL-10や0.035"のワイヤーでカテーテルを押し込んでいる（図1）．ただし，内頚動脈や椎骨動脈に残存した場合は，断端をステントで固定するか，摘出するなどの処置が必要である．静脈アプローチの場合は頚部内頚静脈から治療を行うため，抜去困難な場合は，頚部でカテーテルを切断し頚部の皮下に埋没している．

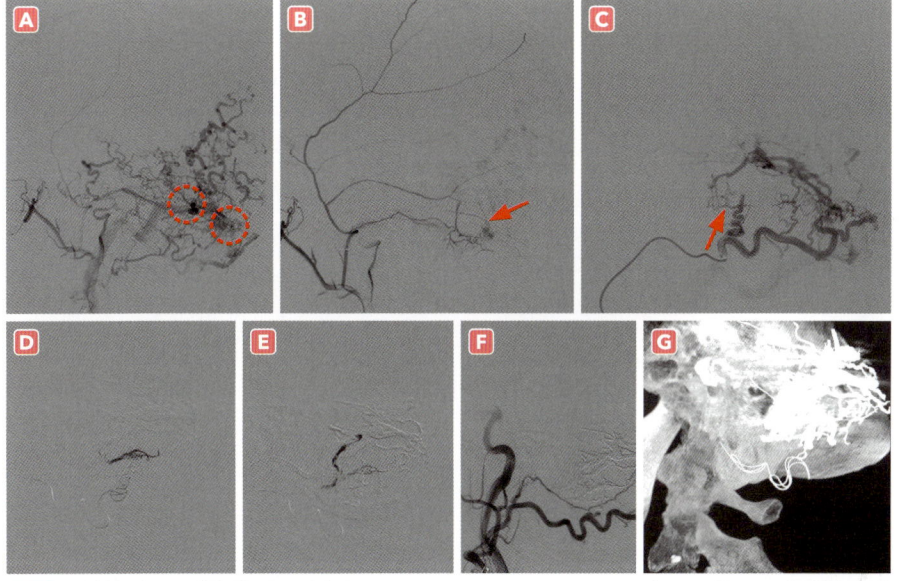

図1 左横静脈洞－S状静脈洞移行部とconfluenceにシャントを有し，著明な皮質静脈逆流を伴うdAVF症例

A：左外頚動脈撮影，晩期動脈相．ドットサークル部の横静脈洞部，confluence部にシャントを認め，中硬膜動脈，後頭動脈がfeederとなり，広範な皮質静脈逆流を認める．Confluence部は皮質静脈逆流に関与していない．横静脈洞は末梢側で閉塞している．

B：中硬膜動脈撮影側面像．矢印部にマイクロカテーテルを挿入し，Onyxによる塞栓を行ったが，カテーテル内でOnyxが閉塞してしまい完全閉塞できなかった．

C：後頭動脈撮影．Mastoid branchの矢印部までDeFrictor Nanoを挿入し，plug and push法で塞栓した．

D：Onyx注入時のDSA撮影側面像．マイクロカテーテルが屈強蛇行した血管を経由して末梢まで挿入されている．plug形成後Onyxは前方に進み出す．

E：注入終了時の側面像．シャント，静脈洞をOnyxで充填でき，シャントは閉塞している．Onyxはmastoid branchからOA本幹まで逆流している．

F：塞栓終了後動脈相側面像．横静脈洞のdAVFは完全に塞栓されており，皮質静脈逆流も消失している．ConfluenceのdAVFは未治療のため描出されている．

G：マイクロカテーテル離断後のvaso CT側面像；断裂したDeFrictor Nanoは後頭動脈内に押し込まれている．

▶2 マイクロカテーテル内での閉塞

Onyx注入中ポーズをとっている間に，カテーテル内または先端部でOnyxが固まってしまい注入できなくなることがある．無理に注入するとカテーテルのバーストを起こすので抜去せざるを得ない．しかし，注入直後のOnyxは血管内で固まりきっていないことが多く，Onyxが注入された血管でもガイドワイヤーを硬めのものに変えることにより，trans Onyx approach[1]が可能である．

筆者らも3例に行ったが，全例マイクロカテーテルはOnyxが注入された血管を通過して末梢に挿入できた．すでにplugができている状態なので注入も容易であった（図2-4）．

▶3 正常静脈の閉塞（バルーンプロテクション下の静脈閉塞）

バルーンプロテクション下に，動脈側からOnyxを注入した場合，Onyxはシャントを越えてバルーンと血管壁の間に拡散してゆく．閉塞部に正常静脈が含まれている場合，流出静脈開口部をOnyxで閉塞してしまうことがある．このような場合は，流出静脈とその開口部を別なバルーンで閉塞しておく必要がある（図5）．

▶4 側副血行路を介した正常動脈の閉塞

Pial feederがシャントに関与している症例ではplug and push法でOnyxを注入した場合，pial

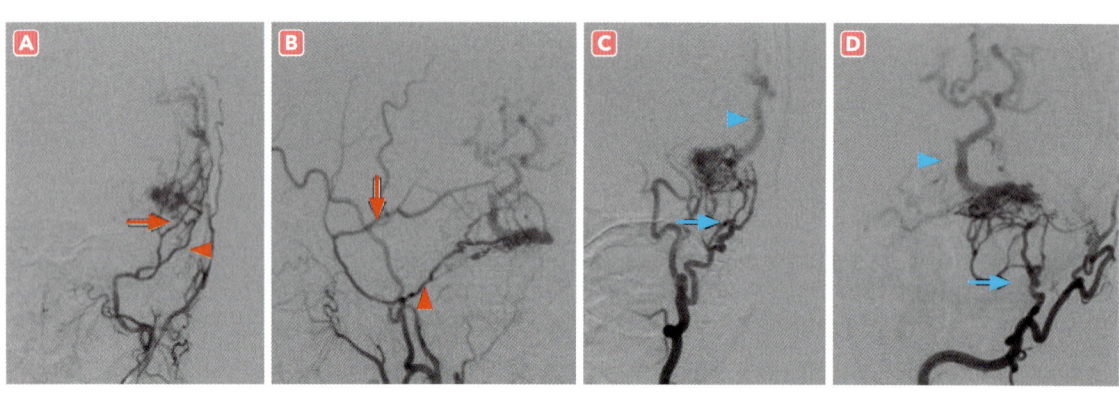

図2 Minor bleedingで発症した左テント外側型dAVFの左外頚動脈撮影

A, B：左外頚動脈撮影正面像と側面像；動脈相．中硬膜動脈posterior convexity branch（矢印），petrosquamus branch（矢頭）が流入動脈となるテント外側にシャントを有するdAVFを認める．

C, D：後頭動脈撮影正面像と側面像；Mastoid branch（矢印）がテント外側でシャントを形成し拡張した皮質静脈（矢頭）に流出している．

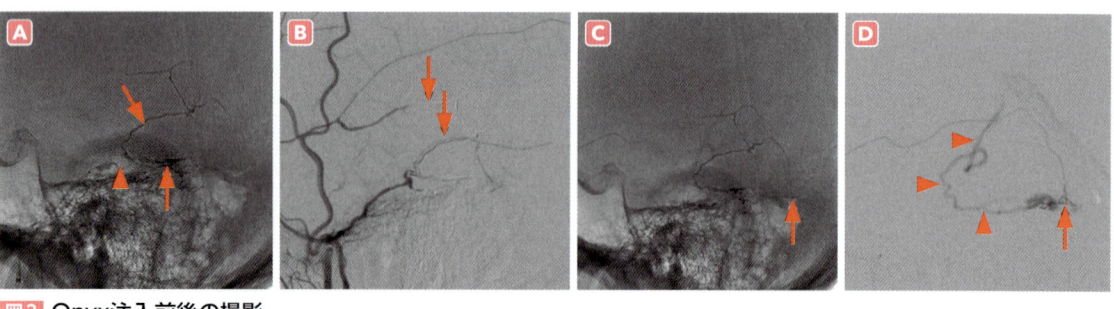

図3 Onyx注入前後の撮影

A：OnyxがScepter内で固まり注入できなくなったときの頭蓋単純写側面像．矢頭はScepter Cバルーンカテーテルを示す．矢印は注入されたOnyxのcastを示す．

B：バルーン抜去後の外頚動脈撮影；中硬膜動脈からのシャントの描出は消失（矢印）．

C：Onyxで閉塞したposterior convexity branch中をマイクロカテーテルが通過し，シャントポイントまで到達している（矢印）．

D：マイクロカテーテルからの選択的血管撮影；シャントを経由して流出静脈が描出されている（矢頭）．

feederを介して正常動脈まで逆流し脳梗塞を生じることがある．術前の読影が重要である（**1章** **C-8　Pial feeder を持つ dAVF　p162，2章C-9 Dural and pial AVF　p165参照**）．

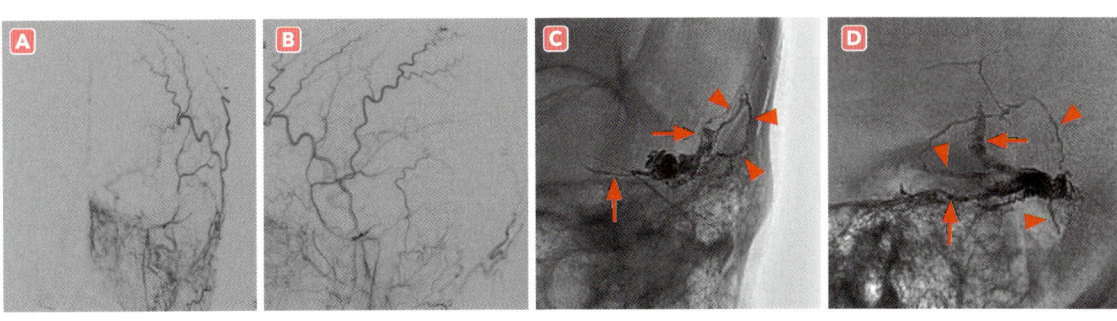

図4 **Onyx注入後の血管撮影と単純撮影**

A，B：左外頚動脈撮影正面像と側面像；晩期動脈相．dAVFは完全に閉塞されている．
C，D：頭蓋端単純写正面像と側面像；Onyxが注入された中硬膜動脈と一部後頭動脈（矢頭），閉塞された流出静脈（矢印）．

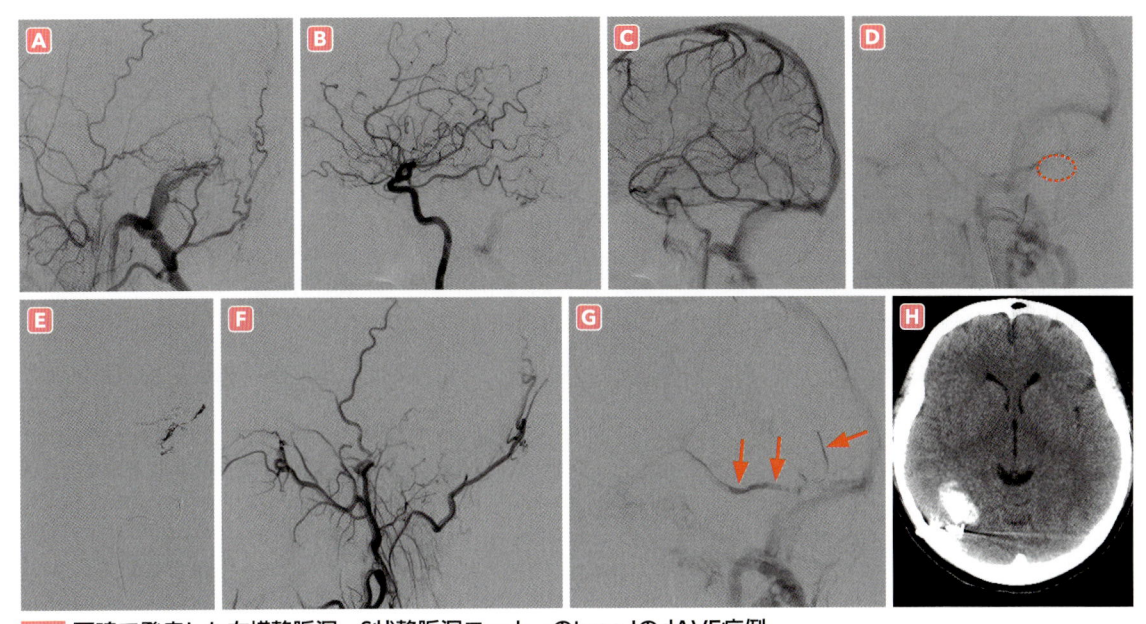

図5 **耳鳴で発症した右横静脈洞，S状静脈洞コーナーのtype IのdAVF症例**

A：側面像；動脈相．後頭動脈を流入動脈とし，横静脈洞，S状静脈洞コーナーにシャントを持ち，静脈洞を順行性に流れるdAVFを認める．

B，C：右内頚動脈撮影側面像；動脈相と静脈相．後大脳動脈からのpial feederがシャントを形成しておりシャントはLabbeの外側に存在している．Labbeとsylvian veinの吻合は良好．

D：シャント部分をバルーンで閉塞したときの右総頚動脈撮影；側面像，静脈相．シャントはほとんど消失しているがS状静脈洞にわずかに流出．Labbeも閉塞されているが，sylvian veinに流出している．ドットサークルはバルーンでの閉塞部を示している．

E：右中硬膜動脈posterior convexity branchからOnyx注入時のDSA撮影側面像．Onyxはシャント腔，流入動脈に逆流しながらシャントを閉塞している．

F：Onyxによる塞栓後右外頚動脈撮影側面像；動脈相；シャントは完全に閉塞されている．

G：Onyxによる塞栓後右内頚動脈撮影側面像；静脈相；Labbe，およびその周囲の静脈が横静脈洞部へ流入しておらず，造影剤が停滞している（矢印）．

H：塞栓術直後CT像；右側頭葉下面に出血を認める．神経学的には異常なし．

引用・参考文献

1）山崎貴明ほか：Onyxが逆流した血管に新たにマイクロカテーテルを挿入して塞栓術で根治しえたテント硬膜動静脈シャントの1例．脳卒中の外 46：379-83，2018

（寺田 友昭）

2 液体塞栓物質迷入の合併症

症例 **NBCAが親動脈に迷入した1例** （※本症例は2000年以前のものである）

60歳代男性．くも膜下出血のために他院に入院した．脳血管撮影にて頭蓋頚椎移行部に硬膜動静脈瘻（dural arteriovenous fistula：dAVF）があるとのことで，1カ月後，治療のために紹介された．

入院時の意識は清明で神経脱落症状はなかった．血管撮影では右椎骨動脈から分枝するC1とC2のradicular arteryを流入動脈とし，C1レベルの前脊髄静脈に流出する動静脈シャントが認められ，頭蓋頚椎移行部dAVFと診断した（図1）．前脊髄静脈は下降することなく上行し，頭蓋内静脈（pontomesencephalic vein, petrosal vein）に流出していた．この導出静脈の破綻がくも膜下出血の原因であると判断し，液体硬化剤を用いた経動脈的塞栓術を計画した．

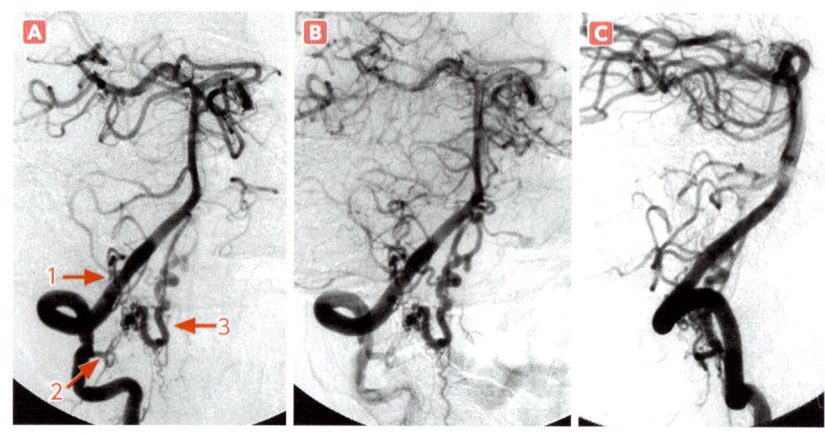

図1 症例1：右椎骨動脈撮影
A：右前斜位，動脈相早期像，**B**：右前斜位，動脈相後期像，**C**：側面像．
矢印1：C1のradicular artery，矢印2：C2のradicular artery，矢印3：流出静脈

▶1 治療手技

右椎骨動脈に6Frのガイディングカテーテルを留置し，そこから右C2のradicular arteryにマイクロカテーテル（FasTRACKER-18〔ボストンサイエンティフィック ジャパン〕）を挿入した（図2）．lidocaine 40mg，thiopental 50mgによるprovocative testの陰性を確認した後，36％に希釈したシアノアクリレート系薬剤（n-butyl cyanoacrylate：NBCA）をblank map透視下に注入した．

透視画面でNBCAの流れを確認しながら注入していると，NBCAのキャストが流出静脈に流れたように見えたため，さらにNBCAを追加注入してマイクロカテーテルを抜き去った．ようやくこの時点でNBCAのキャストが流出静脈の中ではなく，椎骨動脈から脳底動脈の中で形成されたことに気付いた．すぐに左右の椎骨動脈撮影を行ったところ，右椎骨動脈はV4部で後下小脳動

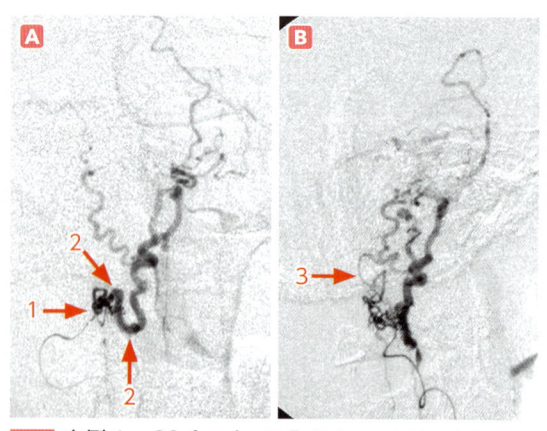

図2 症例1：C2 feederに入れたマイクロカテーテルからの造影
A：右前斜位像，**B**：側面像
矢印1：シャント部位，矢印2：流出静脈，矢印3：C1 feederが造影されている

脈とともに閉塞，脳底動脈内には索状のNBCA

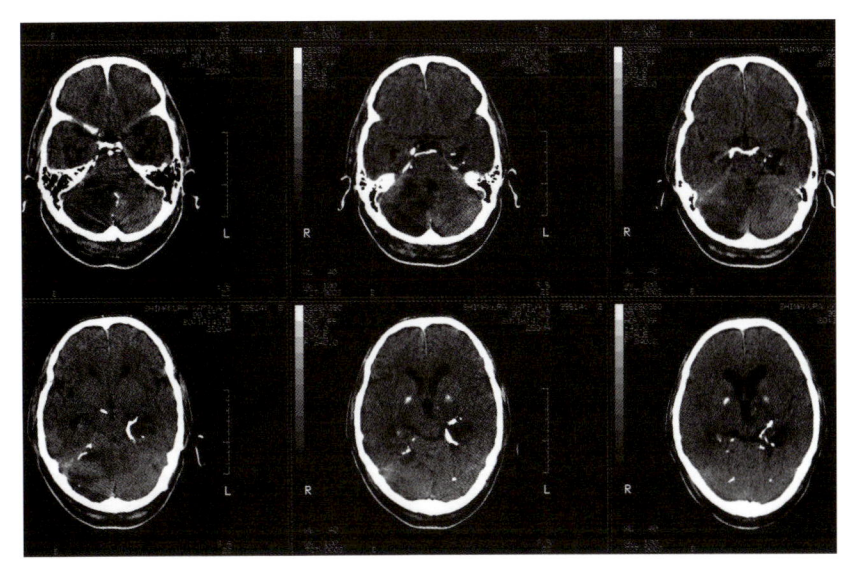

図3 症例1：術後のCT scan

動脈内のNBCAキャストと，それによる右小脳半球，左側頭葉内側の脳梗塞が認められる.

キャストが浮遊し，左後大脳動脈はNBCAキャストで閉塞していた.

　動脈内のNBCAキャストを除去する方法もなく，ヘパリン，オザグレルナトリウムなどの薬物療法を行いながら経過をみたが，患者には重篤な後遺症が残った（**図3**）.

▶2 合併症のメカニズム

　流入動脈がC1，C2のradicular arteryという非常に径が小さく，かつ短い動脈であった．しかもこれらの流入動脈が硬膜のシャント部で共通のネットワークを形成していた（**図4A**）.

　そしてC2のradicular arteryから注入されたNBCAはシャント部を閉塞した後，流出静脈ではなくC1のradicular arteryを逆行し，親動脈である椎骨動脈に戻ってしまった（**図4B**）.

　retrospectiveに見るとC2のradicular arteryからの撮影でC1のradicular arteryが逆行性に造影されているのがわかる（**図2B**）．しかし術者はこのことに気付いていなかった.

　さらに椎骨脳底動脈が流出静脈に近接していたことで，術者は実際には椎骨動脈に逆行してきたNBCAを「静脈側に抜けた」と間違った判断をしてしまい，NBCAを追加注入までしてしまった.

▶3 この合併症を防ぐ手段 （take home message）

　頭蓋頚椎移行部dAVFにおいては原則として

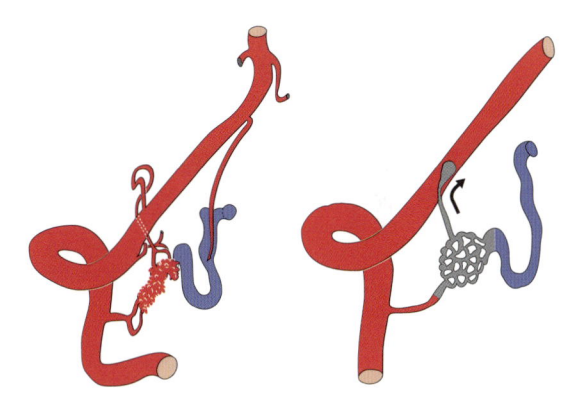

図4 症例1：NBCAが椎骨動脈に逆流したメカニズム

A：右椎骨動脈撮影（図1A）のシェーマ，赤色は動脈，青色は静脈.
B：NBCA（グレー部分）の流れ.

NBCAによる経動脈的塞栓術は禁忌と考えたほうがよいと筆者は思っている.

　しかし，NBCAを使用せざるを得ない状況であるならば，次のような注意点が考えられる.

- 前述のような微小血管解剖学的特徴（micro-angioarchitecture）を十分理解すること.
- NBCAの扱いに熟練した術者が行うこと.
- 逆流を防ぐため，できれば他のfeederをバルーンで閉塞するなどの手段を講ずること.
- NBCAの注入はblank map透視下ではなく，digital subtraction angiography（DSA）撮影下に行うこと.

（桑山 直也）

3 出血性合併症

▶ はじめに

硬膜動静脈瘻（dural arteriovenous fistula：dAVF）塞栓術においては，同じ動脈シャント疾患である脳動静脈奇形に比べて出血性合併症は少なく，安全性が比較的高い．Nidusがなく，シャント部位は硬膜そのものにあるため，導出路の下流を止めるだけでも出口を失って，最終的に血栓化，閉塞がもたらされる．また，静脈側からのアプローチでは，出血しても致死的にはならないことが多い．しかしながら，無理なアクセス，戦略のミス，脆弱部の遺残，破綻などにより症候性の頭蓋内出血を生じることはある．

▶ 1 アプローチによる出血

経動脈的アプローチにおけるtortuousなfeederへの無理な挿入により，血管が解離したり，ガイドワイヤーが穿通したりすることは，血管内アプローチにおける非特異的リスクとして例外ではない．経静脈的アプローチにおいては，特に閉塞している下錐体静脈洞を掘っているときに，硬いガイドワイヤーが硬膜を穿通し，テント下のくも膜下腔に至り，さらに脳幹前面の小血管を損傷することがある．また，シャントのある静脈洞への直接穿刺も，時に静脈洞を穿通することがあるので注意が必要である．

症例 1 　海綿静脈洞部dAVFに対するTVE後に後方ドレナージが遺残したため，脳幹の静脈うっ滞による止血性梗塞を生じた 1 例

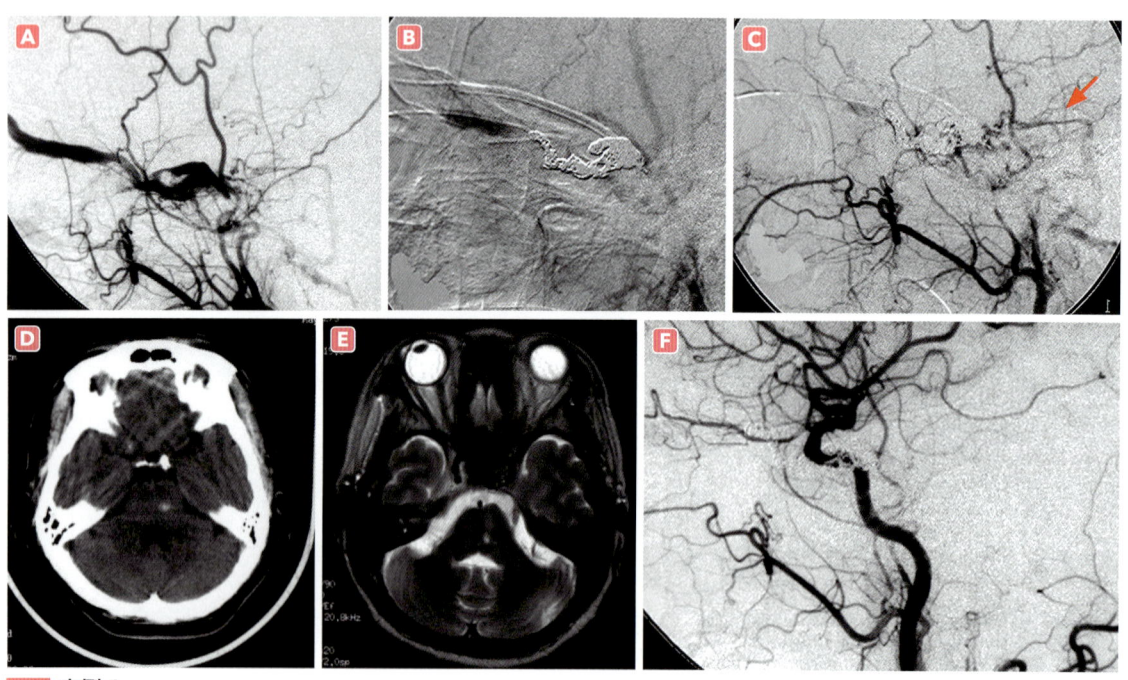

図1 症例 1
複視とchemosisで発症した 40 歳代女性．主として上眼静脈への流出を認めるが後頭蓋窩への後方ドレナージも存在する海綿静脈洞部のdAVFを認める（**A**）．上眼静脈経由で静脈洞内コイルパッキングを行ったが（**B**），上錐体静脈洞およびテント下皮質静脈への導出路が遺残した（**C**：矢印）．翌日より四肢麻痺，顔面神経麻痺，動眼機能障害など脳幹の障害が進行し，橋の出血性梗塞を認めた（**D**）．保存的治療にて浮腫は軽減し（**E**），70 日後にはシャントの消失とともに症状も改善した（**F**）．

▶2 経静脈的塞栓術におけるdangerous drainage遺残による出血

　シャント部位の閉塞が不十分な状態で，頭蓋内方向への逆流のみが遺残すると，シャント血流が遺残ドレナージのみに集中し，その高い圧のために血管が破綻したり，静脈性梗塞に引き続く出血性梗塞を生じたりする．典型的なのは，海綿静脈洞部dAVFにおいて，後頭蓋窩方向のドレナージが遺残した場合である（図1）．海綿静脈洞部では逆に後方のみ閉塞して前方へのドレナージが遺残すると，網膜中心静脈の圧が上がり，眼圧上昇と共に網膜出血を来すことがある．また，isolated sinusを伴う横－S状静脈洞部のdAVFで，側頭葉や小脳などの皮質静脈への逆流が残った場合，静脈性うっ滞に起因する実質内出血が生じることがある（図2）．

　この他，non-sinus typeのdAVFを経静脈的に塞栓した場合に，シャント部位をきちんと止めておかないと，emissary veinの硬膜貫通部でdrainerに圧がかかり破綻することがある（図3）．これらの静脈破綻による出血は，直後でなく，数時間から数日を経て生じることが多い．流出路が閉塞されているので，画像上は治癒したように見えるが，実は行き場のない強いシャント血流がシャント部で滞っている．少ない塞栓物質の量にもかかわらず突然シャントが停止した場合，患者が強い持続的な頭痛（シャント部血管拡張に伴う血管痛と思われる）を訴えた場合には要注意である．

症例2 横静脈洞部dAVFのsinus packing 後に中頭蓋窩へのドレナージが遺残したために側頭葉皮質下出血を生じた1例

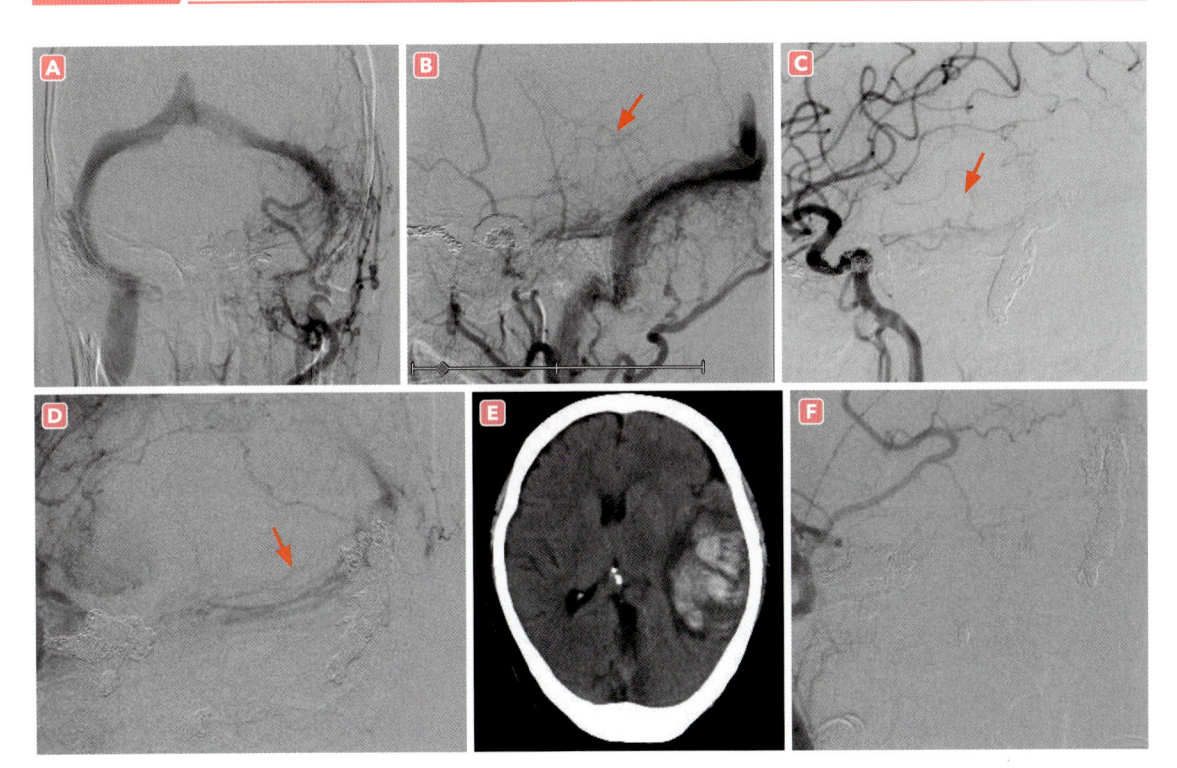

図2 症例2
耳鳴で発症した70歳代女性．海綿静脈洞部dAVFの塞栓術後に出現した左横静脈洞部の*de novo* dAVFを認める（**A**：外頚動脈撮影・正面像，**B**：同・側面像）．ドレナージパターンは主に逆行性に右横静脈洞へ流出するが，皮質静脈への逆流もわずかに認める（Cognard type分類Ⅱ a+b）（**B**：矢印）．対側横静脈洞経由でコイルパッキングを行ったが，テント静脈洞付近にspheno basal veinへの逆流を伴うシャントが遺残した（**C**：総頚動脈撮影・側面像，**D**：斜位像の矢印）．術後患者は頭痛を訴えていたが，4日後に左側頭葉皮質下出血を生じた（**E**）．開頭血腫除去とテントから皮質へ逆流しているred veinを硬膜内で閉鎖し，根治を得た（**F**）．

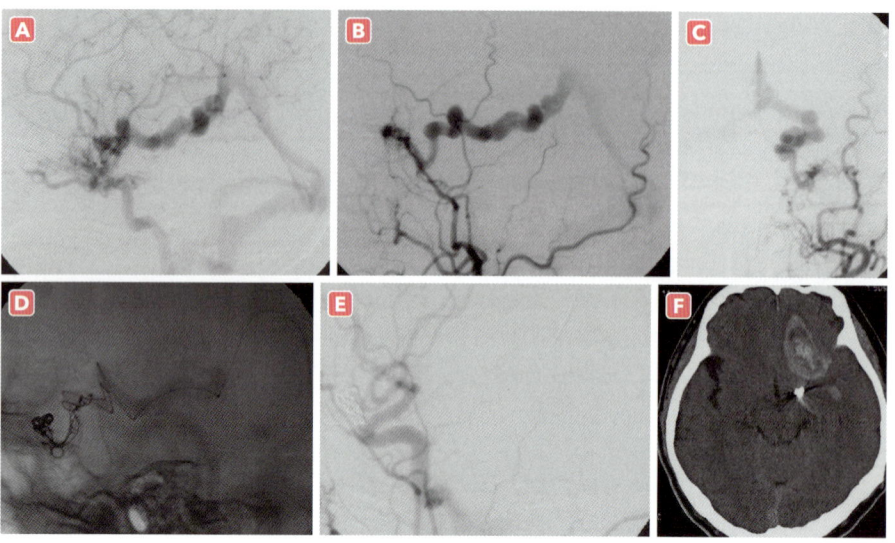

図3 症例 3

頭痛にて発症した 50 歳代男性. 左前頭蓋底部（上眼窩裂付近）に内大脳静脈を介し深部静脈へ流出するdAVFを認める（**A**：左内頚動脈撮影・側面像，**B**，**C**：左外頚動脈撮影・側面像および正面像）. 流出路を逆行してシャント部付近にコイルを置き（**D**），完全閉塞を得た（**E**）. 術直後患者は強い頭痛を訴えた（CTでは異常なし）が，17 時間後に失語が出現し，CTにて前頭葉内血腫を認めた（**F**）. 緊急開頭血腫除去を行ったが，術中所見ではコイルは硬膜内の導出静脈にあり，硬膜貫通部において血流の残っているvarix様の拡張が認められ，破裂部位と判定して凝固閉塞した.

▶ 3 出血合併症の予防と対処

アプローチにおける出血性合併症は，gentleで無理のない操作と，注意深い観察により異常なカテーテルの位置や動きを早めに察知することに尽きる. 静脈圧亢進による破綻予防は，血管構築の理解に基づく治療戦略のデザインが重要で，dangerous drainageを優先的に塞栓し，残さないようにする必要がある. dangerous drainageを止められなかった場合に，他の部位だけ塞栓し

て，血管撮影上の改善や血栓化を期待することは禁で，むしろ他のドレナージを残して，圧を逃すようにするべきである. シャント遺残と流出路閉塞は静脈うっ滞を来す最も危険な状態で，最終的には血栓化して治癒することが多いが，その前にparadoxical worseningを引き起こし，出血に結びつくので，遺残しないような治療計画と戦略を立てる必要がある.

（宮地 茂）

4 CCF不完全塞栓による合併症

❶ 頚動脈・海綿静脈洞瘻

症例 Overpackingによる脳神経麻痺

患者：60歳代女性.

主訴：1カ月来の左眼痛，複視あり．MRIで頚動脈・海綿静脈洞瘻（carotid-cavernous fistula：CCF）を疑われ，当科を受診した.

▶1 画像診断

血管撮影所見：左外頚動脈撮影では中硬膜動脈（middle meningeal artery：MMA），副硬膜動脈（accessory meningeal artery：AMA），正円孔動脈（artery of foramen rotundum：AFR），他は上行咽頭動脈（ascending pharyngeal artery：APA）が主たる feeding artery となり，海綿静脈洞（cavernous sinus：CS）左外側後方に diffuse なシャントを形成するCCFを認めた．流出路は前方へのドレナージはわずかで，後方は左上錐体静脈洞（superior petrosal sinus：SPS）への逆流を認め，左下錐体静脈洞（inferior petrosal sinus：IPS）は閉塞していた（**図1**）.

▶2 治療概要

左外頚動脈〔MMA，顎動脈（internal maxillary artery：IMA）〕よりPVA（350～500μm）による transarterial embolization を施行した後，transvenous embolization を予定した．血栓化した病側IPSからのアプローチを試みたが，完全に閉塞しておりCSへのアクセスは不能であった．対側の右IPSからアクセスしCSに到達し，intercavernous sinus を通ってシャントのある左側にマイクロカテーテルを進めた．最も危険な静脈導出路は左SPSであり，ここにカテーテルを入れコイルで閉塞させればシャントポイント周辺は比較的ラフなパッキングでもよかったのだが，CS内でのマイクロカテーテルの操作性は比較的悪く，

SPSの入り口にマイクロカテーテルを入れることができなかった.

そこで，左前方（superior ophthalmic vein）にマイクロカテーテルを進めて，ここからコイル塞栓を開始し，シャントポイント周辺のタイトパッキングによりシャント血流が消えるまで塞栓する方針とした．しかし，シャントはdiffuseで血流量も多いため，なかなかSPSへのドレナージは消失せず，合計17本207cmのコイルを使用し，ヘパリンを中和してようやく後方へのシャント血流は消失した．術後4週間の血管撮影でシャントは完全に消失していた（**図2**）.

術後2日目より左動眼神経麻痺，左顔面感覚障害（V1領域），左外転神経麻痺が生じた．ステロイド点滴などを施行，術後2カ月で左動眼神経麻痺と顔面感覚障害は改善したが，左外転神経麻痺は術後17年を過ぎても残存している.

CCFに対する経静脈的塞栓術（transvenous embolization：TVE）後の眼球運動障害は0.8～5.5％に発生すると報告される[1]．外転神経麻痺が最も多く，動眼神経麻痺の頻度は比較的少ない．コイル塊による直接圧迫あるいは罹患静脈洞の血栓化による mass effect の増大が原因であると考えられている[2,3]．本例では術直後より眼球運動障害が出現し，永続性の外転神経麻痺が残存した．diffuseなシャントを持つCCFに対して，流出路であるSPSへのアクセスできないままタイトパッキングを行ったことが，脳神経麻痺を起こす原因となった.

以後，可能な限りのシャントポイントへとアクセスして塞栓を開始することと，流出路に対しても選択的な塞栓を行うことを心掛け，静脈洞全体へのタイトパッキングを避けるよう努めている．幸いにして同様の永続性合併症は経験していない.

引用・参考文献

1) Park YJ, et al: Delayed oculomotor nerve palsy after coil embolization of carotid-cavernous fistula: case report and literature review. J Clin Neurol: 19: 207-9, 2023
2) Nishino K, et al: Cranial nerve palsy following transvenous embolization for a cavernous sinus dural arteriovenous fistula: association with the volume and location of detachable coils. J Neurosurg 109: 208-14, 2008
3) Wang A, et al: Delayed-onset cranial nerve palsy after transvenous embolization of indirect carotid cavernous fistulas. J Neuroophthalmol. 41: e639-43, 2021

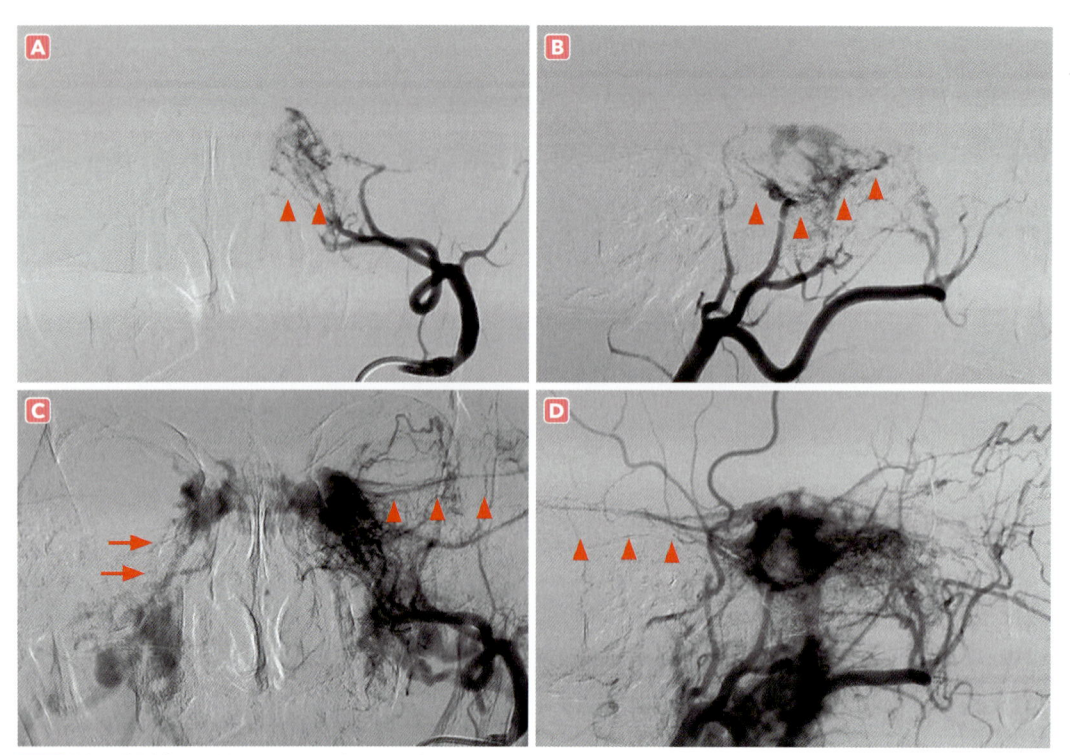

図1 外頚動脈（maxillary artery）からの撮影

A，B：動脈相（早期）・正面像および側面像．シャントポイントは海綿静脈洞外側に存在し比較的diffuseである（赤矢頭）．

C，D：静脈相・正面像および側面像．左SPSへのdrainage を認める（赤矢頭）．IPSは右側には認めるが（赤矢印），左は描出されていない．

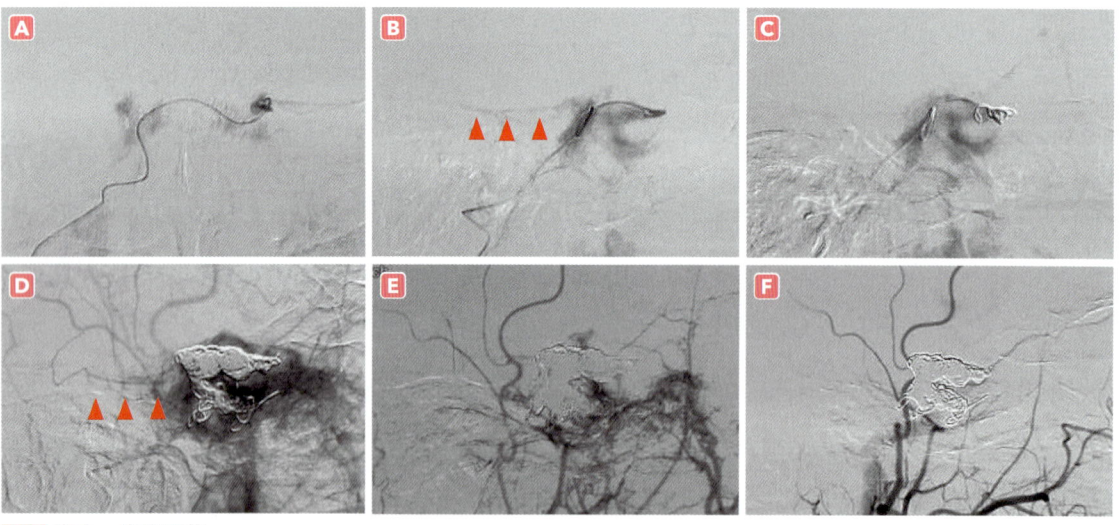

図2 術中・術後画像

A：正面像．同側IPSよりアクセス不能で，対側IPSからintercavenousを介して病側にアプローチした．

B：CS内でのvenography（側面像）．後方のSPS（赤矢頭）の入口部にcatheterizationできず．

C：側面像．前方SOVの入口部からコイル塞栓を開始．

D：CS内をかなりパッキングしたが，まだ後方SPSへのドレナージルート描出あり（赤矢頭）．

E：CS内のタイトパッキングとヘパリン中和により，SPSの描出は見られなくなった．

F：digital subtraction angiography（DSA）による4週間後のフォローアップ造影．シャント血流は完全に消失した．

（岡田 秀雄）

4 CCF不完全塞栓による合併症

❷ 海綿静脈洞部dAVFの詰め残し

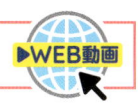

▶WEB動画

症例 海綿静脈洞部dAVFの詰め残しで脳幹症状が出現した1例 ▶WEB

60歳代女性.
主訴：左外転神経麻痺
画像診断：feederは左中硬膜動脈（middle meningeal artery：MMA），左副硬膜動脈（accessory meningeal artery：AMA），左正円孔動脈（artery of foramen rotundum：AFR）で（**図1A, B**），drainerは両側下錐体静脈洞（inferior petrosal sinus：IPS）であった（**図1C**）．左海綿静脈洞部の外側壁，下壁の広範囲に，diffuseなシャントポイントを認めた（**図1E, F**）．左内頚動脈（internal carotid artery：ICA）の硬膜枝からのfeederも認められた（**図1D**）．
治療戦略：シャントポイントはdiffuseであり，selectiveなシャント部の塞栓は困難と判断し，左海綿静脈洞部のsinus packing（TVE）を行う方針とした．
治療の経過：初回の治療では，左IPS経由で海綿静脈洞内にコイル塞栓術を行ったが，3本目のコイルがアンラベリングしたため，初回の手術を終了した．2回目の治療では，右IPS経由で，左海綿静脈洞部まで誘導し，18本のコイルを用いてTVEを行った（**図4A, D**）．治療後，シャント量の減弱を確認したが，静脈相まで待つと，左海綿静脈洞の外側上方のシャントポイントの残存部位（**図2A, B**：矢頭）から，新しく深部静脈へのドレナージルートが明らかとなった（**図2A, B**：矢印）．術後のMRIでは，脳幹および小脳に浮腫性変化を認め，緊急で再治療を行う方針とした（**図2C**）．再度，右IPS経由で左海綿静脈洞後方外側にアプローチした．Coil massが視野を遮ったが，working angleを変えることで，マイクロガイドワイヤーがcoil massを越え（**図3A, B**：矢印），上錐体静脈洞（supeior petrosal sinus：SPS）までマイクロカテーテルを誘導でき，深部静脈へのドレナー

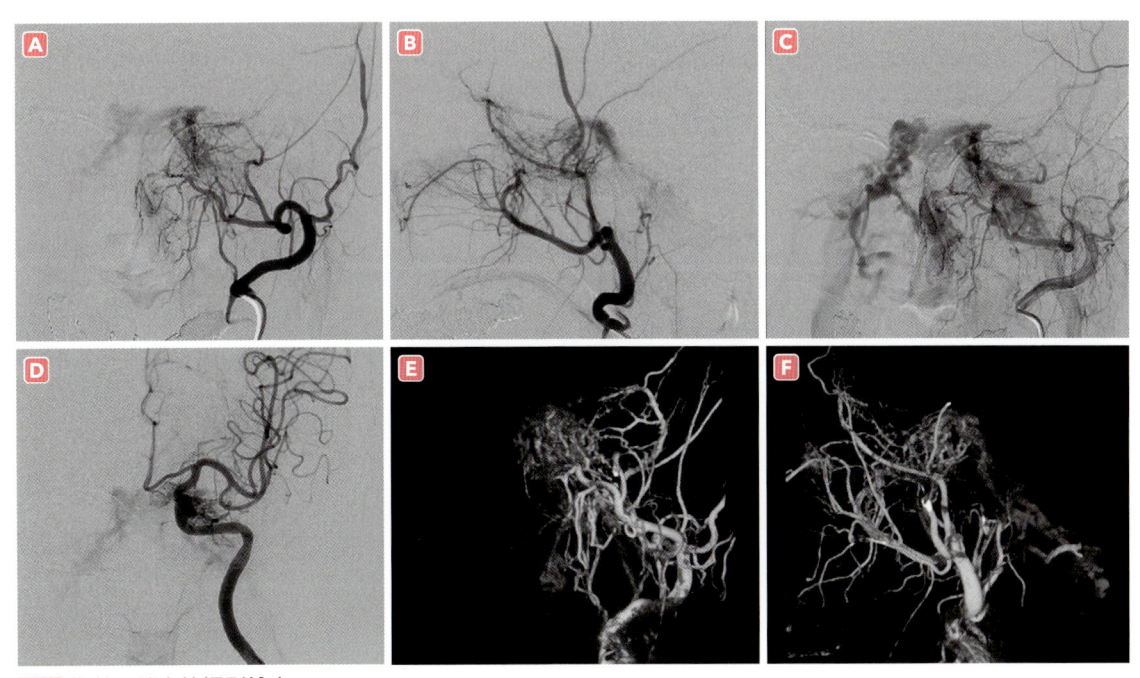

図1 術前の脳血管撮影検査

A：左外頚動脈撮影動脈相正面像，**B**：左外頚動脈撮影動脈相側面像，**C**：左外頚動脈撮影静脈相正面像，**D**：左内頚動脈撮影動脈相正面像，**E**：左外頚動脈の3D正面像，**F**：左外頚動脈の3D側面像．
左海綿静脈洞部の外側壁，下壁の広範囲にdiffuseなシャントポイントを認める．

ジ（**図3C**：矢印）が描出されているのを確認した．同部位から左海綿静脈洞上壁を辿って正中側ま で14本のコイルを用いて塞栓を行い（**図4B, E**），深部静脈へのドレナージは消失した（**図4C, F**）．

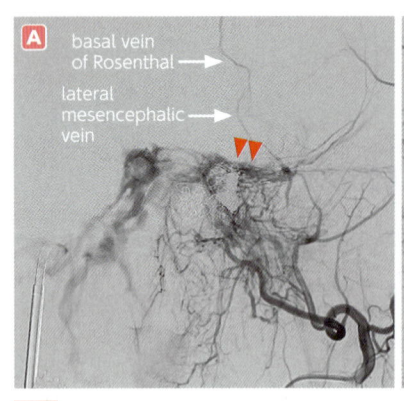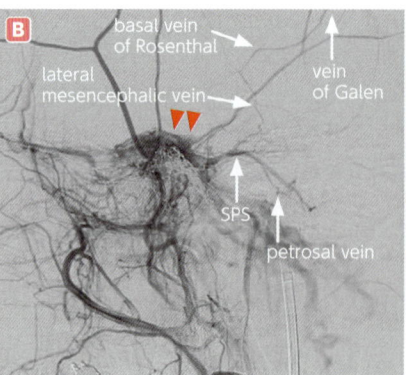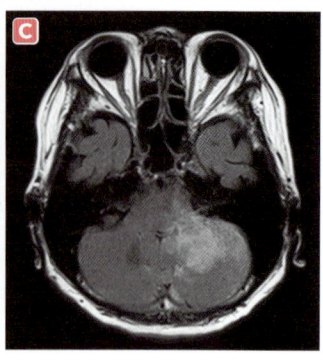

図2

A：左海綿静脈洞部のTVE後正面像，**B**：左海綿静脈洞部のTVE後側面像．新たな深部静脈へのドレナージルートが出現した．
C：術後のMRI (FLAIR)．左脳幹および小脳に浮腫性変化が出現した．

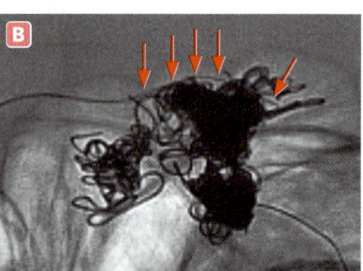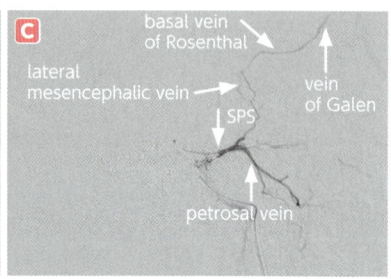

図3

A：TVE後の再治療時のXP，**B**：Aの拡大像．マイクロガイドワイヤーがcoil massを越えてSPSまで誘導できている．
C：シャントポイントの残存部位でのマイクロカテーテルからの撮影．深部静脈へのドレナージルートが描出された．

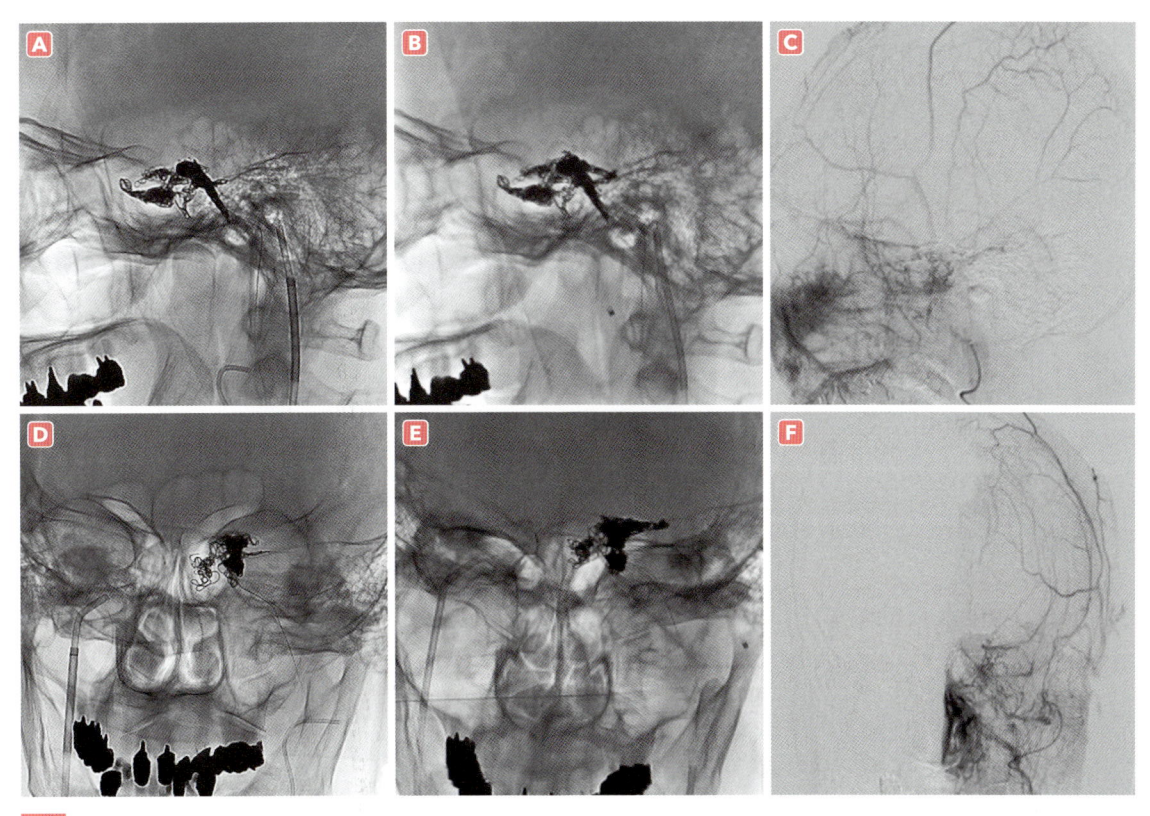

図4

A：深部のドレナージルートが明らかになったときのXP側面像，**B**：追加治療後のXP側面像，**C**：追加治療後の左外頚動脈撮影側面像，**D**：深部のドレナージルートが明らかになったときのXP正面像，**E**：追加治療後のXP正面像，**F**：追加治療後の左外頚動脈撮影正面像.
SPSから左海綿静脈洞上壁を辿って正中側までTVEを追加し，深部静脈へのドレナージは消失した.

この合併症に対する対策：dAVFに対する塞栓術において，多くの場合，シャントが残っても重篤な合併症を残すことはない．ただし，新たなドレナージルートの出現には注意すべきである．本症例は術前に深部へのドレナージはなく，シャント量が大幅に減弱すると，治りかけていると気が緩みがちになるが，新たな流出路が形成されていないか，注意深く読影する必要がある.

（黒木 亮太，津本 智幸）

2章　脳動静脈奇形

A　脳動静脈奇形とは

B　脳動静脈奇形の治療総論

1 AVM血管内治療の歴史

▶はじめに

　脳動静脈奇形（arteriovenous malformation：AVM）の血管内治療は外科摘出手術，放射線治療の補助治療が主体である．しかし中型以下のサイズ，流入動脈が1〜2本，流出静脈がまとまっており，境界が明瞭であるというような条件下では根治的な血管内治療が行われる．

　また最近，一定の条件下に静脈側からのアプローチを用いることで，塞栓効果が高くなってきている．破裂AVMでは再出血の危険性が予測されるような病態，すなわち，nidus内や流入動脈の動脈瘤の位置とCT，MRIで出血の部位とが一致していると判断できるもの，あるいは静脈側に狭窄があってnidus内の圧力が高いと判断できる場合に再出血予防として血管内治療が行われている．

　しかしながら，まだまだAVMの血管内治療効果は十分とはいえない．AVMに対する血管内治療は1960年頃から始められ[1]，当初は本当に初歩的な治療法であったが，その後徐々に発展してきている．その発展の原動力は，いかにAVMを視認し，いかにそれに到達し，いかにして閉塞するか，という3点になる[3]．

▶1 AVMの視認

　視認については脳血管造影装置の開発改良が不可欠であり，黎明期は蛍光透視装置で行われていた．筆者が医師になった1974年頃の勤務先では，まだ蛍光透視装置であった．セルジンガー中，術者しか透視像を見ることができなかった．助手は術者が「ガイドワイヤーを3cm進めて」という指示に従って，恐る恐る実行するだけで，カテーテルとガイドワイヤーが一体全体どのような状態でどの血管に誘導されているのかなど，まったく視認できなかった．

　米国では，1960年にはイメージインテンシファイアが導入され暗室ではなく明るいところで透視ができるようになった．その後X線テレビが使用されるようになり，ようやく術者以外にも何が行われているのかが視認できるようになった．その後もCアーム，DSA，フラットパネルディテクターなどが登場し急速に進歩し，現在では脳神経血管内治療専用の立派な造影装置になっている．

▶2 頭蓋内血管へのアプローチ

　いかにAVMに到達するかについてはカテーテルの開発がカギとなる．血管内治療の歴史としては，頚動脈海綿静脈洞瘻に対してBrooksらの頚動脈を露出して，そこから筋肉片を血管内に入れるという方法が行われたが，AVMを対象として血管内治療を行ったのはLuessenhopとSpencerらの1964年の報告である．メチルメタクリレートの小片（2.5〜4mm）を頚部頚動脈から入れ，AVMに向かう強い流れを利用して流入動脈，nidus内の動脈側血管を閉塞する方法である[1,2]．彼らはその後シリコン塞栓子を絹糸につけて，該当場所に塞栓子が誘導されたことを確認し，絹糸を切断するという方法も行っている．

　1970年代〜1980年頃までは，これ以外にもシリコン球，絹糸の小片，ゼラチンの小片などが使用されたが，やはり流れ任せになることでコントロールしにくいことが欠点として残っていた．

　筆者らは頚部の内頚動脈，椎骨動脈に先端を誘導したカテーテルからシリコン球を血管内に流入させAVMを塞栓していた．**図1, 2**はこの方法で治療したAVM症例である．AVMの塞栓が進んでくるとAVM方向への血流速が落ち，かつ流入動脈の血管径も狭くなってくるので，次第に正常血管にシリコン球が入る可能性が高くなる．したがって，メインの流入動脈が処理できれば，塞栓を終了せざるを得ず，主たる流入動脈系の部分閉塞が目的であった．

　塞栓物質を意図したところに留置するには，運搬していく道，すなわちカテーテルが頭蓋内血管に到達できなければならない．頭蓋内血管にカテーテルを誘導することは意外と困難で，特に内頚動脈のサイフォン部の屈曲が障壁であった．当時のカテーテルでは太すぎるあるいは硬すぎて，屈曲を越えなかった．

　前述のLuessenhopらは，シリコンチューブの先端をバルーン状に膨らませて頚部頚動脈から内頚動脈経由で後大脳動脈に到達させるということを行い，カテーテルを頭蓋内血管に誘導できることを示した[2]．1966年にFreiらはマグネット付きのシリコンカテーテルを開発した．外部の磁場を変化させることでカテーテル先端のマグネット部を振動させて血管との摩擦を減じ，その結果，先端が流れて屈曲を越えていく方法で頭蓋内血管にシリコンカテーテルを誘導している[4]．

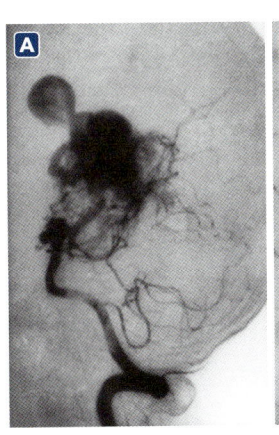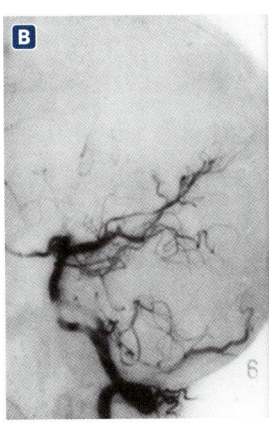

図1 左AVM塞栓術
A：術前，B：術後

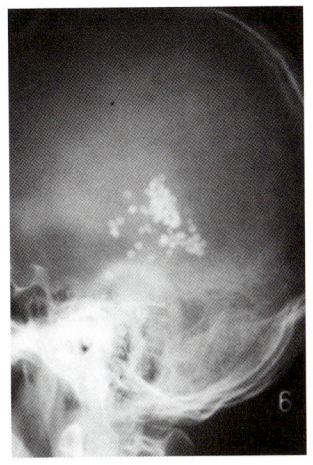

図2 シリコン球による塞栓

その後の大きな進歩は，1974年のSerbinenkoの離脱型バルーンカテーテルによる頭蓋内血管病変の治療であった[5]．彼は"赤の広場"で遊ぶ子どものヘリウム入りの風船からバルーンによるカテーテルの誘導を思いついたという[5,6]．バルーンのように先端を誘導してくれるものがあればシリコンなどの柔軟な材質のカテーテルはたやすく屈曲を越えてくれる．Serbinenkoは先端誘導用のバルーンの製作に取り組み，ラテックスならびにシリコン製のバルーンを開発した．1964年にはバルーンを固定させた柔軟なカテーテルで一時的な脳血管閉塞法を行い，これを診断に使用し始めた．その後バルーン先端あるいは中枢側にピンホールを作ることでリークバルーンを作製し，バルーンの末梢側あるいは中枢側へ造影剤を注入し，これも診断に使用していた．

さらに画期的だったのは，1969年にタンタル粉末を混ぜたシリコンをバルーンに注入し，シリコンがゲル化した後，バルーンカテーテルを頚動脈

内に挿入するのに用いている金属針の先端でカテーテルを切断し，カテーテルごと血管内に留置することを開始した．その後，離脱機能を改良し，バルーン根元に逆止弁を付け，またカテーテルを引っ張ってバルーンを離脱させる，引き抜き式の離脱型バルーンカテーテルを使用し，AVMの流入動脈の閉塞を行っている．

筆者らも独自開発の離脱式のバルーンでAVMの流入動脈の閉塞を行っていた．バルーンの収縮防止に2-hydroxyethylmethacrylate（HEMA）を開発使用していた[7,9]．離脱型バルーンカテーテルで流入動脈を閉塞する方法では，数mmの大きな口径の流入動脈は閉塞できるが，nidus内の細径の血管閉塞は困難であり，また脆弱な血管であるのでむしろ危険ですらある．このため離脱型バルーンカテーテルは主たる流入動脈を閉塞する目的で用いられた．

より効率的なAVMの塞栓方法が，1976年にKerberより報告された[10]．彼も頭蓋内血管に誘導するカテーテルの開発に情熱を傾けており，シリコン製カテーテルの先端にバルーンを取り付けたものを開発した．バルーンが血流に乗ってサイフォンを越える．また彼はバルーン先端にリークホールを穿って，このリークホールから接着剤であるシアノアクリレートをAVMに注入した．

このようにバルーンカテーテルが出現した当時，先端のバルーンは内頚動脈のサイフォン部を通過するのに必須であると思われていたが，細径で柔軟なカテーテルは先端にバルーンがなくても，時には通過することがわかってきた．またガイドワイヤーでの血管の選択は重要な操作で，現在広く使用されているマイクロカテーテルとマイクロガイドワイヤーのコンビネーションが出現した．

日本に最初に輸入されたのはTarget社のマイクロカテーテルとガイドワイヤーで，米国では1986年から使用されている[3]．AVMにはこのガイドワイヤー式カテーテルで到達できない流入動脈も多く，血流に乗せるフローガイドのマイクロカテーテルも使用されるようになった．これにより様々な塞栓物質がAVMに使用されるようになった．

▶3 AVMの閉塞法

いかに塞栓するかは塞栓材料の開発が重要となる．AVM塞栓の初期に使われたメタクリル酸メチル片やシリコン球などは非連続的な塞栓となり，どうしても部分閉塞になる．Kerberのisobutyl-2-cyano-acrylate（IBCA）注入法により流入動脈，nidus，流出静脈まで連続的に閉塞できることが示された[10]．もちろん静脈側の塞栓は当時禁忌と

されていた．最初はIBCAが使用されていたが，n-butyl cyanoacrylate（NBCA）に代わっていった．

シアノアクリレートは造影剤のリピオドールで希釈し，かつ加温することで粘性を調節できる．また接着性があるので先端バルーンが血管に接着されないようにカテーテルを引き抜く．しかし，時には接着されたためやむなくカテーテルを血管内に留置する場合もあった．この辺りに術者の経験と判断が重要であった．この液体塞栓材料の登場で，閉塞率は飛躍的に向上している．

筆者らも，NBCAの注入を始めたが，バルーンが接着されることが嫌で，離脱型バルーンで当初NBCAを使用していた[9]．その後，接着性のない塞栓材料を開発しようと企画しEVALを開発した[11]．Ethylene vinyl alcohol copolymer（EVAL）とdimethyl sulfoxide（DMSO）の混合液で造影性をもたせるためにmetrizamideを使用した．

1987年から臨床応用を始め，その後，共同研究という形で日本の多くの施設で使用いただいた．EVALとシアノアクリレートの根本的な違いは，EVALは溶質と溶媒の混合液で溶媒が拡散することで溶質が析出するが，シアノアクリレートはモノマーが血液中で重合することで固形化するところである．

その後，EVALとほぼ同成分で造影性をもたせるためにtantalum粉末を使用したOnyxが市販されている．さらに同様のSquidが2013年頃よりヨーロッパで使用されている．SquidはEVALとDMSOの混合液であるが，造影用のtantalum粉末をより細かくしてあるので，tantalumが長時間，拡散した状態に保たれるため，造影が均一であることが利点とされている[12]．

またこの溶質，溶媒の組み合わせを様々に変化させたいくつかの液体塞栓材料が治験段階であるが報告されている．今後も様々な液体材料が開発されるものと考えられる．

▶ おわりに

冒頭にも述べたが，AVMの塞栓術は動脈瘤の塞栓術とは違って，血管内治療単独で根治できる場合はいまだ少ない．さらなる発展が望まれる．

引用・参考文献

1) Luessenhop AJ, et al: Artificial embolization of cerebral arteries: report of use in a case of arteriovenous malformation. JAMA 172: 1153-5,1960
2) Maiti KM, et al: Alfred J Luessenhop and the dawn of a new superspecialty: endovascular neurosurgery. J Neurointerv Surg 8: 216-20, 2014
3) Bristol RE, et al: The evolution of endovascular treatment for intracranial arteriovenous malformations. Neurosurg Focus 20: E6. 2006
4) Frei EH, et al: The POD and its applications. Med Res Engin 5: 11-8, 1966
5) Serbinenko FA: Balloon catheterization and occlusion of major cerebral vessels . J Neurosurgery 41: 125-45, 1974
6) Teitelbaum GP, et al: A Tribute to Dr. Fedor A. Serbinenko, Founder of Endovascular Neurosurgery. Neurosurgery 46: 462-9, 2000
7) Taki W, et al: Balloon embolization of a giant aneurysm using a newly developed catheter. Surgical Neurol (continued as World Neurosurgery) 12: 363-5, 1979
8) Taki W, et al: Radiopaque solidifying liquids for releasable balloon technique. Surg Neuro (continued as World Neurosurgery) 13: 140-2, 1980
9) Taki W, et al: The releasable balloon technique with activated high frequency electrical current. Surg Neurol (continued as World Neurosurgery) 13: 405-8, 1980
10) Kerber CW: Balloon catheter with a calibrated leak. A new system for superselective angiography and occlusion catheter therapy. Radiology 120: 547-50, 1976
11) Taki W, et al: A new liquid material for embolization of arteriovenous malformations. AJNR Am J Neuroradiol 11: 163-8, 1990
12) Akmangit I, et al: Preliminary experience with squid: a new liquid embolizing agent for AVM, AV fistulas and tumors. Turkish Neurosurgery 24: 565-70, 2014

（滝 和郎）

2 AVM治療に必要な基礎知識

❶ARUBA研究，TOBAS研究からみた自然経過と治療適応

▶ はじめに

脳動静脈奇形（arteriovenous malformation：AVM）は，学術研究コンソーシアム（Academic Research Consortium：ARC）により年間1％以上の脳出血率を有する高リスク病変として認識されており，抗血小板薬の2剤併用療法を行う際に配慮を行うべき病変として，脳神経外科医以外にも広く認知されている．AVMの年間出血率は，筆者が研修中の頃は，様々な教科書や論文で2～4％と記載されていることが多く，その平均の3％が年間出血率として臨床判断に使用されていた．AVMの生涯出血率を（105－年齢）％で算出する近似式は，年間出血率3％の仮定に基づいている[1]．

ただ，医学の進歩の中で，様々な知識がアップデートされている．2024年4月時点では，A Randomised trial of Unruptured Brain Arteriovenous malformations（ARUBA）研究[2]やThe Treatment of Brain AVMs Study（TOBAS）研究[3,4]から得られたデータをもとに，AVMの自然経過や治療リスクを理解し，個別のAVMの治療方針を立案するのがよいと思われる．

▶ 1 ARUBA研究とは（図）[2]

「未破裂AVMは手を出さずに経過観察を行うほうがよい」という仮説のもとに行われた多施設共同非盲検無作為化試験である．18歳以上の未破裂AVMで，各施設で根治治療をしたほうがよいと臨床的判断が下され，過去に出血歴・治療歴がない症例が研究対象として選定され，経過観察か根治治療（摘出術／塞栓術／放射線治療）かを無作為に割り付けられた．主要評価項目は「Death or Symptomatic Stroke」に設定されたが，画像所見を伴っていれば，症状は軽微であってもSymptomatic Strokeに含まれていた．

9カ国39施設が参加し，2007～2013年に患者登録が行われた．この期間，1,740例の成人の未破裂AVMが診断され，726症例が根治治療の適応ありと判断され，出血歴・治療歴がなかった．ただ，323例に無作為化試験への参加を拒否され，177例の治療方針は無作為化ではなく担当医により決定されてしまった．このため，226症例が研究対象となり，110例が経過観察群，116例が根治治療群に割り付けられた．2013年に行われた中間解析の結果，根治治療に割り付けられた群の

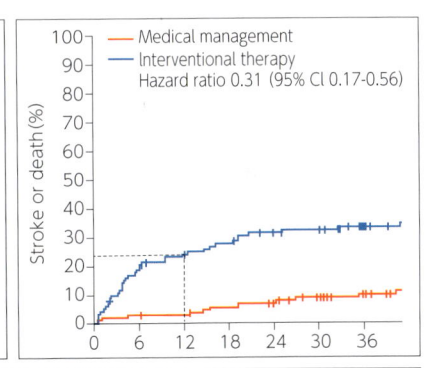

・症例登録：2007～2013年 ・『治療適応あり』の未破裂AVM ・25 ± 12mm位 ・塞栓術の実施62.3% ・50カ月フォロー		Medical management (n=110)	Interventional therapy (n=116)
Spetzler-Martin gradet			
I (%)		33 (30%)	32 (28%)
II (%)		27 (25%)	45 (39%)
III (%)		35 (32%)	29 (25%)
IV (%)		15 (14%)	8 (7%)
Concurrent arterial intracranial aneurysms			
Associated aneurysm ‡		21 (19%)	15 (13%)
Unrelated aneurysm (%)		7 (6%)	4 (3%)
AVM nidus morphology			
Maximum diameter, mm		27.6 (11.1)	24.8 (12.1)
Maximum diameter <3 cm		61 (55%)	79 (68%)

自然歴	Medical management (n=110)	
	Number of events	Rate per 100 patient-years
Stroke	16	3.33
Haemorrhagic	11	2.29
Ischaemic	5	1.04
Seizure	68	14.17

	Stroke / Death		MRS≧ 2
	登録1年後	登録5年後	登録5年後
経過観察群	3%	14% （＋11%）	17%
根治治療群	23%	35% （＋12%）	38%
差	21%	21%	21%

図 ARUBA研究の最終結果

（文献2より作成）

転帰が明らかに不良であることが判明し，症例登録が中止された．ただ，それまでに割り振られた症例は2015年まで経過観察が継続された（平均観察期間50カ月）．

本研究は，未破裂AVMの自然歴（出血率／てんかん発作率），さらに未破裂AVMの治療リスクが前向きの無作為化で明らかにしたという点で意義が大きい．経過観察群（110例）は，50カ月の観察期間中に，11例の出血がみられた．このデータより未破裂AVMの年間出血率は2.29%と算出された．従来想定されていた年間出血率3%よりは低いものの，それでも年間出血率が2%を超えていることが確認されたということはAVMの治療適応を議論する上で重要なデータである（**表1**）．

主要観察項目（症候性脳卒中／死亡）は，経過観察群（110例）で15例，根治治療群（116例）では41例に発生した．経過観察群におけるイベント発生のハザード比は0.31と算出されていることから推察すると，根治治療群における症候性脳卒中／死亡のリスクは，経過観察群の3倍以上といえる．また，てんかん発作に関しては，経過観察群（110例）で68例，根治治療群（116例）では95例で出現していた．このデータより，未破裂AVMを経過観察した際の年間てんかん発作リスクは14.17%，根治治療をした際のてんかん発作リスクは年間20.27%と算出され，てんかん発作のリスクも，根治治療を選択した群のほうが高かった．

本研究の結果は，AVM治療の専門家を自負する医師にとっては受け入れがたく，様々な批判が寄せられた．例えば，治療適応と判断された症例が726例もいたのに，無作為割り付けされたのが226例しかいなかったこと，経過観察で出血リスクの高い症例は本研究から除外されていたのではと批判があった．また，摘出術／塞栓術／放射線治療の成績がひとまとめにされている点や，治療手段として塞栓術が行われた率が高く，それが根治療群の成績を下げていたという批判もあった[5]．

ところで，本研究では，未破裂AVMの年間出血率は2.29%と算出されたが，年間出血率を3%と考えたときと比べて，長期的な出血率はどの程度異なるのだろうか．Kondziolkaらの数式[6]を用いて計算すると，AVMの出血リスクは約2割少なく算出される（**表1**）．

▶ 2 TOBAS研究とは

「治療適応ありと判断されたAVMは，経過観察ではなく，根治治療を選択したほうが転帰がよい」「補助的塞栓術は，転帰を悪化させることなく，摘出術や放射線治療の成功率を上昇させる」

表1 ARUBA研究：未破裂AVMの年間出血率

年間出血率（%）	5年出血率（%）	10年出血率（%）	20年出血率（%）	30年出血率（%）
2.29	10.9	20.7	37.1	50.1
3	14.1	26.3	45.6	59.9

という仮説を証明すべく計画された前向き登録研究と無作為比較研究が組み合わされた多施設共同研究である．主要評価項目は最終フォローアップ時のmodified Rankin Scale（mRS）＞2である．ARUBA研究の反論として計画された研究であるが，評価項目がARUBA研究とは微妙に変えてあり，比較しづらくなっている．例えば，ARUBA研究では転帰不良はmRS≧2に設定されていたが，TOBAS研究ではmRS＞2に設定されている．

本研究では，2014〜2021年の7年間に参加施設で診断されたすべてのAVM患者1,010症例が対象となった．治療方針は各施設で個別に判断された．経過観察が最適と判断された498症例は，自然歴を調査する前向き登録研究に登録された．根治治療が強く推奨され，経過観察は不適切と判断された373例は，根治率や治療合併症を調査するための前向き登録研究に登録された．根治治療が望ましいが，経過観察も選択肢としてあり得ると判断された139例は，根治術と経過観察を比較する無作為比較研究に登録された．2024年4月時点では，摘出術と塞栓術の前向き登録症例の結果が論文公表されている．

≫摘出術の治療成績（表2）[4]

TOBAS研究に含まれた1,010症例のうち，経過観察は不適切で摘出術で根治させるのが最適と判断された152例のうち，実際には摘出術が行われていない13例を除いた139例が解析された．出血発症が114症例（82%），低グレード（Spetzler-Martin分類grade 1-2）が110症例（79%）で，登録症例の大半が出血発症の低グレードAVMであった．補助的塞栓術の必要性は各施設によって判断されており，78例（56%）で実施されていた．AVMの根治は123例（89%）で成功していた．最終フォローアップ時（平均観察期間18カ月）のmRS＞2は16症例（12%）．このうち，11例は出血発症で，登録時からmRS＞2だった．術前はmRS≦2だったのにmRS＞2に悪化した症例は5症例で，そのうち4症例は塞栓術が原因でmRSが悪化していたという．また，手技関連合併症が原因でmRSが1以上悪化し，最終mRS＞2となったのは6症例で，摘出術単独群では1例，塞栓術併用摘出術群で5例だったという．

この報告では，塞栓術を併用すると，AVM摘出術のリスクが上昇することが強調されていた．

表2 TOBAS研究における摘出術成績

摘出術後の転帰（Table 2 を改変）

Characteristic	Unruptured	Ruptured	Total
No. of treated piatents	25（18）	114（82）	139
Preop emboliziaton	18（72）	60（53）	78（56）
Angiographic outcome*			
Complete occlusion	23（92）	100（88）	123（89）
Residual AVM	2（8）	14（12）	16（12）
mRS score at final follow-up			
mRS score >2	3（12）	13（11）	16（12）
Increase in mRS score by ≥1	5（20）	19（17）	24（17）
Increase in mRS score by ≥2	3（12）	4（4）	7（5）
Permanent periop complicaiton †	2（8）	1（1）	3（2）

手技関連合併症（Table 3 を改変）

Characterisitc	Surgery Alone	Pre-embolizaiton & Surgery	Total
No. of treated paitents	62	77	139
Total permanent complicaitons* leading to final mRS score >2 †	1（2）	5（6）	6（4）
Pre-embolization	0	5（100）	5（83）
Hemorrhagic	1	4	5
Ischemic	0	1	1

＊：Angiography was not exclusively catheter angiography, ｔ：Defined as a permanent (lasting at least 3 months), perioperative (within 31 days) complication leading to mRS score > 2 (or if mRS score was > 2 at baseline, then an increase ≥ 1 on mRS)

（文献４より作成）

ただ，塞栓術が必要かを判断したのは各施設であることを考えると，塞栓術は不要で摘出可能と判断できるAVMは摘出術の治療リスクは低いが，塞栓術が必要と判断せざるを得ない（例えばサイズが大きい，深部にある）AVMの摘出術リスクは高い，と解釈し得る．塞栓術なしで摘出術を行えそうなAVMに塞栓術を追加することは，最終的なmRS悪化につながるため，やめておいたほうがよいだろう，とも解釈できる．

≫**根治的塞栓術の治療成績（表3）**[3]

TOBAS研究に含まれた1,010症例のAVMのうち，経過観察は不適切，塞栓術で根治させるのがベストと判断されたのは116症例で，経過観察できなかった等の理由で10例を除いた106症例の前向き登録症例の解析結果が報告されている．70％が出血発症，62％が低グレードで，前述の摘出術がベストと判断された症例に比べると，未破裂症例・ハイグレード症例が根治的塞栓術に選ばれていたように見受けられる．80％の症例でOnyxが主な塞栓物質として使用された．

AVMの根治（完全閉塞）は38症例（36％）で成功していた．塞栓術を繰り返してもAVMが残存した症例のうち，14症例は摘出術を組み合わせて根治を達成できた．24症例は塞栓術後の残

存に対して放射線照射が行われており，今後の完全閉塞は期待し得る．最終フォローアップ時（平均観察期間22カ月）のmRS＞2は15症例（12％），手技合併症でmRSが2以上シフトしたのが12症例（11％）みられた．

≫**補助的塞栓術の治療成績（表3）**

TOBAS研究に含まれた1,010症例のうち，摘出術（152症例）もしくは放射線治療（105症例）で根治させるべきと判断され，経過観察は不適切と判断された257症例のうち，92症例（36％）に各施設の判断で補助的塞栓術が実施された．15症例で経過観察ができておらず，77症例の結果が報告されている．また平均観察期間が22カ月であり，放射線治療を施した症例の閉塞率を解析するのは時期尚早と考えられ，補助的塞栓術併用群における根治成功率は算出されなかった．最終mRS＞2は9例（12％），手技合併症によるmRSシフト≧1は12症例（16％），mRSシフト≧2が10例（13％）にみられたという．

摘出術をテーマとした報告では補助塞栓術78症例が解析に含まれているが，塞栓術をテーマとした報告では77症例しか解析に含まれていない．除外基準が異なるのかもしれないが，データ管理の質や報告の正確さに若干の懸念を感じざるを得

表3 TOBAS研究における塞栓術成績

塞栓術を受けた症例の周術期合併症（Table 3 を改変）		
	根治的塞栓術 n=106	補助的塞栓術 n=77
Intraprocedural complication	19（18）	16（21）
Posttreatment deterioration	19（18）	21（27）
Both discharge mRS score > 2 & increase in mRS score ≥ 1	12（11）	12（16）
Both discharge mRS score > 2 & increase in mRS score ≥ 2	12（11）	10（13）
mRS score >2 at last follow-up	15（14）	9（12）

（文献3より作成）

表4 TOBAS研究の結果 （2024 年 5 月時点）

	摘出術 (n= 139)*	根治的塞栓術 (n= 106)	補助的塞栓術 (n= 77)
根治達成	89%（123）	36%（38）	—
最終mRS>2	12%（16）	14%（15）	12%（9）
手技合併症 mRSシフト≧ 1	4.3%（6）**	11%（12）	16%（12）
手技合併症 mRSシフト≧ 2	2.2%（3）***	11%（12）	13%（10）

*：補助的塞栓術併用 78 例を含む　**：5 例は塞栓術が原因　***：すべて塞栓術後の出血が原因

ない.

　2024年5月時点で公表されているTOBAS研究の結果からは，塞栓術で根治を行える自信がある症例でも完全閉塞に成功する確率は低い，根治的であっても補助的であっても塞栓術を行うと，10％以上のリスクで2以上のmRSシフトを伴う手技合併症が起こり得ること，摘出術前の塞栓術はリスクが高いため安易に塞栓術を併用するのは避けたほうがよいこと，などの知見が得られたように思える（**表4**）.

　AVMの出血率は，未破裂であっても年間2％を超えており，出血リスクは低くはない．しかし，現在の治療戦略で行われた摘出術・塞栓術の治療成績では治療に伴ってmRSが低下するリスクが高いので，臨床医が根治術の必要性が非常に高いと判断した症例でも，根治術を選択したほうがよいとは言い切れない．また，AVMの根治術は，完全閉塞率が低く，補助的に行ったとしても10％以上のリスクで重篤な手技合併症が生じ得ることを念頭に置きつつ，個々の症例の治療戦略を最適化していかねばならないだろう．

▶ まとめ

引用・参考文献

1) Brown RDJ: Simple Risk Predictions for Arteriovenous Malformation Hemorrhage. Neurosurgery 46: 1024, 2000
2) Mohr JP, et al: Medical management with interventional therapy versus medical management alone for unruptured brain arteriovenous malformations (ARUBA): final follow-up of a multicentre, non-blinded, randomised controlled trial. Lancet Neurol 19: 573-81, 2020
3) Raymond J, et al: Endovascular treatment of brain arteriovenous malformations: clinical outcomes of patients included in the registry of a pragmatic randomized trial. J Neurosurg 138: 1393-402, 2023
4) Darsaut TE, et al: Surgical treatment of brain arteriovenous malformations: clinical outcomes of patients included in the registry of a pragmatic randomized trial. J Neurosurg 138: 891-99, 2023
5) Lawton MT: The role of AVM microsurgery in the aftermath of a randomized trial of unruptured brain arteriovenous malformations. AJNR Am J Neuroradiol 36: 617-9, 2015
6) Kondziolka D, et al: Simple risk predictions for arteriovenous malformation hemorrhage. Neurosurgery 37: 851-5, 1995

（庄島 正明）

2 AVM治療に必要な基礎知識

❷ AVMの発生メカニズムと成因

▶ はじめに

脳動静脈奇形（brain arteriovenous malformations：bAVM）は以前から先天性と考えられてきたが，発症には多くの因子が関与しており *de novo* bAVMの報告も散見される．組織学的研究ではbAVMが単なる静的な血管奇形ではなく，動的かつ生物学的に活発で血管新生が関与し，また炎症性病変であることを示唆している．bAVM形成には2つのメカニズムが推測されており[1]，①異常な sprouting angiogenesis が直接 artery-vein（AV）シャントを形成する，②既存の毛細血管床の拡張が進行し，動脈から静脈への high flow shunt が起こる，というものであるが，bAVMの病態はまだ解明されてはおらず，遺伝および環境要因の両方がbAVMの形成・進行に関与する．

孤発性AVMは疾患の95％以上を占めており，最近ではKRAS遺伝子の体細胞変異の関与が報告されている．一方，bAVMは遺伝性出血性毛細血管拡張症（hereditary hemorrhagic telangiectacia：HHT）や毛細血管奇形・動静脈奇形（capillary malformation-arteriovenous malformation：CM-AVM）などの遺伝性疾患の一部として発生することがあり，これらは血管新生と血管リモデリングに関与する *ENG*，*ALK1*，*SMAD4*，*RASA1* などの遺伝子の生殖細胞変異によって引き起こされる．本項では，bAVMの形成に関与する，炎症性および血管新生因子の役割，シグナル伝達経路について概説する．

▶ 1 Microvasculature

脳の血管は，内皮細胞（endothelial cell：EC），血管平滑筋細胞（smooth muscle cell：SMC），および周皮細胞（pericyte）で構成されている．過去のbAVMに関する研究はほとんどECに焦点が当たってきた．ECは，血液脳関門（blood-brain barrier：BBB）を形成する微小血管構造の中心的要素である．bAVMにおけるBBBの破綻については多く記載されており，炎症細胞の浸潤が促進され，未破裂bAVMでは微小出血が頻繁に観察され，将来の破裂を予測する可能性がある．しかし，血管ECおよびSMCの機能がbAVMの表現型に影響するかどうかは不明である．

ECの挙動は，血管内皮成長因子（vascular endothelial growth factor：VEGF），線維芽細胞成長因子（fibroblast growth factor：FGF），アンギオポエチン，形質転換増殖因子 β（transforming growth factor β：TGF-β）/骨形成タンパク質（bone morphogenetic proteins：BMP）ファミリーなど，growth factor family によって調節される．bAVMでのECは未熟で血管新生促進因子が過剰発現しており，同時にBBBの機能は様々な程度で破綻し微小出血や破裂に至ることもある．後述するようにVEGFはRAS活性化を介して血管新生表現型に影響する．

実験動物モデルでは，ヒトbAVMで観察されるいくつかの特徴（拡張した血管，動静脈シャント，高流量の病変，およびnidus形成など）が再現され，ECの機能変化と血管新生が病因に関与していることを示唆している．ヒトとマウスのbAVM血管では正常な脳血管よりも壁細胞（SMCとpericyte）が少なく，血管透過性の亢進と高い出血リスクと関連していた．pericyteの減少はヒトbAVMで最も顕著であり，bAVMでの異常な血管リモデリングを示唆している．

bAVMは通常，動脈と静脈の内皮の間の境界面で形成される．血管新生プロセスは，ECがcapillary tubeを形成し，細胞間接合を強化し，SMCを血管壁に誘導するプロセスであり，血管奇形において顕著に妨げられている．Nidusは，最終的には分化せず未成熟な異常な血管で構成され，組織病理学的には真の毛細血管床が欠如している．

▶ 2 Molecular signatures of bAVM

≫ Pro-inflammatory mediators

炎症因子がbAVMの病因と破裂に関連している．bAVMは，細胞レベルで炎症性サイトカインおよび血管新生因子とそれらの受容体に応答して成長・縮小する．炎症はリンパ球を刺激して，インターロイキン（interleukin：IL）-1，IL-6，腫瘍壊死因子 α（tumor necrosis factor-α：TNF-α）などのサイトカインを産生させ，VEGFの産生を増加させてbAVMの血管新生を促進する．主要な炎症促進性サイトカインの遺伝子に

は，様々な程度の炎症反応を引き起こす，多くの一塩基多型（single nucleotide polymorphism：SNP）が含まれており，血管形態異常の程度を修飾する．matrix metalloproteinases（MMP）ファミリーはbAVMに関与する炎症性媒介物質であり，MMP3の過剰発現は頭蓋内静脈圧亢進における血管新生に寄与し，bAVMの発展と破裂を促進する可能性がある．また，未破裂のbAVMではMMP-9とMMP-2の活性が増加し，IL-6は活性化MMP-9と相関しており，出血リスクの潜在的なマーカーとして機能する可能性がある．最近の研究では，TNF-αのSNPが新たな脳出血の発症リスクの増加の関連が示された．

炎症細胞（マクロファージと好中球）は，出血の既往歴や以前の塞栓術または放射線治療のない場合でも，ヒトbAVM組織で検出されている．相対的な好中球の増加とマクロファージ移動阻害因子の増加は，nidusの不安定性に寄与し，アポトーシスおよび破裂の可能性に繋がると考えられている．

▶ 3 血管新生シグナリングシステム（図）

≫Growth factors signaling pathway

bAVM組織の内皮でVEGFの発現が増加していることから，VEGFがbAVMのECの増殖と

血管新生に関与していることが示唆されており，特に破裂したbAVMのECで高レベルに発現し，VEGFの過剰発現はBBBの透過性を亢進させ出血のリスク要因となる．VEGF-AまたはFlt-1（VEGFR-A受容体）染色陽性の病変ではnidusサイズが大きくなることから，VEGF介在性の血管新生が病変の拡大における病因的役割を示唆している．

≫TGF-β signaling pathway

TGF-βは，多機能なサイトカインであり，脳の血管形成に多くの影響を与え，bAVMおよび海綿状血管奇形などの形成に関与している[2]．ヒトでは，*ALK1*または*ENG*の一塩基多型（single nucleotide polymorphism：SNP）が孤発性AVMのリスク増加と関連している可能性があるが，非HHT，孤発性bAVMの形成におけるTGF-βシグナリングの役割はまだ特定されていない．

BMPはTGF-βスーパーファミリーのメンバーであり，BMPおよびNotchシグナリング経路は，血管の発生とホメオスタシスに不可欠である．BMP抑制の欠如がECでNotch成分の発現を誘導し，bAVMを引き起こす．

≫Notch

Notchは動脈と静脈の分化に必要であり，bAVMは血管新生早期に動脈または静脈の分化が障害されることによって発生し，ephrin〔特にephrin type B receptor 2（EPHB2）およ

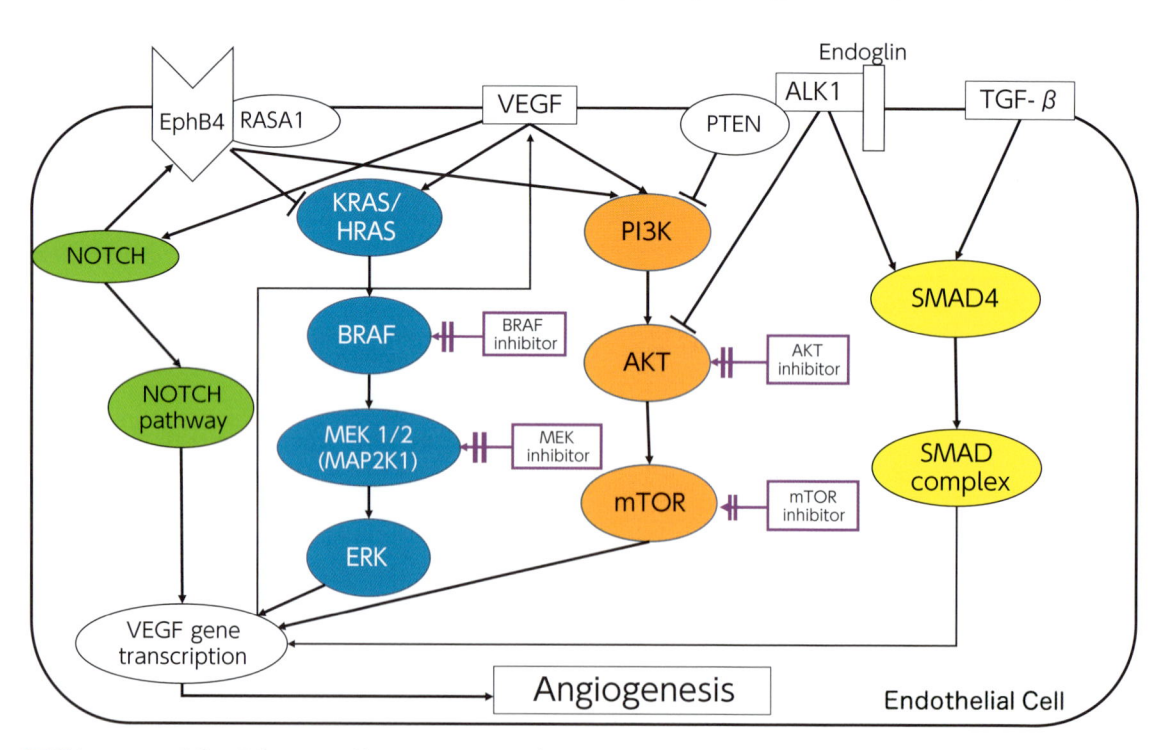

図 bAVMの発生に関与すると考えられているシグナル伝達経路
可能性のある治療薬剤を紫色の四角形で示す．

び EPHB4〕のバランスが崩れた結果で生じる. Notch の機能喪失と機能増強の変異は, 動静脈シャントを引き起こす[3]. Notch 受容体とリガンドは, 動脈と静脈で異なる発現を示しており, Notch1 と Notch4 は動脈の EC で, Notch2 と Notch3 は静脈の EC で発現している. 幼若マウスでは, Notch4 細胞内ドメインの恒常的な活性化が脳動静脈シャントの生成に繋がっていた. 最近の研究では, Notch シグナリングが非遺伝性, 孤発性 bAVM の形成に関与しており, 破裂 AVM では未破裂 AVM と比較して Notch1 が過剰発現していた.

RAS-MAPK-ERK Signaling pathway

KRAS は RAS ファミリーに属し, KRAS が活性化されると, 細胞増殖, 移動, 血管新生などに関与する複数のシグナリング経路を介し, 細胞の微小環境のホメオスタシスに影響する. 多くの EC は KRAS 遺伝子変異の発症・進行に関連し, RAS タンパク質は主に VEGF によって調節され, 下流の RAS-MAPK 活性を介して VEGF の発現と血管新生を調節している.

bAVM を含む多くの high flow vascular malformation は, 主にがんで一般的にみられる RAS-MAPK-ERK 経路での変異と関連している. 一部の孤発性 bAVM および中枢神経外 AVM は, RAS-MAPK 経路の遺伝子に体細胞変異を含むことが示されている[4]. KRAS は主に腫瘍形成とがんに関与し, 内皮特異的な KRAS p.G12V および p.G12D がマウスとゼブラフィッシュ胚で bAVM を誘導することが示されており, CACNA1H などの MAPK 経路に関与する他の遺伝子を含む bAVM 組織の体細胞モザイクが, 血管新生と血管の安定性に影響を与える可能性があることが報告されている.

bAVM 組織でのこれらの所見は, 環境要因が EC の DNA 変異を引き起こし, その結果, 腫瘍形成と類似した経路で bAVM での異常な血管形成が起こるという 2-hit theory を証明していると考えられる[5].

2018 年以降, MAPK シグナリング経路の活性化変異と血管奇形との関連が報告されている[4,6]. 孤発性 bAVM では, KRAS G12V[7] または G12D 変異[8], G12C および G12A 変異が報告されている. バリアントの頻度は nidus の体積と最大直径とは逆相関にあるが, 年齢とは相関しなかった[6]. in vitro では変異 KRAS 発現が MAPK-ERK シグナリングの阻害によって相殺された[4].

bAVM の表現型の異質性は, 変異の違い, タイミング, 組織または細胞タイプ, および他の経路とのクロストークを通じて生じる. KRAS 変異を持つ細胞が bAVM の治療において治療対象となる可能性は合理的ではあるが, KRAS 変異と bAVM の症状・経過との関連については否定的な報告もみられる.

PI3K-AKT pathway

PI3K-AKT 経路は血管新生プロセスの重要な調節因子であり, KRAS によって活性化される別の下流シグナリング経路である. 静脈およびリンパ管を含む多くの low flow vascular malformation は, 主にこの経路で一般的に癌と関連する変異と関連している. PI3K-AKT-mTOR 経路は, bAVM の潜在的な治療対象ではあるが, high flow AVM での PI3K 経路の体細胞変異はまだ同定されていない.

Non-coding RNA

Non-coding RNA は, bAVM 患者における将来の低侵襲／非侵襲的な診断および治療戦略の鍵となる[9]. bAVM における non-coding RNA による多くの研究は, 主に血管新生と関連する miRNA を対象としており, miR-137 と miR-195 は, bAVM SMC の表現型特性を修飾し, bAVM で血管新生抑制因子として機能する.

bAVM の nidus から分離された内皮細胞では, miR-18a のレベルが正常脳 EC と比較して 3 倍減少していた. miR-18a は, bAVM 発症において過剰発現している VEGF, Notch, MMP など, いくつかの重要な血管新生経路を阻害する.

▶ 4 bAVM の遺伝的特徴

bAVM と関連する遺伝子変異と遺伝的リスク要因の同定により, bAVM の遺伝学と病態の理解が深まってきた. bAVM の発生には血流動態因子と遺伝因子との相互作用が影響を与えている.

Hereditary hemorrhagic telangiectasia (HHT)

HHT は, 粘膜皮膚の毛細血管拡張症と, 脳や肺を含む複数の臓器における AVM を特徴とする常染色体顕性遺伝性の血管疾患である[10]. HHT の有病率は 5,000～8,000 人に 1 人と推定され, ENG (タイプ 1), ALK1 (タイプ 2), または SMAD4 などのヘテロ接合性機能喪失変異による生殖細胞系統の変異に基づいて分類されている.

タイプ 1 と 2 は, HHT 患者の 90％以上を占めており, SMAD4 の変異は, 若年性ポリポーシス (juvenile polyposis：JP) と HHT の複合症候群 (JP-HHT) を引き起こし, HHT 症例の 1～2％を占める. HHT で変異した 3 つの遺伝子は, TGF-β および BMP 成長因子の EC 特異的受容体をエンコードする共通のシグナル伝達経路を共有する. さらに, 最近では TGF-β リガンドである BMP9

と BMP10 が，HHT 病態に関連する ALK1 の高親和性活性化因子として浮上している．

bAVM は，約 5〜20% の HHT 症例で発生し，また，多発性 bAVM の存在は HHT の診断に高い予測価値がある．血管病変の表現型には，pial AVF，nidus-type bAVM，capillary vascular malformation without AV shunt が認められる[11]．

HHT1（13.4%）では HHT2（2.4%）よりも bAVM の有病率が高く，HHT に関連する bAVM の大部分は，孤発的な bAVM よりもサイズは小さい．最近の研究では，HHT に関与する異なる遺伝子間で，bAVM の臨床症状に有意な差は観察されていない．

HHT の遺伝子マウスモデルは *ENG* と *ALK1* を操作して作製され，*ENG* または *ALK1* のホモ接合体欠損マウスは胚性致死となる．VEGF の追加的刺激が bAVM を誘発するために必要であり，遺伝子変異と血管新生刺激の組み合わせが病変の発展に不可欠であることが示されている．

≫Capillary malformation-arteriovenous malformation

bAVM と関連するもう一つは，CM-AVM であり，RASopathy の一病変である[12]．CM-AVM は，高い浸透力を持つ常染色体顕性の障害で，脳，脊髄，および軟部組織の皮膚毛細血管異常と high flow intracranial AVM または AVF を特徴としている．

CM-AVM1 の患者では bAVM が 10% にみられるが，CM-AVM2 の患者では 3% と少ない．CM-AVM1 は，50% 以上の患者で *RASA1* のヘテロ接合性病原変異と関連しており，一方，CM-AVM2 は *RASA1* の直接的な上流効果因子である *EphB4* の変異によって引き起こされるといわれている．

RASA1 は p120 Ras-GTPase をエンコードし，RAS シグナリングを制限しており，p120-RasGAP は，細胞増殖，分化，生存を制御するシグナル伝達経路に関与し，EC の構成に重要である．*EphB4* も p120-RasGAP を活性化し，したがって *RASA1* と同様に MEK/ERK 経路に対しての効果を発揮する．CM-AVM1 と CM-AVM2 での表現型の類似性は，RASA1 と EPHB4 が血管の発生と胚形成において重複する役割を果たしていることを示唆している[13]．

≫Epigenetic mechanisms in AVM formation

AVM 病変の形成と成長を解読するために，エピジェネティックな展望の理解も重要である[14]．転写および代謝レベルの変化は，AVM の血管新生において役割を果たすことが示されている．血管発生中の DNA メチル化，ヒストン修飾のバリエーションも AVM の病態発生に関与しており，bAVM 形成に関与する遺伝子メカニズムとそれらがシグナル伝達経路に与える影響について研究が行われている．

▶ 結　語

bAVM の病態発生は十分には理解されておらず，bAVM における遺伝子変異の研究はその病態発生と治療対象の理解に不可欠となっている．遺伝子発現様式，シグナル伝達経路，および微小血管構造などの研究から得られる知識が，bAVM の病態発生の理解を深め，将来的な治療法の新たなアプローチを提供することが可能となる．

引用・参考文献

1) Winkler EA, et al: Defective vascular signaling & prospective therapeutic targets in brain arteriovenous malformations. Neurochemistry International 126: 126-38, 2019
2) Sweeney MD, et al: Pericytes of the neurovascular unit: key functions and signaling pathways. Nat Neurosci 19: 771-83, 2016
3) Krebs LT, et al: Haploinsufficient lethality and formation of arteriovenous malformations in Notch pathway mutants. Genes Dev 18: 2469-73, 2004
4) Nikolaev SI, et al: Somatic Activating KRAS Mutations in Arteriovenous Malformations of the Brain. N Engl J Med 378: 250-61, 2018
5) Peterson K, et al: Somatic Mosaicism in the Pathogenesis of de novo Cerebral Arteriovenous Malformations: A Paradigm Shift Implicating the RAS-MAPK Signaling Cascade. Cerebrovasc Dis 50: 231-8, 2021
6) Hong T, et al: High prevalence of KRAS/BRAF somatic mutations in brain and spinal cord arteriovenous malformations. Brain 142: 23-34, 2019
7) Oka M, et al: KRAS G12D or G12V Mutation in Human Brain Arteriovenous Malformations. World Neurosurg 126: e1365-73, 2019

8) Al-Olabi L, et al: Mosaic RAS/MAPK variants cause sporadic vascular malformations which respond to targeted therapy. J Clin Invest 128: 1496-508, 2018
9) Venugopal V, et al: Molecular Biomarkers and Drug Targets in Brain Arteriovenous and Cavernous Malformations: Where Are We? Stroke 53: 279-89, 2022
10) Schovlin C: Hereditary haemorrhagic telangiectasia: pathophysiology, diagnosis and treatment. Blood Rev 24: 203-19, 2010
11) Krings T, et al: Neurovascular Manifestations in Hereditary Hemorrhagic Telangiectasia: Imaging Features and Genotype-Phenotype Correlations. Am J Neuroradiol 36: 86-70, 2015
12) Eerola I, et al: Capillary Malformation–Arteriovenous Malformation, a New Clinical and Genetic Disorder Caused by RASA1 Mutations. Am J Hum Genet 73: 1240-9, 2003
13) Queisser A, et al: Etiology and Genetics of Congenital Vascular Lesions. Otolaryngol Clin North Am 51: 41-53, 2018
14) Maddy K, et al: An updated review on the genetics of arteriovenous malformations. Gene Protein Dis 2 (Epub ahead of print 2023)

（太田 貴裕，小宮山 雅樹）

2 AVM治療に必要な基礎知識

❸ AVMの血管構築：sulcal AVM, gyral AVM

▶ はじめに

1986年以降，全世界的に普及したSpetzler-Martin grading systemは，開頭手術によるAVM nidus摘出術の予後予測に有用であるが，マイクロカテーテルによりnidusを閉塞させる血管内治療においては，このgrading systemは全く有用ではない[1, 2]．むしろ，終末動脈とnidusの関係や，draining veinのパターン，nidus内にfistulaの成分があるか，nidus compartmentと正常脳組織の血管構造の境界がDSA上で明確に描出されるかなどの要素が塞栓術の適応を決める上で有用であり，血管構築（angioarchitecture）を解析することが塞栓術成功のカギといえる．

本項ではAVMの血管構築について解説する．

▶ 1 画像診断

AVMの画像診断では脳血管撮影が重視されるが，それ以上にMRIによるnidusの局在と周囲との微小解剖の解析が安全に塞栓可能かどうかの判断材料となる[3-5]．Nidusがどの脳溝や脳回に存在するのか，隣接する正常皮質の脳回を同定することは重要であり，このためにはMRI画像は通常の体軸断面（axial view）だけでなく，特にテント上大脳におけるAVMの局在を解析するには冠状断面（coronal view）や矢状断（sagittal view）による観察が重要である[3, 4]（**図1, 3**）．

▶ 2 Topographical classification（局所解剖学的な分類）

大脳新皮質のAVMは大きく分けて2つのタイプに分類できる．

nidusが大きいsulcal typeでは，時に1つの脳溝内に留まらずにgyrusの中へ伸展する場合もあり，MRI上sulcusとgyrusの成分が混在する場合がある．これをmixed type（sulco-gyral type）と呼ぶ[4-6]．

≫ Sulcal AVM

文字通り，脳溝内に限局して存在するAVMをいう．脳溝内に存在するため，nidusの形は脳溝に沿った錐体あるいは円錐形の形になることが多

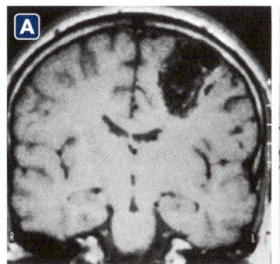
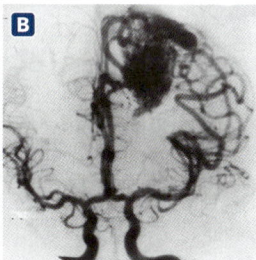

図1

Sulcal type of AVM is situated in the left superior frontal sulcus, as shown in the MRI T1-weighted coronal view (**A**) and bilateral internal carotid angiography AP view (**B**). The nidus receives blood supply from both the anterior and middle cerebral arteries. However, there is a single draining vein, a superficial cortical vein, located on the nidus's surface, which connects to the superior sagittal sinus.

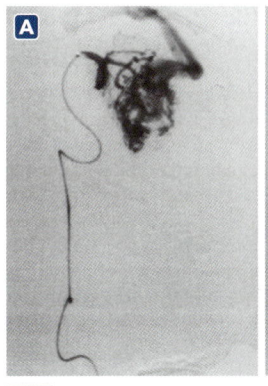
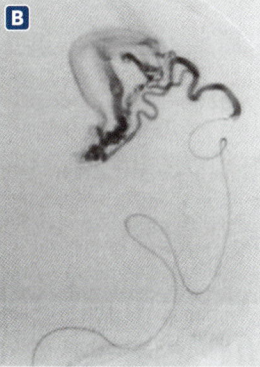

図2

Superselective angiography of the anterior cerebral artery (**A**) and the middle cerebral artery (**B**) reveals distinct intranidal compartments, each with its specific angioarchitecture. Despite these differences, both compartments share a common draining system.

い．基部（脳表側）は脳膜-硬膜層によって覆われ，頂点（深部）は溝の深部，皮質下白質，またはAVMの深部への伸展が顕著な場合にはnidusの一部が脳室壁に達することもある．

Sulcal AVMのterminal feederは，脳溝に隣接

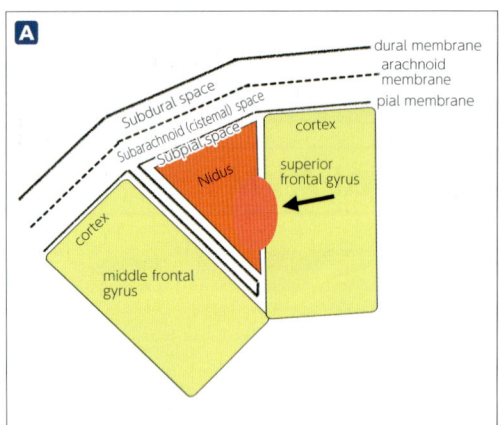
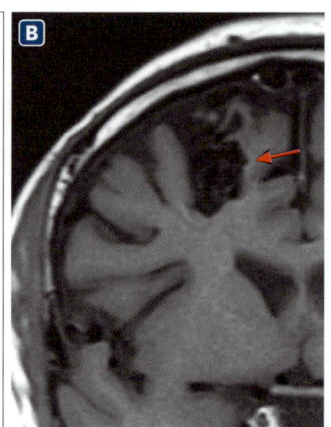

図3

Schematic (**A**) and MRI coronal view (**B**) of a typical sulcal type AVM located within the superior frontal sulcus. The nidus is covered by the pial membrane on the side of the superior frontal gyrus. When the nidus belongs within the pial membrane on the side of the superior frontal gyrus, MRI shows the nidus extending into the gyrus in that area (arrow). If this AVM ruptures, the hematoma primarily forms within the superior frontal gyrus.

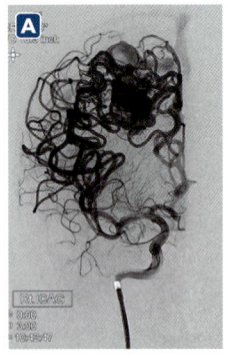
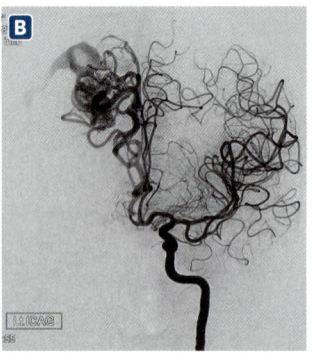

図4 Right superior frontal sulcal type AVM

Arterial phase of right internal carotid angiography (**A**) showed cone shape configuration of the nidus. (**B**) Left internal carotid angiography revealed that the compartment was supplied solely by the anterior cerebral artery.

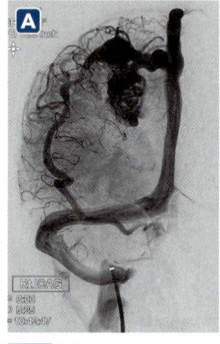
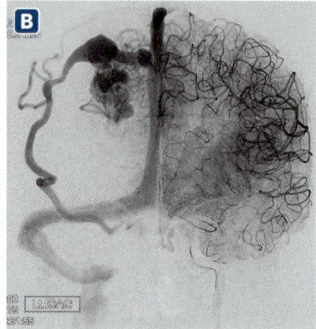

図5 Right superior frontal sulcal type AVM

Capillary phase of right internal carotid angiography (**A**) and left internal carotid angiography (**B**) showed common draining system from both middle cerebral artery compartment and anterior cerebral artery compartment.

する2つ以上の脳回の皮質動脈より栄養される（**図1, 4, 5**）. Nidusのサイズが大きく脳室へ伸展するタイプでは, レンズ核線条体動脈（lenticulo-striate artery：LSA）や脈絡叢動脈（choroidal artery）の末梢枝が脳室上衣下に入り, その後, 髄内の動脈としてnidusに血流を送る（**図8A**）. Draining veinは通常脳回の表層にある1本の皮質静脈に導出される（**図5-7**）. Nidusが大きく脳室へ伸展するタイプでは深部静脈への導出もみられる[5, 6].

また, 脳表側にnidusが露出しているので, 中硬膜動脈などの硬膜枝から2次的にfeederが流入することもある[7-9]. Sulcal AVMへのfeederは, 隣接する脳回に皮質, 髄質, および皮質-髄質枝を与えた後, 直接nidusへ流入する[10].

したがって, sulcal AVMの主要な供給動脈（dominant feeder）は, AVMより遠位の正常脳に血流を与えない直接タイプの供給動脈である（**図1, 2, 4, 5**）. この血管建築特性は, sulcal AVMの血管内治療（経動脈的塞栓術）に関して重要な意義を持つ. つまりsulcal AVMのnidusへ至るterminal feederにマイクロカテーテルを誘導できたなら, ここから液体塞栓物質を注入しても隣接する脳回に虚血を起こさないという点である.

また, artery-vein（AV）シャントが存在することで隣接する脳回の髄内血流はterminal feederから血流を受けずに脳回の表層からの皮質-髄質枝から供給されるので, 隣接する脳回の虚血リスクは低い. 言い換えるとsulcal typeのAVMはその血管構築と周囲脳組織との関連から, 正常皮質の虚血を来さずに安全に塞栓できる可能性が高いことを意味し, 塞栓術のよい適応といえる[6, 11].

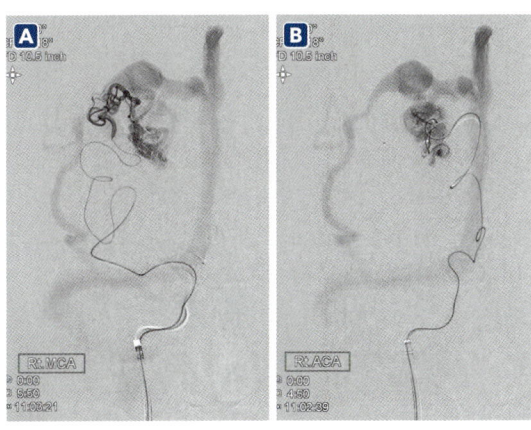

図6

Superselective angiography performed on the prefrontal branch of the right middle cerebral artery (**A**) and the anterior internal frontal branch of the right anterior cerebral artery (**B**). Visualization includes the lateral compartment supplied by the MCA and the medial compartment supplied by the ACA. Notably, both compartments drain through the same venous exit system.

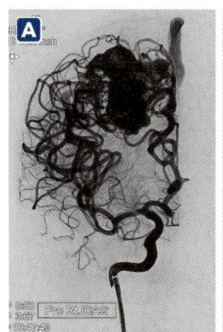
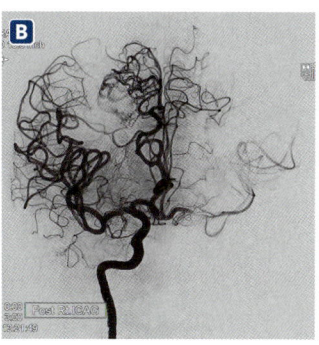

図7

Angiography of the right internal carotid, performed before and after embolization, confirmed the subtotal obliteration of the high-flow fistulous sulcal type AVM. Notably, post-operative angiography of the right internal carotid revealed visualization of the left A1 segment, indicating a significant improvement in regional cerebral blood flow in the right hemisphere due to the substantial reduction of the AV shunt.

≫Gyral AVM

Nidusが脳回の中，皮質下に限局するタイプでnidusは皮質に覆われており，通常，その形状は丸い形をしている．脳回内に位置することから，terminal feederは皮質動脈より皮質下に伸びる皮質髄内枝（cortico-medullary artery）が拡張してfeederとなる．

つまり，終末動脈（terminal feeder）はなお脳回の内部で正常皮質や髄質に血流を送る．このことから，gyral typeのAVMではterminal feederにマイクロカテーテルの先端が誘導できても液体塞栓物質を注入すると局所ではあるがnidusの所属する皮質や髄質に虚血を起こすことが避けられない．

Nidusが大きい場合には，LSAのような深部白質内を脳表に向かって走行する髄内動脈からも血流を受ける．硬膜を開けてもnidusは正常脳組織に覆われているので，一般的には中硬膜動脈などの硬膜枝からの流入はみられない．

Gyral typeのAVMが破裂すると脳内出血は所属するgyrus内に発生する．血腫が大きい場合には隣接する脳回や深部白質内に血腫を形成する[4-6, 12, 13]．

▶3 出血性AVMの脳内血腫の局在と分布

Sulcal AVMでは厳密には脳溝に存在するが，脳溝は基本的に2つの脳回に挟まれている．脳回は一層の脳軟膜（pia mater）に被覆されていることから，脳溝内には2枚の軟膜が存在し，この軟膜間にはくも膜が存在する（**図3**）．つまり，nidusはどちらかの脳回の軟膜内に内包されている．

例えばnidusがsuperior frontal sulcusに存在するsulcal type AVMならば，superior frontal gyrus側の軟膜に被覆されるか，middle frontal gyrus側の軟膜に被覆されるかの2つの可能性がある．もしsuperior frontal gyrus側の軟膜に内包されているのであれば，同AVMの出血症例では血腫はsuperior frontal gyrus内に形成される．Gyral AVMでは，出血した場合はもちろん所属gyrus内に主たる血腫が形成される．このようにAVMは所属する脳回単位（gyral unit）が存在する[4, 14]．

▶4 AVM周囲組織における血管新生所見 (Perinidal angiogenesis)（図8, 9）

Valavanisらは，nidusのAVシャントの存在によりもたらされた周囲脳実質の慢性的な低還流状態，および虚血によりもたらされる二次性の血管反応としてperinaidal angiogenesisを報告した．これらは正常組織の毛細血管床の拡張であるとされ，脳血管撮影上はnidusの一部のように見えるが，選択撮影を行うとearly venous fillingはなくシャントでないことがわかる．通常のsingleかつcompact nidusのうち23%に併発するとされるが，

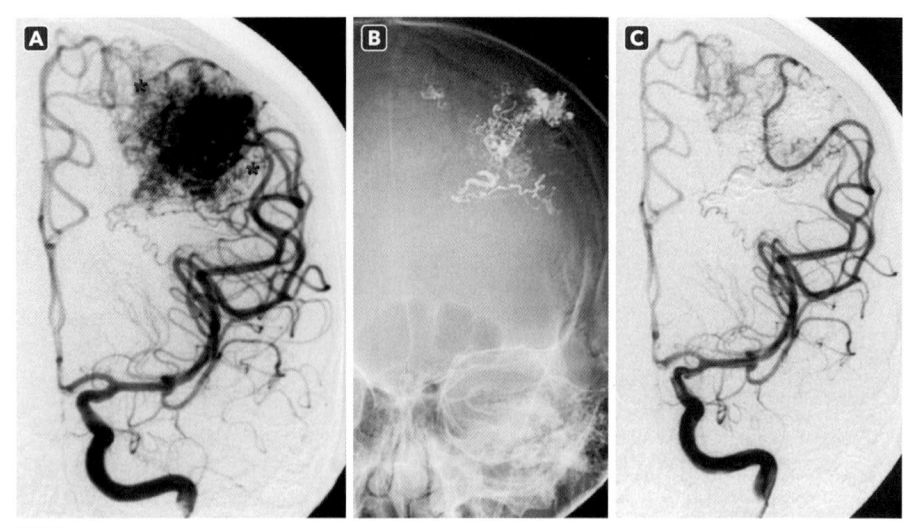

図8

A : Left anterior parietal sulcal type AVM identified through left internal carotid angiography, revealing the nidus of the AVM. Notably, perinidal angiogenesis was observed in the adjacent gyrus (marked with an asterisk). Note, deep medullary artery originating from M 2 contributed to the deepest part of the nidus near ventricle system.

B : The embolic material, a glue cast made from an NBCA mixture with lipiodol, led to subtotal obliteration of the nidus, as seen in post-operative angiography.

C : This procedure also resulted in a significant reduction of the perinidal angiogenesis.

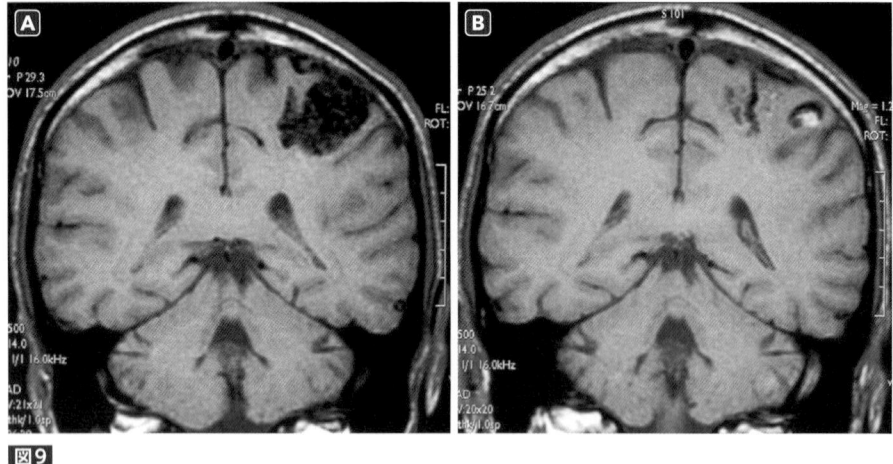

図9

Pre and post-operative T1-weighted MRI coronal views revealed a significant reduction in the AVM nidus, with no ischemic transformation observed in the adjacent gyrus.

これらを閉塞すると脳梗塞を起こし得るため注意が必要とされる[5, 6, 15, 16]．

High flow な AV シャントの compartment を有する AVM において，周辺の正常皮質や髄質では相対的な虚血状況が遷延する．これにより血管内皮細胞増殖因子（vascular endothelial growth factor：VEGF）が発現し，相対的な虚血状況が局所毛細血管床の拡張を惹起する．この現象は脳血管撮影上しばしば nidus の周囲脳組織内にも AVM が存在するように見えるが，これはあくまでも正常毛細血管の拡張であり，本体の AV シャントを適切に閉塞できれば，その後の時間経過で消退する．

したがって，perinidal angiogenesis は塞栓術や顕微鏡下での摘出術および定位放射線治療の治療対象にしてはならない．塞栓や摘出を行うと正常

脳組織のダメージに繋がり，かえって術後出血の要因となる．顕微鏡下ではperinidal angiogenesisは赤虫（red worm）のように見える．

▶ まとめ

　大脳新皮質のAVM塞栓術において重要なのは，nidus局所の血管構築と周辺組織との関係であり，AVMの所属する脳回との関係をMRIと脳血管撮影で解析することが重要である．Sulcal locationのAVMは比較的安全に塞栓でき，かつ治癒率も

高いのに対して，脳回内に局在するgyral typeのAVMではマイクロカテーテルがnidus近傍にまでかなり到達できたとしても，周囲脳組織が虚血に陥る可能性が高い．

　Spetzler-Martin grading systemは血管内治療のアウトカムを予測することはできない．AVMに近接する皮質や髄質においては，2次的に誘導される毛細血管拡張現象（perinidal angiogenesis）を認める．これにはAVシャントの成分は含まれていないので塞栓術や摘出術の対象にしてはならない．

引用・参考文献

1) Feliciano CE, et al：A proposal for a new arteriovenous malformation grading scale for neuroendovascular procedures and literature review. P R Health Sci J 29: 117-20, 2010
2) Dumont TM, et al: A proposed grading system for endovascular treatment of cerebral arteriovenous malformations: Buffalo score. Surg Neurol Int 6: 3, 2015
3) Naidich TP, et al: Anatomic Relationships along the Low-middle Convexity: Part I–Normal Specimens and Magnetic Resonance Imaging. Neurosurgery 36: 517, 1995
4) Valavanis A, et al: The endovascular treatment of brain arteriovenous malformations. Adv Tech Stand Neurosurg 24: 131-214, 1998
5) Valavanis A, et al: Endovascular treatment of cerebral arteriovenous malformations with emphasis on the curative role of embolisation. Interv Neuroradiol 11: 37-43, 2005
6) Tanaka M: AVM Definition and Angioarchitecture. Beneš V, Bradáč O, eds. In: Brain Arteriovenous Malformations: Pathogenesis, Epidemiology, Diagnosis, Treatment and Outcome. Cham: Springer International Publishing, 2017, 5-22
7) Söderman M, et al: Transdural blood supply to cerebral arteriovenous malformations adjacent to the dura mater. AJNR Am J Neuroradiol 23: 1295-300, 2002
8) Lasjaunias P: Pial Arteriovenous Malformation. Lasjaunias P, ed. In: Vascular Diseases in Neonates, Infants and Children: Interventional Neuroradiology Management. Springer, Berlin Heidelberg 1997, 203-319.

9) Meng JS, et al: Histopathological structure of the pial arteriovenous malformation in adults: observation by reconstruction of serial sections of four surgical specimens. Acta Neuropathol 102: 63–8, 2001
10) Hamby WB: The Pathology of Supratentorial Angiomas. J Neurosurg 15: 65-75, 2009
11) Mangiafico S, et al: Disappearance of a cerebral arteriovenous malformation after partial endovascular embolisation. Interv Neuroradiol 7: 41-6, 2001
12) Yaşargil MG: Microneurosurgery, Vol. 3 A: AVM of the Brain, History, Embryology, Pathological Considerations, Hemodynamics, Diagnostic Studies, Microsurgical Anatomy. George Thieme Verlag, 1987.
13) Barreau X, et al. Intracranial arteriovenous malformations. Diagn Interv Imaging 95:1175-86, 2014
14) Sugita K, et al. Sylvian fissure arteriovenous malformations. Neurosurgery 21: 7-14, 1987
15) Li M, et al: Perinidal Angiogenesis Is a Predictor for Neurovascular Uncoupling in the Periphery of Brain Arteriovenous Malformations: A Task-Based and Resting-State fMRI Study. J Magn Reson Imaging 54: 186-96, 2021
16) Spetzler RF, et al: Surgical approaches to treatment of arteriovenous malformations. Comprehensive Management of Arteriovenous Malformations of the Brain and Spine. Cambridge University Press, 2015, 113-200.

（田中 美千裕）

A

脳動静脈奇形とは

❹ AVMの治療に必要な画像診断

▶1 画像診断のために必要な知識

脳動静脈奇形（arteriovenous malformation：AVM）の治療を検討する上で必要な情報は，病変の血管構築，つまりAVMを構成するfeeder，drainerの情報，nidusの存在部位やサイズ，feeder aneurysmやintranidal aneurysm，drainerのvarixの存在の有無である．それらを基に安全かつ効果的に治療可能な方法を検討する．AVMの治療においては上記の因子により治療の難易度が影響され，それらの違いに基づくSpetzler-Martin分類が広く利用されている[1]（**表**）．Gradeにより推奨される治療方針が異なり，一般的にgrade 1，2には外科的な摘出術や定位放射線治療，grade 3には摘出術および塞栓術，grade 4，5は保存的治療（出血例や動脈瘤合併例で塞栓術など）が選択され，その他の様々な要素を考慮して個々に治療方針が検討されることとなる．

またその他の分類としてAVMの存在部位によって，nidusが脳溝に存在するsulcal type，脳回（脳実質内）に存在するgyral type，それぞれが混在したmixed typeの分類もある（**図1A，B**）[2]．この分類の重要な点は，gyral typeではAVM周囲に正常脳実質が介在する部分が多く，摘出術や経カ

表 AVMのSpetzler-Martin分類

Nidusのサイズ		スコア
	small (< 3cm)	1
	medium (3 - 6cm)	2
	large (> 6cm)	3
Eloquence*		
	non-eloquent	0
	eloquent	1
Drainage vein		
	superficial only	0
	deep	1

*Eloquence：脳の機能上の重要性を表し，以下の領域を指す．
Eloquent: sensory, motor, language, visual, hypothalamus, thalamus, brain stem, cerebellar nuclei
Non-eloquent: frontal lobe, temporal lobe, cerebellar hemisphere

テーテル的塞栓術の難易度が高い．

Feeding arteryは，nidusのみをsupplyしてnidus部分で終枝するterminal typeと，正常脳実質を栄養するpial arteryの途中からnidusがsupplyされるtransit typeがある．また皮質動脈以外にも穿通動脈や脈絡動脈，硬膜動脈によってsupplyされることもある（**図1C**）[3]．Terminal type feederがより安全に塞栓可能であるため，塞栓術

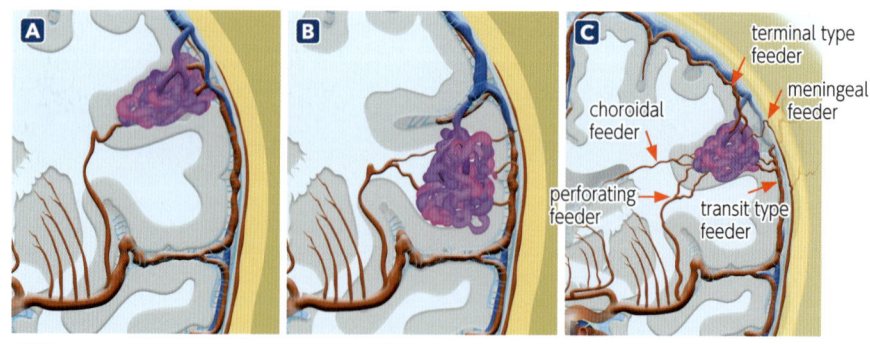

図1 AVMの存在部位による分類と各種のfeeding arteryを示すシェーマ

AVMの分類として，nidusが脳溝に存在するsulcal type（**A**），脳回（脳実質内）に存在するgyral type（**B**），それぞれが混在したmixed typeの分類もある．関与するcortical arteryからのfeederには，nidus部分で終枝してnidusのみをsupplyするterminal typeと，正常脳実質を栄養するpial arteryの途中からnidusがsupplyされるtransit typeに大きく分類される．さらにoriginからのfeederの種類としては，perforating arteryやchoroidal artery，meningeal arteryが関与する場合もある（**C**）．

のtargetとなる．また前述のsulcal type AVMは terminal type，gyral type AVM は transit type feederにsupplyされることが多い．Draining vein についてはSpetzler-Martin分類の項目であるsu- perficial drainage，deep drainageの他に，single drainer なのかmultiple drainerなのかにも注目す る．Single drainerであるAVMは，塞栓方法を 誤る（他のfeederが残存する状態でsingle drain- erに狭窄や閉塞を来す）と，nidus部に圧不可が かかり，出血のriskが高まるので注意が必要であ る．以上の内容を踏まえて画像診断に求められる ことは，それらの血管構築を術前にいかに正確に 把握できるか否かである．

▶ 2 画像診断

≫術前評価

単純CTではnidusやそれに連続するfeeder， drainer，合併するaneurysmやvarixは正常脳実 質より淡い高吸収に描出され，nidusには石灰化 を伴うこともある（**図2A, B**）．スクリーニング

においてはそれらの所見を見落とさないよう留 意する．造影剤を使用した3D-CT angiography （3D-CTA）では血管の3次元情報，dynamicな血 流の情報を得るのに有用であり，近年の高解像度， 高速の多列検出器CTでは，全頭蓋を撮影対象と した4D-CTAが撮像可能でdynamicな情報も取 得でき，有用である（**図3**）[4]．

MRではhigh flowのfeeder，nidus，drainerが T2にてflow voidとして描出され，time-of-flight MR angiography（TOF-MRA）で高信号となる （**図2C-E**）．さらにdynamic情報を付加した造影 time-resolved MRA（4D-MRA）も有用であり[5] （**図4**），近年では非造影でも高い時間分解能，空 間分解能の4D-MRA，さらには描出血管を絞っ た4D-MRAが可能となり，シャント疾患の血管 構築や血行動態の把握における有用性が報告され ている[6, 7]．AVMからの出血を伴う場合は血腫に よる病変の物理的な圧迫や，MRIにおける血腫 のT1短縮，磁化率効果によって病変が不明瞭化， 過小評価されることがあり，出血急性期の画像診 断には注意を要する．その場合には血腫が吸収さ

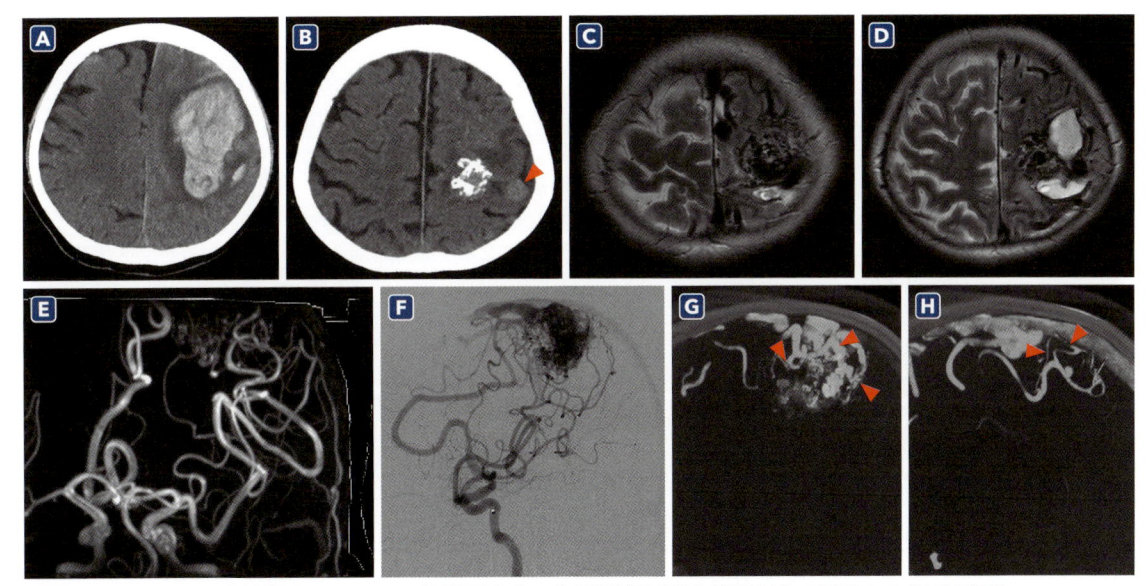

図2 60歳代男性．症候性てんかんにて経過観察中に左前頭頭頂葉皮質下出血で発症したAVM症例

A，B：来院時単純CT．前頭頭頂葉の皮質下を主体に血腫を認める（**A**）．頭頂寄りの断面にて左中心前回皮質に石灰化を伴うnidusと思われる結節が見られ，その外側には淡い高吸収を呈する結節が見られる（**B**：矢頭：drainerのvarixに相当）．

C，D：MRI T2強調像．血腫周囲のnidusおよびfeeder，drainerがflow voidとして描出される．

E：TOF-MRA MIP再構成左前斜位．Nidusが異常血流信号として描出され，feederとなっている中大脳動脈，前大脳動脈の拡張蛇行が見られる．

F：左内頸動脈造影側面像．中大脳動脈および前大脳動脈をfeederとするAVMで，前頭頭頂葉のgyrus，sulcusを占拠するmixed typeである．

G，H：左内頸動脈 3D-RA再構成画像（slab MIP矢状断像）．大脳間裂の深部からnidusに流入する前大脳動脈をまず塞栓することとし再構成画像を検討した．前大脳動脈末梢のinternal parietal artery末梢レベルにはterminal type feeder（**G**：矢頭）とtransit type feeder（**H**：矢頭）が見られ，terminal type feederを塞栓対象とした．

れた後の再検査も考慮する.

血管造影は侵襲性の高さはあるが，高い時間分解能，空間分解能により依然として動静脈シャント疾患に対する画像評価のgold standardである．AVMは多くの病変がhigh flowで複雑な構築を呈するため，撮影時は通常より収集レートを高くした撮像，ステレオ撮影，3D-digital subtraction angiography（3D-DSA）が必要である．また3D-DSAのvolume renderingやMIP処理，異なるfeederからの撮像のfusion画像などの画像処理を駆使し，access route，targetとなり得るfeederの走行や径，前述のfeederのtype，nidusの各compartmentに関連するfeederとdrainer，aneurysmやvarixの有無などに着目して評価する（図2F-H）．また塞栓術を想定する際にはaccess routeやtargetとなるfeeder，nidus，drainer，aneurysm / varixが同定可能なworking angleの検討も必要である．病変がfistulousでhigh-flow

の場合には選択的造影を行っても血管構築が十分に描出されないこともある．そのような場合にはballoon catheter（guiding ballooやmicroballoon catheter）によるflow-controlの併用も考慮する．

≫術後評価

AVMが外科的摘出術，塞栓術によって治療された場合，急性期には出血や虚血性合併症の有無に留意してCT，MRIで経過観察を行う．またnidusの残存，再発の有無の確認にはMRAや造影CTAによる評価が必要であり，血行動態の把握には術前同様に4D-CTA，4D-MRAも有用である．それらの情報に加えてfeederやdrainerの血栓化の有無にも留意する．

必要な撮像条件は通常の血管障害の診断で行うもの，術前評価として行うものと同様であるが，塞栓術後の評価においては治療に使用する液体塞栓物質がCTで非常に高濃度を示すため，撮像時にmetal artifact reduction（MAR）を併用してそ

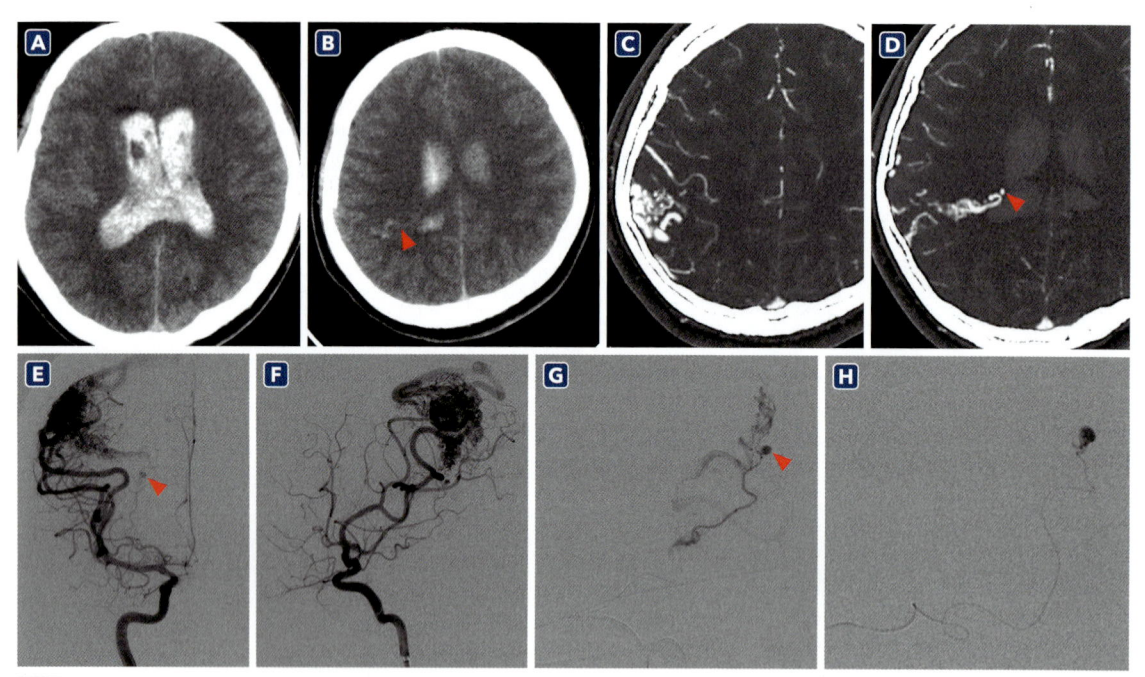

図3 **20歳代男性．脳室内出血で発症した右頭頂葉AVM**

A，B：来院時単純CT．多量の脳室内血腫が見られる．頭側の断面では右頭頂葉から脳室壁近傍に連続する淡い高吸収の血管様構造が見られ，出血源となる血管病変の存在を疑う（**B**：矢頭）．

C，D：造影CTA元画像．右頭頂葉にgyral/sulcalのmixed typeのAVMが見られ，深部白質から脳室壁に連続する血管も同定され（**D**：矢頭），出血源と思われる．

E，F：右内頚動脈造影（**E**：正面像，**F**：側面像）．中大脳動脈のanterior/posterior parietal arteryをfeederとするAVMが描出される．また正面像にてanterior choroidal arteryも深部からのfeederとなり，脳室壁部分で動脈瘤を伴う（**E**：矢頭）．

G，H：動脈瘤の選択的塞栓術．Anterior choroidal arteryの選択的造影（**G**：choroidal pointより近位からの造影，側面像）にて，plexal segment遠位に動脈瘤が描出されている（**G**：矢頭）．マイクロカテーテルを動脈瘤直前まで進めて液体塞栓物質による塞栓を施行した（**H**）．

の影響を低減させる工夫も必要である（**図5**）[8]．

摘出術後，塞栓術後では急激に血行動態が変化する．治療前には病変による盗血現象によって正常脳循環が慢性的な低灌流となり，代償性に脳血管床が拡張していると考えられている．そ

こに治療後の盗血現象消失によって血流が増加し，浮腫や出血を来すnormal perfusion pressure breakthroughという病態がある[9, 10]．その発生の予測は困難であるが，nidus径が大きく盗血現象が顕著な症例は高リスクとされ，治療後には

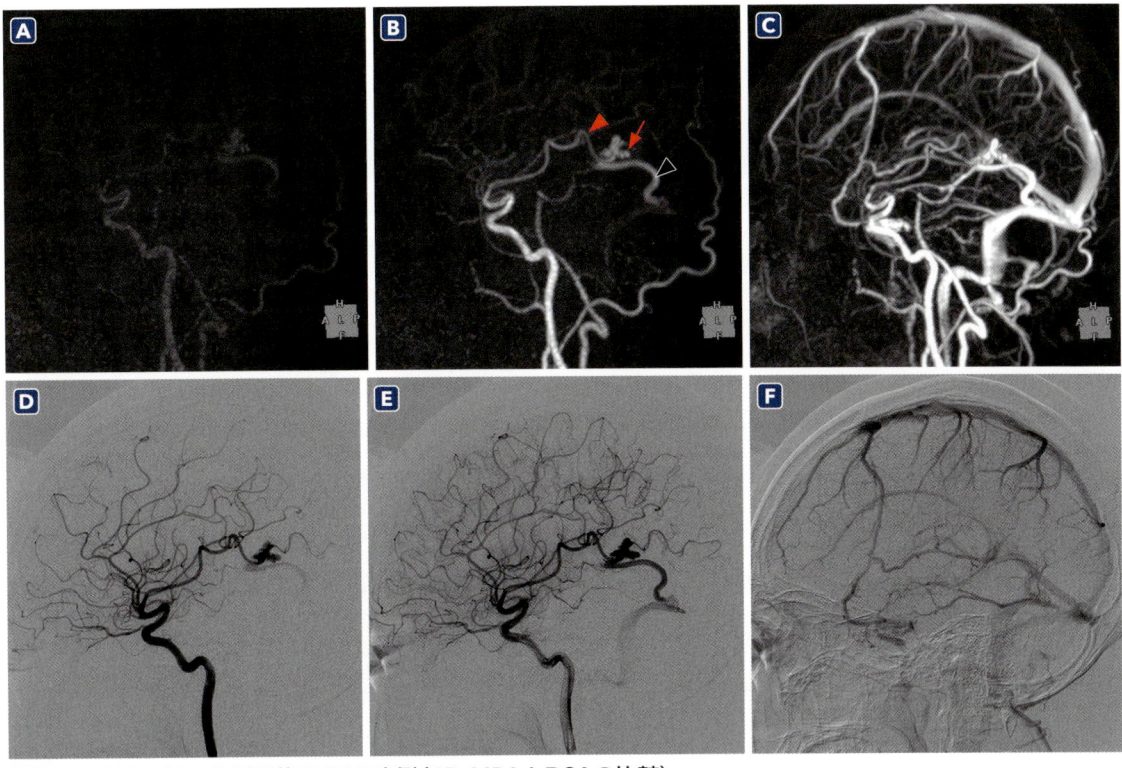

図4 20歳代男性．左側頭葉AVMの症例（4D-MRAとDSAの比較）

A-C：造影4D-MRA．MIP再構成側面像．造影剤投与後16 phaseの画像収集を行い，造影前画像とのsubtraction画像をMIP再構成している（画像は第3，4，8相を表示）．左側頭葉のAVMと流入するfeederである中大脳動脈分枝（**B**：赤矢頭），drainerとなっているvein of Labbé（**B**：黒矢頭），nidus部のaneurysm（**B**：矢印）が描出されている．

D-F：左内頚動脈造影側面像（上段4D-MRAと同様のphaseを表示）．Feederである中大脳動脈のtemporooccipital artery，aneurysmを伴うnidus，drainerであるvein of Labbéが描出される．

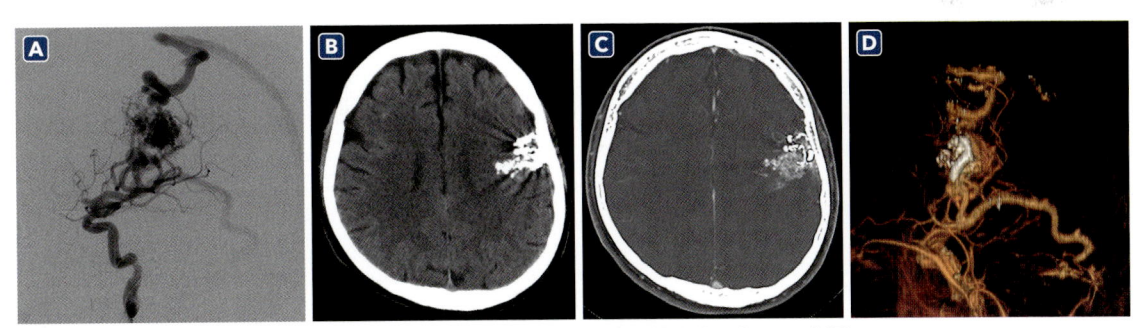

図5 60歳代男性．左前頭葉AVMに対して部分塞栓後，外科的摘出術を行った症例

A：左内頚動脈造影側面像．中大脳動脈分枝をfeederとしてvein of Trolardに流出するAVMを認める．

B：Onyxによる塞栓後の単純CT．病変部はOnyxによるmetal artifactが見られる．

C，D：MARを併用した造影CTA（**C**：元画像，**D**：volume rendering側面像）．Artifactの影響は少なく，内背側のnidus残存部が描出されている．

CTやMRIによる浮腫，出血の有無，さらにはperfusion CT / MRIや脳血流SPECTで過灌流の有無の確認が必要である．一方で定位放射線治療を行った場合にはnidusの閉塞が経時的，緩徐に進行していくため，経過観察ではnidusの血栓化，器質化の有無，feederやdrainerの縮小の有無に留意して経過観察する．また放射線治療の合併症である浮腫や囊胞形成の有無に注意する．

▶おわりに

AVMに対する治療は，治療技術の発達で成績は向上しているが，依然として治療困難な症例が多く，治療前，治療後の戦略やリスクの評価は個々の症例に応じて慎重に行う必要がある．画像診断は，必要な情報が何か，それを得るための適したmodalityや撮像条件は何かを考え選択することが重要である．

引用・参考文献

1) Spetzler RF, et al: A proposed grading system for arteriovenous malformations. J Neurosurg 65: 476-83, 1986
2) Bruno CA et al: Endovascular management of arteriovenous malformations of the brain. Interv Neurol 1: 109-23, 2013
3) Lawton, M, et al: Feeding Arteries. In Seven AVMs (Tenets and Techniques for Resection). Georg Thieme Verlag KG, Stuttgart, 2014, 18-20
4) In 't Veld M, et al: High sensitivity and specificity of 4D-CTA in the detection of cranial arteriovenous shunts. Eur Radiol 29: 5961-70, 2019
5) Hammer S, et al: Time-resolved magnetic resonance angiography (MRA) at 3.0 Tesla for evaluation of hemodynamic characteristics of vascular malformations: description of distinct subgroups. Eur Radiol 27: 296-305, 2017
6) Chang W, et al: Fast contrast-enhanced 4 D MRA and 4 D flow MRI using constrained reconstruction (HYPRFlow): potential applications for brain arteriovenous malformations. AJNR Am J Neuroradiol 36: 1049-55, 2015
7) Togao O, et al: Vessel-selective 4D-MR angiography using super-selective pseudo-continuous arterial spin labeling may be a useful tool for assessing brain AVM hemodynamics. Eur Radiol 30: 6452-63, 2020
8) Nakagawa K, et al: Feasibility of Metal Artifact Reduction on CT Angiography for Planning Direct Surgery of Tentorial dAVF after Onyx Embolization. Asian J Neurosurg 17: 337-41, 2022
9) Rangel-Castilla L, et al: Normal perfusion pressure breakthrough theory: a reappraisal after 35 years. Neurosurg Rev 38: 399-404, 2015
10) Zacharia BE, et al: Occlusive hyperemia versus normal perfusion pressure breakthrough after treatment of cranial arteriovenous malformations. Neurosurg Clin N Am 23: 147-51, 2012

（田上 秀一，清末 一路）

2 AVM治療に必要な基礎知識

❺ AVM治療に必要なデバイス

　脳動静脈奇形（arteriovenous malformation：AVM）の血管内治療に必要なデバイスは，硬膜動静脈瘻（dural arteriovenous fistula：dAVF）の治療に必要なデバイスとほとんど同じである．

　このため，必要なデバイスについては，1章の該当項目（**1章B-2 ③液体塞栓物質：Onyx 新たなデバイス導入に伴う治療法の変遷　p51**）を参照されたい．

（寺田 友昭）

2 AVM治療に必要な基礎知識

❻ AVM治療に必要な塞栓物質（Onyx）

▶ 1 Onyx総論

Onyxは「中心循環系血管内塞栓促進用補綴材ONYX液体塞栓システムLD」として日本メドトロニック社より販売されている.

「外科手術以外では治療困難な脳動静脈奇形（arteriovenous malformation：AVM）の外科的摘出術に際し，術前塞栓術が必要な場合」に用いる塞栓物質として2008年9月26日に承認され，日本インターベンショナルラジオロジー学会（日本IVR学会），日本血管内治療学会，日本脳神経外科学会，日本脳神経血管内治療学会，の関連4学会が策定した『脳神経領域の液体塞栓物質を用いた塞栓術実施基準』に基づき使用されてきた．2018年4月25日には「経静脈的な塞栓術等では十分に治療目的を達成することが困難な硬膜動静脈瘻（dural arteriovenous fistula：dAVF）に対する塞栓物質として血管塞栓術にて使用する」ことが追加承認され，2018年9月1日から保険適用となった.

製品使用に際しては，AVM塞栓実地基準を満たす治療経験を持ち，Onyx実施医としてのトレーニングを受講し資格を取得していることや，AVMに対する緊急の外科手術ができる体制が整った医療機関で使用すること，などが義務付けられている.

▶ 2 Onyxの構造および原理

濃度の違いにより粘度の異なるOnyx 18，Onyx 34の2種類が供給されている．粘度の低い

ものはより遠位部位に到達して析出塊を形成することから，通常，標的血管の位置（遠位または近位）の違いによって使い分けられる．いずれの製品もOnyxバイアル（1.5mL）とジメチルスルホキシド（dimethyl sulfoxide：DMSO）バイアル（1.5mL）とOnyx用1mLシリンジ2本とDMSO用1mLシリンジから構成される[1]（**図1**）．

Onyxバイアル内の溶液は，エチレンビニルアルコール（ethylene vinyl alcohol：EVOH）コポリマーをジメチルスルホキシド（dimethyl sulfoxide：DMSO）90%以上に溶解させた非接着性液体塞栓材料であり，X線透視下における視認性を得るため微粒子化したタンタル粉末が添加され黒色である．タンタルを撹拌するために，指定のミキサー（VORTEX-GENIE 2：エムエス機器）で事前に20分以上撹拌する必要がある．Onyx 18（6% EVOH），Onyx 34（8%EVOH）の18，34は粘度の単位であり，cSt（センチストローク）で表示されており，34の粘度は18の約2倍である[2]（**図2**）．

DMSOバイアル内の溶液は透明であり，EVOHのマイクロカテーテル内での析出を防ぐため，Onyxの注入前にマイクロカテーテル内腔を充満させる量を注入するために使用する．Onyx用シリンジ，DMSO用シリンジは，共にABS樹脂とシリコーン油を原材料として製作されている．塞栓物質の実体はEVOHコポリマーであり，注入時にはDMSOを溶媒として溶解したEVOHが液体状になっているが，標的血管において血液中に注入されると，溶媒が拡散することによりEVOHが析出し，析出塊が形成されることにより血管が塞栓される．DMSOは血液中に拡散し生体組織

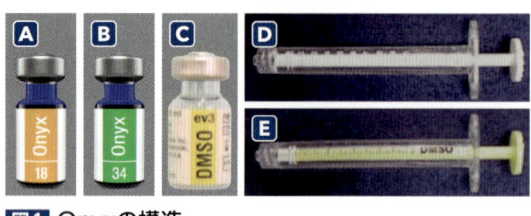

図1 Onyxの構造
A：Onyx 18，**B**：Onyx 34，**C**：DMSOバイアル（1.5mL），
D：Onyx用1mLシリンジ2本，**E**：DMSO用1mLシリンジ

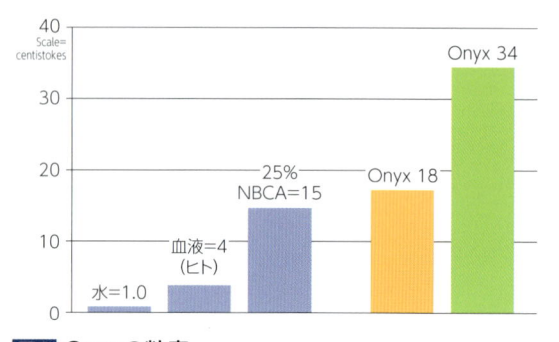

図2 Onyxの粘度

に吸収され，代謝物の80%は1週間で尿より排泄される．皮膚や肺から排出され，ニンニク臭を放ち，完全な排出には約2週間を要する．

▶3 使用方法および使用上の注意点

≫使用前準備

Onyx使用前にVORTEX-GENIE 2の目盛を8に合わせ，20分間以上，Onyxバイアルを撹拌する必要がある．Onyx溶液の注入直前まで，撹拌を続ける．AVMが大きい場合は使用量を予想し，十分量を撹拌しておく必要がある．

≫使用カテーテル

Marathon，Reber（いずれも日本メドトロニック）の2種類のマイクロカテーテルのみが併用医療機器として正式な承認を取得しているデバイスとなる．実臨床においては，シャント近傍に到達することが安全な塞栓となることより，さらに細径のDeFrictor（メディコスヒラタ）や，血流をコントロールし注入するために，バルーンカテーテルであるScepter CやScepter XC（テルモ）を用いる場合も多い．

≫注入量，注入速度

添付文書に準じるのであれば，患者1日あたりのDMSO（Onyx溶液中のDMSOを含む）が4.5mLを超えないように使用する（通常使用で3バイアルまで）．しかし症例に応じて，それ以上の使用が必要な症例も稀に存在する．その場合は責任医師が十分に危険性を把握する必要性があり，事前に十分なインフォームドコンセントが必須となる．

DMSOは高濃度で強い血管毒性を持つため[3]，注入速度は0.16mL／分（0.25mL／90秒）が推奨で，0.3mL／分以下にする必要があると添付文書に記載されている（血管攣縮や血管壊死の可能性あり）．

≫注入方法

マイクロカテーテルを生理食塩水で十分に洗浄し，DMSOでカテーテル内の死腔量（Marathonでは0.23mL）を満たし，ハブにもきっちりDMSOを満たす．シリンジ内のOnyxをカテーテルのハブに接続するまではシリンジは上を向けて，素早く接続する．

マイクロカテーテルの位置やAVMの形態により，plug and push法やsimple push法やballoon assist法を使い分ける．また，離脱式マイクロカテーテルが使用可能な状況であればChapotのようにpressure cooker法も使用できる[4]（**2章 B -3 AVMの根治的塞栓術：Chapotの流儀　p254参照**）．上記のようにゆっくり注入し，何度もpauseを取り注入することで，複数feederの塞栓が可能となる．Onyxが前進不能になったときがマイクロ

カテーテルの抜去時となる．Onyxは析出型の非接着性液体塞栓物質であり，シアノアクリレート系薬剤（n-butyl cyanoacrylate：NBCA）のような血栓性はないため，終了前にさらにダメ押しで注入したほうがよい場合が多い．注入完了後は3秒以上待ち，シリンジをわずかに吸引し，ゆっくりマイクロカテーテルを抜去する．

≫重要な注意点

重要な注意点としては，正常脳や正常脳神経や主な正常静脈へのOnyx迷入と，カテーテル抜去困難，破裂や断裂の2点がある．

正常組織へのOnyx迷入防止の対策としては，モニターにペンや付箋やマーカーツールで事前に注入範囲を決めておき（**図3**），範囲外に出そうになれば，すぐに打つのを止めpauseをとるようにする．Onyx注入時には良好な視認が重要であるため，必要に応じdigital subtraction angiography（DSA）下での注入を考慮する．

カテーテル破裂はカテーテルが閉塞しているにもかかわらず，Onyxを押し込むことで生じる．注入前に造影剤が残ってないように生理食塩水で十分に洗浄し（添付文書では10mL），DMSOでカテーテル内を満たさなければいけない．カテーテル先端からの描出が失われた場合や，強い抵抗がある場合には，Onyxを注入すべきではない．Pauseを2分以上取らないことも重要である．

カテーテル断裂は，逆流が多い場合に起こりやすく，添付文書にはカテーテル先端から1cm以上逆流させないことと記載されている．他にも血管攣縮や長い注入時間や細い蛇行した流入動脈の場合は注意が必要である．テンションをかける，緩めることを繰り返しながら，時間をかけてゆっくりカテーテルを抜去する．MarathonやDeFrictorの場合はTACTICS PLUS（テクノクラートコーポレーション）やGuidepost（東海メディカル），Scepter CやScepter XC（テルモ）の場合は4.2Fr ASAHI FUBUKI（朝日インテック），Phenom plus（日本メドトロニック），SOFIA 5Fr（テルモ）などの補助コイル塞栓術（distal access catheter：DAC）の使用が有用である．カテーテル断裂は避けるべきであるが，血管断裂による出血が最も避けるべき合併症となるため，場合により手術でのカテーテル抜去やカテーテルを体内に留置することを考慮する必要がある．

≫合併症

上記「重要な注意点」による脳出血，脳梗塞，脳神経障害が重篤な合併症となる．他にはアレルギー症状（アナフィラキシーショックを含む），肺水腫，悪心，嘔吐，心電図変化（不整脈），気管支攣縮，発熱，周辺組織の炎症反応などがある[5-7]．

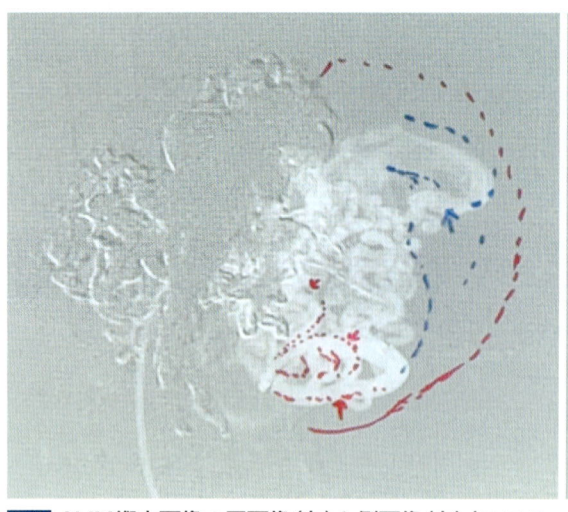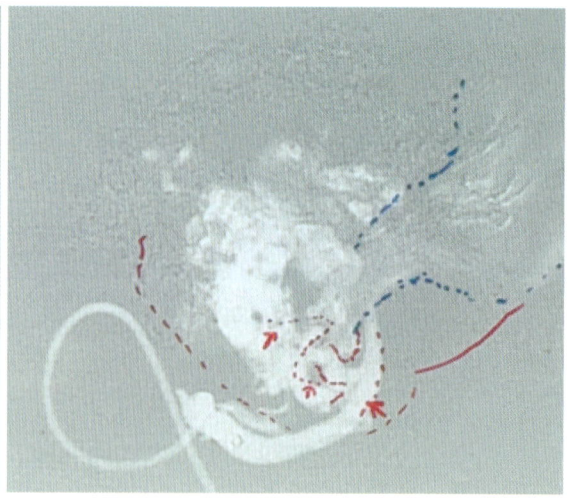

図3 AVM術中画像：正面像(左)と側面像(右)(モニターに直接マーク)
Medial posterior choroidal arteryよりOnyx注入前
赤色外側線：AVM，赤色：feeder，青色：drainer

注入部位〔中硬膜動脈（middle meningeal artery：MMA），後硬膜動脈（posterior meningeal artery：PMA），inferolateral trunk（ILT）など〕により三叉神経心臓反射を来し，一過性に心停止を来すことがある．ほとんどは一過性で，アトロピン投与か胸骨圧迫で改善する．リドカイン20mgの予防的動脈投与が有効との報告がある[8]．

》術後評価

術後の画像評価ではCTで高吸収に見えアーチファクトを引くため，術後の出血がわかりにくい場合があり注意が必要である．MRIではT1低信号，T2低信号となり，CTよりアーチファクトは少ない[9]．

》その他

小児，妊婦，授乳婦に対する安全性は確立していない（18歳未満の患者における安全性および有効性を検討する試験は実地されていない）．

引用・参考文献

1) Zaiping J, et al (eds): Endovascular Surgery and Devices, Springer, 2018, 88-9
2) Medtronic社Onyx資料. The advantage of time.
3) Panagiotopoulos V, et al: Embolization of intracranial arteriovenous malformations with ethylenevinyl alcohol copolymer (Onyx). AJNR Am J Neuroradiol 30: 99-106, 2009
4) Chapot R, et al: The pressure cooker technique for the treatment of brain AVMs. J Neuroradiol 41: 87-91, 2014
5) Murayama Y, et al: Nonadhesive liquid embolic agent for cerebral arteriovenous malformations: preliminary histopathological studies in swine rete mirabile. Neurosurgery 43: 1164-75, 1998
6) Fischer SJ, et al: Cisplatin and dimethyl sulfoxide react to form an adducted compound with reduced cytotoxicity and neurotoxicity. Neurotoxicology 29: 444-52, 2008
7) Santos NC, et al: Multidisciplinary utilization of dimethyl sulfoxide: pharmacological, cellular, and molecular aspects. Biochem Pharmacol 65: 1035-41, 2003
8) Sun Z, et al: Prophylactic intra-arterial injection of lidocaine: a novel strategy to prevent endovascular embolization-induced trigeminocardiac reflex. J Neurointerv Surg 15: 473-7, 2023
9) Shtraus N, et al: Radiosurgical treatment planning of AVM following embolization with Onyx: possible dosage error in treatment planning can be averted. J Neurooncol 98: 271-6, 2010

（山家 弘雄）

2 AVM治療に必要な基礎知識

❼塞栓物質をどう使い分けるか？ Onyx, NBCA

▶ はじめに

　脳動静脈奇形（arteriovenous malformation：AVM）に対する血管内治療の役割は，単独治療，外科的摘出術の補助，放射線治療の前処置とされている．2008年から開頭摘出術の術前塞栓術の非接着性塞栓物質としてOnyxが薬事承認を受け，従来から保険適用外で使用してきた接着性塞栓物質であるシアノアクリレート系薬剤（n-butyl cyanoacrylate：NBCA）も2023年から保険適用された．特に深部の細いfeeder，fistulas feeder，high flow feeder，intranidal aneurysmの処理においては，注入時の液体塞栓物質の逆流が許容される範囲が狭いため，短時間での塞栓が可能なNBCAは有用である．

　我々がより安全に治療を行うためには，治療対象血管の部位，血管径，屈曲や蛇行などを考慮して適切な塞栓物質の選択を行うことが求められる．当院における画像診断から治療までの流れを概説する．

▶ 1　治療目的によって異なる塞栓物質の選択とその治療戦略

≫根治を目指しての塞栓術（対象：Spetzler-Martin分類grade 1, 2）

　Nidusはcompactであるため，アクセスするfeederの血管径，部位（末梢かどうか），蛇行を考慮して手技を選択する．後大脳動脈（posterior cerebral artery：PCA）末梢，上小脳動脈（superior cerebellar artery：SCA），前下小脳動脈（anterior inferior cerebellar artery：AICA），後下小脳動脈（posterior inferior cerebellar artery：PICA），A3，M3の対象血管では，カテーテル抜去時の出血リスクを考慮してNBCAを選択することが多い．

　アクセスする血管径が細く，蛇行が強ければ，カテーテル誘導の際のextravasationにも十分に注意し，1.2Fr Magic1.2FM（BALT）／CHIKAI 008（朝日インテック）を用いて誘導する．特に末梢血管では正常血管への流入の把握は重要であり，マイクロカテーテルからの超選択撮影を行い，安全に塞栓が可能かどうかをしっかり把握する．

ブランクロードマップによるtest injectionを行い，NBCAのpenetrationの程度を予測する．

　NBCAの濃度選択は基本25〜33%としている．NBCAの場合は，1回の塞栓での注入量はOnyxほど多くないため，より深部からのpiecemeal nidus occlusionを行い，複数回のNBCA塞栓を行うことが多い．その分，早期の過度の静脈浸透を避ければ術後出血リスクは低く，安全に行うことができる．中大脳動脈（middle cerebral artery：MCA）やPCAからのdistal feederのあるAVMでは，深部のfeederをNBCAによる塞栓術後にmain feederに対してOnyxを選択し根治を試みる場合もある．

≫開頭術前塞栓術（対象：Spetzler-Martin分類grade 1〜4）

Spetzler-Martin分類grade 1, 2（出血発症）

　術前塞栓としては，NBCA（濃度20〜33%）（浸透の程度によっては20%は加温を行う場合もある）を用いることが多い．Feederも細径で液体塞栓物質の逆流が許容されるマージンが小さいことが多く，plugを作る必要がなく1回あたりの塞栓におけるfeederへのストレスが少ないことからNBCAを選択することが多いが，feeder occlusionとなる場合が多い．Low gradeであっても術前塞栓術を行う利点は術中出血量を低減させるのみではなく，治療後のNBCA castとVR fusion画像から術前に術中画像がイメージングしやすく，eloquent area近傍であっても安全に深部まで最小限の侵襲度で到達できるメリットが大きい．開頭術は，塞栓術が短時間で終了すれば，当日に行うことが多い．

Spetzler-Martin分類grade 3, 4（出血発症）

　運動野，基底核，一次視覚野などのeloquent areaの放射線治療術前塞栓に関しては後述するが，上記gradeにおける術前塞栓術の目的は，開頭範囲の外側，後方の正常脳との境界の作製のしやすさ，そして深部からのfeederの処理を行うことで開頭術における出血リスクを低減させることと考える．

　Nidus volumeが大きくなれば，NBCAとOnyxの複合的治療を行うことが多い．これらは，anterior choroidal artery（AChA），後脊髄動脈（lateral spinal artery：LSA）やPCA，MCAの末梢

のfeederの関与が多く，nidus volumeが大きいため，細径，末梢，蛇行の強い複数のfeederに対してそれぞれNBCAを用いてpeacemeal nidus occlusionを先行し，main feederから最終的にOnyxを用いて塞栓術を行う順番になる．静脈灌流障害の程度を術中常に観察し（Onyxの層状の静脈流出の有無を確認），塞栓術後の出血リスクを考慮して安全な範囲で塞栓術を終了する．開頭術は，翌日に行うことが多い．

症例 **1** The temporal lobe AVM（図1）

40歳代女性．難治性てんかんSpetzler-Martin分類grade 3のthe temporal lobe AVM．頭部MRI（T2強調画像）で右側頭葉に5×3.2×2.6cm大のAVMを認めた（図1A-C）．脳血管撮影右内頚動脈正面像（図1D, E）にて右anterior choroidal artery（青矢印），右anterior temporal artery（赤矢印）からfeederを認め，右内頚動脈側面像（図1F, G）にてdrainerは浅中大脳静脈（superficial middle cerebral vein：SMCV），vein of trolard vein, sphenobasal vein, vein of Labbe, 脳底静脈（basal vein of Rosenthal：BVR）であった．3D-DSA撮影（図1L, M）右椎骨動脈正面像（図1H, I）にて右posterior temporal artery（赤矢印）からfeederを認め，右椎骨動脈側面像（図1J, K）にて前述と同様のdrainerを認めた．

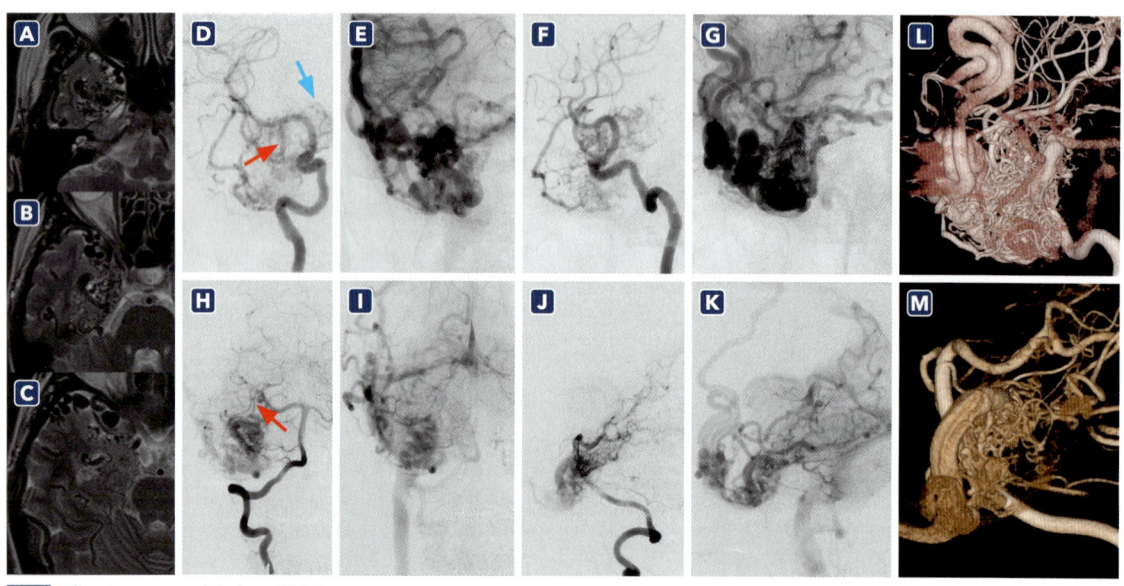

図1 The temporal lobe AVM

右内頚動脈正面像（図2A）；右anterior temporal arteryへMagic1.2FM /CHIKAI 008でそれぞれ誘導した（矢印1, 矢印2）．20% NBCA 0.11mL, 20% NBCAを0.11mL注入した（図2B, C）．右椎骨動脈撮影正面像（図2D）；右posterior temporal arteryへMagic1.2FM /CHIKAI 008で3回誘導する（矢印）．それぞれ33% NBCA 0.12mL, 20% NBCA 0.25mL, 加温NBCA 0.22mLを注入した（図2E-G）．塞栓後右椎骨動脈撮影（図2H）；nidusへの血流は低下した．右内頚動脈正面像（図2I, J）；nidusへの血流は低下し，以下追加の塞栓術を施行．4.2Fr FUBUKI 120cm（矢印）とMarathon /CHIKAI X 010で右anterior temporal artery末梢へ誘導し，Onyx 18 2.07mLを37分2秒で注入した．Marathonを抜去する時間が5分25秒と延長した．蛇行血管の末梢でのOnyx注入の問題点でもある．

右anterior temporal artery末梢へMagic1.2FM /CHIKAI 008を誘導し，加温20% NBCAを0.1mL追加で塞栓した（図2K）．塞栓術後右内頚動脈正面像（図2L）；右anterior temporal arteryからの血流は著明に低下するも，右anterior choroidal arteryからの血流が増加した．開頭術野（摘出前）写真（図2M），摘出術中写真（図2N），nidus下面のOnyx cast（図2O）．nidus後方のNBCA cast（図2P）．NBCA / Onyxの適度な塞栓術を行うことで，摘出術の際はいずれのcastも硬度による可動性の問題は認めなかった．

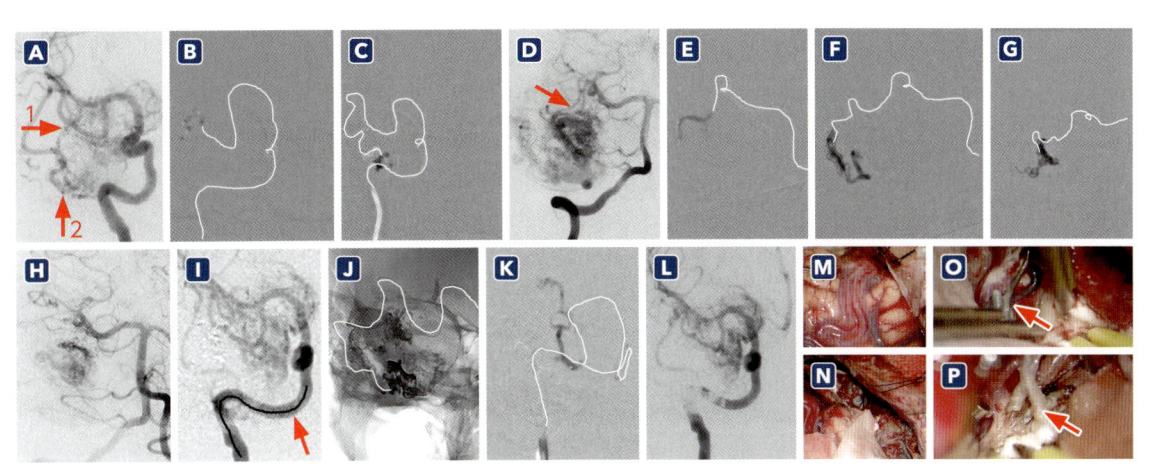

図2 The temporal lobe AVM

症例2 ▶ Cerebellar AVM（図3, 4）

　30歳代男性．小脳出血発症．Spetzler-Martin分類garde 2の小脳AVM（cerebellar AVM）．頭部CT（図3A-C）：小脳出血発症のSpetzler-Martin分類grade 2 AVM．サイズは35.2×24.9×22.8mmであった．同日開頭減圧術，血腫のみ部分摘出を行った．脳血管撮影左椎骨動脈正面像（図3D），左椎骨動脈側面像（図3E）にて右PICA（黒矢印）からのfeederを認めた．右椎骨動脈正面像（図3E），右椎骨動脈側面像（図3F）にて左AICA（黒矢印），右PICA（白矢印）からfeederを認め，右椎骨動脈側面像（図3G）にて左SCA（黒矢印）からのfeederを認めた．3D-RA画像（図3H, I）右PICAは，paramedian vermian branch，hemispheric branchからのfeederに分かれ，drainerは横静脈洞へ流出していた．塞栓術working angle側面像（図3J, K）：feederがnidusへ流入する部位が見えやすく，drainerのnidusからの流出路が見やすい位置とした．左椎骨動脈側面像：6Fr FUBUKI 90cm／Guidepost 130cmのシステム（Tコネクター使用）でMagic1.2FM／CHIKAI 008で左PICAのparamedian vermian branchからnidus近傍まで誘導し（図4A），25% NBCAを0.08mL注入した（図4B）．再度同様に誘導し（図4C），20%加温NBCAを0.16mL注入した（図4D）．同血管に3回目誘導し（図4E），20%加温NBCAを0.16mL注入するとnidus内部まで浸透した（図4F, G）．次にPICAのhemispheric branchにMagicは誘導困難であり，1.3Fr DeFrictor Nano／CHIKAI X 10で誘導すると，さらにnidus近傍まで誘導が可能になった（図4H, I）．20% NBCAを0.01mL注入した（図4J）．

　最後に，paramedian vermian branchの本幹に再度誘導し（図4K），加温20% NBCAを0.2mL注入した（図4L）．塞栓後のX線撮影（図4M）では，NBCAはnidusの下面を中心に浸透していた．術後左椎骨動脈撮影（図4N：正面像，図4O：側面像）は，PICAからのfeederはほぼ閉塞し，左SCAと左AICAのfeederが残存していた．

　塞栓術後同日に摘出術施行（図4P-U）：左鼠径に5Frアローシース45cmを挿入（図4P），固定を2カ所してから腹臥位で頭部を固定した．摘出術中写真：drainerの怒張もなく，SCAからのfeederを遮断し，剥離境界を作製，NBCAにて近位まで血栓化したPICA（図4R：矢印）．最後にdrainerを離断（図4S）した．Hybrid ORで血管撮影（図4T：正面撮影，図4U：側面撮影）し，nidusの描出は完全に消失した．

≫放射線治療術前（対象：Spetzler-Martin 分類grade2～5）（eloquent areaの症例 含む）

　主たる選択は，NBCAを用いての塞栓術となる．OnyxはTantalumがアーチファクトになり，放射線治療のtargetingが困難になりやすいため，控えめな選択になる（放射線治療を先行してからの血管内治療も症例によってはある）．

≫穿通枝からの塞栓術（出血発症）

　AChA，LSA，recurrent artery of Heubnerからの塞栓術では，マイクロカテーテルからの選択撮影を行い，正常脳への灌流や塞栓物質の逆流に留意し，安全に塞栓可能なものであればNBCAにて塞栓術を行う．

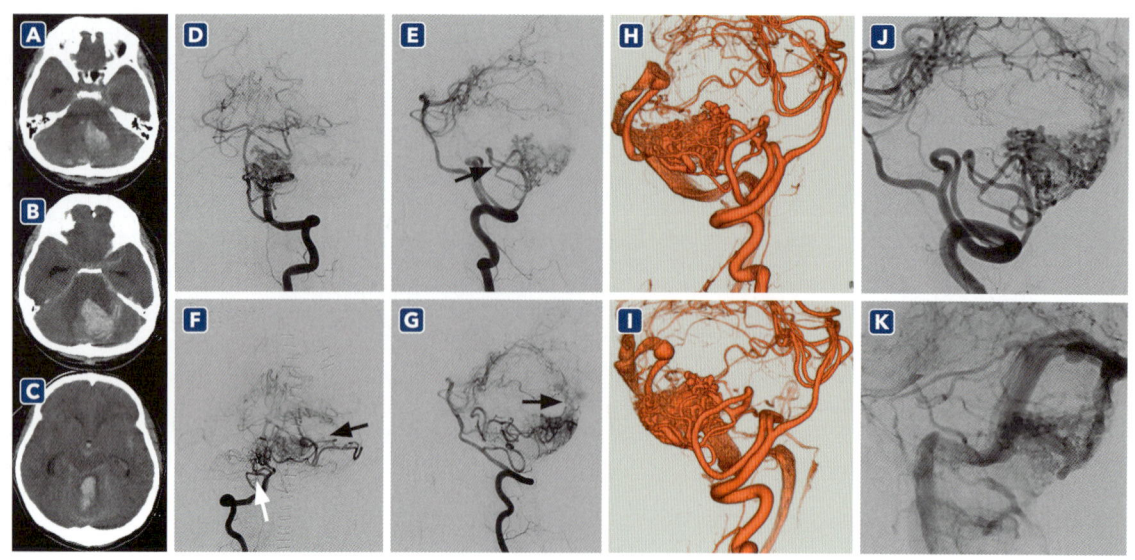

図3 Cerebellar AVM

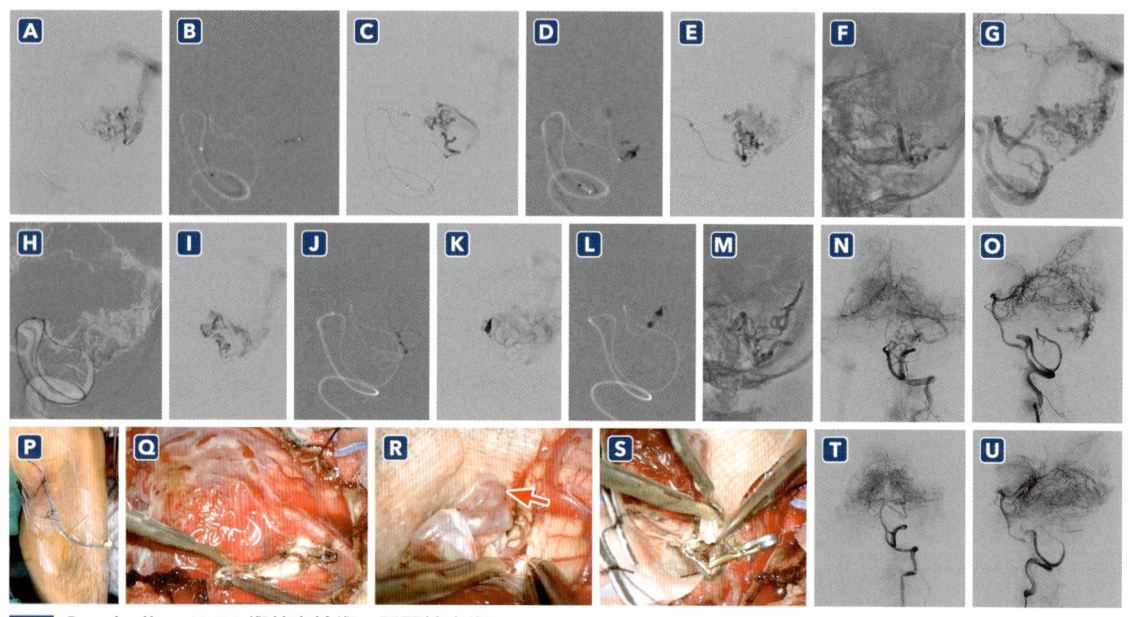

図4 Cerebellar AVM 術前塞栓術，開頭摘出術

▶ 2 塞栓術の方法

≫システム

補助コイル塞栓術（distal access catheter：DAC）は必須と考える．従来は4.2Fr FUBUKIとの組み合わせの頻度が高かったが，Guidepost（東海メディカルプロダクツ）の登場によりDACをより末梢まで誘導することが可能になったため，カテーテル抜去に伴う出血リスクが低減し，治療の安全性が向上した．

Guidepostの長さは対象血管が末梢であれば130cmを選択し，Magic1.2FM／CHIKAI X 010または，1.3Fr DeFrictor Nano（メディコスヒラタ）/CHIKAI X 010との組み合わせで行う．カテーテル誘導の選択血管はfeederが複数，多系統からある場合は，より末梢の血管から撮影を行い，正常血管構造が含まれるかどうかをsuperselective injectionで確認しながら，塞栓を行うかどうかを判断する．

≫対象血管と塞栓物質の濃度選択，および手技

Feeder on aneurysm，硬膜動静脈瘻（dural arteriovenous fistula：dAVF），fistulas feederで

はNBCAが第一選択，dural branchでの塞栓ではNBCA，Onyxのいずれもあり得る．

NBCA塞栓術は基本的により末梢のfeederからのpiecemeal nidus occlusionを主眼としている．25〜33%を標準濃度として，nidusまでの距離が短く，血管径が大きく，血流速度が速く，屈曲部がない場合は，比較的高濃度のNBCAを使用する．血流速度が速い場合は，高濃度NBCAにコイルを併用する場合もある．

Nidusまでの距離が長い，血管径が細い，血流速度が遅い，屈曲が強い，マイクロカテーテルがwedgeして血流停止になっているなどの場合は低濃度NBCAを用いる．低濃度NBCAは粘度の高い油性造影剤の量が多くなるため，混合液の粘稠度が高くなる．このことは低濃度NBCAにして重合時間を遅らせても，高い粘稠度のために混合液の病変末梢への浸透を妨げる原因となる．そのためNBCAを加温し，カテーテル内での冷却を防ぐために，カテーテル洗浄用の非イオン性の5%グルコースも加温する．

マイクロカテーテル抜去時は，マイクロ先端まで逆流していたcastが飛散することがあるため，マイクロカテーテルに陰圧をかけて抜去したり，DACやガイディングカテーテルを同時に抜去することで飛散を予防している．治療中のworking angleは，マイクロカテーテルからの超選択撮影を行い，マイクロカテーテルの先端が視認しやすく，頭蓋骨が重ならないようにし，逆流が許容される安全可能な血管が見やすいように適宜調整する．

≫治療合併症

NBCA注入時に，extravasationを疑う所見があっても注入は継続し，安全な範囲まで逆流したところでカテーテルを抜去する．治療における出血性合併症はマイクロカテーテルとマイクロガイドワイヤーの操作に起因するものと，カテーテル抜去時に伴うものに分けられる．

High flowなどの症例でNBCAを高濃度で用いる場合は，drainerへ流出するNBCAが肺まで飛散しないように注入速度を徐々に低下させながら行う．Onyx注入では，長時間の注入になるため，plugのproximalへの延長のみではなく，feederからnidusを介してretrograde fillingによるproximalへの流出によりカテーテルがtrapされる可能性にも注意する．Onyxを併用する場合は，治療開始時と後半ではnidusの描出の程度が異なり，nidusからdrainerへの流出路がより明瞭になるため，Onyx注入血管ごとに，過度な静脈への流出が起きないようにworking angleを変更する．

（佐藤 慎祐，新見 康成）

A

脳動静脈奇形とは

2 AVM治療に必要な基礎知識

❽ AVMの治療戦略

　脳動静脈奇形（arteriovenous malformation：AVM）の治療で最も重要なことは，根治させるための治療戦略に沿って治療を進めることである．また，適応に関してはA Randomised trial of Unruptured Brain Arteriovenous malformations（ARUBA）研究等の非盲検無作為化試験（RCT）で未破裂AVMの治療に関しては逆風が吹いており，慎重な判断が望まれる[1-3]．

　現在AVMの治療手段としては塞栓術〔経動脈的塞栓術（transarterial embolization：TAE），経静脈的塞栓術（transvenous embolization：TVE）〕，

摘出術，放射線治療があるが，この3つの方法のどれを用いてどのように根治に持ち込むかが重要である．治療に入る前に，治療の最終ゴールを各チームで設定してから治療に入ることが重要で，行き当たりばったりの治療は行ってはいけない．また，根治に持ち込めなくても出血発症例であれば，急性期で脳圧が高い場合は，開頭して血腫除去，外減圧のみを行い，出血源の明瞭なものであればその部位のみを塞栓するtarget embolizationという戦略も存在する[4]．

症例 ❶ 　左側頭葉の大型AVM

　40歳代男性．頭痛で発症し近医を受診．CTで　　　　異常を指摘され紹介となる（**図1A**）．脳血管撮

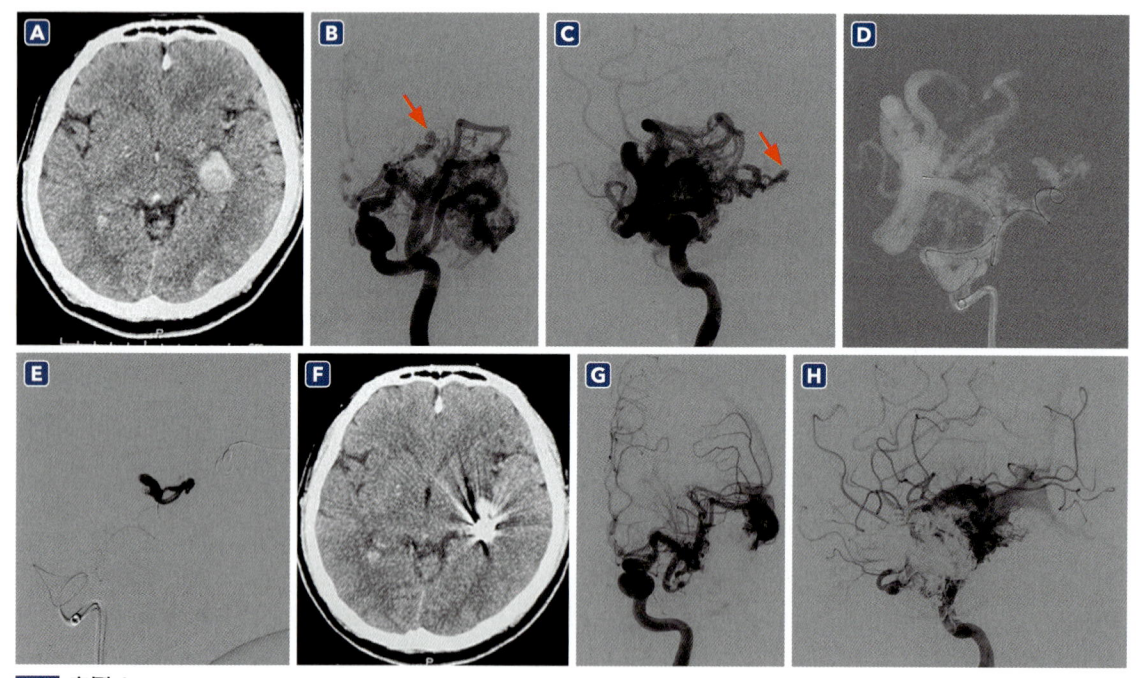

図1 症例1

A：治療前後頭部CT画像．治療前CT：左側頭葉内側面と側脳室内にわずかな血腫を認めた．

B, C：左内頚動脈撮影正面像，側面像動脈相．正面像（**B**），側面像（**C**）の矢印部分に出血点と思われるfeeder aneurysmを認めた．

D, E：動脈瘤塞栓時の血管撮影，側面像に近いワーキングアングルでanterior choroidal artery末梢の動脈瘤までマイクロカテーテルを誘導した．その後，瘤内にOnyxを注入し動脈瘤を塞栓した．

F：動脈瘤塞栓後CT，出血部にOnyxが認められる．

G, H：塞栓術終了後の血管撮影正面像，側面像，動脈相．AVMの造影される範囲は縮小し動脈瘤も描出されなかった．

影で左側頭葉に大型のAVMを認めた. 左前脈絡叢動脈からのfeederに動脈瘤を認め, CTの出血点から判断して, これが出血点と考えられた（図1B, C）. 前脈絡叢動脈は内頸動脈からヘアピン状に下向きに分岐しており, 動脈瘤までマクロカテーテルを挿入するのに, バルーンカテーテル（SHOURYU2, カネカメディックス）を用いてカテーテルが内頸動脈末梢にはねないようにして動脈瘤内までDeFrictor Nano（メディコスヒラタ）を誘導した. 拡張期血圧を60mmHg台に下げ, Onyx 34で動脈瘤, 流入動脈を閉塞した（図1D, E）.

術後CTでも出血点にOnyx塊を認めた（図1F）. 後日, 側頭葉からのfeederをOnyxで塞栓したが, そのとき main feeder の1本はSOFIA 5Fr（テルモ）を distal access catheter（DAC）として用い, その中にScepter C（テルモ）を挿入し, バルーンで血管を遮断した状態でOnyx 18を注入

し塞栓を行った. 最終的にAVMの約80％程度が塞栓できたため, 残存部にガンマナイフを行うこととした（図1G, H）.

いずれにしても, 血管内治療医, 脳神経外科医, 放射線治療医で十分議論したうえで最終的な治療方針が決定されるべきである. 治療適応に関しては, ARUBA研究[1]後は無症候性のAVMに対して治療を行うことはほとんどなくなったが, 若年でfeeder, nidus内動脈瘤やvarixが進行性に増大するもの, 流出静脈に高度の狭窄を認めるものには治療を考慮する余地がある. 大型のものは単独の治療では根治は難しく3つの方法をうまく組み合わせて根治に持ち込む必要がある[3]. また, 稀ではあるが, AVMの流出静脈にできた静脈瘤がマスとして脳を圧迫し症状を呈する症例もある. このような症例もAVM自体の血流量を落とすと血栓化し症状が改善することが多いので, まず塞栓術を第一選択にすべきと考えられる.

症例❷　左小脳の巨大AVM

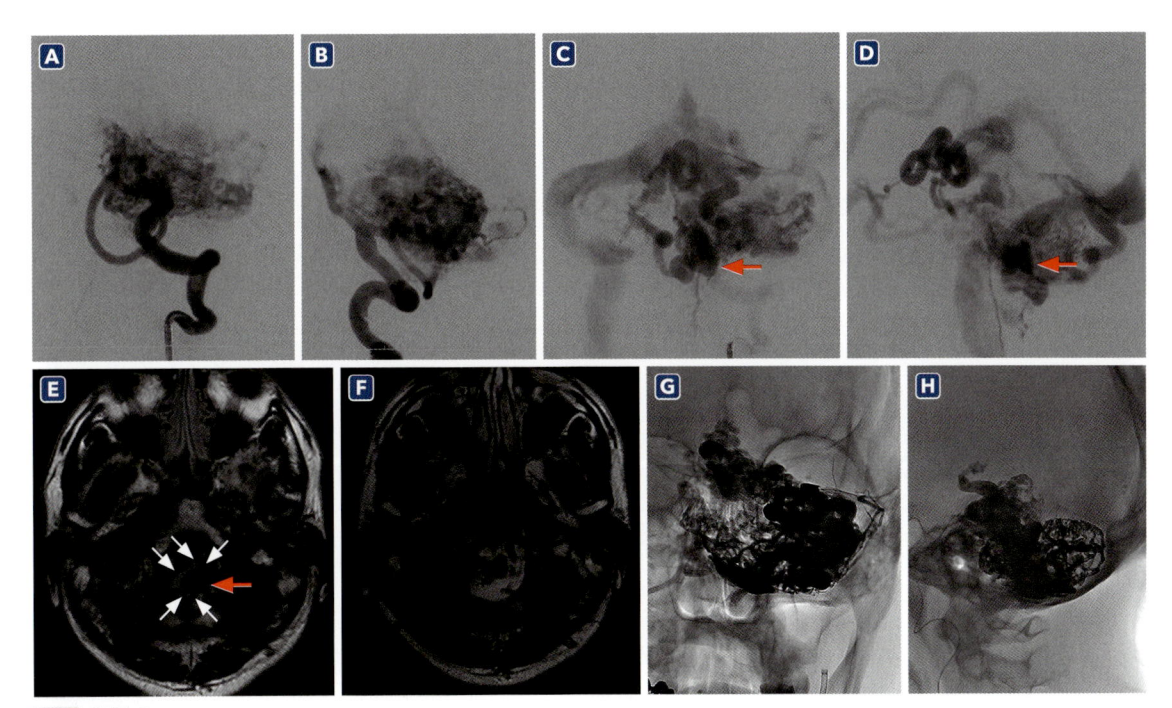

図2 症例2

A, B：左椎骨動脈撮影正面像, 側面像, 動脈相.

C, D：正面像, 側面像, 静脈相, 小脳半球全体の巨大AVMを認める. 矢印は延髄に食い込んでいるvarixを示す.

E：塞栓術前のT1WIのMRIを示す. 延髄（白矢印で輪郭を囲んでいる）は変形しており, そこに赤矢印で示すvarixが食い込んでいた.

F：塞栓術後T2WIのMRIを示す. 延髄を圧迫していたvarixは描出されなかった.

G, H：塞栓術終了時頭蓋単純撮影. 正面像, 側面像. 小脳半球の大部分がOnyxとPhilで塞栓された.

左小脳の巨大AVMを以前から指摘されていたが，治療不可能のため経過を見ていた．最近になって急速に歩行障害，四肢麻痺，嚥下，呼吸障害が進行し，当科紹介となった．

血管撮影では左小脳半球全体のhigh flow AVMを認め（図2A-D），MRIでは流出静脈にできたvarixが延髄に食い込んでおり，これが四肢麻痺，嚥下，呼吸障害の原因と考えられた（図2E）．緊急気管切開を行い，翌日Onyxを用いてmain feederを3本塞栓した．

その後，症状は急激に改善しvarixも消失し（図2F），職場復帰できた．その後数回の塞栓術を繰り返し，AVMの大部分は塞栓できた（図2G, H）．流出静脈も1本になったのでTVEを考えたが，Onyxにより血管が視認できなくなり，カテーテル誘導は危険と判断し，ガンマナイフ治療を行うこととした（図3）．

最近ではTVEも導入されたので出血発症の深部の小型AVMに対してはTVEが最善の根治的治療になりつつある．また，ガンマナイフ後の残存AVMについても小型のものであればTVEで根治可能である．また，脳深部でなければ，大部分の出血発症AVMは塞栓術，摘出術の併用で根治可能である．

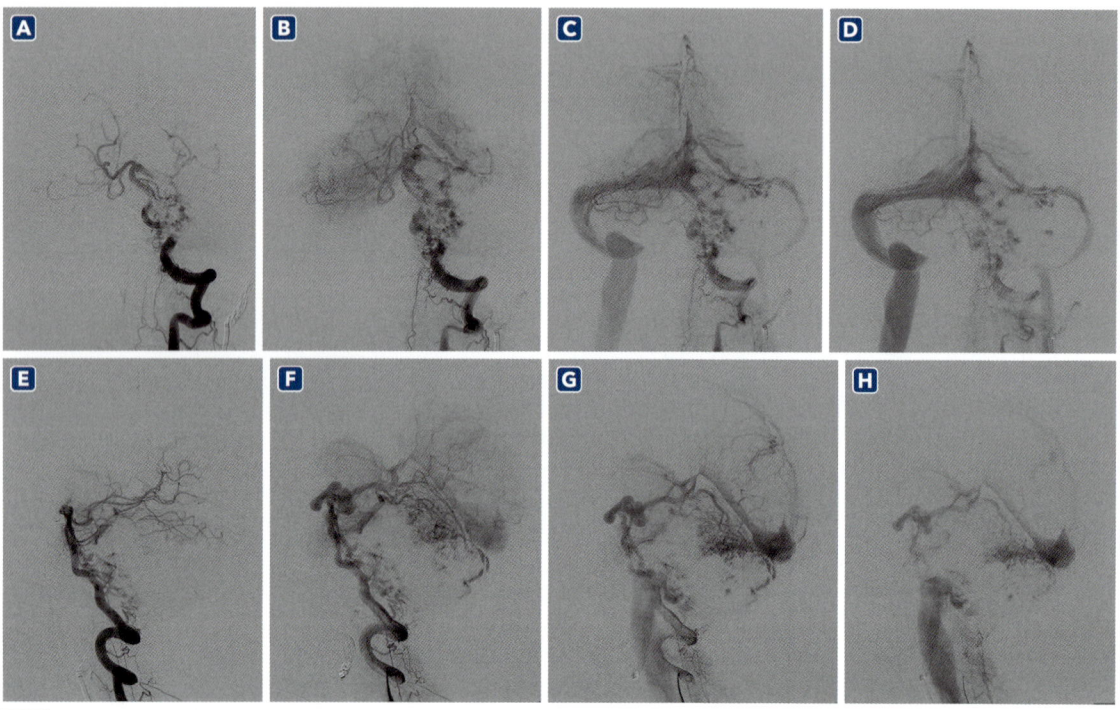

図3 塞栓術終了後左椎骨動脈撮影

A-D：正面像．早期動脈相，晩期動脈相，早期静脈相，晩期静脈相．
E-H：側面像．早期動脈相，晩期動脈相，早期静脈相，晩期静脈相．
AVMの大部分は塞栓されたが，椎骨動脈の硬膜枝，上小脳動脈からわずかに流入動脈があった．Anterior ponto-mesencephalic veinが流出静脈として描出されている．

引用・参考文献

1) Mohr JP, et al: Medical management with interventional therapy versus surgical management alone for unruptured brain arteriovenous malformations (ARUBA): funal follow-up of a multicenter, non-blinded, randomized controlled trial. Lancet Neurol 19: 573-81, 2020

2) Raymond J, et al: Endovascular treatment of brain arteriovenous malformations: clinical outcomes of patients included in the registry of a pragmatic randomized trial. J Neurosurg 138: 1393-402, 2022

3) De Leacy R, et al: Endovascular treatment in the multimodality management of brain arteriovenous malformations: report of the Society of NeuroInterventional Surgery Standards and Guidelines Committee. J NeuroIntervent Surg 14: 1118-24, 2022

4) Xiachuan H, et al: Targeted embolization reduces hemorrhage complications in partially embolized cerebral AVM combined with gamma knife surgery. Interv Neuroradiol 21: 80-7, 2015

（寺田 友昭）

1 AVMの塞栓術：TAE

❶ Simple push

▶ はじめに

　液体塞栓物質は，マイクロカテーテル先端から押し出して標的病変までpenetrationさせるというコンセプトはどれも同じである．この場合，流れに任せて前方へ飛ばす方法（真のsimple push）と，血流をコントロールした状態で塞栓物質を延伸させていく方法がある．後者はシアノアクリレート系薬剤（n-butyl cyanoacrylate：NBCA），Onyxのいずれの場合にも適用可能であるが，前者の方法は主としてNBCAによる塞栓術で用いられる．

▶ 1 NBCAのsimple push法

　脳動静脈奇形（arteriovenous malformation：AVM）の血管構築やシャント血流量などを基準（**表**）にして，適切な濃度のNBCA混合液（通称として本項ではglueと呼ぶ）を作る．注入には2.5mLのロック付きシリンジを用いることが推奨されているが，微妙な打ち方が必要な場合には1mLのシリンジを用いることが多い．

≫NBCA混合液(glue)の注入

　5％グルコース溶液にてマイクロカテーテル内を十分リンスした後，DSAモード下に慎重にnidus内へ注入する[1,2]．注入はカテーテル先端からゆっくり前進させていくが，カテーテルから出た瞬間に血流に飛ばされてnidusやdrainerまで吹き飛ぶことがある．遠位部が閉塞するとその後のNBCAはfeeder近位部で留まり，すぐに逆流を始める．カテーテル位置およびfeederの径や血流量によってその注入方法は異なる．

nidus近くまで到達できる場合

　カテーテルがある程度wedgeした状態でglueを打てば，血液による固体化が進まず，注入した分だけ先進し逆流しない．どんどんglueがdrainerの方へ進んで行くときはいったん（1〜2秒ほど）小休止する．

　次に打ち始めると，最初に注入していたnidus

表　NBCAのpenetrationの程度を決定する要因

病変側の要因
血管径
血流速
血管の屈曲
分岐のパターン
Nidusの形状 (fistulous component)
Compartmentarization
他からの流入血管の合流 (遺残シャント)
Drainageの狭窄

治療サイドの要因
カテーテルの位置 (nidusまで，または正常血管からの距離)
wedgeの有無
NBCA濃度
注入速度

（文献2より引用）

はcast化し次に隣接した異なるcompartmentへ入り出す．比較的低濃度（13〜20％）のglueを用いて，カテーテル先端を起点として，まるで樹氷が形成されていくような画像が得られたら，理想的なnidus embolizationが行える（**図1**）．

Nidusまで到達できない場合

　Feederがtortuousでnidusまで到達できない場合には，そのままglueを注入すれば近位閉塞に終わってしまう．比較的低濃度のglueを使い，その出だしである程度強くpushしnidusまでglueを飛ばし，次のpushで逆流し始めたら即座に抜去する．特に穿通枝の塞栓術の場合に用いられる（**図2**）．この場合には2度目に大きく逆流すると，functional areaを栄養するパートまで逆流して症状を出す危険性が高いため，無理はしない方がよい．

　一方，high flow AVMで，カテーテルが直接drainerまで達してしまうようなfistulous feederについては，例外的にやや近位部より高濃度のNBCAを注入し，シャント部位のかなり手前でcastを作る．最初の数滴はdrainerまで飛んでいくことが多いが，血流がやや落ちたところでfeeder内に止まり，線状のcastを形成する．しかし，数回のdropletにてもglueの固着がなく，すべてdrainerに抜けていく場合には，いったん撤退し濃度を含めて戦略を立て直すことが肝要である．

症例 **1** 頭痛にて発症した未破裂小脳AVM（図1）

50歳代女性．頭痛にて発症した未破裂小脳AVM．椎骨動脈撮影にて左上小脳動脈から栄養されるnidusを認める．Magic（シーマン）をnidus直前まで進め，25％ NBCA混合液を注入．

3本のfeederから塞栓を行い，ほぼ完全閉塞を得た．3D-DSA像にてnidusを満たしているNBCAのcastが確認できる．

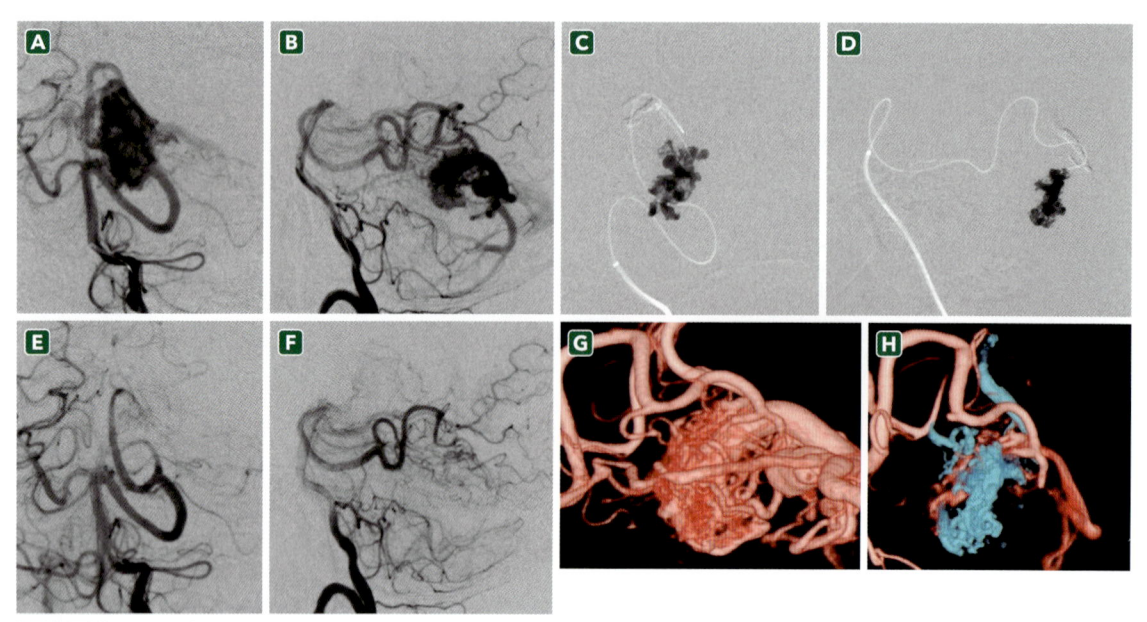

図1 頭痛にて発症した未破裂小脳AVM

椎骨動脈撮影にて左上小脳動脈から栄養されるnidus（**A**：正面，**B**：側面）．Magicをnidus直前まで進め，25％ NBCA混合液を注入（**C**：正面，**D**：側面）．3本のfeederから塞栓を行い，ほぼ完全閉塞（**E**：正面，**F**：側面）．NBCAによるcastの3D-DSA像（**G**：術前，**H**：術後）．

症例 **2** 脳内出血にて発症した右側頭葉後部AVM（図2）

4歳女児．脳内出血にて発症．椎骨動脈撮影にて右後大脳動脈の分枝から栄養される微小な右側頭葉後部のAVMを認める．拡大撮影にて出血源と思われるintranidal aneurysmを認める．Marathon

をnidus直前まで進め，選択的造影にて動脈瘤が造影されることを確認後，33％ NBCA混合液を注入し完全閉塞を得た．

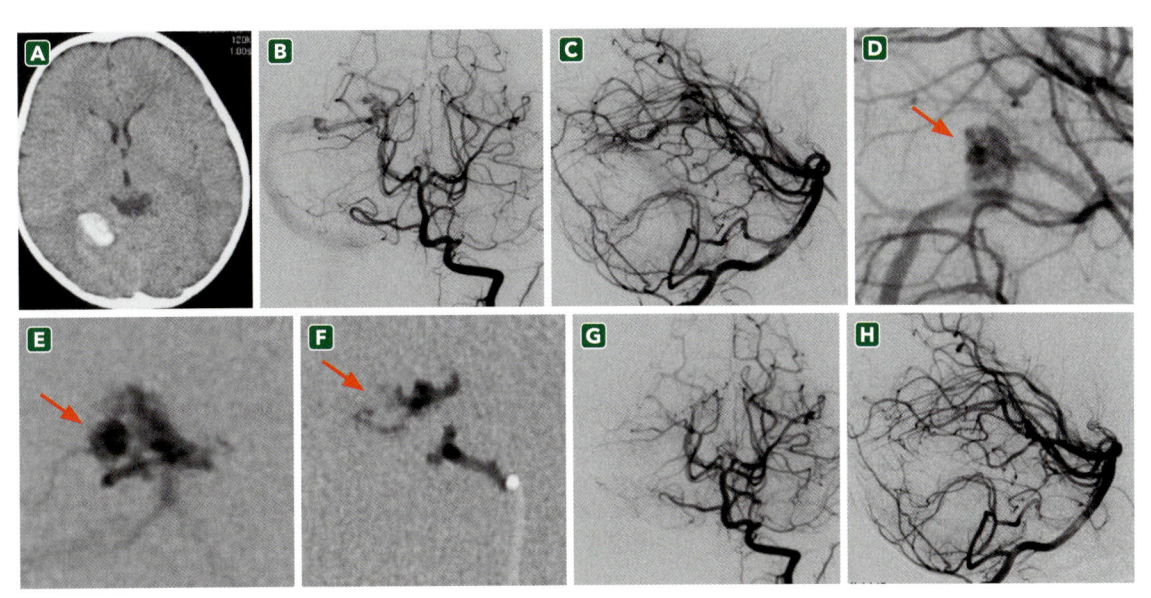

図2 脳内出血にて発症した右側頭葉後部AVM

4歳女児．脳内出血のCT画像（**A**）．椎骨動脈撮影にて右後大脳動脈の分枝から栄養される微小な右側頭葉後部AVM（**B**：正面，**C**：側面）．拡大撮影にて出血源と思われるintranidal aneurysm（**D**：矢印）．Nidusに動脈瘤が確認される選択的造影（**E**）．33% NBCA混合液注入後（**F**：矢印；aneurysmの閉塞が認められる）．完全塞栓が確認される撮影像（**G**：正面，：側面）．

▶ 2 Onyxのsimple push法

　Onyxは順行性にnidusにゆっくりとpenetrationさせていく塞栓物質であるが，摘出術前のシャント血流の減少を目的としている場合には，feeder occlusionのみを行う戦略がとられることがある[2,3]．このときは，nidus直前でcastを作っておけばよいため，カテーテル側へOnyxが積み戻ってくるようにコントロールして注入する．そのまましっかりと打ち込んで十分逆流が生じたと

ころでカテーテルを抜去する．

　血流をせき止めるplugを作り，そこを起点に前方へpenetrationさせていくplug and push法と違い，すでにOnyxが遠位まで到達しているので，打ち続けていても逆流が多くなるだけであるので，feeder閉塞の目的が達せられたら，抜去するほうが得策である．またhigh flow fistulous feederやtortuousなアクセス距離の長いfeederでMagicを用いるときには，Onyxではなく，NBCAを用いる[2]．

引用・参考文献

1）岩室康司ほか：脳動静脈奇形：NBCA，270-9，（中原一郎ほか編：パーフェクトマスター脳血管内治療 第3版．メジカルビュー社，東京，2021）
2）B．動静脈奇形，284-320，（宮地茂：新・脳血管内治療兵法書．メディカ出版，大阪，2022）
3）佐藤慎祐ほか：B.動静脈奇形　①AVM塞栓術，397-401，（宮地茂ほか編完全版 脳血管内治療学．メディカ出版，大阪，2018）

（宮地 茂）

1 AVMの塞栓術：TAE

❷ Pressure cooker technique

▶ Pressure cooker techniqueとは

　動脈サイドから脳動静脈奇形（arteriovenous malformation：AVM）のnidusに大量の液体塞栓物質を注入するためには，流入動脈に留置されたマイクロカテーテルの手前にplugを作り，血流を遮断した状態で液体塞栓物質を注入することが重要である．バルーンカテーテルを拡張させた状態で液体塞栓物質を注入すれば，大量の塞栓物質を注入できるが，バルーンカテーテルはそのサイズ，硬さから必ずしも目的とする血管まで誘導できるわけではない．そのような場合は，Onyxをゆっくり注入しカテーテル先端から近位部に逆流した時点で注入を中止し，近位部のOnyxのplugが固まればOnyxは前方に進みだす．

　しかし，末梢側の圧が高くなると再度逆流が始まる．本法は，plugができるまである程度の時間がかかること，plug形成のためにOnyxを逆流させすぎるとカテーテル抜去困難になるという欠点がある．

　我が国では使用できないが（2024年7月時点），detachable tip microcatheterが使用できる施設では，detachable tipの部分にマイクロコイルを挿入し，50％程度のシアノアクリレート系薬剤（n-butyl cyanoacrylate：NBCA）を注入すると強固なplugが短時間で形成でき，液体塞栓物質を圧入できることになる．液体塞栓物質注入終了後は，マイクロカテーテルを引けばdetach pointで離脱できるため，短時間で大量の塞栓物質を注入できるので非常に有用な手技である．

　詳細は，「**2章B-3　AVMの根治的塞栓術：Chapotの流儀**」の項（p254）を参照されたい．

（寺田 友昭）

1 AVMの塞栓術：TAE

❸ Pressure cooker：Balloon catheter ▶WEB動画

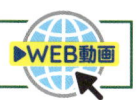

▶WEB動画

症例 ▶ 左側頭葉のAVMにおける術前塞栓術 ▶WEB

　20歳代女性．頭痛にてMRIを撮影したところAVMを認めた（**図1**）．開頭術による摘出を希望されたため，術前塞栓を行うこととなった．脳血管撮影を行ったところ，左側頭葉に主座するnidusを認めた（**図2**）．栄養血管として左中大脳動脈皮質枝，左後大脳動脈皮質枝，左内頚動脈および中大脳動脈からの穿通枝があった．

　初回の塞栓として，左中大脳動脈にBalloon catheterのScepter XC 4×11mm（テルモ）を誘導し経動脈的塞栓術（transarterial embolization：TAE）を行った（**図3** ▶WEB）．Scepter XC 4×11mm をinflationしたのち，Onyx 18を10.2mL注入し，nidusの大部分を閉塞させることができた．1.5カ月後に後大脳動脈（posterior cerebral artery：PCA）よりTAEを行った（**図4**）．25% NBCAにて3回の塞栓を行い，後大脳動脈からの血流を止め，nidusの一部を閉塞することができた．いずれの治療も周術期および術後に出血や梗塞などの異常を認めなかった．その後の脳血管撮影にて著明なnidusの退縮を認めた（**図5**）．

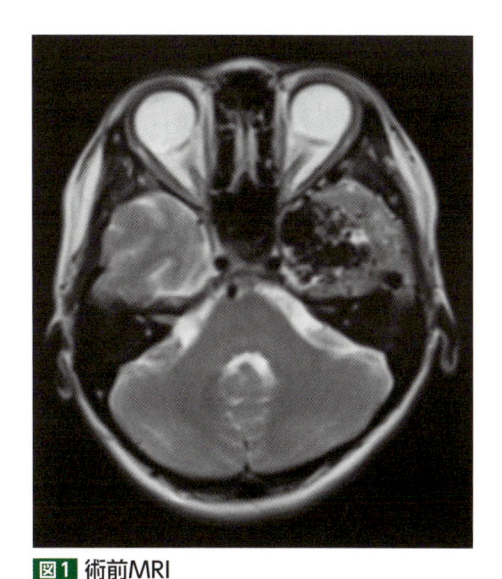

図1 術前MRI
T2強調画像にて左側頭葉にAVMを認めた．

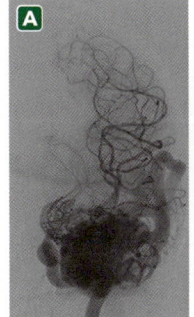
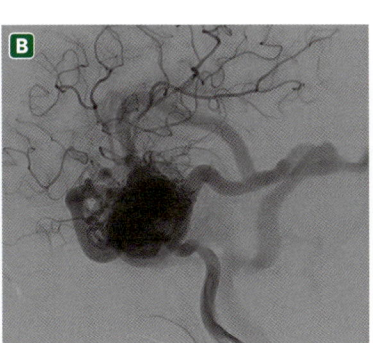
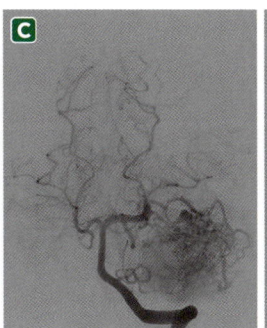
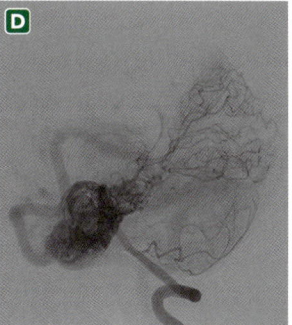

図2 術前血管撮影
左内頚動脈撮影（**A**：正面像，**B**：左側面像）および左椎骨動脈撮影（**C**：正面像，**D**：左側面像）にて左中大脳動脈皮質枝，左後大脳動脈皮質枝，左内頚動脈および中大脳動脈からの穿通枝を栄養血管とするAVMを認めた．

図3 初回塞栓術

MCAにScepter XC 4 × 11mmを誘導しinflation
の後（**A**：正面像，**B**：左側面像），Onyx 18 にて
TAEを行った．Onyxを合計 10.2mL注入すること
ができた（**C**：正面像，**D**：左側面像）．術後左内頚
動脈撮影にてnidusの大部分を閉塞させることがで
きた（**E**：正面像，**F**：左側面像）．

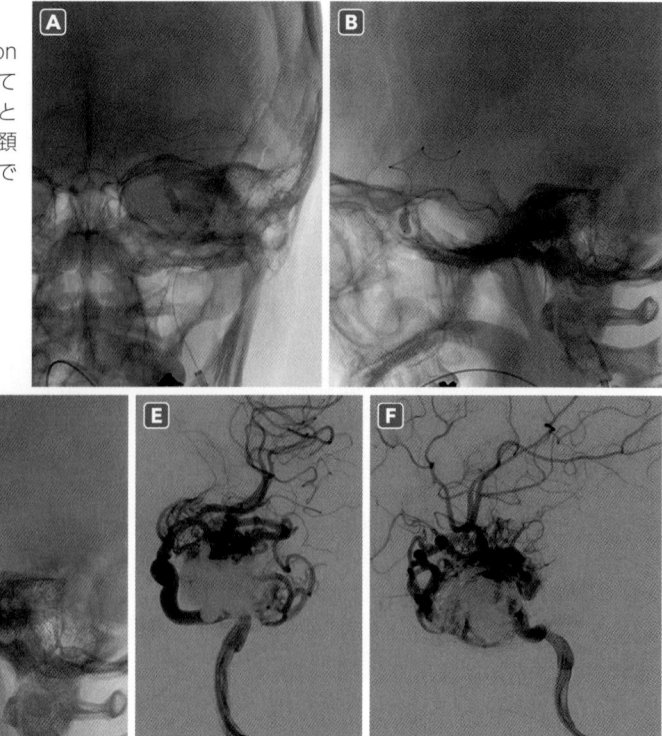

図4 塞栓術 2 回目

術前の左椎骨動脈撮影にてシャントの減少を
認めた（**A**：正面像，**B**：左側面像）．左後大脳
動脈の枝よりNBCA 25%を 3 回注入し（**C**：正
面像，**D**：左側面像），後方循環からのfeeding
は消失した（**E**：正面像，**F**：左側面像）．

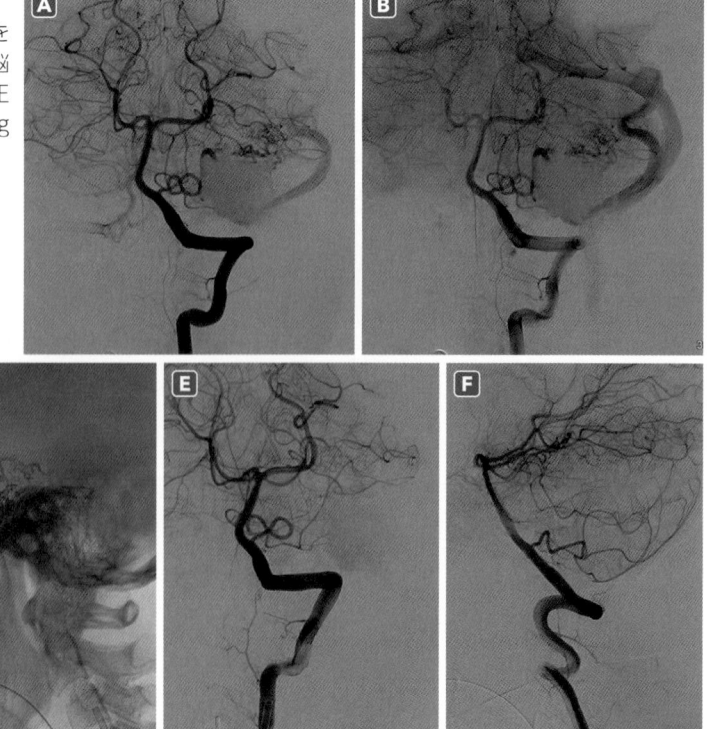

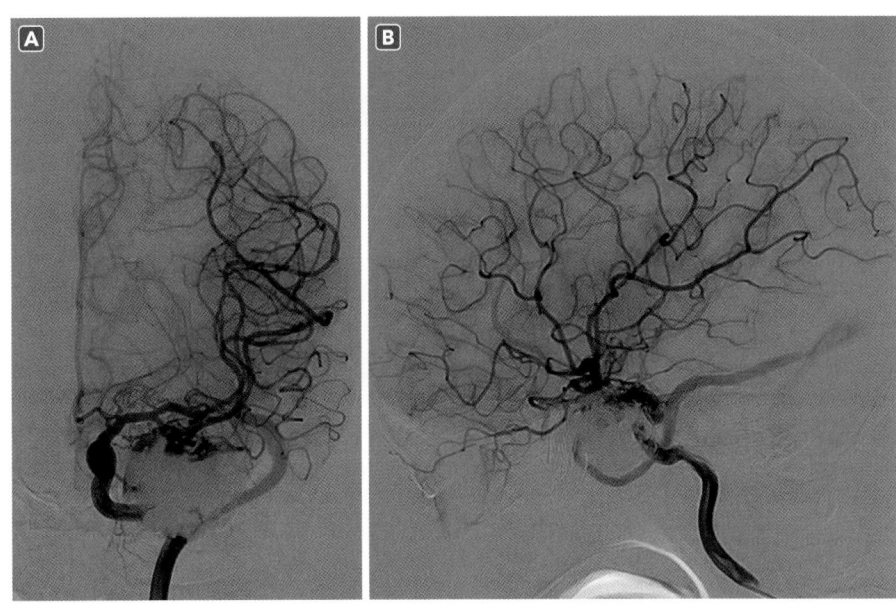

図5 術後撮影

術後のフォローにて脳血管撮影を行ったところ．左内頚動脈撮影でnidusの大部分が閉塞していた
（**A**：正面像，**B**：左側面像）．

（奥村 浩隆）

❹ High flow shuntの塞栓術

▶ はじめに

脳のhigh flow AV shuntは，ガレン大静脈瘤奇形（vein of Galen aneurysmal malformation：VGAM）やpial arteriovenous fistula（pial AVF）などの小児動静脈シャント疾患や，成人におけるfistulaを主体とした脳動静脈奇形（arteriovenous malformation：AVM）が挙げられる．

新生児期には，高拍出量性の心不全を来しやすく，neonatal evaluation scoreをもとに評価を行った上で，治療時期を逸することないように治療介入することが重要である．乳児期では，静脈圧亢進，髄液吸収障害により，頭位拡大，水頭症を来しやすく，急速に悪化する場合もあるため，やはり適切なタイミングでの治療が重要である．治療の目的は必ずしも根治ではなく，心不全からの脱却や神経症状の安定や悪化の防止であり，治療のゴールは年齢や症例ごとに異なる．治療は，接着性液体塞栓物質であるシアノアクリレート系薬剤（n-butyl cyanoacrylate：NBCA）を用いて段階的にシャント血流を低減させていく塞栓術が基本となる．

新生児期であれば，1回の治療で使用可能な造影剤は6mL/kgとされるが，実際は10mg/kgになる場合も多い．高濃度のNBCAを用いてproximal occlusionにならないようにシャント部位を閉塞させていく必要があるが，シャント流量が非常に速い場合は，塞栓物質のdistal migrationを防ぐため全身低血圧下にて塞栓術を行うことが多い．VGAMの灌流静脈は脳の灌流静脈と連絡をもたないとされるが，治療過程でAVFのシャントが減少する段階で脳静脈との連絡が描出される場合があるため，初回から経静脈的に流出路を閉塞させるべきではない．

小児期の治療では，初回治療から完全閉塞を目指す場合もある．Single feederであれば，feederを介してdrainerのfistula近傍にマイクロカテーテルを誘導し，コイルを留置した上で高濃度のNBCAを注入すると，フローコントロールが容易になり安全に完全閉塞を得られやすい．Multiple feederの場合も，同様にfistula近傍のdrainer側にコイルを留置しNBCA注入を複数回行う．還流静脈の形状や血流速度などの要因でコイルを安定して留置できない場合は，初回は高濃度のNBCAを低血圧下に注入して血流低下を図り，その後に別のfeederからdrainer側にコイルを留置し，再度比較的高濃度のNBCAを注入して根治を狙う場合もある．

成人におけるhigh flow fistulaの治療では，nidus構造が少なく，fistula構造が主たる構造のAVMが対象となるが，長期間の罹患に伴う，drainerの拡張，varix併発，静脈側の血栓化を認めることが多い．動脈瘤合併を認める場合もある．また，fistulaの還流静脈を閉塞することにより，残存nidusからの出血や，周囲脳の静脈性梗塞も起こり得るので，病変の血管構造をよく検討した上で，段階的塞栓術も考慮して治療計画を立てることが重要である[1]．

▶ 血管内治療のデバイス選択

High flow shuntのproximalからNBCA塞栓を行う場合に，使用するフローガイドカテーテルとマイクロガイドワイヤーの組み合わせは1.2Fr FM Magicカテーテル（Balt）とCHIKAI 008（朝日インテック），または1.3Fr DeFrictor Nano（メディコスヒラタ）とCHIKAI X 010（朝日インテック）の組み合わせが多い．Feederが非常に太い場合は，Magic 1.5やDeFrictor BULL，Marathon（日本メドトロニック）の使用を考慮し，コイルを静脈側へ留置後にNBCA塞栓術を行う場合は，対応可能なMarathonやHeadwayDuo（テルモ）を用いる．最近では，先端が柔軟なGuidepost（東海メディカル）の使用により，A2/M2より末梢血管に有用する際にはカテーテル抜去時の血管変位に伴う出血リスクをより低減させることができるようになった．

新生児期や小児では，1.2Fr FM Magic / CHIKAI 008を選択し，末梢遠位血管ではCHIKAI 008を1.2Fr FM Magic内で前後させて誘導することが多く，小児，成人で超選択的にマイクロカテーテルを誘導することが難しい場合は，1.3Fr DeFrictor Nanoを選択し，CHIKAI X 010を用いて標的部位まで誘導する．

症例 **1**　緊急帝王切開術後の新生児のガレン大動脈瘤（図 1-3）

　0歳女児．妊娠35週の胎児MRIでガレン大静脈瘤を診断され，当院へ搬送後に胎児の心不全が悪化したため妊娠37週に緊急帝王切開術を施行．出生後のneonatal evaluation scoreは18/21点であったため経過観察を行った．

　術後3日目に心不全の悪化，気管内挿管にて呼吸管理を行った．この時点でneonatal evaluation scoreは11/21点，早期の血管内治療の可能性を考慮し出生時に3.5Fr Umbilical vessel catheter（カーディナルヘルス）を挿入，臍帯動脈を確保

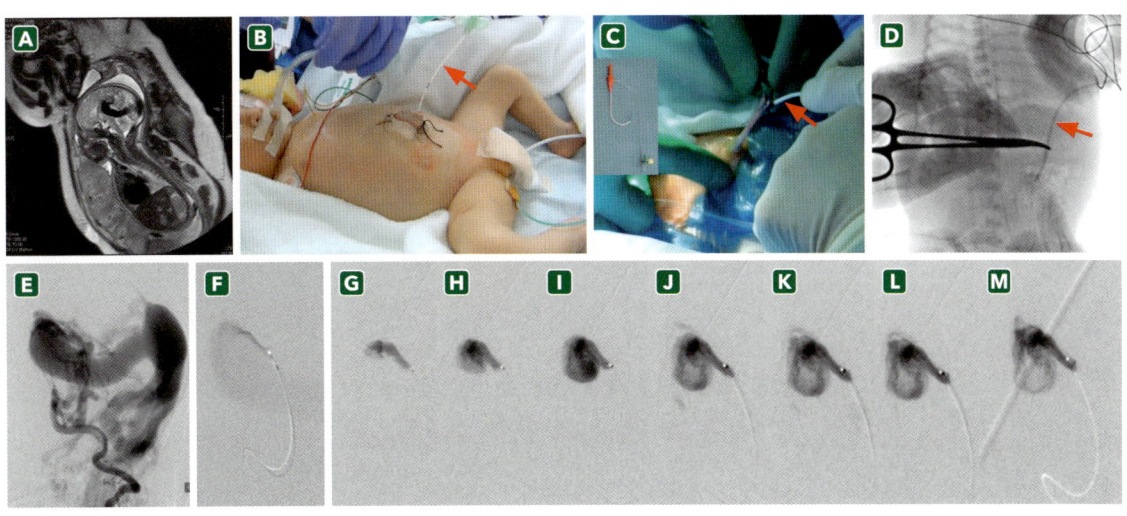

図1 症例1（その1）

A：胎児MRI；VGAMを疑う静脈の拡張を認めた．**B**：臍帯ルート；臍帯動脈に挿入された3.5Fr UVCカテーテル（矢印）．**C, D**：透視下にてルート交換；4Frショートシース（J型）（矢印）へ交換．**E**：左椎骨動脈撮影；左右後脈絡叢動脈からのhigh flow shuntを認めた．**F-M**：左後脈絡叢動脈にMagicを誘導し，シャント近位部から収縮期血圧40mmHg下で75% NBCA 0.25mLを用いて注入した．

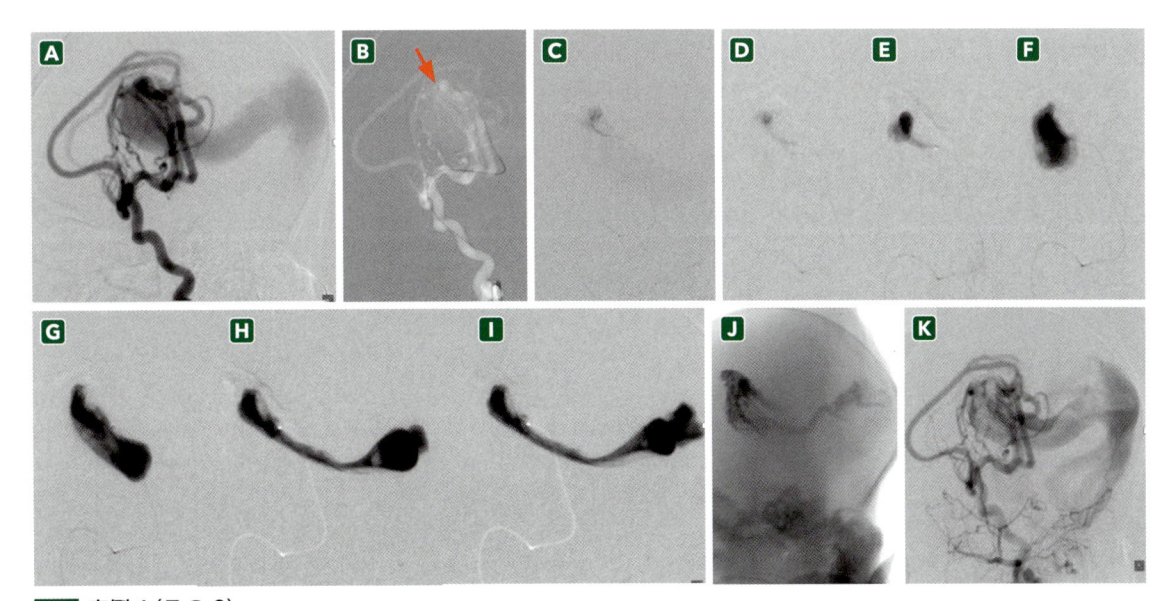

図2 症例1（その2）

A, B：右内頚動脈撮影（側面像）；1.2Fr FM Magic（矢印）を右後脈絡叢動脈へ誘導した．**C-I**：シャント近位まで誘導，70% NBCAを0.92mL注入した．NBCAが飛散しないように，持続的に注入，カテーテル抜去後もNBCAが飛散していくので透視下で確認した．**J**：術後X-P（NBCAによるcast）；左後大脳動脈末梢から追加の66% NBCA 0.01mL，50% NBCA 0.62mLを注入した．**K**：術後右内頚動脈撮影（側面像）；high flow shuntの血流は減少した．

していた．術後4日目に血管内治療を行うことにし，0.014 Guidewireを用いて4Frショートシース（J型）に交換した[2]．左右後脈絡叢動脈，左後大脳動脈末梢からそれぞれ1.2Fr FM Magic / CHIKAI 008を誘導し，それぞれ50〜75%

NBCAを用いて塞栓術を施行した（**図1，2**）．術後9日目に，再度，右後大脳動脈末梢，右後脈絡叢動脈，左前脈絡叢動脈，左後脈絡叢動脈からそれぞれ50〜75% NBCAを用いて塞栓術を施行した（**図3**）．

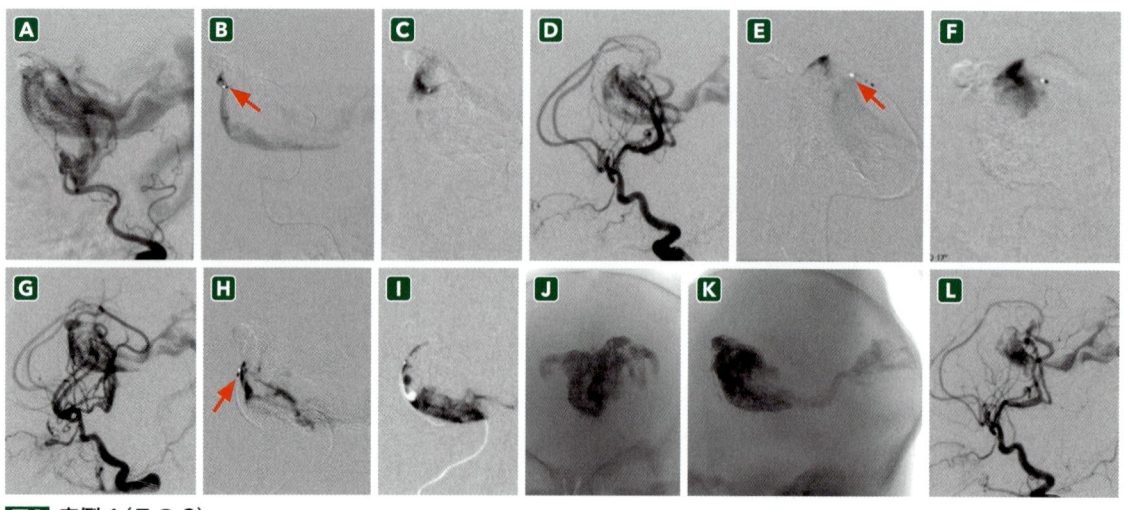

図3 症例1（その3）

A，B：左椎骨動脈撮影（側面像）；1.2Fr FM Magic（矢印）を右後大脳動脈末梢のシャント近位まで誘導した．**C**：75% NBCAを0.25mL注入した．**D，E**：右内頚動脈撮影（側面像）；1.2Fr FM Magic（矢印）を右後脈絡叢動脈へ誘導した．**F**：75% NBCAを0.3mL注入した．**G，H**：左内頚動脈撮影（側面像）；1.2Fr FM Magic（矢印）を左前脈絡叢動脈末梢のシャント近位まで誘導した．**I**：50% NBCAを0.4mL注入した．**J，K**：術後X-P（NBCAによるcast；**J**：正面像，**K**：側面像）．**K**：左前脈絡叢動脈末梢から追加の55% NBCA 0.25mL，左後脈絡叢動脈から55% NBCA 0.25mLを注入した．**L**：術後右内頚動脈撮影（側面像）；high flow shuntの血流は著明に減少した．

症例 **2** ▶ 乳児のpial AVF（図4-7）

　7カ月女児．右シルビウス裂にpial AVFを認め，周囲の脳萎縮を認めたため，正常発達を促すために血管内塞栓術を施行した．造影剤使用量が限られるため，術前MRAでシャントへ流入するfeederをあらかじめ確認しておくことが重要である．本症例では，主に3本のfeederを認めた（**図4**）．脳血管撮影では，右中大脳動脈，右後大脳動脈からのhigh flow pial AVFを認め，横静脈洞に流出していた．右大脳半球の灌流はhigh flow fistulaによってstealされ，右側頭葉は後大脳動脈から逆行性に灌流されていた．Fistula下面に流入するfeederへHeadwayDuoを誘導し，fistula近傍のdrainerにコイル留置を試みるも安定してコイルを留置することが困難であったため，マイクロカテーテルをfeederに引き戻して，収縮期血圧を40mmHgに低下させ，さらに頚動脈を用手的に圧迫しながら80% NBCA 0.84mL（注入時間47秒）を注入した（**図5**）．

　次に，右中大脳動脈の2本のfeederの内，上方

のfeederからdrainerにHeadwayDuo/Traxcess（テルモ）を誘導し，コイル3本〔Presidio 18mm×46cm，EDコイル（カネカメディックス）16mm×30cm×2本，Hydrosoft（テルモ）6mm×12cm〕を留置した．Fistulaの血流は減弱し，右中大脳動脈の正常還流も改善傾向であった．造影剤の使用量が極量に達したため，1回目の治療を終了した（**図6A-E**）．

　6カ月後に再度治療目的で撮影を行ったところ，drainerのコイル塊の周囲にやや血栓化が進行し，右中大脳動脈の正常還流もさらに改善傾向であった．右中大脳動脈のfeederの内，前回マイクロカテーテルを誘導した血管にMarathon / CHIKAI X 010（朝日インテック）を誘導して，追加のコイル6本（EDコイル16mm×30cm，EDコイル16mm×20cm，EDコイル16mm×15cm×4本）を留置し，カテーテルをfeederに少し戻して75% NBCA 0.24mL（注入時間44秒）を注入した（**図6 F-K**）．右中大脳動脈のfeederの内，上方

からの別のfistulaへMarathon / CHIKAI X 010を誘導して，コイル塊手前から50％ NBCAを0.11mL（注入時間42秒）を注入した．撮影を行うとfistulaの血流は著明に減少しており，small feederが残存していたが，そのfistula近傍から正常脳動脈も描出されたため，治療を終了した．

術後神経学的異常は認められず，正常に発育しており，初回治療から3年2カ月のMRAではシャント血流はほぼ消退していて，脳委縮が認められた部分に正常脳の発達も認められた（図7）．

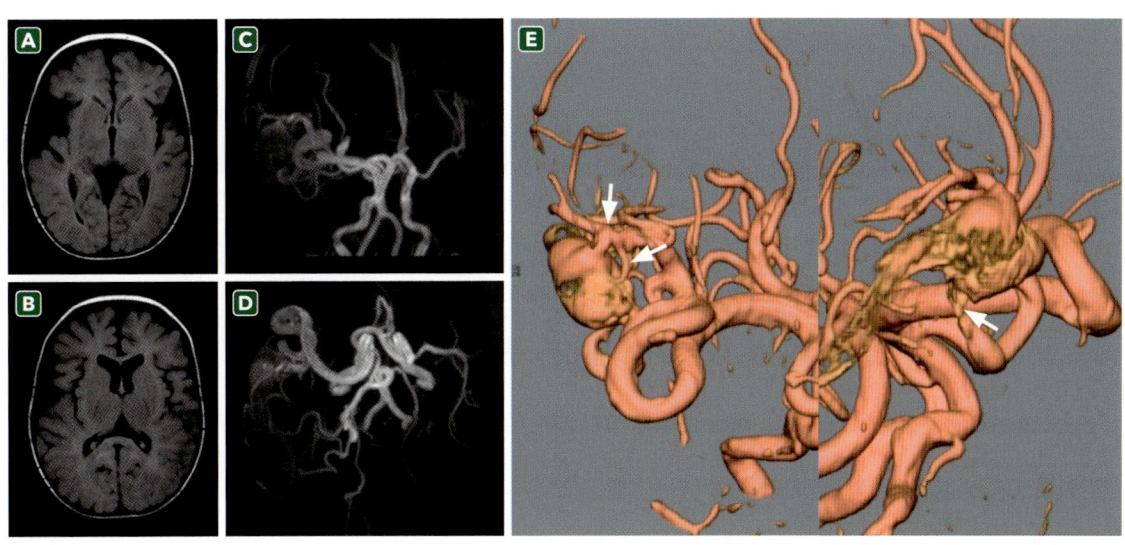

図4　症例2（その1）

A，B：頭部CT；右側頭葉を中心に脳萎縮を認めた．**C-E**：MRA；右中大脳領域にmultiple feeder（矢印）をもつpial AVFを認めた．

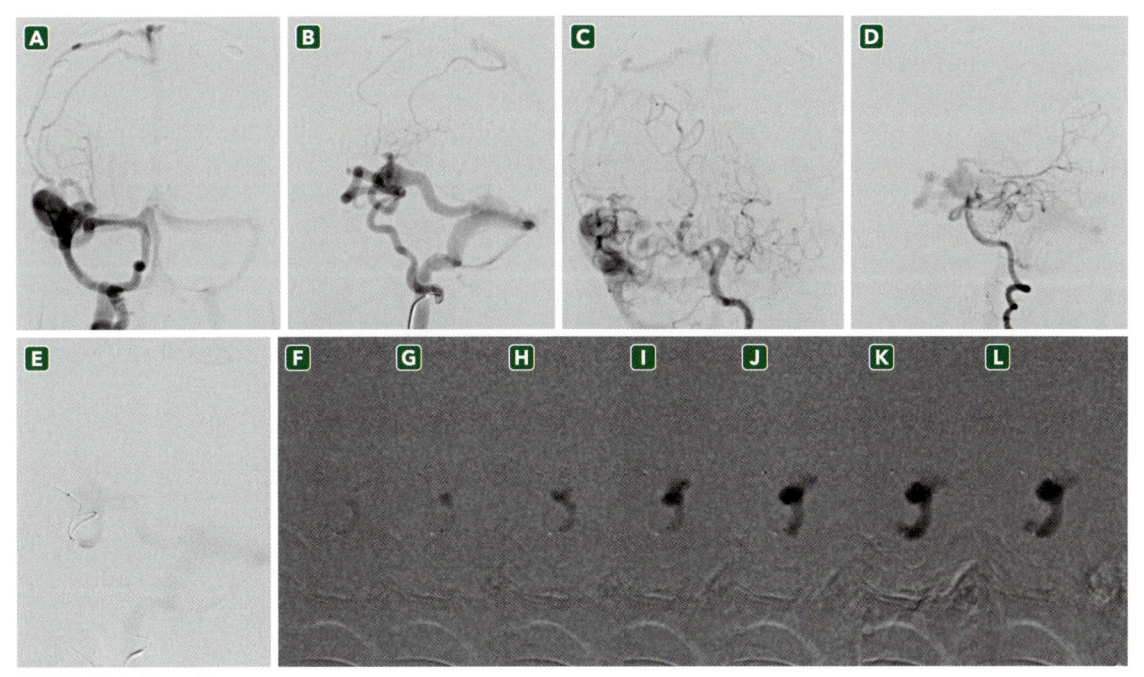

図5　症例2（その2）

A：右内頚動脈正面像．**B**：右内頚動脈側面像．**C**：左椎骨動脈正面像．**D**：左椎骨動脈側面像；右中大脳動脈，右後大脳動脈からのfeederを認めるhigh flow pial AVF．**E**：右中大脳動脈のfeederの内，下方のfistulaからdrainerにHeadwayDuo/Traxcessで誘導撮影．**F-L**：80％ NBCAを0.84mL注入（収取期血圧 40mmHg下，頚動脈を用手的に圧迫下）．

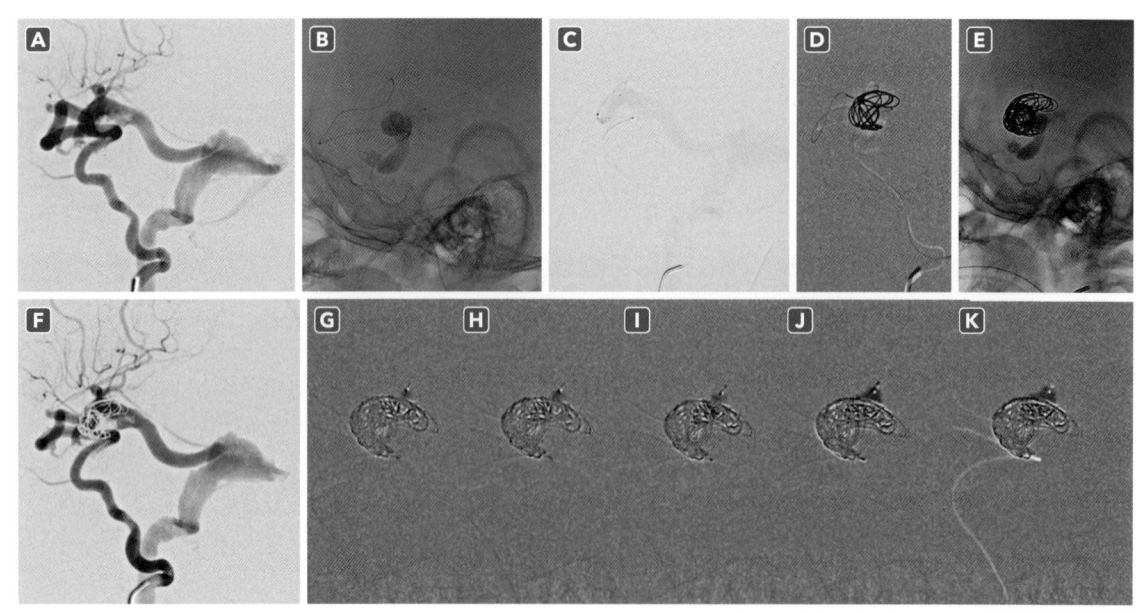

図6 症例2（その3）

A：右内頚動脈側面像；NBCA塞栓術後．**B，C**：右内頚動脈側面像；HeadwayDuo/Traxcessにて右中大脳動脈のfeederの内，上方のfistulaからdrainerに誘導，**D，E**：右内頚動脈側面像；3本のコイルを留置した．**F**：初回治療後6カ月後の右内頚動脈側面像；コイル塞栓術後，血流はやや減弱した．**G-K**：右内頚動脈側面像；右中大脳動脈の同じfeederへMarathon / CHIKAI X 010にて誘導し，コイルを6本留置後にカテーテルを戻して75% NBCAを注入した．

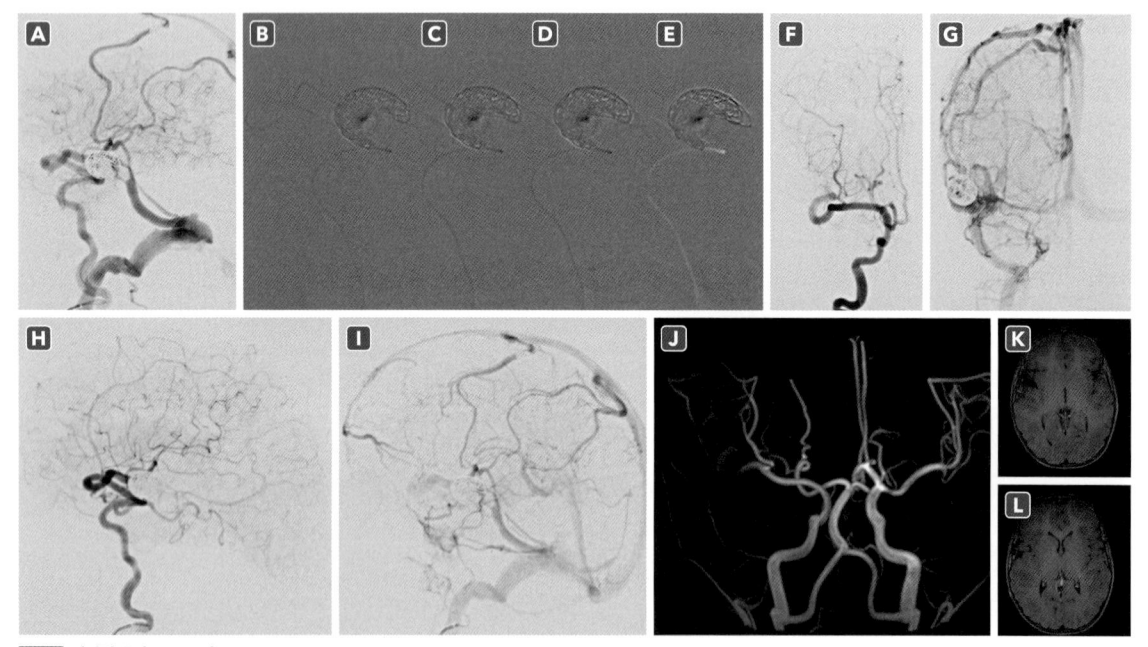

図7 症例2（その4）

A：右内頚動脈側面像；NBCA塞栓術後，さらに血流は減弱した．**B-E**：右内頚動脈側面像；右中大脳動脈のfeederの内，上方から別のfistulaへMarathon / CHIKAI X 010で誘導し，コイル塊手前から50% NBCAを注入した．**F-I**：fistulaの血流は著明に減少，一部feederから正常静脈還流も描出されるようになった．**J-L**：MRA（初回治療から3年2カ月経過）；シャントはほぼ消退，正常脳実質の発達も認められた．

引用・参考文献

1) Niimi Y: Endovascular treatment of pediatric intracranial arteriovenous shunt. Pediatr Int 59: 247-57, 2017
2) Sato S, et al: Umbilical vessel catheter retro-exchange technique(U-RET) for repeat use of the umbilical artery for neonatal vascular intervention : Technical note. Interv Neuroradiol 28: 386-90, 2022

（佐藤 慎祐，新見 康成）

1 | AVMの塞栓術：TAE

❺ Perforatorの塞栓術

▶1 穿通枝塞栓の基本的考え方

穿通枝に対する経動脈的塞栓術（transarterial embolization：TAE）は，常に錐体路梗塞のリスクを伴うため，塞栓効果と合併症リスクの高度なバランスが求められる．

▶2 脳幹AVM

橋の血管支配を**図1**に示す[1]．脳底動脈（basilar artery：BA）穿通枝のanteromedial groupとanterolateral groupは錐体路を支配し，lateral groupは錐体路への関与が小さい．

Lawtonらの脳幹脳動静脈奇形（arteriovenous malformation：AVM）外科手術例に関する報告でも，橋前側群〔根治率66.7％（4/6例）・modified Rankin Scale（mRS）悪化率50％（3/6例）〕よりも橋外側群〔根治率100％（7/7例）・mRS悪化率0％（0/7例）〕の治療成績が良好であった[2]．

これらの血管支配と開頭手術の成績は，橋外側群（脳幹穿通枝のlateral group）（**図1**）が積極的な塞栓対象になり得ることを示唆している．橋前側群（脳幹穿通枝のanteromedial groupとanterolateral group）（**図1**）は錐体路障害のリスクが高く，より厳密なリスク対効果の評価が必要である．

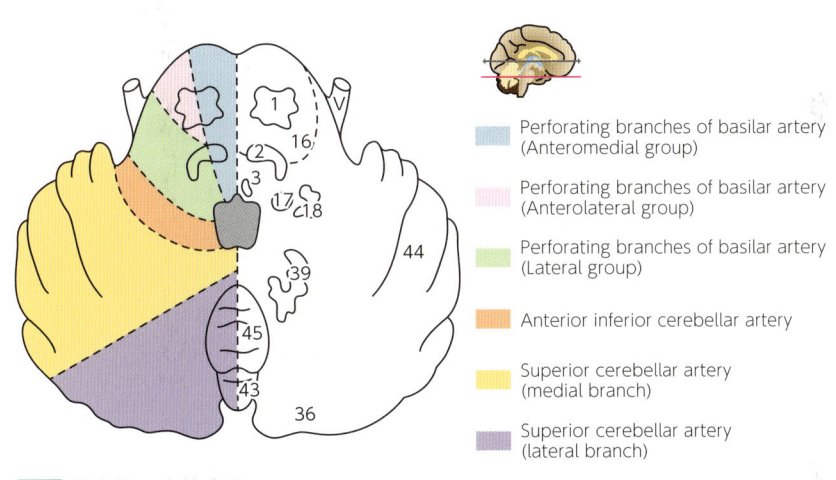

Perforating branches of basilar artery (Anteromedial group)

Perforating branches of basilar artery (Anterolateral group)

Perforating branches of basilar artery (Lateral group)

Anterior inferior cerebellar artery

Superior cerebellar artery (medial branch)

Superior cerebellar artery (lateral branch)

図1 橋中部の血管支配

V：Trigeminal nerve, 1：Corticospinal tract, 2：Medial lemniscus, 3：Medial longitudinal fasciculus, 16：Pontine nuclei, 17：Motor trigeminal nucleus, 18：Principal sensory trigeminal nucleus, 36：Superior semilunar lobule, 39：Dentate nucleus, 43：Declive, 44：Simple lobule, 45：Culmen

（文献1を参考に作成）

症例 1 ▶ SAHを伴った脳幹AVM（橋外側型）（図2）

70歳代女性．突然の頭痛を主訴に救急搬送され，脳幹AVM破裂によるくも膜下出血（subarachnoid hemorrhage：SAH）と診断された．TAE→ガンマナイフの方針で治療を行った．

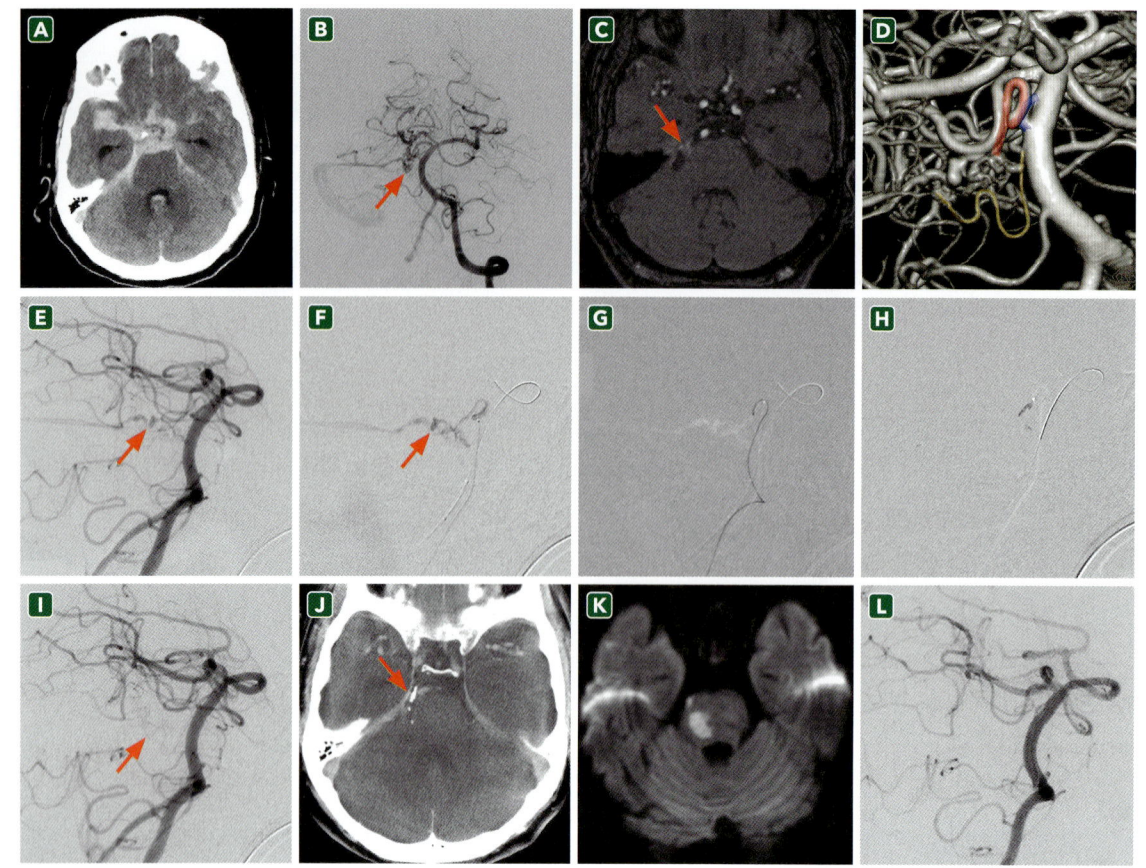

図2 症例1

A：受診時CT．SAHを認める．

B：左椎骨動脈造影．BAの穿通枝を栄養動脈とする脳幹AVMを認める（矢印）．流出路は右上錐体静脈洞である．

C：MRA元画像．nidusは橋右前外側の髄外に存在する（矢印）．

D：3D-DSA．BA遠位部の窓形成部（紫色）から起始したsuperolateral pontine artery（赤色）とinferolateral pontine artery（黄色）が栄養動脈である．

E：Working angle．3D-DSA（**D**）と同じ右斜位である．TAEの目的はintranidal aneurysm（矢印）の閉塞（ガンマナイフによる根治までの出血リスク低減）と設定した．

F：Marathon（日本メドトロニック）をCHIKAI 10（朝日インテック）でsuperolateral pontine artery入口部に誘導し，超選択的造影を行った．栄養動脈の走行，nidusとintranidal aneurysm（矢印）の関係が認識できる．

G：Marathonを可能な限り遠位に進めた．

H：加温した20%NBCAで栄養動脈とnidusの一部を閉塞させた．

I：塞栓術後の左椎骨動脈造影．nidusの大部分とintranidal aneurysmは消失している．Inferolateral pontine arteryからわずかな血流が残存している（矢印）．

J：術後cone beam CT．橋右前外側の栄養動脈とnidus内にNBCAのcastが認められる（矢印）．

K：術翌日の拡散強調画像（diffusion-weighted image：DWI）．橋上部右背外側に急性期梗塞が認められる．患者は左不全片麻痺を呈したが，3カ月後までに神経学的脱落症状は消失した．塞栓術の2カ月後にガンマナイフを施行した．

L：12カ月後の左椎骨動脈造影．AVMは消失している．最終フォロー時のmRS 0．

▶ 3 基底核部AVM

基底核では，前大脳動脈（anterior cerebral artery：ACA）の穿通枝（Heubner arteryおよびA1から起始する穿通枝[3]）が尾状核頭下部，レンズ核線条体動脈（lenticulostriate artery：LSA）が尾状核頭上部・レンズ核・放線冠の前～中部，前脈絡叢動脈（anterior choroidal artery：

AChA）が内包後脚と放線冠後端部の血流を担っている．

LSAには「安全に塞栓可能な解剖学的目印」がなく，TAE後の放線冠梗塞が比較的多い[4]．

したがって，LSAのTAEでは，「錐体路梗塞を許容するに足る利益が見込まれるか否か」を厳密に見極める必要がある．

症例 2　脳出血で発症した基底核部AVM（図3）

50歳代男性．突然の頭痛で発症．コロナ禍で精査を受けられず，発症1週間後に基底核部AVMの破裂による脳出血と診断された．TAE→ガンマナイフの方針で治療を行った．

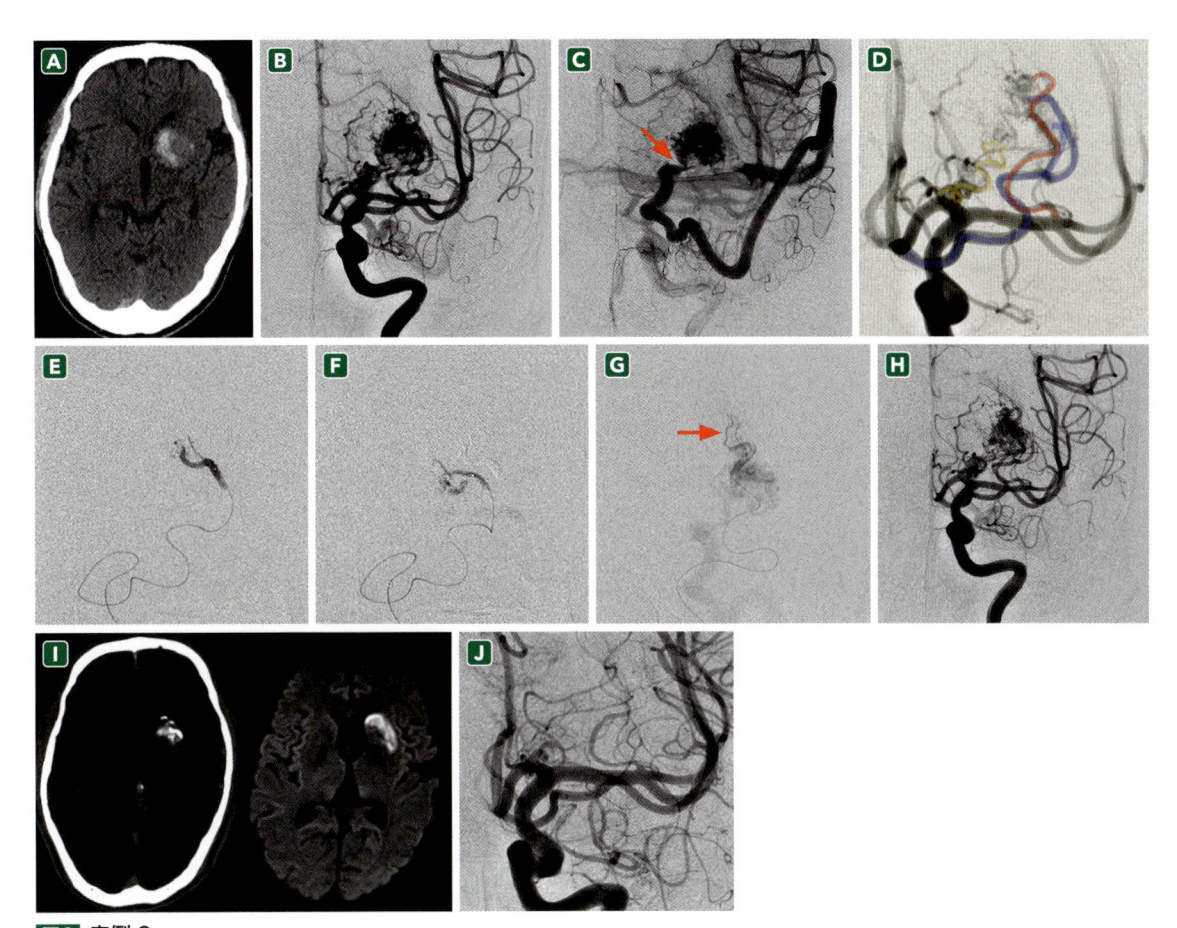

図3 症例 2

A：受診時CT．左基底核部に血腫を認める．

B：左内頚動脈造影（動脈相早期）．左基底核部AVMを認める．

C：動脈相後期．流出静脈に狭窄を認める（矢印）．TAEの目的はnidus内圧の軽減（ガンマナイフによる根治までの出血リスク低減）と設定した．

D：栄養血管は，拡張したHeubner artery（紫色），LSA（赤色），ACAの穿通枝（黄色）である．

E：DeFrictor BULL（メディコスヒラタ）をCHIKAI X 010（朝日インテック）でHeubner arteryの外側分枝に誘導し，33%NBCAで塞栓した．

F：Heubner arteryの内側分枝も同様に 33%NBCAで塞栓した．

G：DeFrictor BULLをCHIKAI X 010 でLSAに誘導し超選択的造影をした．nidusの他に正常分枝（矢印）が造影されたため塞栓は断念した．

H：術後左内頚動脈造影．nidusの縮小が得られた．

I：塞栓術直後のconebeam CT（左）で左尾状核頭部にNBCAのcastを認める．術翌日のDWI（右）で左尾状核頭梗塞を認めたが無症候性であった．TAEの 1 カ月後にガンマナイフを施行した．

J：12 カ月後の左内頚動脈造影．AVMは消失している．最終フォロー時のmRS 0．

▶ 4 前脈絡叢動脈関連AVM

　AChAは，内包・基底核の一部・側頭葉内側・視放線・大脳脚および脈絡叢を栄養しており，解剖学的にcisternal segment（近位側）とplexal segment（遠位側）に分けられる（**図4**）．Cisternal segmentは起始部からchoroidal fissureに到る区間（脳槽内）で，脳実質を栄養する分枝を含む．Plexal segmentはchoroidal fissureから側脳室内を走行する区間で，脈絡叢を栄養する．Cisternal segmentとplexal segmentを分ける血管撮影上のメルクマールは，plexal pointと呼ばれ，内頸動脈造影の側面像でAChAが緩やかなS字状下降曲線から後上方へ急峻に向きを変える点である（**図4**）[5]．Plexal pointより遠位で塞栓すれば脳梗塞は回避できる可能性が高い[5]．

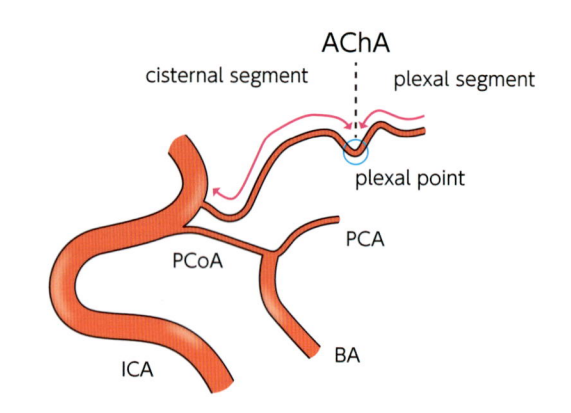

図4 前脈絡叢動脈のsegmentとplexal point

AChA：anterior choroidal artery, BA：basilar artery, ICA：internal carotid artery, PCA：posterior cerebral artery, PCoA：posterior communicating artery

（文献5を参考に作成）

▶ まとめ

　穿通枝のTAEは高難度かつ高リスクだが，特に破裂AVMにおいて有効かつ必須の治療選択肢になることがある．脳血管内治療医は，穿通枝TAEを完遂する技術に習熟し，合併症回避に必要な解剖学的知識に精通している必要がある．

引用・参考文献

1) Han SJ, et al: Brainstem arteriovenous malformation: anatomical subtypes, assessment of "occlusion in situ" technique, and microsurgical results. J Neurosurg 122: 107-17, 2015
2) Tatu L, et al: Arterial territories of the human brain. Front Neurol Neurosci 30: 99-110, 2012
3) Djuleji ć V, et al: Common features of the cerebral perforating arteries and their clinical significance. Acta Neurochir 157: 743-54, 2015
4) Koizumi S, et al: S-shaped distal access catheter supported microcatheter navigation into the lenticulostriate artery feeders of brain arteriovenous malformations. Interv Neuroradiol 26: 725-32, 2020
5) Elkordy A, et al: Embolization of the choroidal artery in the treatment of cerebral arteriovenous malformation. J Neurosurg 126: 1114-22, 2017

（近藤 竜史，松本 康史）

1 AVMの塞栓術：TAE

❻ Targeted embolizationの可能性

▶1 Targeted embolizationが登場した背景

　脳動静脈奇形（arteriovenous malformation：AVM）の治療はチャレンジングである．摘出術の際には，非常に脆くて細い多数の流入動脈を丁寧に処理し続けねばならず，通常の開頭手術の何倍もの技術と根気が要求される．カテーテル手術では，正常脳組織のダメージを最小限にすべく，病変直前までカテーテルを誘導したほうがよいが，脆弱な血管の中でのワイヤーやカテーテル操作は容易に血管損傷につながる．完全閉塞を狙って塞栓物質を注入する際には，静脈側へ流出すると術後の大出血を引き起こすし，動脈側への逆流は正常脳組織の損傷につながる．液体塞栓物質なのでやり直しがきかず，塞栓術でAVMを根治させるには，技術と戦略だけでなく，度胸と運も試される．

　実際，AVMを全摘出もしくは完全閉塞させようとすると，高率に健康被害が生じることが示されている．A Randomised trial of Unruptured Brain Arteriovenous malformations（ARUBA研究）[1]（2章A-2-① p199参照）によると，経過観察群では「Death or Stroke」が10%であったのに対して，根治治療を目指した群では31%にも発生していた．ARUBA研究における「Stroke」には軽症例も含まれるものの，両群間の差の21%は根治治療を目指すことで生じた合併症と推測される．また，The Treatment of Brain Arteriovenous Malformation Study（TOBAS研究）[2]（2章A-2-① p200参照）では，摘出術で根治治療を目指した群で，2以上のmodified Rankin Scale（mRS）シフトが5%の症例に発生しており，塞栓術で根治治療を目指した群では11%にも発生していた．

　控えめな塞栓術と摘出術や放射線治療を組み合わせて，集学的治療という名のもとでAVMの根治を狙う戦略に関しても，残念なことに，補助的塞栓術に関連した重篤な合併症は10%以上のリスクで発生していたという[2]．

▶2 Targeted embolizationの有用性

　AVMを全摘出・完全閉塞させるのはリスクが高いため，AVMの血管構築の中の，出血リスクが高そうな病変のみを選択的に処理しようという戦略が生まれてきた．これがtargeted embolizationである[3]．

　Targeted embolizationに関しては，2002年のMeiselらの報告に詳しく記載されている[4]．それによれば，Lasjauniasらの一派は，1985年より完全閉塞ができなさそうなAVMに対しては意図的に「partial targeted embolization」を行ってきていたとのことである．1985年〜1995年の10年間に治療された450例を後方視的に解析すると，紹介を受けてから初回塞栓術を行うまでの経過観察期間，115 patient-yearの間に6件の出血が見られ，Targeted embolizationを受けた後の500 patient-yearの間には5件の出血が見られていた．このデータから未治療期間中のAVM年間出血率を算出すると5.2%，targeted embolization後には3.2%に減少していたという．多くの出血は，手術の合併症として術後24時間以内に発生しており，それらを除外すると，targeted embolizationが成功した後の年間出血率は1.1%になるとのことであった．Targeted embolizationには，塞栓術に伴うリスクがあるが，無事に終了すれば，AVMが安定化して出血リスクが減少する可能性があるといえる．

　Targeted embolization ± 放射線治療と，集学的治療（摘出術 ± 放射線治療 ± 塞栓術）で治療成績を比較した研究をAlexanderらが2018年に報告している[5]．彼らは1996年〜2015年の19年間に1,103例のAVMを診断しているが，その中で，摘出術を行わないほうがよいと判断された上で，feeder上やnidus内に存在する動脈瘤に限局した塞栓術が実施された32症例と，通常のnidusを含めた塞栓術＋摘出術・放射線治療が組み合わされた128症例の治療成績が比較されている．塞栓のターゲットとなった動脈瘤16例はfeeder上，16例はnidus内にあったという．Nidus内にある動脈瘤を塞栓する際は，できるだけnidusを塞栓しないよう心掛けて動脈瘤のみを液体塞栓物質で塞栓している．術中合併症が32例中の4例（動脈瘤破裂2例・血管解離1例・血栓症1例）で見られており，12.5%と高率だったが，全例，転帰には影響しなかった．術後のAVMからの出血は，塞

栓術の5年後に，1例（3％）見られた．それに対して，集学的治療が行われた群では，128症例のうち14症例（11％）で治療後の出血が見られたという．

Meiselらの報告[4]も，Alexanderらの報告[5]も摘出術が困難な症例に限定してtargeted embolizationを実施し，良好な成績を報告している．このような最小限の塞栓術に放射線治療を組み合わせる戦略は，通常のAVMに対しても有効かもしれないが，現時点ではその有用性を実証するような研究結果は公表されていない．

▶3 Targeted embolizationの実際

Targeted embolizationは，①出血源の同定，②マイクロカテーテルを病変直前まで誘導，③塞栓物質の注入の3ステップから成る．出血源の同定が最も重要なステップであるが，ターゲット直前までマイクロカテーテルを誘導する作業も難易度が高い．その一方で，塞栓物質の注入に関してはplug and push法は行わないので，simple push法となる．

症例 脳室内出血で発症した左脈絡叢AVM

Nidus内の流出動脈側に瘤様拡張が見られた（図1A）．摘出術，塞栓術ともに困難であり，根治治療として放射線治療を選択していたが，初回出血から2週間で2回の出血を繰り返したので，先にtargeted embolizationが必要と判断した．

造影black-blood MRIを行って，nidus内にwall enhancementを受ける領域がないか探してみたが，本症例では出血部位と思われる1カ所を特定できなかった．脳血管撮影および3D-rotation angiography（3D-RA）を詳細に観察すると，流出静脈の一部が拡張しており，その部分は他の流出静脈よりも早期に描出されていた（図1B）ことから，血流にストレスがかかっていることが考えられた．出血の分布とは若干離れていたが，この病変が出血源と推測した．流出静脈を閉塞させると塞栓術後の出血につながるため，静脈瘤その

ものを塞栓するのではなく，静脈瘤に向かう血流量を減らすことで再出血を予防しようと考え，前脈絡動脈，後脈絡動脈の末梢にマイクロカテーテルを進め，Onyx 18をsimple push法で注入し，6本のfeederとnidusの一部を塞栓した．静脈瘤自体に塞栓物質は流れ込まなかったが，AVMの血流量が減少したおかげで，静脈瘤は描出されなくなった（図1C, D）．

しかし，塞栓術の2週間後に再び脳室内出血が起こった（図1E）．その後に撮像されたtime-of-flight（TOF）-MRAと来院後に取得されたものを比較すると，Heubner動脈から供給されるAVMコンパートメントで，動脈瘤がわずかに拡張しているように見えた（図2）．サイズは非常に小さかったが，出血の分布に合致する場所にあったので，出血源ではないかと推測し，再度塞栓術

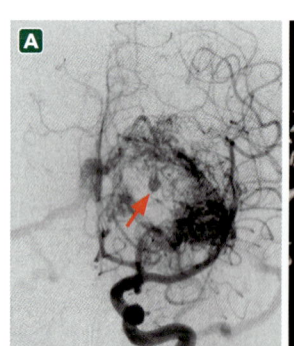
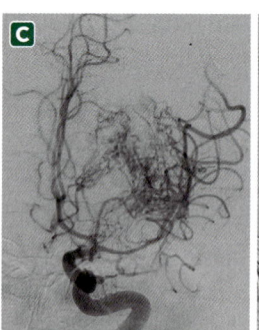
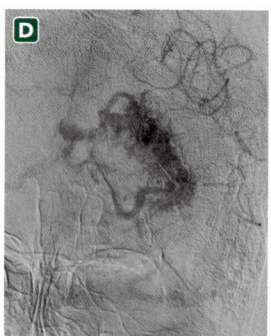
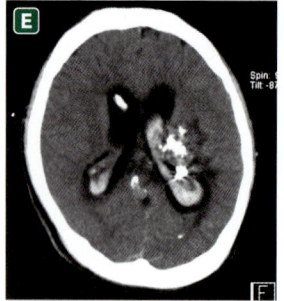

図1 出血を反復した左脈絡叢のAVM

A：Nidus内の流出静脈側に瘤様拡張が見られた（矢印）．

B：3D-RA画像．瘤様拡張が流出静脈側にできている（矢印）．

C, D：塞栓術後の動脈相と静脈相．前脈絡動脈・後脈絡動脈からの流入動脈を複数塞栓すると，AVMの血流量が減少し，動脈相で静脈瘤は描出されなくなった．塞栓物質であるOnyx 18は静脈側には流出しておらず，流出静脈は閉塞していない．

E：塞栓術2週間後に計4回目の出血が見られた．

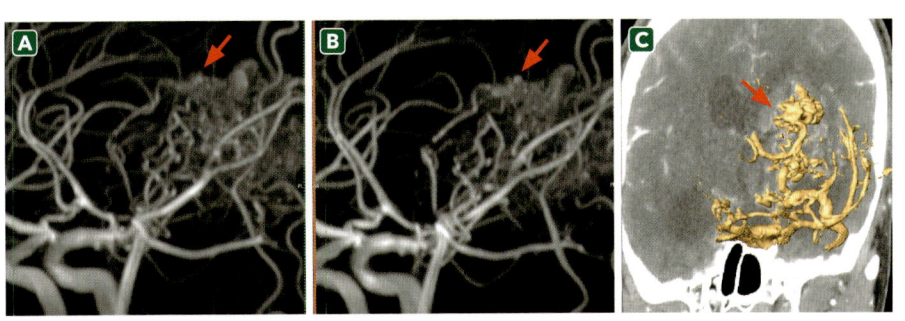

図2 わずかな経時的形状変化から同定された出血源

A, B：初回出血後に取得されたTOF-MRA画像．矢印の部分が出血部位であったが，この時点では気づいていない．

C：冠状断CT画像と血管画像をフュージョンすると，経時的変化がみられた矢印の部分は血腫の分布と一致していた．

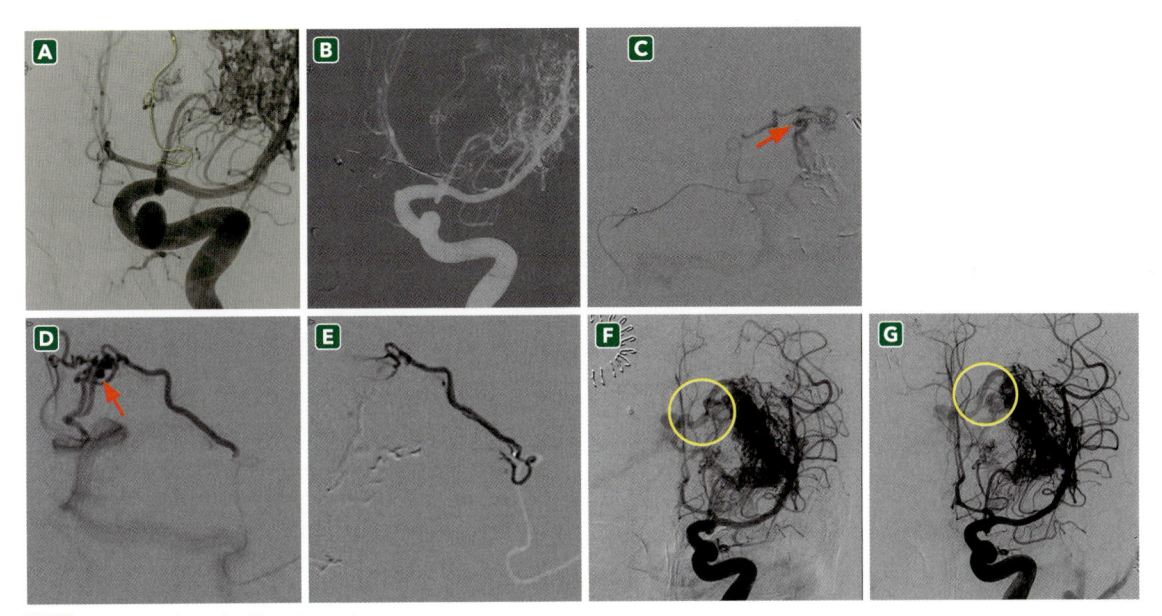

図3 Targeted embolization

A：左Heubner動脈はA1から急峻な角度で分岐していた．

B：右内頚動脈からマイクロカテーテルを左Heubner動脈へ誘導した．

C：屈曲を越えてできるだけ遠位にマイクロカテーテルを進めた（矢印）．

D：塞栓直前のDSA画像．矢印が出血源のnidus内動脈瘤．マイクロカテーテルで撮影するとMRAより大きく見えた．

E：Onyx 18をsimple pushで注入したときの画像．

F, G：治療前後のDSA．黄丸で囲まれたところが今回のtargeted embolizationで塞栓されたnidus内動脈瘤を含むコンパートメント．

を行った．左A1から分岐するHeubner動脈の奥深くまでマイクロカテーテルを進め，Onyx 18をsimple push法で注入した（**図3**）．この動脈瘤を含むAVMコンパートメントを閉塞させることができ，その後5年間，出血は再発していない．

当初は非常に小さな膨らみであったnidus内動脈瘤が，出血を繰り返す過程で若干増大したが，ようやく出血源を同定しtargeted embolizationを行えた．

▶4 Targeted embolizationコンセプトの課題

出血源と思われるnidus内動脈瘤はどのように診断すればよいのだろうか．出血源と推測した動脈瘤は，本当に出血源なのだろうか？

Nidus内には複数の動脈瘤様の拡張が認められることが多い．血腫の分布と見比べて，出血源を診断しているが，出血部位の同定は容易ではない．出血部位は造影MRIでwall enhancementが見られるという報告[6]があり有用性に期待しているが，筆者自身はまだこの手法で出血部位の診断に成功していない．

加齢により，feeder上やnidus内に動脈瘤が新出することが予測される．現在見えているターゲットを全て処理しても，長期的な出血リスクは下げられない可能性がある．

▶結 語

AVM塞栓術のリスクは思ったより高い．ARUBA研究やTOBAS研究の結果を客観的に評価すると，現時点のAVM治療戦略は正解ではないように思える．Targeted embolizationを画期的な治療戦略というのは言い過ぎだが，今後登場が期待される革新的AVM治療コンセプトが登場するまでのつなぎ戦略として可能性や有用性があると思われる．

引用・参考文献

1) Mohr JP, et al: Medical management with interventional therapy versus medical management alone for unruptured brain arteriovenous malformations (ARUBA): final follow-up of a multicentre, non-blinded, randomised controlled trial. Lancet Neurol 19: 573-81, 2020

2) Raymond J, et al: Endovascular treatment of brain arteriovenous malformations: clinical outcomes of patients included in the registry of a pragmatic randomized trial. J Neurosurg 138: 1393-402, 2023

3) Krings T, et al: Terbrugge K. Partial "targeted" embolisation of brain arteriovenous malformations. Eur Radiol 20: 2723-31, 2010

4) Meisel HJ, et al: Effect of partial targeted N-butyl-cyano-acrylate embolization in brain AVM. Acta Neurochir (Wien) 44: 879-87, 2002

5) Alexander MD, et al: Targeted Embolization of Aneurysms Associated With Brain Arteriovenous Malformations at High Risk for Surgical Resection: A Case-Control Study. Neurosurgery 82: 343-9, 2018

6) Omodaka S, et al: High-grade Cerebral Arteriovenous Malformation Treated with Targeted Embolization of a Ruptured Site: Wall Enhancement of an Intranidal Aneurysm as a Sign of Ruptured Site. Neurol Med Chir (Tokyo) 55: 813-7, 2015

（庄島 正明）

1 AVMの塞栓術：TAE

❼ Onyx TAE 最新の手技

Onyx導入当初は，脳動静脈奇形（arteriovenous malformation：AVM）塞栓術の基本手技として simple push, plug and push法が用いられた．しかし，detachable tip microcatheterが使用できない我が国では，屈曲蛇行の強い遠位のfeederから plug and push法で注入した場合，高率にマイクロカテーテルの抜去困難が生じる．無理に抜去すると血管が損傷したり，カテーテルの断裂を来し，ベールアウトが必ずしも容易ではない局面に陥ることがある．我々は，末梢で屈曲蛇行の強い血管ではマイクロカテーテルをwedgeするところまで挿入し，そこからsimple push法でOnyxを注入するという戦略をとっていた．

しかし，distal access catheter（DAC）〔Guidepost（東海メデイカルプロダクツ）〕導入後は，DACの先端からマイクロカテーテルが1〜2カーブで注入ポイントに至る場合，plug and push法で塞栓するようになってきた（**1章B-2　③液体塞栓物質：Onyx　新たなデバイス導入に伴う治療法の変遷　p51参照**）．このような状況であれば，よほど長いプラグでよほど長い注入時間でない限りマイクロカテー

テルの抜去ができるようになってきている．これは，Scepter（テルモ）からの注入でも同じで，5Fr SOFIAFLOW（テルモ）がfeederの末梢まで挿入できれば，Scepterから注入しても抜去困難に陥ることはほとんどない[1,2]（**2章A-2　⑧AVMの治療戦略　p226参照**）．

今後，detachable tip microcatheterが導入されれば，detachポイントより末梢にコイルを置き，そこを50％ NBCAで固めてOnyxを注入する pressure cooker techniqueが多用されてくると思われる[3,4]（**2章B-3　AVMの根治的塞栓術：Chapotの流儀　p254参照**）．また，トルコのグループが行っているようなmultiplugを用いた塞栓術[5]（AVMの塞栓可能なfeederにできるだけ多くのマイクロカテーテルを挿入し，同時にそれぞれのfeederからOnyxを注入すれば塞栓効率が高まり根治率が上がる）も可能となってくるであろう．早期の detachable tip microcatheterの導入が待たれる[6]（**1章B-2　③液体塞栓物質：Onyx　新たなデバイス導入に伴う治療法の変遷　p52参照**）．

引用・参考文献
1) Kular S, et al: Micro-balloon-assisted embolization of anterior cranial fossa dural arteriovenous fistula via a trans-ophthalmic approach — a technical report and case series. Neuroradiology. 64: 1269-74, 2022
2) Jang CK, et al: Scepter dual-lumen balloon catheter for Onyx embolization for dural arteriovenous fistula. BMC Neurology. 21: 31, 2021
3) Chapot R, et al: The pressure cooker technique for the treatment of brain AVMs. J Neuroradiol 41: 87-91, 2014
4) Koyanagi M et al: The retrograde transvenous pressure cooker technique for the curative embolization of high-grade brain: arteriovenous malformations. J Neurointerv S 13: 637-41, 2021
5) Renieri J, et al: Double arterial catheterization technique for embolization of brain arteriovenous malformations with ONYX. Neurosurgery 72: 92-8, 2013
6) Maimon S, et al: Brain arteriovenous malformation treatment using combination of Onyx and and new detachable tip microcatheter, Sonic: Short-term results. AJNR Am J Neuroradiol 31: 947-54, 2010

（寺田 友昭）

2 AVMに対するTVE

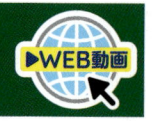

▶1 概　念

　AVMにおいては流入動脈，nidus（シャント），流出静脈という構造をとり血管はすべて連続してつながっている．したがって，心停止下であれば，動脈から液体塞栓物質を注入しても静脈から液体塞栓物質を注入しても，うまくplugを作れればAVM全体を液体塞栓物質で充填することは理論的に可能である[1]．

　ただし，安易に流出静脈を閉塞すると流入動脈，nidusにかかる圧力が増加し，高頻度に出血が生じる．したがって，経静脈的塞栓術（transvenous embolization：TVE）を行う場合はAVMを完全に塞栓できるという条件下でなければ行ってはならない．また，小型のものでは，静脈側から完全に閉塞することは容易ではあるが，大型のものでは容易ではない[2]．あくまでもできる限り動脈サイドから塞栓し，最後の詰めとしてTVEを選択する．

　TVEのメリットは，静脈の方が一般的に動脈より太く，屈曲，蛇行の程度が軽い．ただし，血管自体の強度は動脈に比して劣るので，経静脈塞栓用のデバイスを選択しないと血管穿孔を起こすことがある．あくまでもTVEは，背水の陣による戦いである．いったん治療に入ると完全閉塞できなければ，出血性合併症を生じる治療であることを明記して治療に臨んでいただきたい．

▶2 実際の手技

　まず，AVMが最も描出される流入動脈（複数本の場合もある）にマイクロカテーテルを挿入する．また，TVEも併用する場合は，その流入動脈にマイクロカテーテルを挿入しておく．静脈流出路が描出される条件下にアクセス容易な方の内頸静脈に6Frシースを挿入し，そこから流出静脈につながる静脈洞直近（あるいは静脈流入部まで）まで6Frのカテーテルを挿入する．静脈内に挿入する場合は，静脈洞からのアングルが急峻なことが多いので先端を小さく形状形成しておく．流出静脈は動脈圧が負荷されているので通常の静脈より血管壁が厚いと思われるが，動脈瘤塞栓に用いるような0.014"ガイドワイヤーやExcelsior SL-10（日本ストライカー）などのマイクロカテーテルでは容易に血管穿孔を来すので，Marathon（日本メドトロニック），DeFrictor（メディコスヒラタ）などの0.010"ガイドワイヤー対応のものを用いる．

　また，拡張した静脈であればガイドワイヤー先端をナックルにして誘導すると最も安全である．可能ならマイクロカテーテルは2本挿入し，1本は中枢側の静脈サイドをコイルでラフに塞栓し，TVE用のカテーテルから逆流してきたOnyxの静脈側でのplug形成を容易にしておく．その後，最大血圧を60mmHg程度まで下げてもらいOnyx注入を開始する．一般的にはプラグ形成を容易にするためOnyx 34を最初に使用することが多い．丁寧にplugを作れば，Onyxはnidusに入り始める．さらに圧入し，動脈サイドまで注入する．ただし，あまり注入しすぎると正常動脈まで逆流し脳梗塞を生じるリスクもあるので，注入開始前にdigital subtraction angiography（DSA）画面にmarker toolなどを用いて注入可能範囲をマーキングしておくとよい．また，静脈側のplugも正常静脈還流が流入する合流部までで終わるようにしないと静脈性梗塞を惹起する．治療開始前に正常静脈還流路の合流部を必ず確認しておくことが肝要である．

▶3 完全閉塞の確認

　動脈サイド，nidus内に十分充填された時点で血管撮影を行うが，内頸動脈撮影や椎骨動脈撮影では確認が困難な場合があるので，流入動脈に前もって挿入しておいたマイクロカテーテルから選択的造影で最終確認を行う．その後，マイクロカテーテルを抜去するが，明らかに抵抗があり抜去困難と判断した場合は，シース，親カテーテル抜去後，マイクロカテーテルを少し引っ張った状態で，頸部の穿刺部皮下ギリギリで切断し，皮下に埋没させておく．埋没部は圧迫止血で簡単に止血できる．

症例❶ ▶ 右ambient cisternを中心としたくも膜下出血 ▶WEB

　70歳代男性．突然の頭痛で発症．頭部CTで右ambient cisternを中心にくも膜下出血を認める（図1A）．右椎骨動脈撮影では脳底動脈からの右circumferential arteryから栄養され，下錐体静脈洞（inferior petrosal sinus：IPS）に流出する小さな小脳橋角部（cerebellopontine：CP）angle

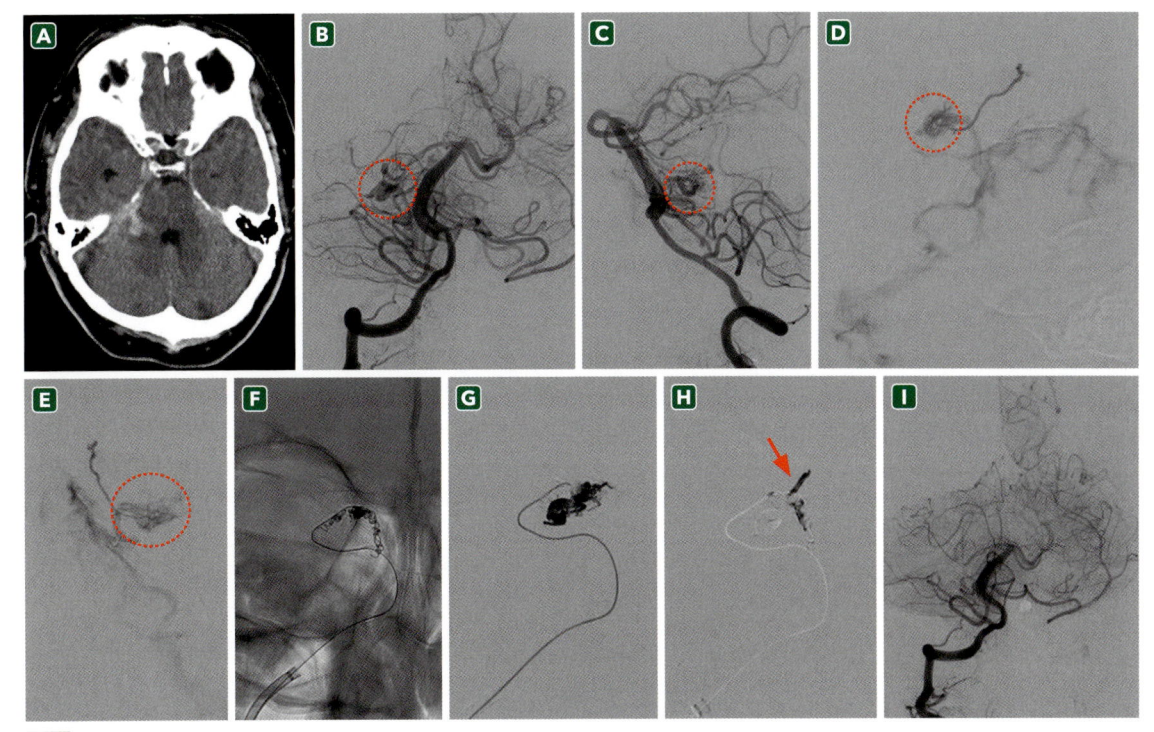

図1 症例1

A：来院時頭部CT像．右ambient cistern, quadrigeminal cisternを中心にSAHを認める．

B，C：左椎骨動脈撮影．正面像と側面像動脈相．右CP angle cisternにAVMを認める．Feederは右circumferencial arteryでIPSに流出しているように見えるがはっきりしない．ドットサークルはAVMを示す．

D，E：選択的脳底動脈回旋枝撮影．正面像と側面像晩期動脈相．ドットサークルはAVMを示す．AVMのfeederはcircumferencial arteryのみでIPSに流出している．

F：TVE中の単純撮影正面像．IPSから2本のマイクロカテーテルがAVMの流出静脈に挿入されている．近位のマイクロカテーテルからplug形成用のコイルを挿入している．Onyx注入用のマイクロカテーテルはnidus直近に留置されている．

G，H：Onyx注入時の撮影正面像．すぐにplugが形成されnidusをOnyxが充填している．ポーズをとって再注入するとmain feederのcircumferencial arteryにOnyxが逆流している．注入を止めこれ以上動脈側にOnyxが入らないようにし，さらにnidusを充填する．矢印は逆流したcircumferencial arteryを示す．

I：塞栓終了後の右椎骨動脈撮影．正面像，晩期動脈相．AVMは完全に描出されなくなっている．

cisternのAVMを認める（**図1B, C**）．選択的血管撮影を行うと上小脳動脈（superior cerebellar artery：SCA），前下小脳動脈（anterior inferior cerebellar artery：AICA）は流入動脈とはなっておらず，circumferential arteryのみがfeederとなってAVMを栄養していた（**図1D, E**）．動脈側からの塞栓術はリスクが高い上，カテーテルが末梢まで誘導できないのでTVEを選択した．

右circumferential arteryにマイクロカテーテルを引っ掛けた状態でロードマッピングを行い，右内頚静脈を6Fr. シースで直接穿刺し，6Fr. 親カテーテルを右IPSに挿入した．そこからMarathon，DeFrictorを用いてnidus直近のdrainerまでマイクロカテーテルを送った．Marathonはそ

の近位側においてプラグ形成が容易になるように流出静脈にEDコイル（カネカメディックス）を留置した（**図1F**）．

全身血圧を60mmHgまで下げた状態でOnyx 34を注入した．すぐにプラグができ，その後nidusをOnyxが充填し，流入動脈であるcircumferential branchに逆流した．ここで注入を止めてポーズをとり，さらに注入するとnidus内，一部流出静脈にOnyxが入りだした（**図1G, H**）．この時点でほぼ塞栓できたと判断し，血管撮影で完全閉塞を確認（**図1I**）し，手技を終了した．マイクロカテーテルは抜去時抵抗があったため，頚部皮下で切断し皮下に留置した．

　40歳代女性．軽度の右片麻痺で発症し，MRIで放線冠に小さな出血が認められた（図2A）．左内頚動脈撮影でレンズ核線条体動脈，中大脳動脈からの細いfeederとfeeder上に微小動脈瘤を認め，thalamostriate veinに流出する小さなAVMが認められた（図2B，C）．微小動脈瘤からの再出血の可能性，低流量のシャントのためthalamostriate veinに正常静脈還流も認められることから，TVE時に静脈性梗塞を惹起する可能性もあるため，海外の専門医に相談したところ，「類似症例の治療後に，一時的に静脈性の浮腫が増強し，2～3カ月間は状態が悪化したが，完全に元に戻った」という返事をいただいた．患者家族とも十分相談した上でTVEを行うこととした．Transjugular approachで右内頚静脈から直静脈洞に6 Fr FUBUKI（朝日インテック）を挿入し，そこから

Marathon，DeFrictorを左thalamostriate veinのシャント直近に挿入．EDコイル（カネカメディクス）で手前にラフなプラグを作り，このマイクロカテーテルは抜去し，先端のマイクロカテーテルからOnyx 34を注入した（図2D，E）．少し逆流したが逆行性にOnyxが注入できた．AVMのnidus，feeder aneurysmは塞栓できたが，シャント近傍から出る正常静脈も一部閉塞された（図2F，G）．治療終了後の神経学的所見では麻痺は4/5から3/5に悪化しており，軽度の運動性失語もみられた．MRIではnidus周囲に著明な浮腫が認められたが，3カ月頃より画像，神経学的所見も改善し，失語は消失，麻痺も元のレベル4/5まで改善し，MRIでは浮腫は消失した（図2H，I）．現在，職場復帰している．

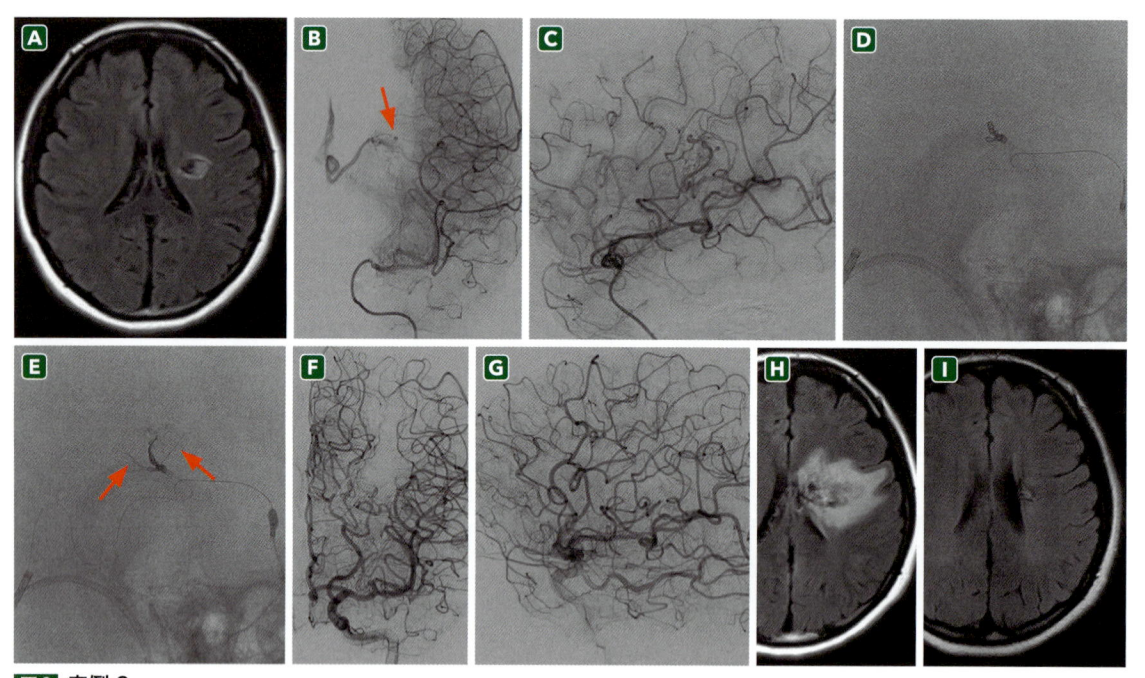

図2 症例2

A：MRIで左放線冠に出血を認める．

B，C：左内頚動脈撮影．正面像と側面像晩期動脈相．Lenticulostriate artery，MCAよりfeederを認め，矢印部にmicroaneurysmを認める小さなlow flow AVMを認める．Thalamostriate veinに流出している．

D：TVE中の単純撮影．直洞に挿入した6Fr カテーテルからマイクロカテーテル2本をthalamostriate vein末梢に挿入し，近位側のマイクロカテーテルからコイルを挿入している．MCAには，Onyx注入時にfeeder遮断を行うべくバルーンカテーテルを挿入している．

E：TVE終了後の単純撮影．OnyxはAVMに逆行性に充填されているが，一部正常静脈にも流入している（矢印）．

F，G：TVE終了後の左内頚動脈撮影．正面像と側面像晩期動脈相，AVMは完全に閉塞されている．

H：治療8日目のMRI画像．AVM周囲に著明な浮腫を認める．

I：治療6カ月後のMRI画面．周囲の浮腫は消失しており，新たな病変は認めていない．

▶結　語

AVMに対するTVEは，近年その根治性の高さから種々の工夫が加えられ複数本の流出静脈を持つ症例でも，reverse pressure cooker法[3] を用いることにより治療成績も向上してきている．メタアナリシスのデータによると，根治率は90％を超え，治療に伴う合併症は5〜8％とされているが[4,5]，morbidity / mortalityは2.5％という報告もあり，適切に症例を選択すれば決して危険な治療ではない．

引用・参考文献

1) Massaoud TF, et al: Transvenous Retrograde Nidus Sclerotherapy under Controlled Hypotension (TRENSH) : A Newly Proposed Treatment for Brain Arteriovenous Malformations — Concepts and Rationale. Neurosurgery 45: 351-63, 1999

2) Sganzerla AN, et al: Selection of Patients for Treatment of Brain Arteriovenous Malformations by the Transvenous Approach: Relationship with Venous Anatomy and Risk of Hemorrhagic Complications. AJNR Am J Neuroradiol 41: 2311-6, 2020

3) Koyanagi M, et al: The retrograde transvenous pressure cooker technique for the curative embolization of high-grade brain: arteriovenous malformations. J Neurointerv Surg 13: 637-41, 2021

4) Mendes GAC, et al: Transvenous Curative Embolization of Cerebral Arteriovenous Malformations: A Prospective Cohort Study. Neurosurgery 83: 957-64, 2018

5) Fang YB, et al: Transvenous embolization of brain arteriovenous malformations: a systematic review and meta-analysis. J Neurousrug Sci 63: 468-72, 2019

（寺田　友昭）

B

脳動静脈奇形の治療総論

AVMの根治的塞栓術：Chapotの流儀
Strategy of curative Embolization in one session by combined TAE and TVE by René Chapot

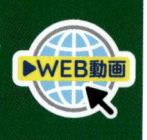 ▶WEB動画

▶ はじめに

René Chapot先生は，世界で最も多くの脳動静脈奇形（arteriovenous malformation：AVM）の血管内治療に携わっており，経動脈的塞栓術（transarterial embolization：TAE）および経静脈的塞栓術（transvenous embolization：TVE）を行うことにより，80％以上の割合でAVMを根治に持ち込んでいる．今回，Chapot先生のご厚意により典型的なAVMのcombined TAE and TVE症例をご提供いただいた．Chapot流AVM根治的塞栓術を詳細に解説する．またSonic（Balt），Apollo（Medtronic），Squid（Balt），flow coil（Balt）など，国内で未承認のデバイスは適宜解説する．

▶ 1 概　要

治療前にAVMの構造を完全に把握する必要がある．そのためにfeederに成り得るすべての動脈に選択的血管造影をする．Major feederでは適宜selective 3D-rotation angiography（3D-RA）を行い，ICAGまたはVAGから得られた3D-RA画像とフュージョンさせ6D画像（3D/blue ＋ 3D/orange）を作製する．静脈側の立体構造（main drainage vein, primary veins, drainers）を把握し，どのfeederがどのAVM compartmentを介してどのvenous structureに流出しているかを把握する．この操作はテーブルおよび管球位置を変えずに行う．

一般的な治療方針は，安全にTAEできる部分はできる限り塞栓しておきoutflow sideのpressureを落としてmain drainage veinのshrinkを図る．静脈側の規定部位に強固なplugを作製し得ると判断された段階でretrograde pressor cooker TVEが可能となる．Retrograde pressor cooker TVEにより，TAEで治療できなかったシャントとfeederをretrogradeに塞栓する．

本症例の治療方針は，one sessionでのcombine TAE and TVEを選択した．まず塞栓物質により視認性が低下する前に，静脈側へTVE用のマイクロカテーテルを，動脈側へTAE用のマイクロカテーテルと選択的血管造影用のマイクロカテーテルを誘導した．動脈側をpressure cooker法で塞栓後，静脈側からretrograde pressure cooker法でmain drainage veinからAVMを介して全てのfeederまでを塞栓した．全てのfeederからの選択的血管造影によりAVMが消失したことを確認して手技を終了した．

▶ 2 Detachable tip microcatheterを用いたpressure cooker法 （図1）

Detachable tip microcatheterとはtipが離脱するマイクロカテーテルである．SonicとApolloがあるが，我が国では未承認で使用することはできない．いずれもジメチルスルホキシド（dimethyl sulfoxide：DMSO）compatibleでliquid embolic injectionに用いる．Fuse catheterの長さは，Sonicでは1.5cm，2.5cm，3.5cm，4.5cm，Apolloでは1.5cm，3cm，5cmと用途によってdetachable tipの長さを選ぶことができる．

塞栓物質をターゲットに到達させるために様々な手法が用いられている．マイクロカテーテルを血管にstackさせる手法，plug and push法，Scepter/Scepter Mini（MicroVention/TERUMO）などのdouble lumen balloonを用いた手法などがあるが，塞栓物質のrefluxを制御しながら，塞栓物質をターゲットまで到達させることができるかどうかが問題となる．

Pressure cooker法では2本のマイクロカテーテルを用いる．1本目のマイクロカテーテルで，コイルとシアノアクリレート系薬剤（n-butyl cyanoacrylate：NBCA）を用いて塞栓物質のrefluxを制御するための強固なplugを作製する．コイルはdetachable coilの他にSPIF flow coil（Balt）を用いることがある．SPIF flow coilとは外径0.007インチのpushable coilで，1.2Fr Magic（Balt），Sonicから使用可能である．NBCAは通常50％に希釈している．2本目のマイクロカテーテルが通常のマイクロカテーテルであれば，この強固なplugによってcatheter trapされ抜去できなくなる．しかし，detachable tipマイクロカテーテルを用いることでこの問題は解決する．塞栓物質はOnyx，SQUID，PHILを使用するが，超低粘度のSQUID12やPHIL LVを選択することで，遠位や細径のターゲットに対しても必要量をpushできる可能性が高まる．

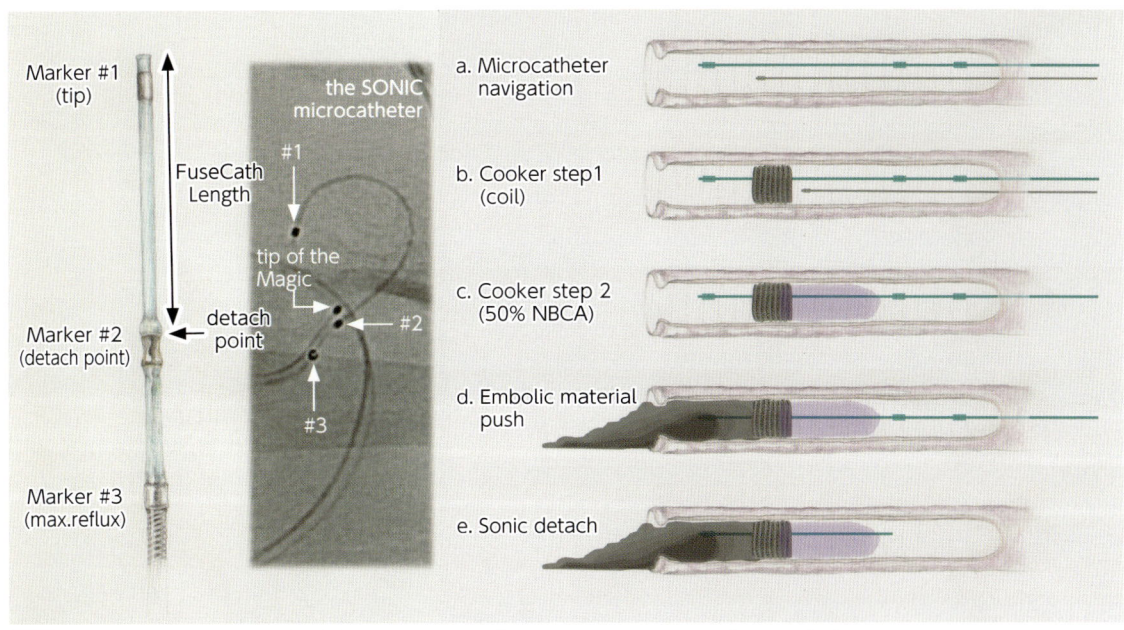

図1 Schema: Sonic detachable tip microcatheter / pressure cooker technic

症例　右側頭葉深部AVM ▶WEB

20歳代男性．1年前に出血しAVMの外科的摘出術を試みたものの深部のため不可であった．

≫Step 1：診断血管撮影とAVMの評価／治療方針の決定（図2-4）

右大腿動脈に7Fr short sheathを留置した．動脈側のガイディングカテーテルは7Fr ENVOY XB 100cm（Cerenovus）を選択した．通常の血管撮影と右ICAからの3D-RAを施行した．Magic 1.2 FMで右中大脳動脈（middle cerebral artery：MCA）分枝と右前脈絡叢動脈（anterior choridal artery: AChA）をselective catherterizationしてfeederを検索した．Feederはdirect or indirect supplyか，塞栓に使用可能かどうかを評価した．この際，全ての血管造影は厳密に同一のテーブルおよび管球位置で施行した．

Feederは**表**の通りで#1〜7とした．Feeder#7から3D-RA（orange）を行い，右内頚動脈（internal carotid artery：ICA）の3D-RA（blue）とフュージョンさせ6D画像を作製した．

次に静脈側の立体構造を把握した．本症例ではmain drainage veinに4つのprimary veinが流入しており，遠位部からprimary vein part A-Dとした．どのfeederがどのAVM compartmentを介してどのvenous structureに流出するかを把握することで，AVMの全体構造を理解した．

最後に治療方針を決定した．Temporal artery遠位部は正常脳を灌流していたが，側頭葉は一般的に後大脳動脈（posterior cerebral artery：PCA）からの豊富な側副血行があるため閉塞可能と判断した．塞栓物質が正常脳を灌流しているtemporal artery遠位部にpushされないように，temporal arteryをfeeder#6遠位部で閉塞し，pressure cooker TAEを行う方針とした．TAE後にretrograde pressure cooker TVEを行う方針とした．TVEに用いるマイクロカテーテルとvenous plugの位置は，静脈側の立体構造から最適な箇所を決定した．

≫Step 2：Main draining veinへのマイクロカテーテル留置

塞栓物質により静脈側の視認性が落ちる前にmain draining veinへTVEに用いるマイクロカテーテルを誘導しておく．

右内頚静脈（internal jugular vein：IJV）に7Fr short sheathを留置した．7Fr ASAHI FUBUKI 90cm（朝日インテック）をstraight sinusに誘導した．HeadwayDuo 156cm（MicroVention/TERUMO），Apollo 5cmをmain drainage veinの規定箇所に誘導した．

≫Step 3：Temporal arteryをtrapしてpressure cooker TAE（図5, 6）

Temporal arteryにMagic 1.2FM，Sonic 1.2F 35を誘導した．Temporal arteryのfeeder#6遠位部をSPIF flow coilで閉塞した．Sonicのdetachable zone内に収まるように，MagicからSPIF

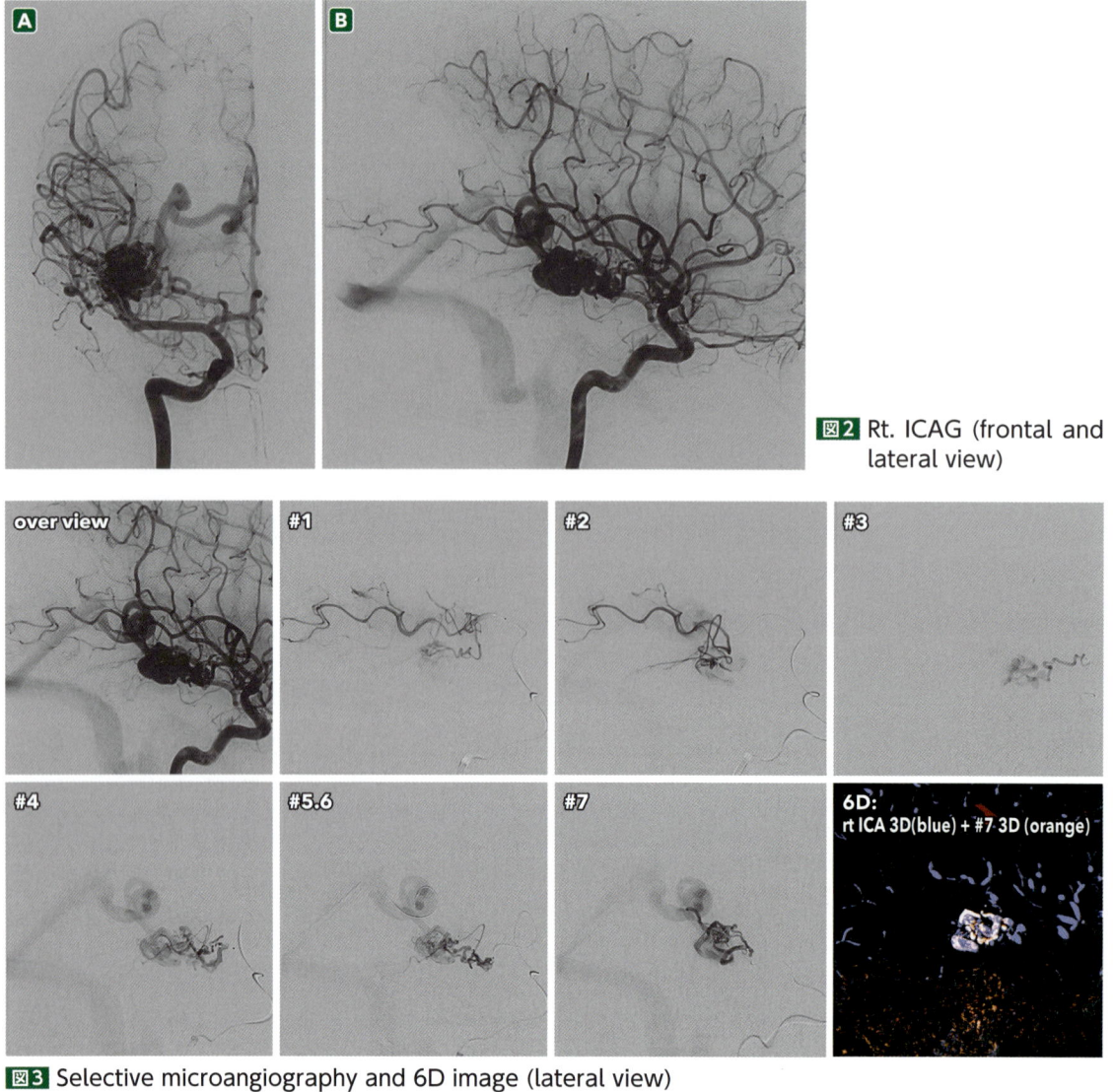

図2 Rt. ICAG (frontal and lateral view)

over view #1 #2 #3

#4 #5.6 #7

6D: rt ICA 3D(blue) + #7 3D (orange)

図3 Selective microangiography and 6D image (lateral view)

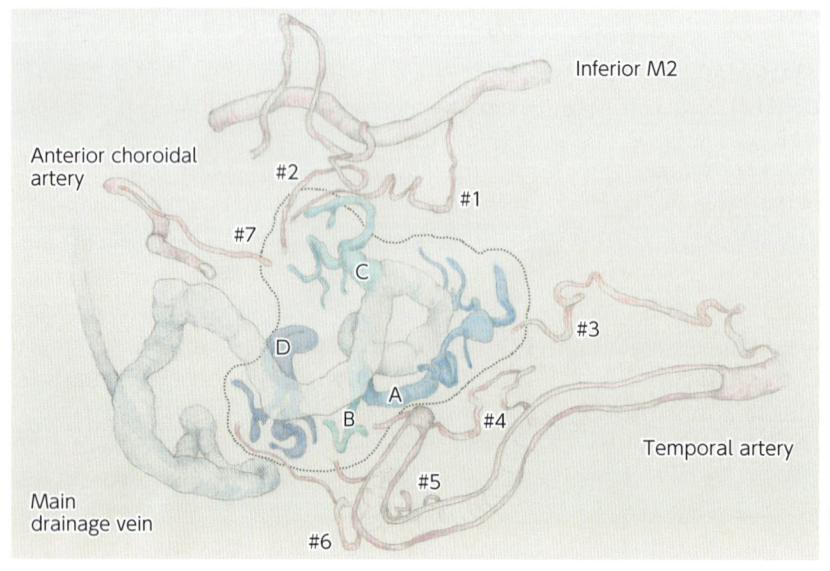

Inferior M2

Anterior choroidal artery

#2

#1

#7

C

D

#3

A

B

#4

Temporal artery

#5

Main drainage vein

#6

図4 Schema: AVM structure

表 AVMの全体構造（feeder - AVM compartment - outflow partの関係）

NO.	ORIGIN	TYPE	DIRECT OR INDIRECT SUPPLY	OUTFLOW PART OF PRIMARY VEIN
#1	inferior M2	Transmedullary.A	indirect	C
#2	inferior M2	Transmedullary.A	indirect	C
#3	Temporal.A (origin)	Transmedullary.A	indirect	A
#4	Temporal.A (distal part)	Transmedullary.A	indirect	A/B
#5	Temporal.A (more distal part)	Transmedullary.A	indirect	B/D
#6	Temporal.A (more distal part)	Transmedullary.A	indirect	B/D
#7	Anterior choroidal.A	Transmedullary.A	indirect	C

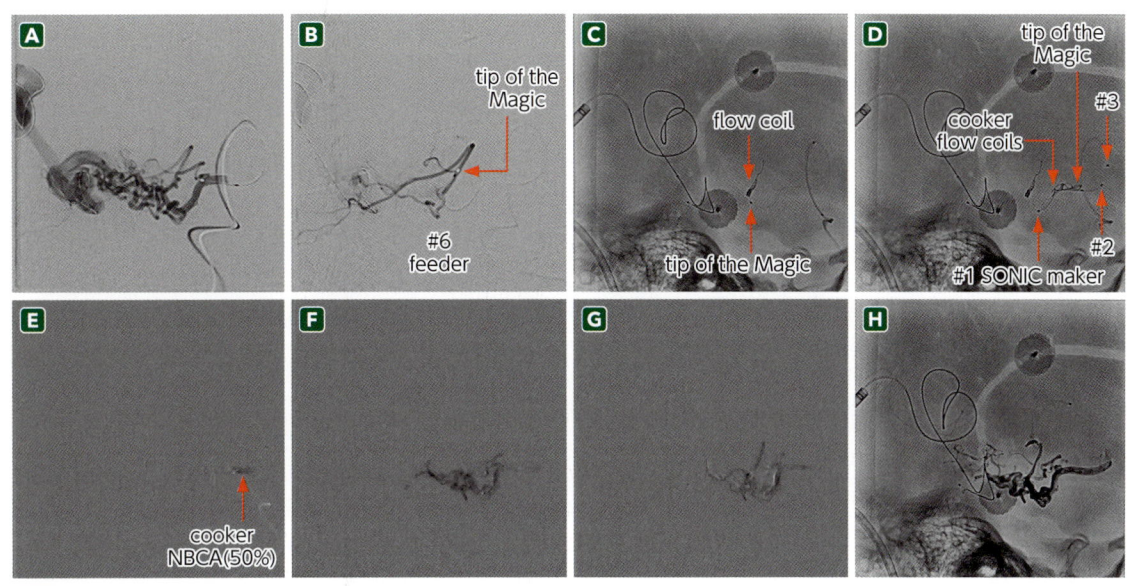

図5 Pressure cooker TAE (lateral view)

A: microangiography (Temporal artery), **B**: microangiography (Temporal artery, distal to the feeder #6), **C**: SPIF flow coils inside the normal temporal artery distal to the feeder #6, **D**: cooker (SPIF flow coils), **E**: cooker (NBCA), **F-G**: injection of Onyx, **H**: cast of Onyx, embolization of the feeders #4, 5, 6.

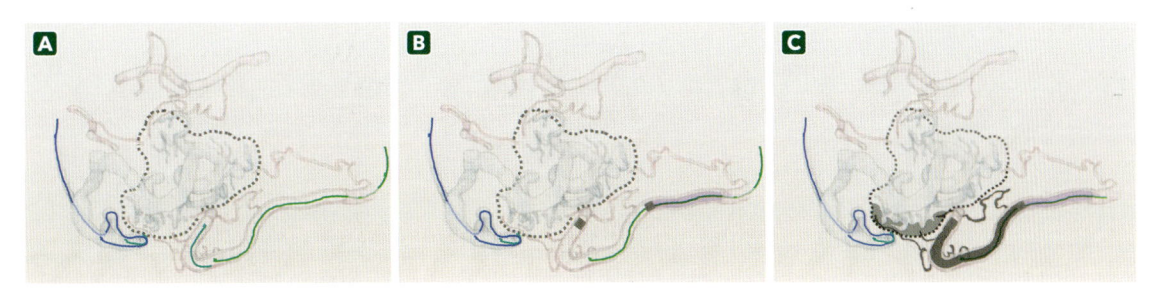

図6 Schema: pressure cooker TAE

A: microcatheter navigation, **B**: temporal artery trapping, **C**: Onyx injection and Sonic detach.

flow coilとNBCA（50%）でcookerを作製した.

Sonicから Onyx 18を注入し，feeder #4, 5, 6とAVMの inferior partの一部を塞栓した．SonicをdetachしてTAEを終了した.

≫Step 4 : Inferior M2 とanterior choroidal arteryにcontrol angiography用のマイクロカテーテルを誘導

TVE中の選択的血管造影用に inferior M 2（feeder#1.2）にMagic 1.2FMを，AChA（feeder#7）にEchelon 14（Medtronic）を誘導した．AChAに柔軟なマイクロカテーテルを置くと選択的血管造影時に逸脱するリスクがあるため，supportiveなEchelon 14をAChAの起始部に留置している.

これらのマイクロカテーテルはいつTVEを止めるのかを判断するのに重要であるのみならず，塞栓物質がこれらの動脈にexcessive retrograde diffusionすることを予防することにも有用である.

≫Step 5 : Retrograde pressure cooker TVE（図7, 8）

Outflow sideの減圧のために，収縮期血圧を70mmHg以下にコントロールした．Step 2で誘導した HeadwayDuo から Microvention coilとNBCA（50%）でcookerを作製した．塞栓物質は超低粘度EVOH co-polymerであるSQUID 12を選択した.

Apollo 5cmからSQUID 12をretrogradeに注入すると，SQUIDがmain drainage veinからprimary veinsに到達し，さらに注入していくとAVM内部にdiffuseに拡散した後に，retrogradeにfeeder #3が塞栓された．ガイディングカテーテルから

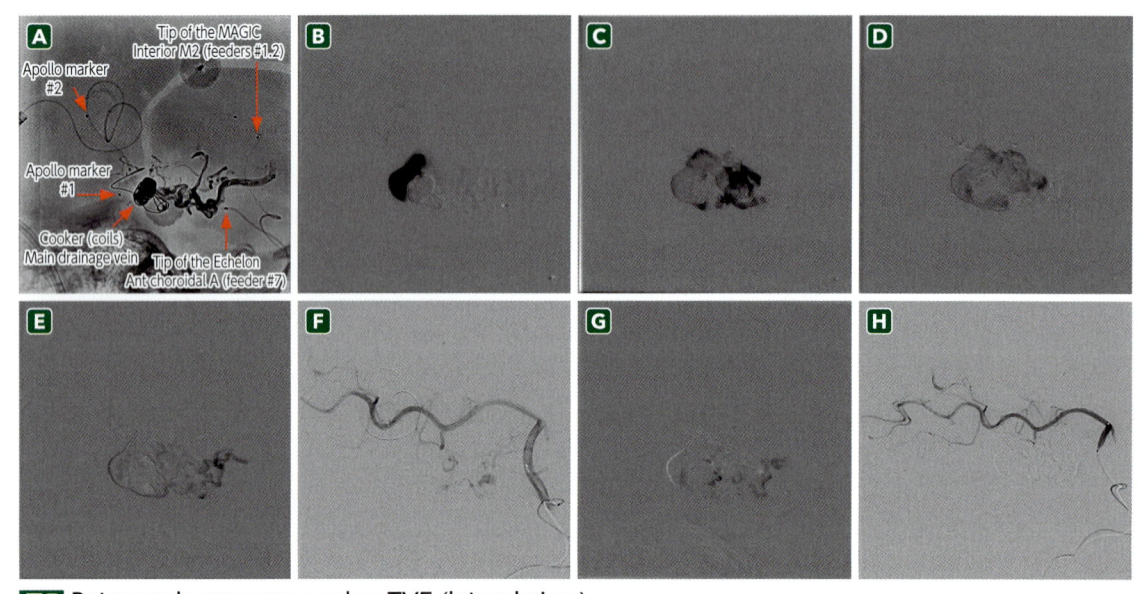

図7 Retrograde pressure cooker TVE (lateral view)

A: placement of microcatheter in arterial feeders and making venous plug to achieve retrograde pressure cooker TVE, **B-D**: injection of Squid, **E**: injection of Squid (retrograde filling of feeder # 3), **F**: selective microangiography from inferior M2 (visualization of the remnants), **G**: further injection of Squid for occlusion of remaining feeders, **H**: selective microangiography from inferior M2 (complete occlusion of the AVM).

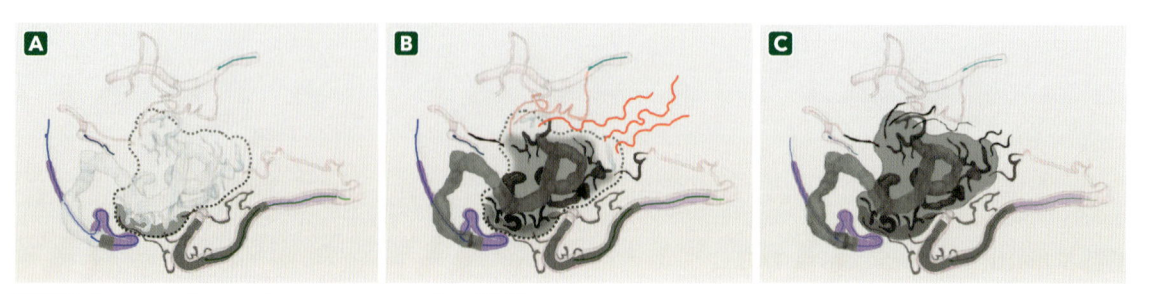

図8 Schema: retrograde pressure cooker TVE

A: cooker / MicroVention coils and NBCA, **B**: Squid injection / remnants from inferior M 2 , **C**: complete occlusion of the AVM / Apollo detach.

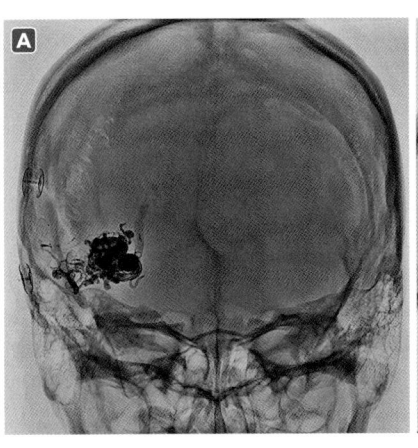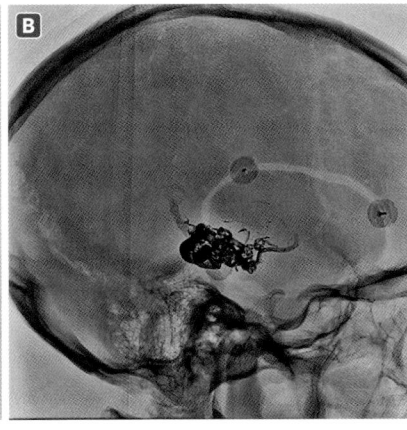

図9 Cast of hole embolic materials (frontal and lateral view)

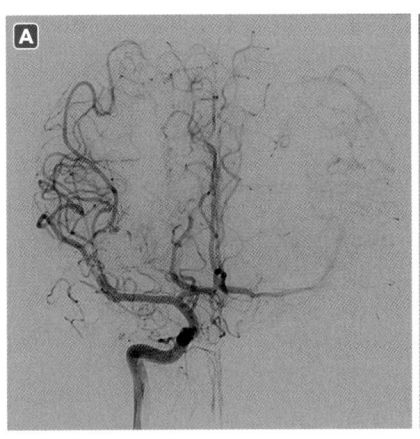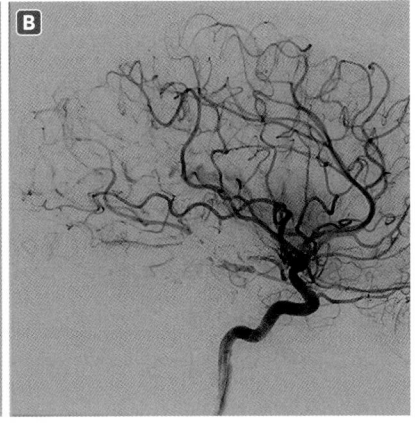

図10 Rt. ICAG (frontal and lateral view)

の血管造影では視認が困難であったが，シャントの残存が疑われた.

≫Step 6：全Feederからの選択的血管造影によりAVM残存の有無を評価／TVE終了のタイミングを決定（図7-10）

Inferior M2に挿入しているMagicから選択的血管造影を行うとremnantsが明確に描出された.

Squidの注入を継続すると，これらのremnantsはretrogradeに塞栓された．再度inferior M2からの選択的血管造影を行うとfeederは描出されなくなり，AChAからの選択的血管造影でもfeederの消失とpatencyが確認できた．この段階でAVMのcomplete occlusionが得られたことが確認できたため，ApolloをdetachしてTVEを終了した.

（René Chapot，萩原 伸哉，寺田 友昭）

4 AVMの摘出術

❶総 論

▶1 AVM摘出術における術前塞栓術の有用性

脳動静脈奇形（arteriovenous malformation：AVM）は複雑な血管構築を有する病変であり，その摘出術においては，術中出血をいかに少量に抑えるかが手術の成否にかかわる重要な因子である[1]。

AVM摘出術における術中出血量の減少を目的とした術前塞栓術の有用性と安全性については，これまでに複数の報告がなされている[2,3]。特にSpetzler-Martin分類で高グレードのAVMにおいては，その有用性が高いとされる一方で，低グレードのAVMにおいては，その効果が合併症のリスクを上回らないとの報告も認められる[4]。また，The American Heart Association（AHA）Scientific Statementでも低グレードのAVMに対する術前塞栓術の推奨度はやや低く，摘出術単独での治療も推奨されている[5]。

その一方で，術前塞栓術は低グレードのAVMに対しても安全に施行可能で，摘出術における術中出血量の減少に寄与し得るという報告も，我が国から複数報告されている[6,7]。特にOnyxを用いた術前塞栓術は，その色調により摘出術中のfeederおよびnidusの同定に有用であり，安全に術前塞栓術が行われる前提であれば，低グレードのAVMにおいてもその有用性は高いと考える[6]。

▶2 どこまでの塞栓率達成を目標とするのか？ 塞栓術から摘出術のインターバルは？

摘出術を担当する直達術者の立場からは，可及的に高い塞栓率が術中出血量減少と短時間での手術に寄与し得ることを実感している。ただし，治療転帰向上の観点からは，安全な術前塞栓術が前提であり，どのfeederを塞栓するか，どこまでのnidus塞栓率を目指すのかについては，血管内治療医と直達術者間で十分な協議を行うことが極めて重要となる。

塞栓術後には，塞栓し得なかったfeederから

のリクルートが発生・発達する。また，血行動態の劇的な変化に伴う出血性合併症も危惧されるため，塞栓術から摘出術までのインターバルについては，最終セッションの塞栓術後の可及的早期が肝要となる[5]。

▶3 塞栓術後AVM摘出術の基本手技

塞栓術後のAVM摘出術における手術手順については，非塞栓術後のそれと同様である。特にサイズの大きなAVMにおいては，術中の出血コントロールにおいて，頭蓋内近位の動脈確保によるproximal controlが可能となる比較的広範囲な開頭を行うことが，安全確実な手術に繋がる。また，摘出中および摘出後に発生し得る急性脳腫脹に対処可能な範囲の十分な硬膜切開を行うことも重要なポイントである。

そして，以降の硬膜内操作であるが，以下の通りの手順で行う。①nidusの確認，②くも膜切開と脳溝開放，③feederの結紮凝固切断，④nidus周囲の剥離，⑤drainerの結紮・凝固切断，⑥nidusの摘出，以上である[8]。

術前塞栓術後の摘出術においてはnidusの緊満が軽減されており，その周囲の剥離におけるnidusの破綻に伴う制御困難な出血に遭遇する機会が激減することを実感している。塞栓物質による血管構築の比較的容易な把握と相まって，安全確実に手術手順を進めることが可能となる。また，nidusとその周囲のグリオーシス層との剥離操作においては，バイポーラ鑷子とnidusの癒着が発生しにくいnon-stick bipolarとnew generation electrosurgical generatorを用いての低出力での凝固操作が有用である[8]。

nidus摘出後には，その全摘出の確認のためにIndocyanine green（ICG）video angiographyでの確認を行うが，全摘出が達成しているにもかかわらず，perinidal microvasculatureにおける潜在的artery-vein（AV）シャントの発生によるpseudo-residual nidus現象による擬陽性の可能性があるため，ハイブリッド手術室での術中DSAも含めて総合的に判断することが重要である[9]。

症例 右前頭葉AVM（Spetzler-Martin分類grade 4）

60歳代女性．脳室内出血にて発症した右前頭葉のSpetzler-Martin分類grade 4のAVMである（**図A-D**）．4回の脳室内出血の再発を認めたために，出血源である穿通枝をfeederとしたintra-nidal aneurysmに対して血管内治療での塞栓術を企図したが，同feederへのカニュレーションが不可能であったために，開頭での流入血管クリッピング術を施行した．

脳室内出血の再発は認められなかったもの

の，1年後に脳内出血による再発を認めたために，開頭AVM摘出術を計画した．手術に先立ってOnyxによる塞栓術を施行した（**図E-F**）．その翌日に開頭AVM摘出術を施行，術中出血量は540mLであった．術後の経過が良好にて（**図G, H**），mRS score 0で自宅退院となった．

高グレードのAVMの手術において，術前塞栓術の有用性を実感した1例であった．

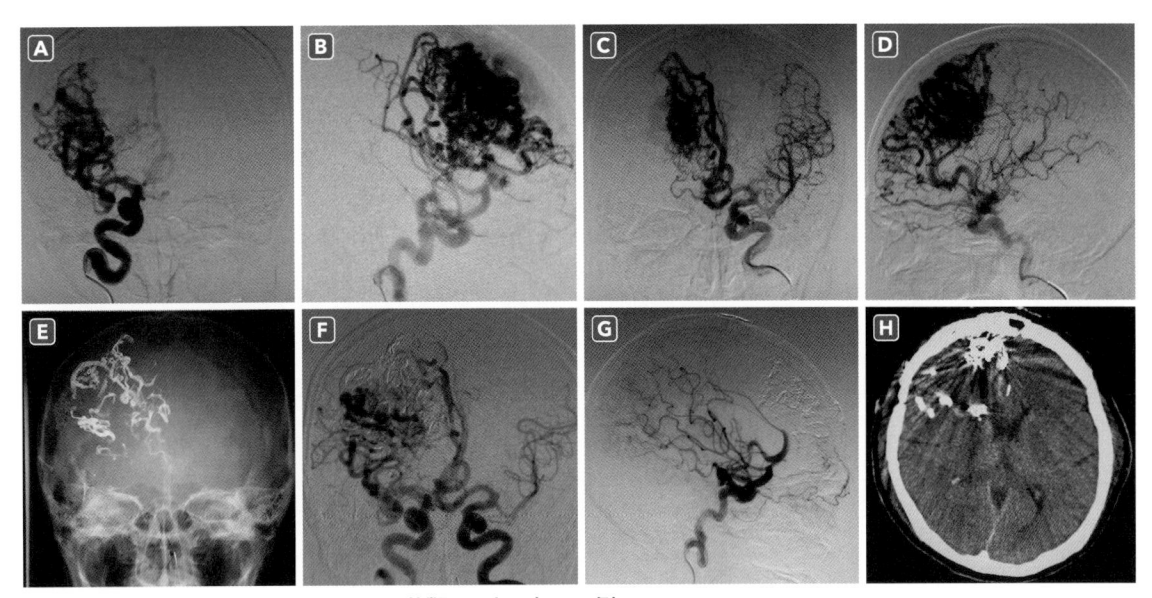

図 右前頭葉AVM（Spetzler-Martin分類grade 4）の1例
A：右内頚動脈造影正面像・**B**：側面像，**C**：左内頚動脈造影正面像・**D**：側面像，**E**：Onyx塞栓術後頭部単純X線撮影正面像・**F**：両側内頚動脈造影正面像，**G**：術後右内頚動脈造影側面像，**H**：術後頭部単純CT像

引用・参考文献

1) Wong J, et al: Microsurgery for ARUBA Trial (A Randomized Trial of Unruptured Brain Arteriovenous Malformation)-Eligible Unruptured Brain Arteriovenous Malformations. Stroke 48: 136-44, 2017

2) Spetzler RF, et al: Surgical management of large AVM's by staged embolization and operative excision. J Neurosurg 67: 17-28, 1987

3) DeMeritt JS, et al: Outcome analysis of preoperative embolization with N-butyl cyanoacrylate in cerebral arteriovenous malformations. AJNR Am J Neuroradiol 16: 1801-7, 1995

4) Catapano JS, et al: Effects of Preoperative Embolization on Spetzler-Martin Grade I and II Arteriovenous Malformations: A Propensity-Adjusted Analysis. Neurosurgery90: 92-8, 2022

5) Ogilvy CS, et al: Recommendations for the Management of Intracranial Arteriovenous Malformations. Stroke 32: 1458-71, 2001

6) Izumo T, et al: Impact of Pre-operative Embolization With Onyx for Brain Arteriovenous Malformation Surgery. Front Neurol 13: 875260, 2022

7) 栗田浩樹ほか: 脳動静脈奇形の病態と治療―Multimodal treatment時代の直達術の現状と将来展望. 脳外誌 29: 845-51, 2020

8) 高木康志: 術前3Dシミュレーションと術中血流評価により安全に摘出できたeloquent area近傍に存在する非表在性脳動静脈奇形の1例. 脳外誌 25: 259-63, 2016

9) Izumo T, et al: Pseudo-residual nidus after arteriovenous malformation surgery: illustrative case. J Neurosurg Case Lessons 3: CASE2248, 2022

（出雲 剛）

❷ Onyx塞栓術後の摘出術

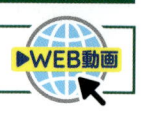 ▶WEB動画

▶ はじめに

脳動静脈奇形（arteriovenous malformation：AVM）の摘出術は，液体塞栓物質Onyxの登場によって術中の出血を軽減し[1]，より安全に行えるようになった．ただ，手術側の立場としては，手術で処理できる血管と難渋しそうな血管をよく見極め，血管内治療医と外科医が打ち合わせをして，有効な塞栓術を施行することが理想である．奥のfeederがすでに塞栓術で処理されていると手術の安全性は各段に上がる．具体的には，後頭葉，頭頂葉AVMで，大脳半球間裂の奥から走行してくる後大脳動脈（posterior cerebral artery：PCA）とその分枝の塞栓術，大脳基底核にかかるAVMではfeeder化した穿通枝，小脳AVMでは上小脳動脈（superior cerebellar artery：SCA）の塞栓術などが手術に際して有効な塞栓術となることが多い．

またfeederから，さらにnidusまで塞栓物質が浸透するような塞栓術は有効である．大型AVMのような難しい塞栓術を施行する場合には，塞栓術を段階的に分け，最後にmain feederを塞栓していることが多い．これは，nidusからmain drainerにまでOnyxが到達して出血するリスクもあるので，塞栓術後当日あるいは翌日のできるだけ早いタイミングで手術の必要があるためである．Onyxで十分に塞栓されているnidusは，黒くてゴムのように弾力性があるので，周囲のfeederを処理しながらそのまま摘出できる場合もある．Nidusが大型で硬いために奥のfeederに到達しづらい場合には，nidusそのものを切断してから処理することも可能である．

以降に，Onyxによる塞栓術を有効に活用するための手術戦略について，いくつかの症例を提示して述べたい．

症例❶ ▶ 50mmの右前頭部AVM（Spetzler-Martin分類 grade 3）の摘出術

10歳代男性．偶然に発見された運動野に接する50mmのAVMである（**図1A, B**）．Feederは手術側から見て，やや深部となる中大脳動脈（middle cerebral artery：MCA）の複数の分枝と，feeder化した太い後脊髄動脈（lateral spinal artery：LSA）である（**図1C, D**）．

Onyxによる2回の塞栓術で表面のnidusは塞栓されたが，LSAを含む深部のfeederと奥のnidusが残った（**図1E, F**）．この状態の塞栓術は，塞栓されたnidusの奥に出血する部分が集約されているので，手術時，深部術野での易出血性が想定される．

≫実際の手術 ▶WEB

脳の表面にはred veinと，塞栓された太いdrainerが視認できた（**図2A**）．手術ではこのdrainerの周囲を取っ掛かりとして侵入すると，塞栓されたnidusが次第に現れた（**図2B**）．まず運動野を保護するため，運動野側のnidusを剥離してfeederを処理した（**図2C**）．

AVMのnidus周囲の血管は，赤虫血管とも言われて脆弱でいったん出血すると血が止まりにくくなるので，吸引管のfineなコントロールでなるべく出血させずに血管を露出してそのままnon stickのbipolarで凝固切断するか，あるいは，まずtemporary clipを掛けて，止血した状態で凝固すると格段に処理しやすくなる．本症例は塞栓された浅い部分のnidus周囲の血管を処理し得た後，脳室まで到達したが，基底核側に残存するfeeder（LSA）のため，最奥のnidus部分は出血の処理がしづらくなったことと，奥の放線冠からの錐体路や運動野を温存するため，複数本のクリップで止血し，運動野にかかるdrainer周辺を残して手術を終えた（**図2D**）．

術後わずかに残った運動野側のdrainer移行部のみにサイバーナイフを照射し，約1年後のアンギオでは基底核部分も自然消失し，AVMの完全消失を確認した（**図3**）．術後8年半のフォローアンギオでも変わらず，神経症状を認めておらず，通常の社会生活を送っている．

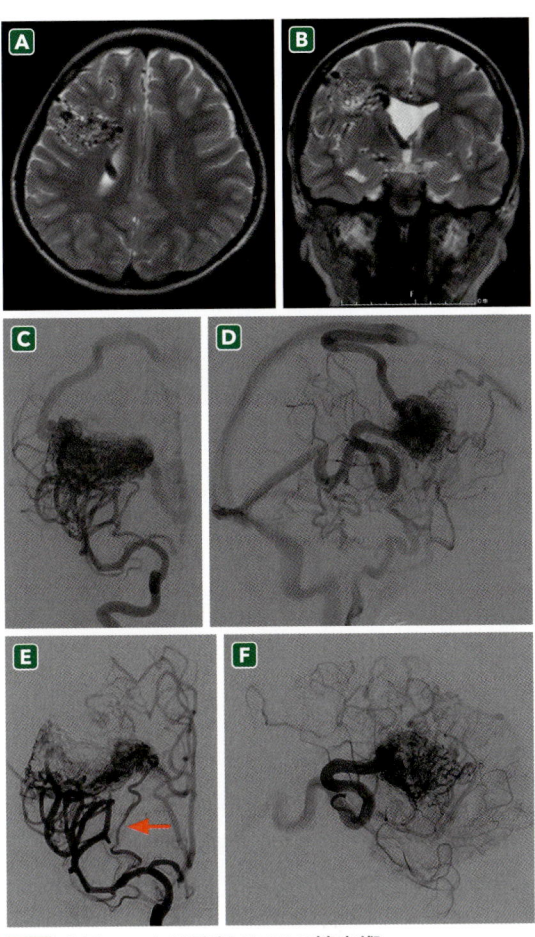

図1 症例1：右前頭部AVMの摘出術

A，B：運動野に接する50mmのAVM．

C，D：深部となるMCAの複数のbranchと，feeder化した太いLSA．

E，F：Onyxによる2回の塞栓術で表面のnidusは塞栓されたが，LSAを含む深部のfeeder（**E**：矢印）と奥のnidusが残った．

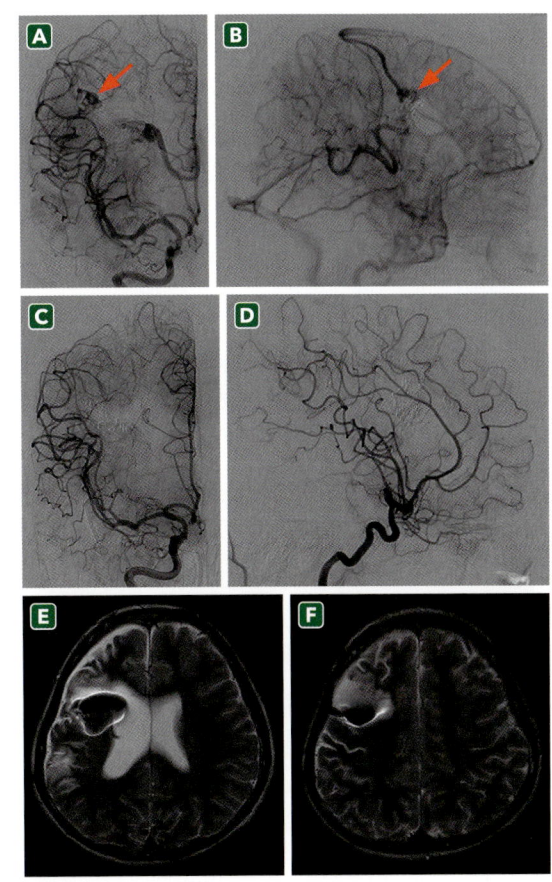

図3 症例1：術後約1年

A，B：術後24日．残存部に定位手術的照射（Stereotactic Radiosurgery：SRS）（矢印）．

C，D：術後約1年．SRSを施行した部分の消失を確認．

E，F：術後約1年．基底核部分自然消失を確認．

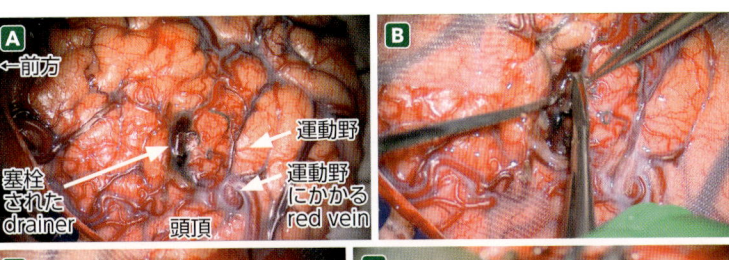
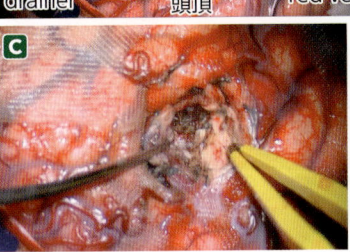
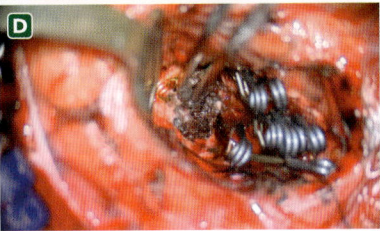

図2 症例1：実際の手技

A：脳の表面にはred veinと，塞栓された太いdrainerを視認．

B：塞栓されたnidus．

C：運動野側のnidusを剥離してfeederを処理．

D：複数本のクリップで止血し，運動野にかかるdrainer周辺を残して手術終了．

20歳代男性．難治性てんかん発症の左側頭葉AVMである（**図4A**）．OnyxとNBCAによる塞栓術で，feederとなるMCAの分枝とnidusを部分的に塞栓した状態（**図4B**）で，手術を施行した．

≫実際の手術（**図4C-I**） ▶WEB

表面にはvarixを含むred vein化したmain drainerが存在した（**図4C**）．Main drainerの周囲から剥離していくと（**図4D**），活きているfeederがまだ多数存在し，これらを処理しながら（**図4E**），近位のシルビウス裂側からnidusを剥離露出していった（**図4F**）．Nidusの血流もかなり残っていたが，nidusの剥離面に存在するfeederがい

くつも塞栓されており，剥離がしやすかった．やや奥になると，nidus自体を脳べらで牽引することができ（**図4G**）working spaceを作ることができたので，ここから最後に残っているfeederと，赤虫血管を処理することができた．Nidusを完全にfreeとして最終的にmain feederを切断し，全摘出した（**図4H, I**）．

術前MRIではnidusがコンパクトにまとまっているタイプで，適度に塞栓されていたため，手術はやりやすく，安全に摘出することが可能であった．術直後やフォローアンギオでも完全消失し（**図4J**），てんかんも消失した状態で通常の社会生活を送っている．

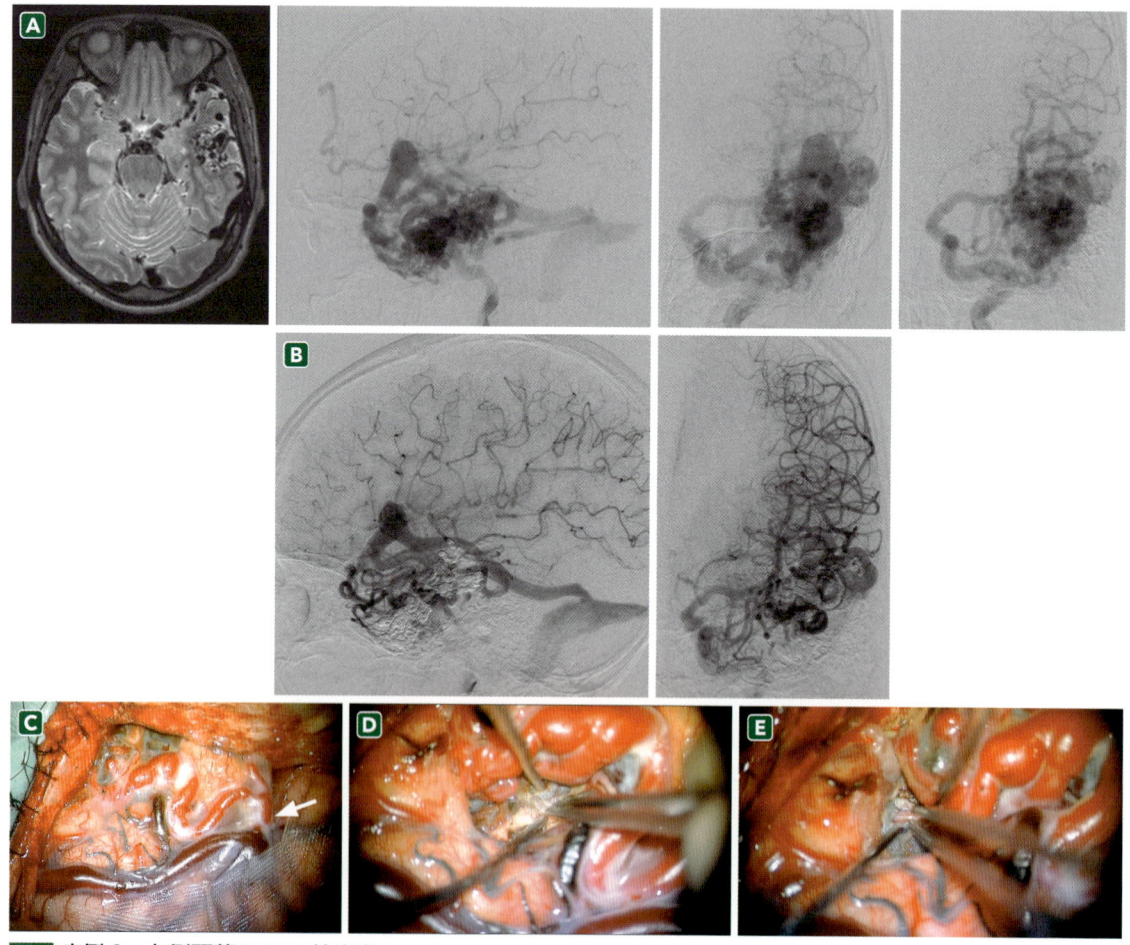

図4 症例2：左側頭葉AVMの摘出術

A：難治性てんかん発症の左側頭葉AVM．
B：feederとなるMCAの分枝とnidusを部分的にOnyxとNBCAで塞栓．
C：表面にはvarixを含むred vein化したmain drainerが存在．シルビウス裂（矢印）．
D：Main drainerの周囲から剥離．
E：活きている多数のfeederの処理．

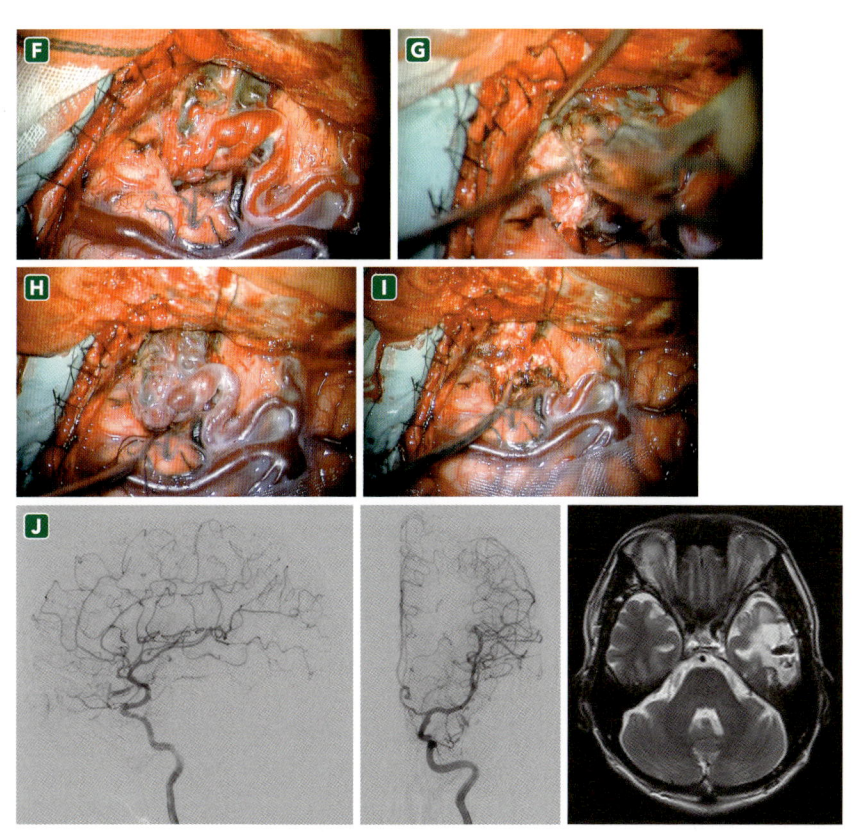

図4 症例2：左側頭葉AVMの摘出術（続き）

F：近位のシルビウス裂側からnidusを剥離露出していく．
G：Nidus自体を脳べらで牽引．
H, I：main feederを切断し，nidusを完全に全摘出．
J：術直後やフォローアンギオでも完全消失を認めた．

症例 3 ▷ 44mmの小脳AVM（Spetzler-Martin分類grade 4）の摘出術

　30歳代女性．偶然に発見された小脳上半部の大型AVMである．Main feederは手術では最奥になる両側SCAである（**図5A**）．手術アプローチの一番手前となるテントと小脳上面の間のスペースあるいはテント自体にもnidusが及んでいる．Nidusは症例2と異なり雲のように分散しているタイプで，手術の際，nidus周囲からの出血も予想された．

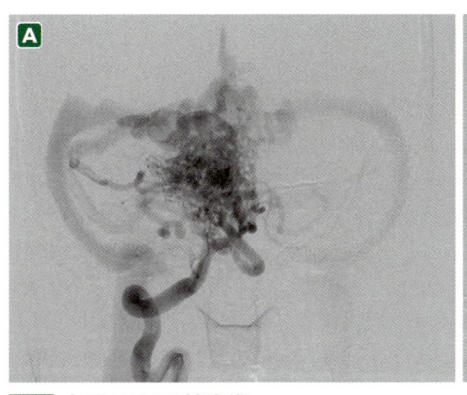
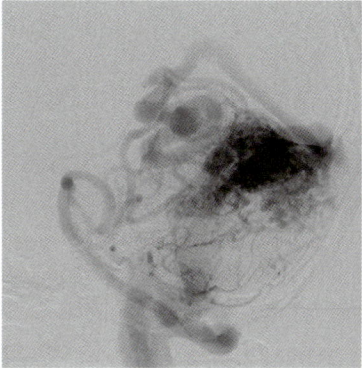
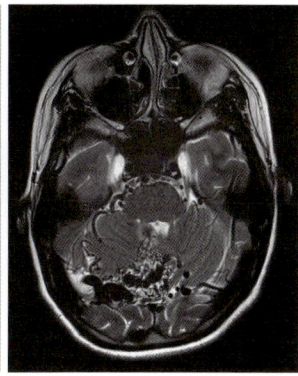

図5 小脳AVMの摘出術

A：Main feederは手術では最奥になる両側SCA．

両側SCAからテント-テント下，小脳上面のnidusの部分を中心にOnyxで計5回の密な塞栓術を施行した（**図5B**）．

≫実際の手術　▶WEB

　開頭後，硬膜をテント裏が見えるように翻転していく際に，よく塞栓されたnidusが硬膜と一体となっており，nidusを切断することで硬膜をテント側に翻転できた（**図5C**）．さらにnidus上面から奥を切断することでテント面との分離が可能であった（**図5D, E**）．密に塞栓されていたためnidus自身に糸を掛けて（**図5F**）各方向に牽引して周囲の小脳とのスペースから順次feeder，赤虫血管を処理した．Nidusの大半をfreeとして，最後にテント面から完全に切断して全摘出した（**図5G**）．

　術後AVMの完全摘出を確認した（**図5H**）．術後神経症状なく，通常の社会生活を送っている．

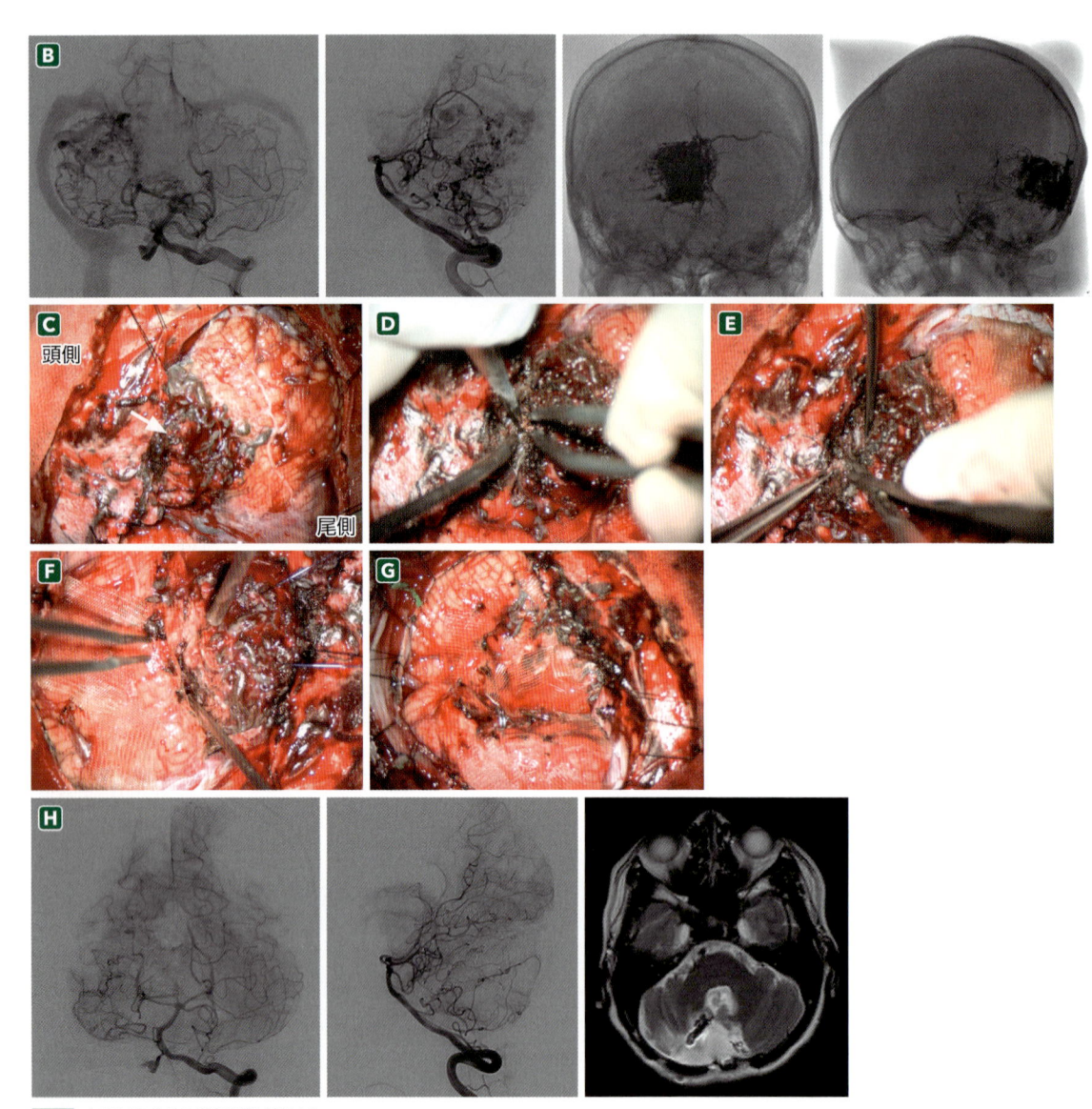

図5 小脳AVMの摘出術（続き）

B：Onyxで計5回の密な塞栓術を施行．
C：Nidusを切断することで硬膜をテント側に翻転（矢印）．
D, E：Nidus上面から奥を切断することでテント面との分離．
F：Nidus自身に糸を掛ける．
G：テント面から完全に切断して全摘出．
H：術後AVMの完全摘出を確認．

引用・参考文献

1) Izumo T, et al: Impact of pre-operative embolization with onyx for brain arteriovenous malformation surgery. Front Neurol 13: 875260, 2022

（水谷 徹）

5 塞栓術後のAVMに対する定位放射線治療

▶1 照射前塞栓術が閉塞率に与える影響

脳動静脈奇形（arteriovenous malformation：AVM）に対する定位放射線治療の有効性はすでに広く知られているが，照射前塞栓術の有効性については以前から議論があり，放射線治療後の閉塞率を低下させる要因に関する報告[1-4]が多くみられる．具体的には，塞栓術によるnidusのfragmentationが生じ放射線治療時のnidusの同定が困難となったことによる不十分で不正確な照射，塞栓術後の照射野外であった部位の再開通，塞栓物質のshield効果による吸収線量の低下[5]等が指摘されている．

また，塞栓術によるfragmentationが生じた場合，定位放射線治療の際に照射体積の縮小が得られないこともしばしば経験される．Dingら[6]は未破裂AVM 444例の解析から，定位放射線治療後の完全閉塞に関するpositive factorとして，術前塞栓術がないこと（p＜0.001），高線量での照射（p＜0.001），single draining vein（p＜0.001），Spetzler-Martin分類gradeが低いこと（p=0.016）を挙げている．

一方で，ガンマナイフをはじめとした定位放射線治療の治療効果に最も影響を及ぼす要素はnidus径（照射体積）であり，これは放射線障害リスクにも直結する．このため，サイズの大きいnidusに対して塞栓術による有効なvolume reductionが得られれば，定位放射線治療の治療効果は高くなる．また，定位放射線治療後にnidusの完全閉塞が得られるまでには2～5年程度を要するため，待期期間での出血が危惧されるintranidal aneurysmやintranidal arteriovenous fistulasを伴う例に対する照射前塞栓術は特に有効と考えられ，照射前塞栓術を否定しない報告[7-9]も散見される．

Kimら[7]はガンマナイフ治療を行った228例について，照射前塞栓術を施行した29例，照射後塞栓術を施行した19例，塞栓術を併用しなかった180例に分けて解析した．照射後36カ月以内の完全閉塞率は3群間に差はなかったが，以後のlate obliterationについては照射前塞栓術がnegative predictive factorであったと報告している．36カ月以降の閉塞率低下の原因は明らかではないが，この結果は照射前塞栓術を否定するものではないと思われる．Hasegawaら[8]は照射前塞栓術の有無について各98例を傾向スコアマッチングの手法を用い検討したところ，照射3，5，8年後

の完全閉塞率に加え，累積出血率や遅発性嚢胞形成，慢性被膜化血腫等の遅発性合併症の発生頻度に有意差は認められなかったことを報告している．

▶2 Onyxによる塞栓後の定位放射線治療

Hasegawaら[8]の報告は塞栓物質の大部分（88%）がシアノアクリレート系薬剤（n-butyl cyanoacrylate：NBCA）であるが，近年Onyxによる塞栓後の定位放射線治療例が増えている．Onyxのような塞栓材料は放射線を散乱または吸収するため，実際に血管内腔に照射される線量が変化することを危惧する報告[10]もみられる．

一方，Chenら[11]は，Onyxによる塞栓後に定位放射線治療を行った群と定位放射線治療単独群の53例の傾向スコアマッチングによる解析を行い，累積閉塞率は5年で57.5%，59.0%と両群間に有意差は認められず，加えて照射後の出血や合併症リスクについても差がなかったことから，Onyxにより定位放射線治療後の治療成績が下がる可能性を否定している．またChenら[12]は，OnyxおよびOnyx以外の従来の塞栓物質による塞栓後の定位手術的照射（stereotactic radiosurgery：SRS）の治療成績も解析し，両群間に有意差はないことも報告しているが，Maroufiら[13]はOnyxに比してNBCAのほうが閉塞率がよい傾向にあったことを報告している．Letchumanら[14]も定位放射線治療の際に血管撮影が用いられていた例の解析から，Onyx以外による塞栓物質がOnyxによる塞栓に比して有意に高い閉塞率が得られたことを報告している．

▶3 定位放射線治療後の出血および放射線障害リスク

定位放射線治療後の出血リスクは，照射前塞栓の有無による差はないと思われる[1,8,11]．また，定位放射線治療後の脳浮腫や放射線壊死といった放射線障害リスクは塞栓術後のほうが低いとする報告[13]はあるが，これは塞栓による体積減少効果が影響していると考えられる．一方，Schwyzerら[15]は放射線障害リスクが塞栓術後のほうが高いことを指摘しているが，塞栓による静脈還流障害，nidus周辺の正常脳組織への散乱放射線の影響，nidus同定の困難さに伴う周囲脳への過線量照射等をその原因として考察している．

上述の通り，定位放射線治療のプランニングにあたり，塞栓術後は画像上のnidusの正確な同定が困難なことが少なくない．特にCTは塞栓物質のアーチファクトにより利用できないことが多い．そのため，塞栓術後の血管撮影や造影time-of-flight法によるMRAの元画像の他，時には塞栓術前の画像も参照した上でnidusの正確な同定に努める必要がある．

▶ 4 塞栓術併用を考慮するnidusのサイズ

上述の通り，総じて定位放射線治療前の塞栓術は照射後の完全閉塞に関するnegative factorとする報告が多い．しかしnidus径ないし照射体積は，放射線壊死をはじめとした放射線障害リスクに直結することから，fragmentationではない効果的なvolume reductionが図り得る例においては照射前の塞栓術は考慮してよいと考えられる．一方で，定位放射線治療が単独でも十分に閉塞可能な比較的小さなサイズのnidusに対しては，照射後の閉塞率低下や塞栓術による合併症リスクを鑑みれば定位放射線による単独治療が望ましいと考えられる．なお，どの程度のサイズから塞栓術併用を考慮するかについては一定の見解はない．AVMに対する至適線量は一般に18Gy以上（多くは16〜22Gy程度）であり，この線量を比較的安全に処方し得るサイズは，私見では最大径で2〜2.5cm程度（病変を球体と仮定すれば体積として4.2〜8.2mL）と考えている．

Jinら[16]は，nidusの体積が10mL以下のAVMを対象として照射前塞栓術の有無による定位放射線治療の成績について報告している．両群において出血リスク軽減効果や閉塞率に差はみられなかったが，併用群で神経学的悪化リスクが有意に高かったことから，10mL以下のAVMに対する照射前の塞栓術には否定的な見解を示している．なお，病変を球体と仮定すれば体積10mLの病変は直径2.7cm程度である．

これらのことから，サイズの観点から塞栓術の併用を考慮する1つの目安は，nidusの最大径が2.5cm程度と考えられる．実際には局在や出血歴等も考慮した上で判断するが，塞栓術による有効なvolume reductionが図れない例では，volume staged radiosurgery等[17]，複数回の定位放射線治療で対応する選択肢も考えられる．

症例 ❶ 頭痛をきっかけに診断され塞栓術後のガンマナイフにより完全閉塞が得られた 1 例

20歳代女性．頭痛発症の左parieto-occipitalのAVM（**図1A**）でOnyxによる塞栓術が行われた．有効なvolume reductionが得られ（**図1B**），塞栓術後に当院にてガンマナイフ治療（辺縁線量18Gy）を行い，3年後に完全閉塞が得られた（**図1C**）

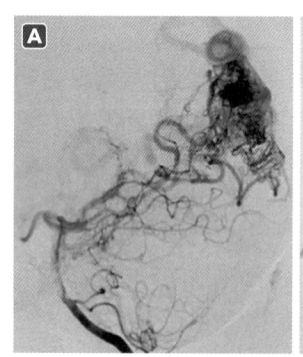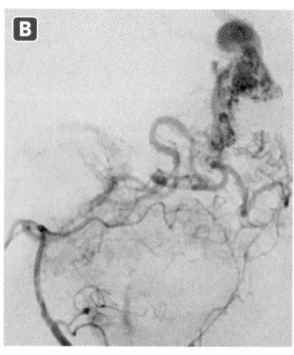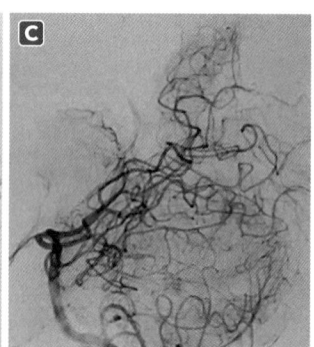

図1 症例 1
A：塞栓術前，**B**：塞栓術後，**C**：ガンマナイフ治療 3 年後

症例2 比較的大きなAVMに対して3回の塞栓術後にガンマナイフ治療を行い，完全閉塞が得られた1例

Incidentalに発見された左前頭葉のAVM（**図2A, D**）に対して，flowおよびsize reduction目的にNBCAによる計3回の塞栓術が行われた（**図2B, E**）．その後，2回に分けてvolume staged radiosurgeryを行い，2回目の照射から約3年後に神経学的合併症なく完全閉塞に至った（**図2C, F**）．

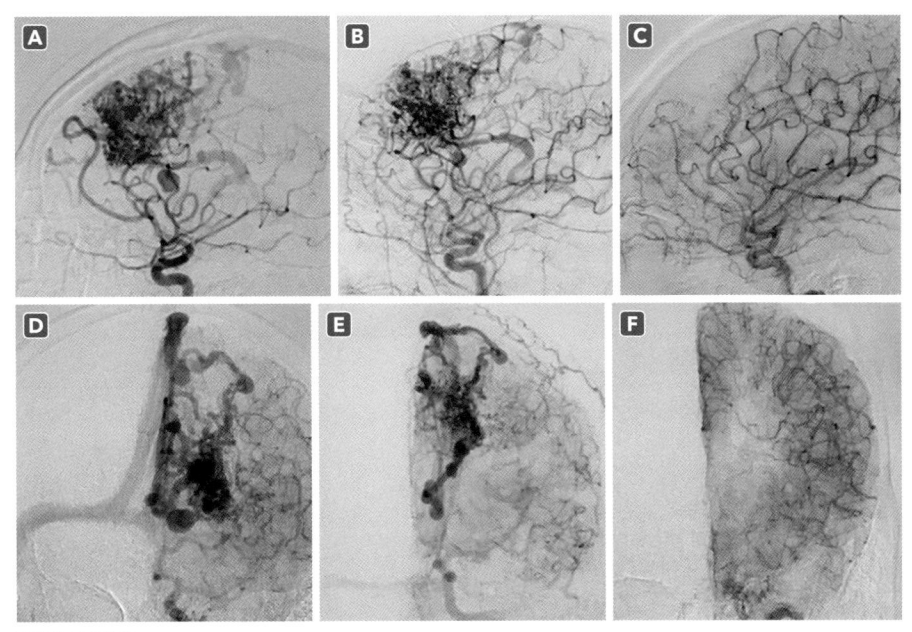

図2 症例2
A：初診時；側面像，**B**：3回の塞栓術後；側面像，**C**：ガンマナイフ治療3年後；側面像，
D：初診時；正面像，**E**：3回の塞栓術後；正面像，**F**：ガンマナイフ治療3年後；正面像

引用・参考文献

1) Chang H, et al: The impact of embolization on radiosurgery obliteration rates for brain arteriovenous malformations: a systematic review and meta-analysis. Neurosurg Rev 46: 28, 2022
2) Jiang X, et al: Preradiosurgery embolization in reducing the postoperative hemorrhage rate for patients with cerebral arteriovenous malformations: a systematic review and meta-analysis. Neurosurg Rev 44: 3197-207, 2021
3) Maroufi SF, et al: Radiosurgery With Prior Embolization Versus Radiosurgery Alone for Intracranial Arteriovenous Malformations: A Systematic Review and Meta-Analysis. Neurosurgery 94: 478-96, 2024
4) Russell D, et al: Stereotactic radiosurgery alone or combined with embolization for brain arteriovenous malformations: a systematic review and meta-analysis. J Neurosurg 128: 1338-48, 2018
5) Flickinger JC, et al: An analysis of the dose-response for arteriovenous malformation radiosurgery and other factors affecting obliteration. Radiother Oncol 63: 347-54, 2002
6) Ding D, et al: Radiosurgery for patients with unruptured intracranial arteriovenous malformations. J Neurosurg 118: 958-66, 2013
7) Kim MJ, et al: Comparison of Single-Session, Neoadjuvant, and Adjuvant Embolization Gamma Knife Radiosurgery for Arteriovenous Malformation. Neurosurgery 92: 986-97, 2023
8) Hasegawa T, et al: Effect of embolization before stereotactic radiosurgery for brain arteriovenous malformations: a case-control study with propensity score matching. J Neurosurg 138: 955-61, 2022
9) Peres CMA, et al: Impact of Associated Nidal Lesions in Outcome of Brain Arteriovenous Malformations After Radiosurgery with or without Embolization. World Neurosurg 105: 643-50, 2017
10) Andrade-Souza YM, et al: Embolization before radiosurgery reduces the obliteration rate of arteriovenous malformations. Neurosurgery 60: 443-52, 2007
11) Chen CJ, et al: Stereotactic radiosurgery with versus without prior Onyx embolization for brain arteriovenous malformations. J Neurosurg 135: 742-50, 2021
12) Chen CJ, et al: Embolization of brain arteriovenous malformations with versus without Onyx before Stereotactic radiosurgery. Neurosurgery 88: 366-74, 2021
13) Maroufi SF, et al: Radiosurgery With Prior Embolization Versus Radiosurgery Alone for Intracranial Arteriovenous Malformations: A Systematic Review and Meta-Analysis. Neurosurgery 94: 478-96, 2024
14) Letchuman V, et al: The era of Onyx embolization: a systematic and literature review of preoperative embolization before stereotactic radiosurgery for the management of cerebral arteriovenous malformations. World Neurosurg 170: 90-8, 2023
15) Schwyzer L, et al: Long-term results of gamma knife surgery for partially embolized arteriovenous malformations. Neurosurgery 71: 1139-48, 2012
16) Jin H, et al: Association of the combined stereotactic radiosurgery and embolization strategy and long-term outcomes in brain arteriovenous malformations with a volume 10 mL: a nationwide multicenter observational prospective cohort study. J Neurointerv Surg doi: 10.1136/jnis-2023-020289. Online ahead of print.
17) Shuto T, et al: Volume-Staged Radiosurgery for Large Arteriovenous Malformation: Retrospective Analysis of 19 Cases. Cureus 13: e16901, 2021

（周藤 高）

B

脳動静脈奇形の治療総論

6 AVM塞栓術の合併症とその対策

脳動静脈奇形（arteriovenous malformation：AVM）塞栓術〔Onyx，シアノアクリレート系薬剤（n-butyl cyanoacrylate：NBCA）等〕時に起こり得る合併症とその対策について紹介する．

▶ 1 出血性合併

≫カテーテル挿入時

原因としてはガイドワイヤー，マイクロカテーテル操作を末梢の屈曲蛇行した血管で行ったときに生じる．マイクロカテーテル造影，ロードマッピングとガイドワイヤー，マイクロカテーテルの位置のずれで認識できる．早期に認識することが重要．AVMのfeederのみに入っている場合は穿孔部を含めて液体塞栓物質で塞栓する．NBCAの場合は，5％ブドウ糖液でのカテーテル内腔の洗浄．Onyxの場合は，生理食塩水で洗浄し，ジメチルスルホキシド（dimethyl sulfoxide：DMSO）で充填後にそれぞれの塞栓物質を注入する．カテーテルの洗浄量は最低限に留める．静脈側での穿孔時は，穿孔部にコイルを置いて，その後マイクロカテーテルからOnyxを注入する（**2章B-2　AVMに対するTVE　p250参照**）．

症例 1 ▶ 右頭頂部未破裂AVM

20歳代男性．右頭頂部に未破裂AVMを発見される．塞栓後，摘出術を予定して，アプローチ側から確保しにくいAVMの深部の動脈を塞栓する予定とした（**図1A, B**）．マイクロカテーテル〔Marathon（日本メドトロニック）〕をAVM後方，内側のfeederからnidus直近まで誘導していたが，屈曲蛇行部でガイドワイヤーが血管外に出たのが確認された．血管造影を行うと，extravasationを認めた．その部位からOnyx 18を注入し，feederと穿孔部を閉塞した（**図1C, D**）．その後，内側，下方のfeederにマイクロカテーテルを挿入し，Onyx 18で塞栓した（**図1E, F**）．塞栓術後のCTでは，OnyxとAVM周辺の脳溝に淡いくも膜下出血（subarachnoid hemorrhage：SAH）が認められる（**図1G, H**）．神経学的には著変なく，数週後に摘出術を行った．

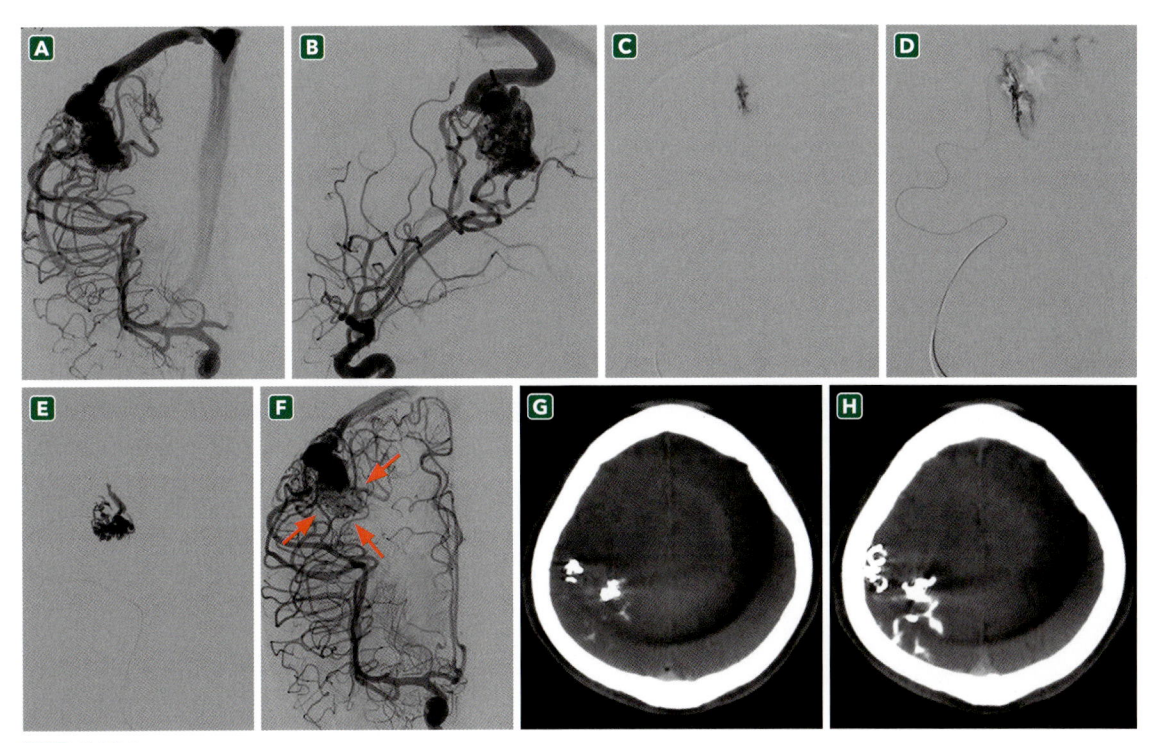

図1 症例1

A, B：右内頚動脈撮影正面像の動脈相（**A**）と側面像動脈相（**B**）．右angular artery, posterior parietal arteryがfeederとなり，rolandic veinに流出する25mm大のAVMを認める．

C：選択的造影と治療時の穿孔，ガイドワイヤーによる穿孔時の血管造影；正面像で造影剤の血管外流出を認める．

D：マイクロカテーテルからOnyx 18を注入時の正面像．Onyxが一部血管外に流出しているがfeederが塞栓され止血されている．

E：AVM下方のfeeder塞栓の正面像．マイクロカテーテルからOnyx 18を注入している．

F：塞栓後右内頚動脈撮影正面像．AVM下方の矢印部が塞栓され描出されなくなっている．

G, H：塞栓術後CT．AVM内とfeederにOnyxによる高吸収域を認めるとともにその周囲の脳溝に淡いSAHを認める．

≫塞栓物質注入時のnidus外流出

カテーテルが完全にwedgeした状態や，plug and push法でScepter（テルモ）からOnyxを注入時にAVMの脆弱部が破れ，OnyxがどんどんAVM外に流出してゆくことがある．稀ではあるがAVM外に出だすと原則流出は止まらないので，この時点で注入を中止しカテーテルを抜去する．破裂部は閉塞されているので出血が実際に起こることはない．

≫カテーテル抜去時のトラブル

国内ではdetachable tip microcatheterが使用できないため，屈曲蛇行した血管の末梢からplug and push法で注入したときに抜去困難が生じることがある．抜去困難に陥らないためには，distal access catheter（DAC）をできるだけ末梢まで挿入し，カテーテルを牽引する力をできるだけ強く

する，できるだけ短いプラグにする，注入時間を短縮する，等があるが，詰めたいポイントにOnyxが入りだすとなかなか注入を中断できない．

抵抗が強いときに無理に抜くとカテーテルが離断する．離断時は，AVM摘出準備ができていればそのまま摘出へ，摘出できないときはカテーテル断端が血流に流されて血管を閉塞しないように断端をステントで血管壁に固定したり，血管外に固定する方法もある．また，無理に抜去すると血管を破綻させ大出血を来すことがあるので，抜去前にはヘパリンを中和して，すぐに血管撮影で出血の有無を確認しておく．また，どうしても抜去できないと判断したときには，マイクロカテーテルをある程度引っ張り，大腿動脈穿刺部で切断し，皮下に埋没させる方法もある．

症例 ❷ 脳室内出血で発症した脳梁部AVM

　10歳代後半男性．脳梁部に最大6cmのAVMを認め，脳室内出血で発症した（図2A-C）．Internal cerebral veinにvarixを認め，これが出血源と考えられた．

　前大脳動脈から2回塞栓し，3回目の塞栓時，長めのプラグを作り塞栓したところ抜去困難に陥った．しかし，DACがA1まで挿入できたのでマイクロカテーテル（Marathon）を引っ張った

ところ，25cm位のところでマイクロカテーテルが離断した（図2D, E）．先端は総頚動脈であったので，すぐに3cm程度の小切開を頚部に置き，総頚動脈に小切開を加え，総頚動脈からカテーテル断端を引き出し血管外に固定し，血管を縫合した（図2F）．残存したAVMはガンマナイフで治療し，1年後には完治した（図2G）．

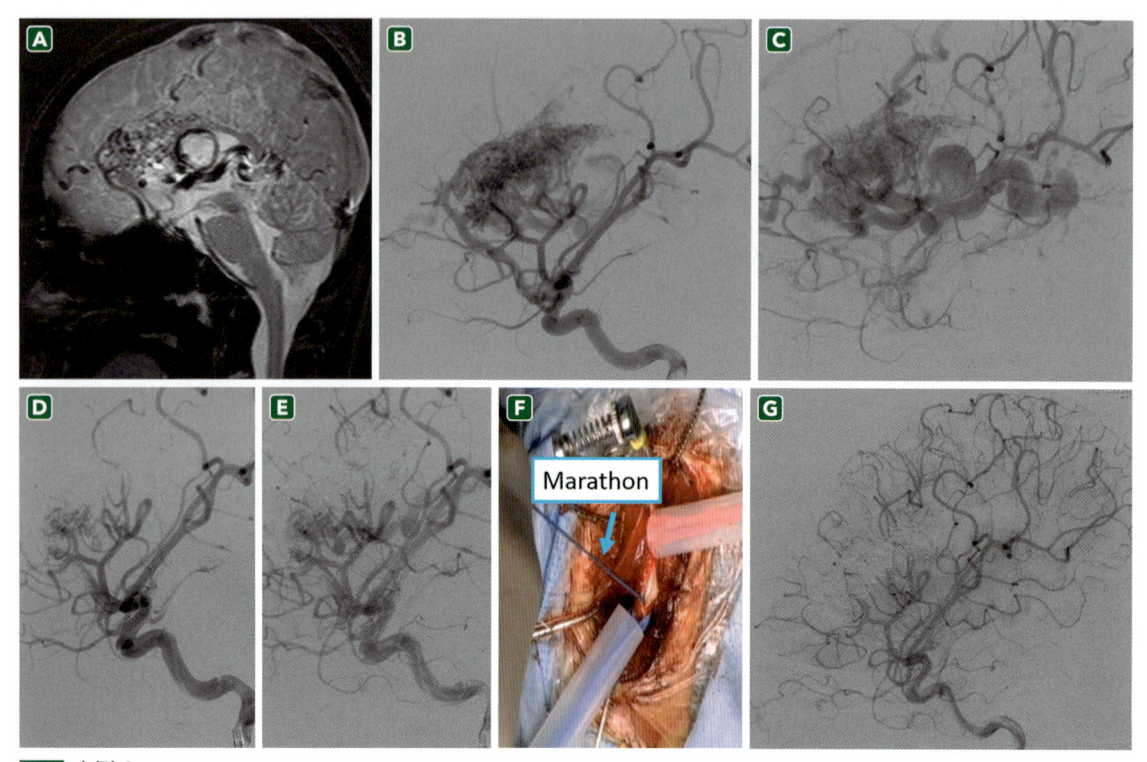

図2 症例2

A：術前MRI矢状断像．脳梁部にAVMを認めるとともに第3脳室内に出血源となったと思われるvarixを認める．

B，C：左内頚動脈撮影側面像の早期動脈相（**B**）と晩期動脈相（**C**）．脳梁部に前大脳動脈を主な流入動脈とし，内大脳静脈にvarixを伴い流出静脈となっている．

D，E：3回目の塞栓術終了後の左内頚動脈撮影側面像の動脈相（**D**）と晩期動脈相（**E**）．AVMの大部分は塞栓されており，前方にわずかにAVMの残存が認められる．

F：術中所見；総頚動脈を露出し総頚動脈両端をクランプし，総頚動脈に小切開を加え，総頚動脈よりMarathon断端を引き出す．切開部を縫合；Marathonはノットを作り血管内に入らないようにするとともに筋肉と縫合．

G：ガンマナイフ1年後左内頚動脈撮影側面像の晩期動脈相．AVMは描出されなくなっている．

症例 ❸ てんかん発作を伴うAVMの根治術

　60歳代男性．てんかん発症でフォローアップされていたが，定年をきっかけに根治術（塞栓＋ガンマナイフ）を希望された（図3A, B）．3回目の塞栓時，feederの末梢にマイクロカテーテルがwedgeするところまで挿入しPHILで塞栓した（図

3C, D）．

　PHILは十分注入されたが，抜去時抵抗があったが抜去した．抜去後の血管撮影でカテーテル挿入部の少し中枢側の血管からの出血を認めた（図3E, F）．再度，同部位にマイクロカテーテルを挿

入しPHILで閉塞した（**図3G, H**）．術後，患者に
新たな神経脱落症状もなく，頭痛の訴えもなかっ
た．3日後に退院し，その後ガンマナイフを行い，
経過観察中である．

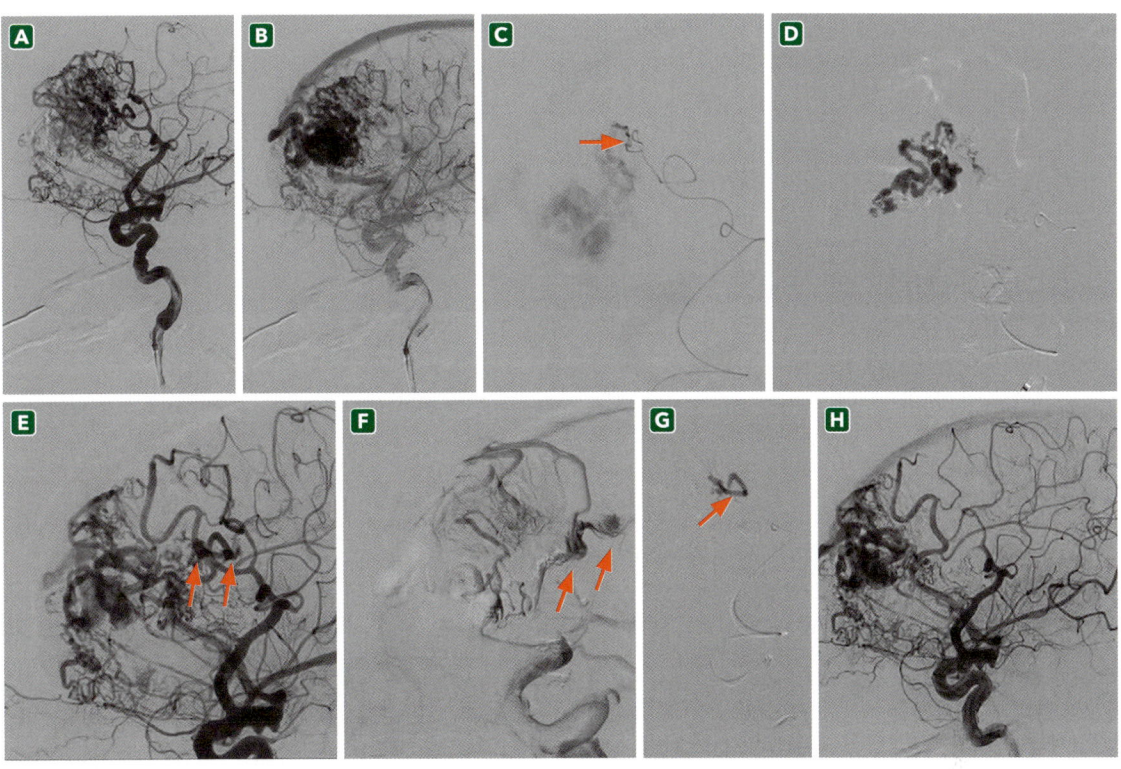

図3 症例3

A, B：再塞栓前右内頸動脈撮影側面像の早期動脈相（**A**）と晩期動脈相（**B**）．AVM下方はすでに塞栓されている．今回は上
　　　方成分を塞栓する．

C：塞栓術時の血管撮影と塞栓術．マイクロカテーテルからの選択的造影でnidusのコンパートメントが描出されている．

D：PHIL注入時の撮影．nidus内にPHILが注入されている．

E, F：マイクロカテーテル抜去後の右内頸動脈撮影側面像の晩期動脈相（**E**）と静脈相（**F**）．赤色矢印に造影剤の血管外漏出
　　　　を認め，脳溝に沿って拡散している．

G：選択的血管造影と出血点にPHIL注入．マイクロカテーテルが出血部に挿入され，そこからPHILを注入して止血できた．
　　　矢印は血管内に注入されたPhilを示す．

H：塞栓後右内頸動脈撮影；動脈相．Nidusは縮小し，出血部は完全に止血されている．

▶ 2 虚血性合併症

　Plug and push法でOnyxを注入すると，nidus
を介して他のfeederにOnyxが逆流し正常の血
管まで閉塞し脳梗塞を生じることがある．また，
TVE時にも静脈から動脈に逆流させすぎると正
常動脈を閉塞し脳梗塞を生じることがある（**1章
C-9　Dural and pial AVF　p165参照**）．Onyx注入
前に，すべてのfeederを確認し，そこへの逆流
の可能性を念頭に置きOnyxを注入することが重
要である．もし，正常血管に大量にOnyxが迷入
したときには，stent retrieverで抜去可能なこと
があるので試してみる価値はある．

▶ 3 Delayed complication

　AVMの塞栓時，血行動態の変化に伴いAVM
から出血することがある．また，varixの血栓化
に伴い流出路が閉塞し出血を来すこともある．塞
栓終了時に，静脈うっ滞が生じている場合にはこ
のようなことが起こり得るので，摘出予定がある
なら塞栓術後にそのまま摘出術を行う．血行動態
変化に伴う出血はAVMの塞栓術後の最も予測が
難しい病態であるが，一定の確率で生じ得る合併
症である．

　60歳代男性．右後頭葉のSpetzler-Martin分類grade 5のAVMで流出路に巨大なvarixを伴い，中脳圧迫のため進行性の麻痺を来していた（**図4A-E**）．2回に分けて塞栓術を行い，計27mLの Onyx注入を行った（**図4F, G**）．Varixへの流量を低下させたところ症状は改善したが，1カ月後varixの閉塞に伴うdrainerの閉塞で出血し，死亡した（**図4H**）．

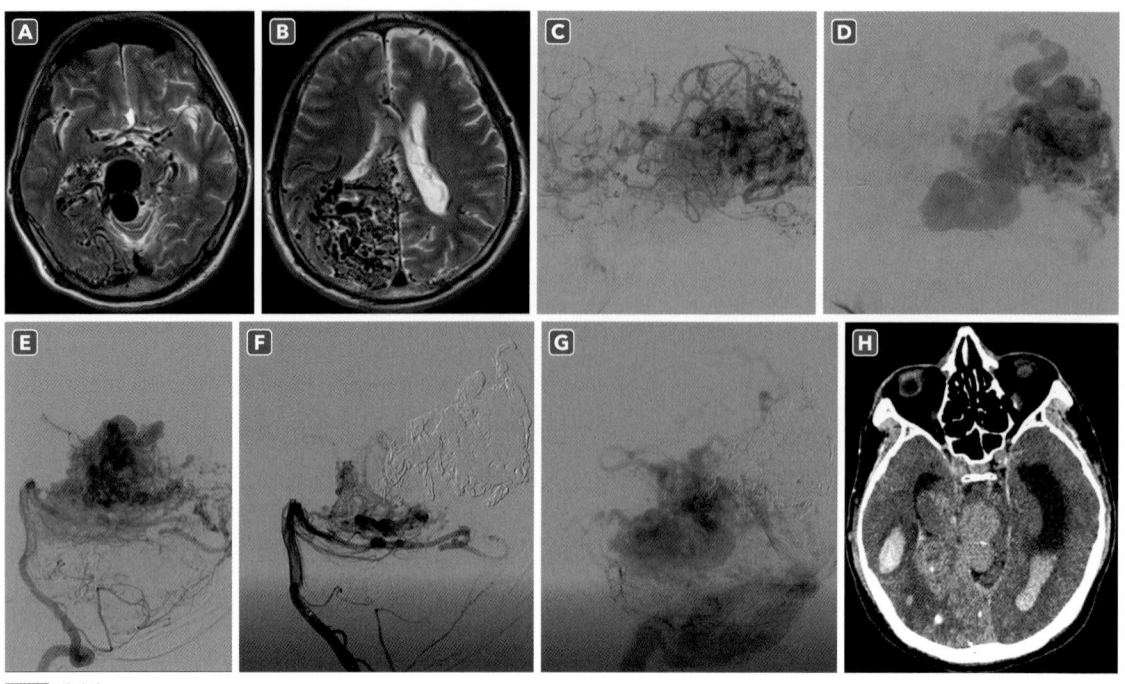

図4 **症例4**

A，B：治療前MRI T2強調像（T2WI）で右後頭葉全域にわたる巨大なAVMを認めるとともに，varixが中脳を右側後方から圧迫している．中脳は著明に変形している．

C，D：右内頚動脈撮影側面像の動脈相（**C**）と毛細血管相（**D**）．後頭葉全域にわたる巨大なAVMを認める．流出静脈に巨大なvarixを認める．

E：右椎骨動脈撮影；晩期動脈相側面像．後頭葉前方にもAVMを認め，varixに流出しているが，その先は細く屈曲蛇行した細い数本の皮質および髄質静脈に流出している．

F，G：2回の塞栓術（Onyx 27mL注入）後の右椎骨動脈撮影毛細血管相の側面像（**F**）と動脈相（**G**）．AVMの後方成分の大部分はOnyxで塞栓されているが，varixは描出されている．

H：救急搬送時（塞栓術1カ月後）の頭部CT．Varixは等吸収域となっている．脳室内，後頭葉に出血を認める．

（寺田 友昭）

7 Cerebral proliferative angiopathy

▶1 疾患概念

Cerebral proliferative angiopathy（CPA）は，一般的な脳動静脈奇形（arteriovenous malformation：AVM）とは異なる臨床的・画像的特徴を示す病変としてLasjauniasらによって提唱された[1]．同グループのケースシリーズでは，AVMとされた1,434病変のうち49例（3.4%）がCPAと診断された．AVMとの相違点として下記が挙げられる．

・若年女性に多い（67%が女性，平均22歳）．
・出血の頻度は少ないが出血すれば繰り返すことが多い，痙攣（45%）や強い頭痛（41%）で発症することが多く，虚血による症状（16%）で発症することが多い．
・正常脳実質が病変内に介在する．
・病変の大きさに比しシャント量が少ない．
・明らかなdominant feederはなくfeederの拡張はあっても軽度．
・flow-related aneurysmはないとされている（出血源としての報告例はあるが，少ないと思われる）．

・Feederの狭窄・閉塞，硬膜動脈の関与が進行することが多い．
・症状は徐々に進行することが多く，画像上の病変の拡大・変化を伴う（図）．

病変部における慢性的な虚血による血管新生・増殖性変化がこの疾患の病態と考えられており，出血予防を目的としたAVMの治療とは異なったアプローチを要する疾患としてAVMと分けて考えるべきとされている．

2024年のシステマティック・レビュー[2]では48論文（41が症例報告）105例について報告されており，

・平均年齢21.8（0.6～78歳），55.9%が女性．
・55例（53.4%）が内科的管理を含む保存的治療を受けた．
・塞栓術は38例（36.9%）．
・ガンマナイフは治療選択として最も少なく2例で行われたのみ．
・11例が脳内出血を発症し，10例が減圧開頭術を受けていた．
・血行再建術は5例（4.9%），calvarial burr hole

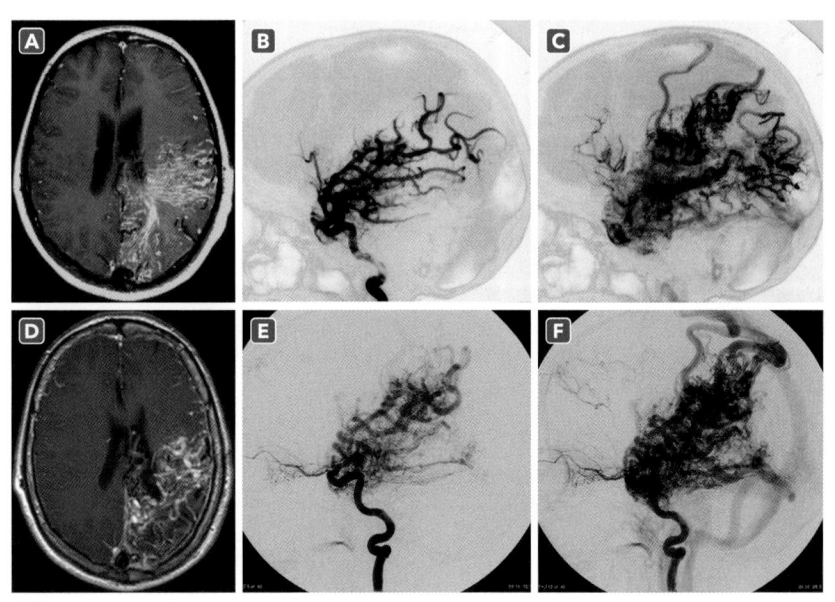

図　CPAの1例

10歳代女性．頑固な頭痛と痙攣発作にて発症．ガドリニウム（Gd）造影MRI（**A**）では脳溝，脳回，白質が介在する多数の血管を認める．左内頚動脈撮影（**B**：動脈相，**C**：毛細血管相）では左側頭頭頂後頭葉に広範な病変を認めpaddling，intense signが著明である．経過観察中に脳内出血を発症し18年後の画像ではGd造影MRI（**D**）で慢性虚血による脳委縮と血管増強像の広がりを認め，左内頚動脈撮影（**E**：動脈相，**F**：毛細血管相）では病変の拡大と，drainerの拡張進行が見られた．

placement 2例.

・経過観察では放射線画像上進行し脳内出血を起こした報告もある.

▶ 2 画像所見

≫ DSA

　Lasjauniasらによると CPA の血管構築は，びまん性の病変で，動静脈シャントは遅い（広範囲の slow flow AV shunt を認める）．病変の辺縁は大部分で不明瞭である．Transdural supply は59%でみられ，病変のみならず正常脳への血流も認められた．また40%の症例で脳動脈狭窄の合併がみられた．Feeder や drainer は病変の大きさに見合うほど太くはなく，feeder の拡張はないか，あっても軽度である．一方で，feeder 近位部（ICA，M1，A1）が狭窄・閉塞し（39%），病変内に正常脳組織が存在するのが特徴である．病変内には88%で毛細血管の拡張 capillary angioectasia が見られ，49%で peri-nidal angiogenesis が存在した.

　Digital subtraction angiography（DSA）では動脈相早期から静脈相早期までの造影剤の puddling 像が認められる．毛細血管の早期濃染が27%に見られ，静脈はやや拡張し早期静脈描出 early venous drainage が認められる．Lasjaunias らは，病変から離れた正常脳への血管新生（transdural supply）か求心性動脈狭窄が，全症例におけるこの疾患の「増殖性」側面を物語るものであると記載している[1].

≫ MRI

　Lasjaunias ら[1] によると，全例で病変内には濃密に造影される血管集簇が認められ正常脳組織が介在した．その範囲は2葉以上または大脳半球全体に及ぶことが多い（2%で両側大脳半球に病変，29%で1葉，大部分で2葉以上）．85%の症例で基底核と視床まで病変が及んでおり，表層のみの病変は少ない（7%）．造影 MRI では病変の血管が造影されることが多く（造影剤の停滞と同様の意義），病変内の正常脳が造影されることもあり，新生血管における血液脳関門の異常を示唆する．病変の多くはテント上にみられるが，テント下（小脳）にも起こる.

≫ 還流画像

　病変および周辺では脳血流量（cerebral blood flow：CBF）は低下している（AVM は nidus 内で CBF は増加）．Cerebrovascular reactivity の低下も報告されている．MR 血液灌流画像では病変部のピーク到達時間（time to peak：TTP）はわずかに短縮（周囲では延長），平均通過時間（mean transit time：MTT）は延長している．Perfusion imaging における脳還流異常の範囲は MRI 上の病変の範囲より広い．MRI では病変から離れた部位で脳血液量（cerebral blood volume：CBV）は減少し，TTP は延長しており広範囲の hypoperfusion を示唆する.

　これらの点は通常の MTT が短縮し病変周囲でもそれほど重度の低還流を示さない AVM とは異なる．Blood oxygen level-dependent MRI では病変周囲脳実質において還流異常が指摘されており AVM とは異なる所見がみられた[1,3,4]．静脈拡張を伴う虚血が病変の CBV を増加させ，病変周囲脳組織の重度の低還流に繋がるという悪循環が進行し，正常脳組織での制御困難な血管新生の進行性反応を来すと考えられている.

▶ 3 治療

　CPA の管理について現時点でのガイドラインは存在しない．最新のレビュー（105例）では保存的加療が最も多く行われていた[2]．AVM とは異なり明確な nidus や治療可能な血管病変がなく，病変の外科的摘出は重篤な後遺症を残す可能性が高く推奨されない．頭痛やてんかん発作に対する内科的管理が主となり，経過観察をする中で病変の増大の有無や出血の有無をチェックすることになる.

　2024年のレビュー[2] では塞栓術が2番目に多く行われていた治療法であった．AVM に対して行われる feeder 閉塞は，CPA の場合にはすでに feeder に狭窄を認めることと還流低下がみられる oligemic brain に対してさらに虚血障害を起こすことになる．もし出血症例の場合，出血源としての flow-related aneurysm がある場合には selective embolization は再出血を予防する重要な選択肢となり得る．Flow-related aneurysm について，Lasjaunias らの報告では CPA では認められなかったとしているが，出血源に対して targeted embolization を行ったという症例報告[5] もあり，出血例においては出血源精査を行うことは妥当である．出血を起こした CPA は再出血しやすいため，予防的治療の効果は期待できる．その他の症状に対する血管内治療は制御不能なてんかん発作・耐え難い頭痛に対するものに限られるとされる.

　動脈狭窄とそれに続いて起こる虚血誘発性増殖性血管新生に対しては，外頚動脈系からの血管新生を企図した穿頭術や間接血行再建術の報告がみられる[6]．頭痛や痙攣，神経脱落症状が改善したという症例報告があるが，これまでのところ直接血行再建術を行ったという報告はない．放射線治療については報告例が少なく CPA に対する有効

性は示されていない.

CPAにおいて髄液中の血管内皮細胞増殖因子（vascular endothelial growth factor：VEGF）の増加がみられている[7]ことから，理論的には抗血管新生薬は治療選択肢になり得るかもしれないが，まだ実用化の根拠に乏しい．小児例に対して抗血管新生目的でシロリムスを投与し臨床症状が改善したとの報告がある[8]．またβ遮断薬（VEGF inhibitory agentとして作用する）で病変の縮小が認められた報告もある[9]．

▶ 4 未解決の課題

疾患概念として報告されたのはLasjauniasらのケースシリーズ[1]だけであり，この疾患概念が正しいかどうかの検証はまだ成されておらず，AVMの一亜型であるのか別疾患であるのかについても結論は出ていない．最新のレビュー[2]でも症例報告が41例と大部分を占めており，各施設での経験症例も少なく症例の情報共有が進んでいるとは言い難い．画像上はdiffuse AVMとの鑑別が必要となるが，CPAは頻度が低く，疾患概念が広く受け入れられているとも言えず，さらに自然歴についても不明であることが問題である．

CPAとdiffuse AVMとの画像上の違いとしては，病変の大きさに比してシャント量が少ない，flow-related aneurysmが少ない，DSA所見（puddling像やcapillary telangiectasiaを認める）

が鑑別点となるが，必ずしも容易に診断できるとは限らない（表）．CPAに特徴的な臨床経過〔薬の効かない頭痛や一過性脳虚血発作（transient ischemic attack：TIA）にも似た症状で発症する〕も参考になり，通常のAVMと異なり経時的に病変が拡大するのも特徴的である．

過去にはcapillary telangiectasia, diffuse cerebral AVM, diffuse cerebral angiomatosisなどという呼称での症例報告があるが，いずれも半球全体あるいは複数のlobeにまたがる広範囲病変，AVシャントがないなどの特徴から，CPAのカテゴリーに含められる可能性はあると考えられる．一方で，過去にCPAとして報告されている症例がすべてCPAであったかどうかについては疑問が残る．これらはCPAの疾患概念が確立しておらず，厳密な診断基準がないことによるものと考えられる．さらなる症例の蓄積と，画像・臨床所見の長期フォローによる病態解明・診断基準の確立が求められている．

▶ 結語

CPAでは慢性虚血の存在，high flow AV shuntやnidusが存在しないこと，近位動脈の狭窄，transdural supplyの存在，病変が経時的に拡大する点が特徴的であるが，疾患概念の再確認が必要であり多方面からの検討が有用と考えられる．

表 CPAとbrain AVMとの鑑別点

	CPA	brain AVM
Radiological	intra-lesional brain tissue No large feeders No large drainers arterial stenosis No flow-related aneurysm paddling, intense stain ECA feeders supplying normal brain	no intra-lesional brain tissue prominent feeders prominent drainers arterial stenosis – rare feeder aneurysms ECA feeders supplying solely AVM
Clinical	M/F = 1/2 Intractable headache stroke-like episode seizure	M/F = 1/1 Hemorrhage seizure (less)

引用・参考文献

1) Lasjaunias PL, et al: Cerebral proliferative angiopathy: Clinical and angiographic description of an entity different from cerebral AVMs. Stroke 39: 878-85, 2008
2) Brown NJ, et al: Proliferative Angiopathy: A Systematic Review. Stroke Vasc Interv Neurol 4: 1-16, 2024
3) Fierstra J, et al: Severely impaired cerebrovascular reserve in patients with cerebral proliferative angiopathy: Clinical article. J Neurosurg Pediatr 8: 310-5, 2011
4) Somji M, et al: Cerebral revascularization in cerebral proliferative angiopathy: A systematic review. Neurosurg Focus 46: 1-8, 2019
5) Giragani S, et al: Targeted endovascular treatment of haemorrhagic posterior fossa proliferative angiopathy. Interv Neuroradiol 24: 440-3, 2018
6) Kono K, et al: Encephaloduroarteriosynangiosis for cerebral proliferative angiopathy with cerebral ischemia. J Neurosurg 121: 1411-5, 2014
7) Marks MP, et al: Cerebral proliferative angiopathy. J Neurointerv Surg 4: 3-5, 2012
8) Maynard K, et al: Antiangiogenic agent as a novel treatment for pediatric intracranial arteriovenous malformations: Case report. J Neurosurg Pediatr 24: 673-9, 2019
9) Jong-A-Liem GS, et al: Betablocker Use in Cerebral Proliferative Angiopathy: Case Report. Neurosurg Cases Rev 5. Epub ahead of print 2022

（太田 貴裕，小宮山 雅樹）

B

脳動静脈奇形の治療総論

8 頭頸部AVM（Scalp AVM）

❶診断のポイント

Scalp AVMは，頭皮の皮下脂肪層内に位置し，low flow venous malformation（cavernoma, venous malformation, sinus pericranii など）と同様，境界のはっきりした病変として見られるのが特徴である．Scalp AVMは，先天性，自然発生（神経線維腫症1型，Hartnup病に関連するものを含む），頭皮移植後の報告はあるものの，多くは外傷が原因で，外傷から数カ月または数年後に皮下の腫脹や病変部のサイズ増大で発症する[1]．発生部位は，前頭部，頭頂部，および側頭部に均等に分布する．そのため，浅側頭動脈（superficial temporal artery：STA），後頭動脈（occipital artery：OA），およびsupraorbital arteriesがfeederとなる．STAは外傷性動脈瘤を合併しやすい．シャント量によっては，varixを伴う場合もある．

Scalp AVMの臨床的特徴はサイズと関連しており，拍動性の腫瘤，頭痛，局所的な痛み，耳鳴，しびれ，壊死，潰瘍および/または壊死部からの出血を呈する．外傷の程度が大きい場合に，high flow shuntを呈することもある．診断は，脳血管造影にて sinus pericranii，静脈奇形，海綿状血管腫などの血管病変の鑑別診断を行う．

Scalp AVMの治療適応は，潰瘍部位からの出血予防，整容目的，あるいは，頭痛，耳鳴などの症状の予防と治療となる．治療方針は，頭皮の血管病変であることから外科的切除が最も一般的方法となるが，血管撮影よる高精細な画像診断による解剖学的構造の理解，頭蓋内との交通の有無を確認すると共に血管内治療の介入も検討すべきである．Low flow shuntでは整容的な問題にはならないことや，病変部が限定されるため，血管内治療単独も可能となる．

High flow shuntでは，整容的問題点と，病変部が広範囲であるため，外科的治療単独では出血量のコントロールが困難な場合もあり，摘出術前血管内治療が適応となる．シャント流量にかかわらず不完全塞栓術に至った場合や，治療が不完全に終わらざるを得ない血管解剖，罹患部位では，病変部位周囲の側副路が発達しやすい環境から，再発または拡大が認められるため注意が必要である．

血管内治療では，液体塞栓物質〔シアノアクリレート系薬剤（n-butyl cyanoacrylate：NBCA）/Onyx〕による経動脈的塞栓術が第一選択になる．最近の報告では，scalp AVFの栄養動脈は蛇行，狭小化した血管であるためマイクロカテーテルの誘導が経動脈的に困難である場合に，経静脈的に病変部へ誘導し，コイル/Onyxを併用して塞栓術を行う手技[2]や，直接穿刺による塞栓術[3]が報告されている．いずれのアクセスルートを用いる手技であっても，摘出術前としての血管内治療かどうかで，塞栓術の程度は異なる．

❷塞栓術の実際：NBCA

症例 1 　前頭部AVM

20歳代女性．右外頸動脈撮影（**図1A, B**）にて，STAのfrontal branchから2本のmain feeder（**A**：赤矢印）を認め，右内頸動脈撮影（**図1C**）にて，眼動脈third segmentのsupraorbital artery（**C**：黒矢印）とfrontal artery（**C**：白矢印）の2本のfeederを認めるAVMであった．7Fr FUBUKI（朝日インテック）を右外頸動脈へ誘導し，やや太いfeeder（**D**：赤矢印）にGuidepost（東海メディカルプロダクツ）120cm / DeFrictor Nano（メディコスヒラタ）/ CHIKAI X 010（朝日インテック）で誘導し（**図1D**），さらに末梢へカテーテルが誘導できるようにCHIKAI 008に変更した後に，対外から皮膚をmannual compressionさせてカテーテルをサポートし，ガイドワイヤーを先進させた後，逆に皮膚を伸ばして末梢血管の蛇行をとり，カテーテルが進みやすいようにして先進させた（**図1E-J**）．その後，さらにカテーテル先端（**図2A, B**：赤矢印）を進め，25%NBCAを注入した（**図2C, D**）（0.09mL，注入時間5:02）．DeFrictorのストレッチを取ることで，カテーテル抜去困難を予防しながら後半注入を行った（**図2E-G**）．次に，再度同様のfeederに1.2Fr

278

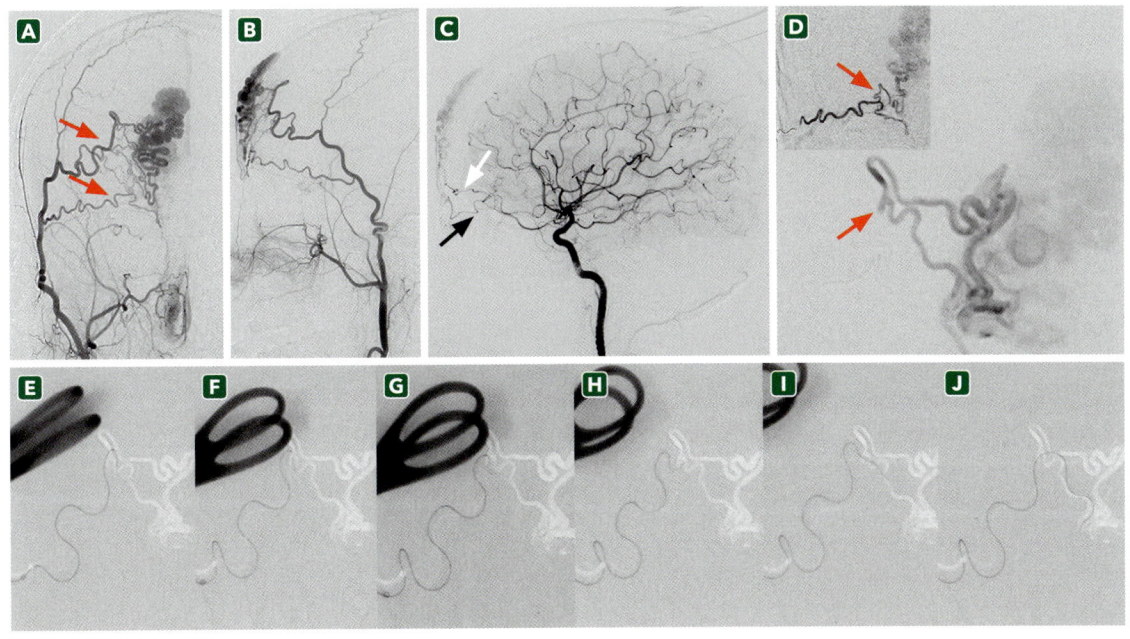

図1 症例1（その1）

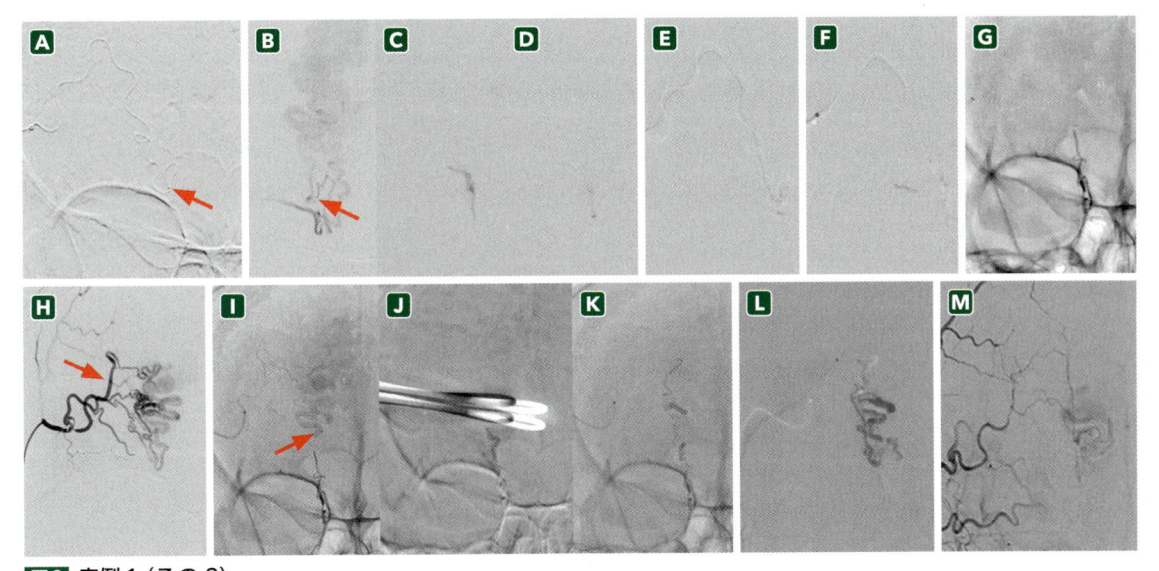

図2 症例1（その2）

Magic FM（BALT）/ CHIKAI 008で誘導し，奥まで浸透するように mannual compression をしながら 25% NBCA を注入，途中で mannual compression を解除し，さらに注入を継続し（0.56mL）（注入時間3:20），flow は減弱した（**図2H-M**）．

同様の feeder にその後2回 Guidepost 120cm / DeFrictor Nano / CHIKAI X 010を用いて，できる限り Guidepost を末梢へ誘導することで，DeFrictor

Nano を目的部位まで誘導が可能になり，20% NBCA（加温）をそれぞれ注入した（注入量0.28mL，注入時間4:10）/（注入量0.01mL，注入時間4:15）．最終造影で，シャントはほぼ消失した（**図3A-G**）．内頚動脈撮影を行うと眼動脈の血流がやや遅延するため，術後へパリン持続点滴加療を行った（**図3H, I**）．

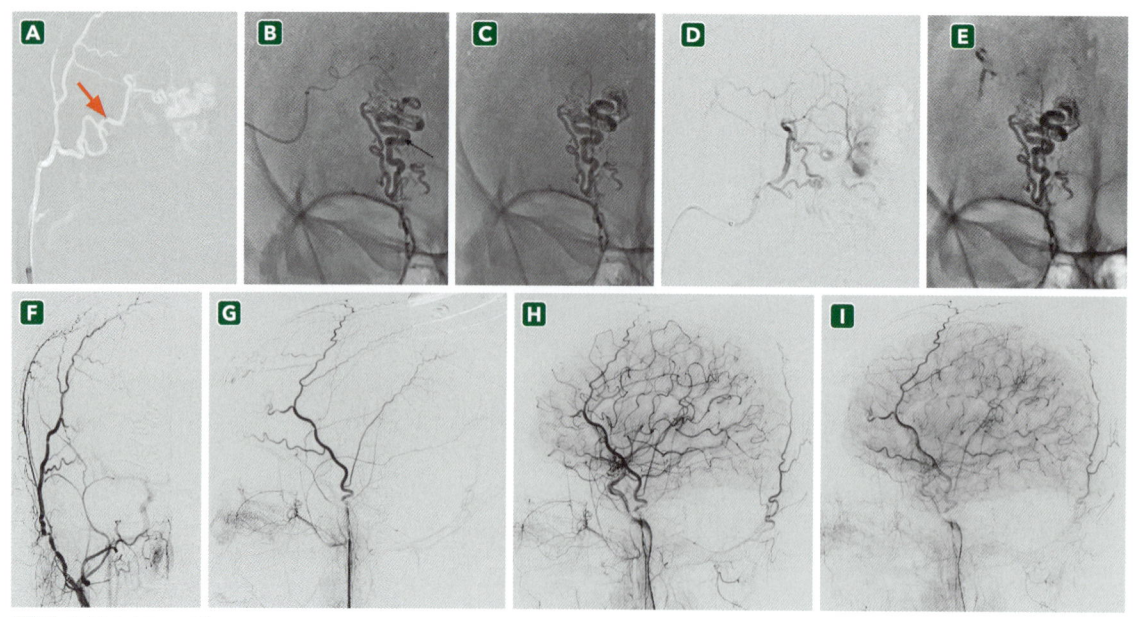

図3 症例1（その3）

症例 **2** ▶ 出血発症，耳介部AVM

40 歳代女性．右外頚動脈撮影（**図4A, B**）と術前MIP画像（冠状断）（**図4C-F**）にて，STA parietal branchの分枝と，後耳介動脈（posterior auricular artery：PAA）からのfeederが，それぞれ2カ所に分かれていた（**図4G**）．3D-rotation angiography（3D-RA）からvarixを認める構造の AVMであった．術前から外耳から出血を認めていた（**図4H**）．6Fr Optimo（東海メディカルプロダクツ）を右外頚動脈へ誘導し（**図4 I-L**），まず上方成分に対してTACTICS 120cm（テクノクラートコーポレーション）（**図5A**：赤矢印）／Headway17（テルモ）／Traxcess（テルモ）で誘導，

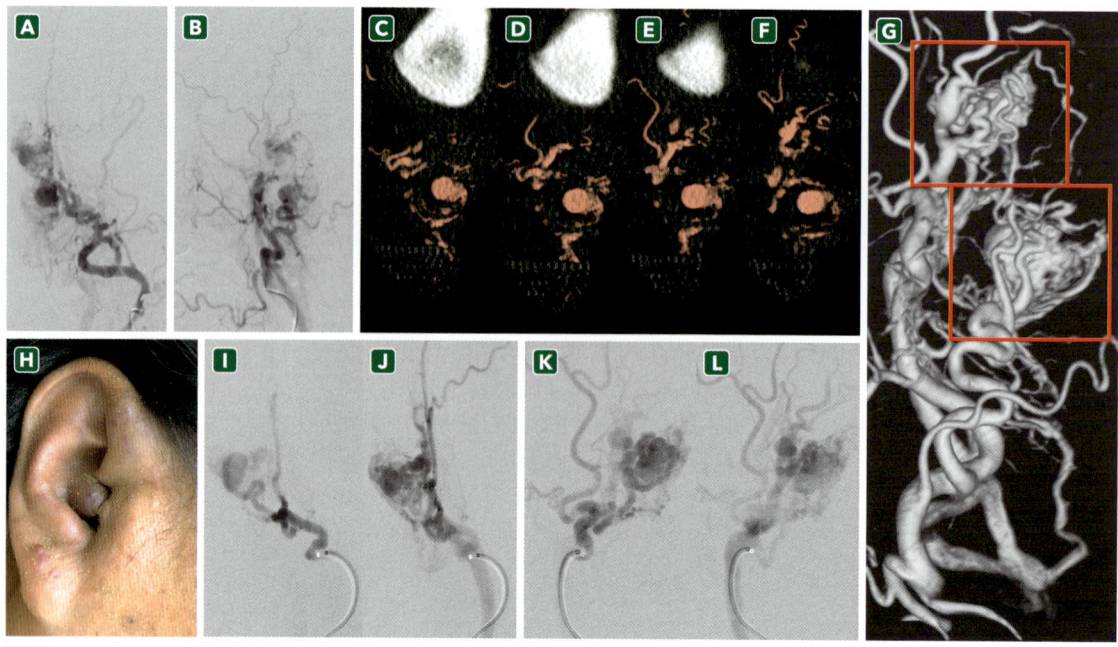

図4 症例2（その1）

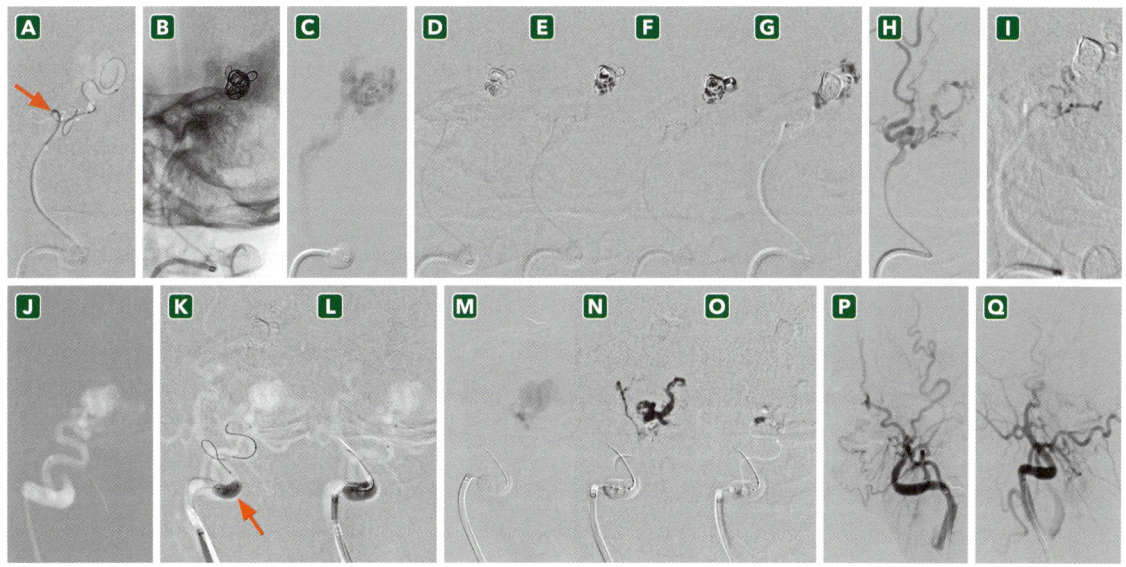

図5 症例2（その2）

最後にCHIKAI X 010に変更し，varixまでカテーテルを誘導した（**図5A**）．その後，コイル3本を留置し（**図5B, C**），varix内から20% NBCAを注入した（**図5D-H**）．再度，Marathon（日本メドトロニック）／CHIKAI X 010で誘導し残存シャントへ20% NBCAを注入した（**図5I**）．次に，下方の成分に対して6Fr FUBUKI 90cmを右外頚動脈へ誘導し（**図5J**），Scepter C（テルモ）4×10mm／TraxcessをSTAへ誘導，PAAの分岐部遠位にてballoonをinflateし（**図5K：赤矢印**）遮断し，PAAへHeadwayDuo（テルモ）をCHIKAI X 010にて誘導をしやすいようにした（**図5K, L**）．できる限りvarix近傍まで誘導し20% NBCAを注入した（**図5M-O**）．最終造影でシャントはほぼ消失し，耳介部の出血はコントロールされた（**図5P, Q**）．

引用・参考文献

1) Khodadad G: Arteriovenous malformations of the scalp. Ann Surg 177: 79 -85, 1973
2) Kumar R, et al: Management of arterio-venous malformation: case series and review of literature. Br J Neurosurg 26: 371-7. 2012.
3) Israrahmed A, et al: Management of scalp arteriovenous malformations: a rising trend towards percutaneous direct puncture embolization technique-our experience. Acta Radiol 64: 2431-8, 2023

（佐藤 慎祐，新見 康成）

❸ 頭頚部AVMに対するOnyxを用いたTVE

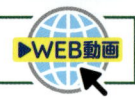
▶WEB動画

▶ はじめに

頭頚部動静脈奇形は一般的には良性疾患とされ、整容的な観点から治療が行われることが多い。しかし、大型のものでは皮膚の壊死、致死的な出血を来す場合もあり、根治が極めて難しいものも存在する。

本疾患に対しては、経動脈的塞栓術（transarterial embolization：TAE）や直接穿刺によるシアノアクリレート系薬剤（n-butyl cyanoacrylate：NBCA）の注入などが行われてきたが、多数の流入動脈が存在する場合や、流入動脈が屈曲蛇行しておりシャントに到達することが困難な場合には根治は難しくなり、治療の際に動脈閉塞により皮膚の虚血を来してしまう症例もみられる。しかし、静脈からアクセスした場合には、アプローチルートは太く、屈曲蛇行も比較的少ない場合が多く、nidus近傍までカテーテルを誘導しやすい。また、仮に残存しても、脳動静脈奇形（arteriovenous malformation：AVM）のように致命的な出血性合併症を来すことはない。そういう意味で、経静脈的アプローチは、根治性、安全性の面から考えて、本疾患に理想的なアプローチと思われる。

また、Scepter（テルモ）などのダブルルーメンバルーンカテーテルを用いると、Onyxを注入する際にもplug形成は必要ないため、容易に静脈側から塞栓が可能である。今回、頭頚部（眼窩を含む）の比較的小型のAVM 5例に対して経静脈的塞栓術（transvenous embolization：TVE）を行い、Scepterを用いてOnyxを注入したところ根治できたので、筆者らの方法を紹介する。以下に代表例を示す。

症例 ▶ 眼瞼血管奇形の再発 ▶WEB

≫病歴

60歳代女性。約4年前に他院で眼瞼の血管奇形に対し塞栓術＋摘出術の既往がある。半年ほど前から左の眼瞼腫脹と下垂を認めていたが、受診していなかった。近隣のため当院で受診され、精査の結果、眼瞼血管奇形の再発を認めた。

≫身体所見

左上眼瞼の腫脹および上眼瞼外側付近に膨隆を認め、nidusによるものと考えられた。眼球運動障害や結膜充血は認めないものの眼瞼下垂もあり、自力開瞼は困難であった（**図1A**）。

≫画像所見と治療の経過

血管撮影では、左眼動脈（opthalmic artery）、左浅側頭動脈（superficial temporal artery：STA）、中硬膜動脈（middle meningeal artery：MMA）、眼窩下動脈（infra orbital artery）などからの流入を認め、上眼瞼にnidus様の血管構造を認めた。流出路としては、浅側頭静脈（superficial temporal veins：STV）、顔面静脈（facial vein）以外に、transosseous drainerを介して頭蓋内へ流入していた（**図1B-I**）。

Feederはいずれも細いか、または蛇行が強くnidus近傍までカテーテルを誘導することは困難と考えた。Drainer側については、STV、facial vein経由でnidus近傍までカテーテルを誘導することは可能と考えた。そのため、TVEの方針とした。

経静脈的にfacial vein、STVのそれぞれにScepterを誘導し、バルーンを拡張した状態でOnyxを注入した。Transosseous drainer側への流出を防ぐため、facial vein側からはOnyx 34、STV側からはOnyx 18を使用した。完全閉塞を確認して治療を終了した（**図2**）。塞栓術後に眼瞼形成術およびnidus摘出術を施行し、開眼も可能となった。

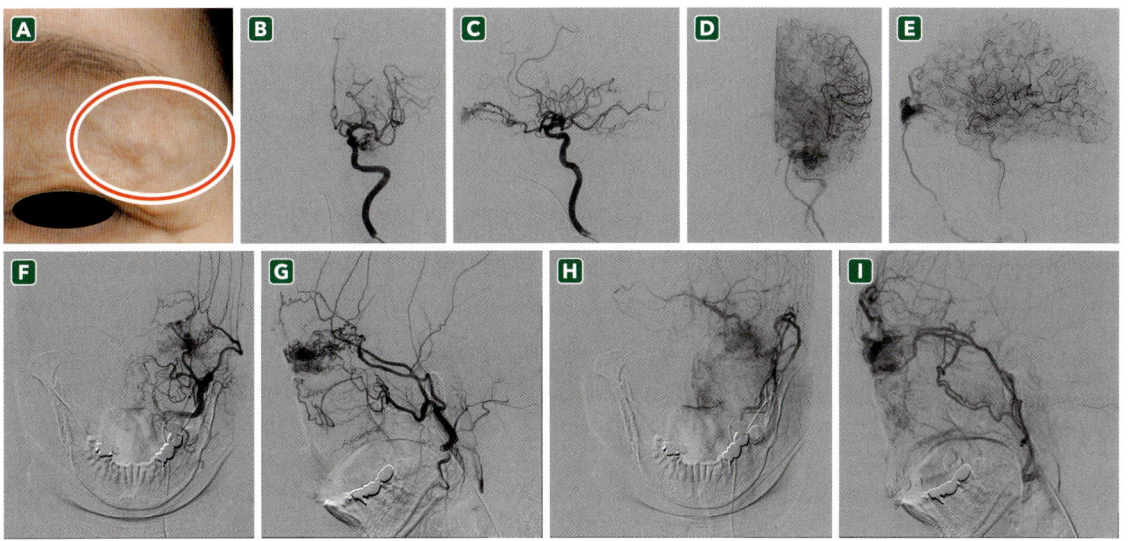

図1　症例：身体所見

A：左上眼瞼の皮下にnidusと思われる膨隆像を認めた．

B，C：左内頸動脈撮影動脈層．左眼動脈からのfeederを認めた．

D，E：左内頸動脈撮影静脈層．Nidusおよびfacial vein，頭蓋内へのdrainerを認めた．

F，G：左外頸動脈撮影動脈層．STA，MMAなどから多数の細いfeederを介してnidusが描出された．

H，I：左外頸動脈撮影静脈層．NidusからSTV，頭蓋内へのdrainerを認めた．

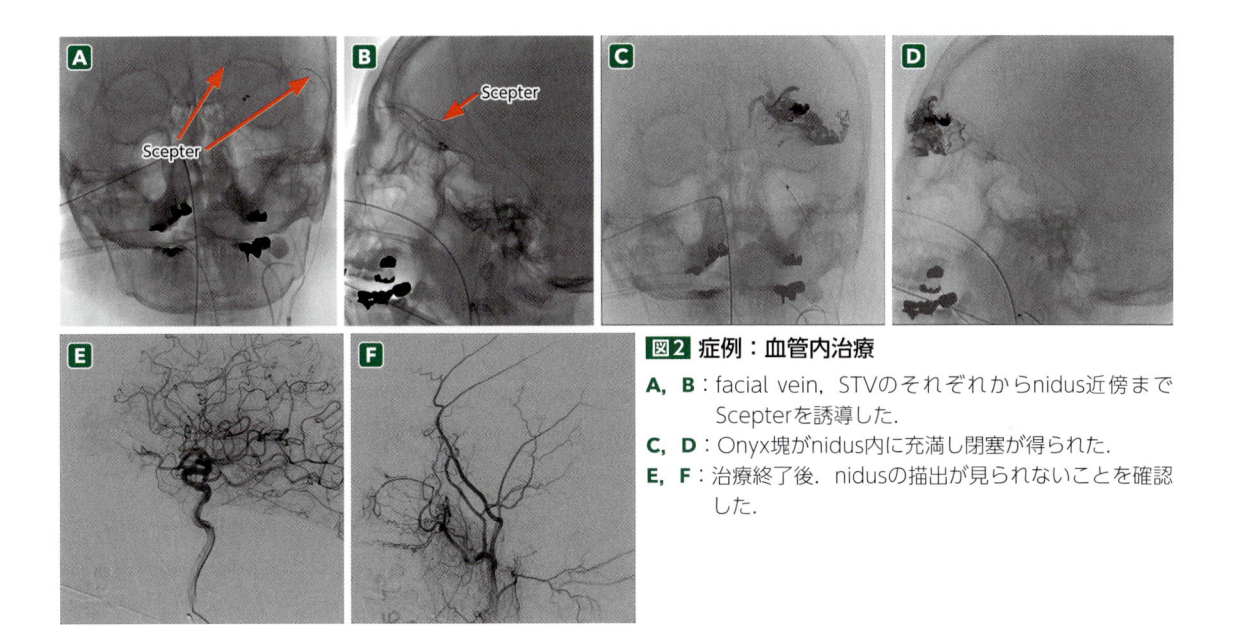

図2　症例：血管内治療

A，B：facial vein，STVのそれぞれからnidus近傍までScepterを誘導した．

C，D：Onyx塊がnidus内に充満し閉塞が得られた．

E，F：治療終了後．nidusの描出が見られないことを確認した．

▶ 結　語

　Onyxを用いたTVEは，その根治性，安全性から考えて頭頸部AVMに対する，第一選択となる治療法と考えられる．ただし，現時点ではOnyxは頭頸部AVMへの使用は認可されていないため，倫理委員会承認の上での治療となる．

（藪崎　肇，寺田　友昭）

おわりに

　私の中で硬膜動静脈瘻や動静脈奇形は非常に興味深い疾患であり，脳血管内治療の様々な手技や知識を教えてくれた疾患でもあります．

　特に硬膜動静脈瘻は，特別な"神の手"的な技量や特殊な新しいデバイスなどがなくとも，きちんと診断し，その診断に基づいて治療戦略を立てて治療を行えば，ほとんどの症例で合併症を起こすことなく根治可能であることから，非常に治療しがいのある疾患だと思います．手技においても硬膜動静脈瘻の治療を通じて，マイクロカテーテル・マイクロガイドワイヤーの操作からコイルや液体塞栓物資などによる塞栓手技，また場合によってはballoonやステントによるsinoplastyなどの血管拡張術など様々な手技を習熟することが可能です．

　本書がそれら血管短絡疾患の治療に興味を持たれた先生方へのガイドブックとなり，お役に立てればと思います．また，ある程度習熟された先生方にも，自身と違った観点からの治療法や考え方に触れる機会となれば幸いです．

2024年8月

清末 一路

熊本大学生命科学研究部画像診断解析学 特任教授

索 引

本書は 2011 年刊行の書籍『血管内治療にかかわる医師必携 硬膜動静脈瘻のすべて』を大幅に加筆し，再構成したものです．

ディーエーブイエフ　エーブイエム　こうまくどうじょうみゃくろう　のうどうじょうみゃく きけい
dAVF・AVM（硬膜動静脈瘻・脳動静脈奇形）のすべて
ちゅうすうしんけいけい　　　　　　　しっかん　ちりょうせんりゃく　　ほん　ウェブ どう が つ
―中枢神経系シャント疾患の治療戦略／ 22 本の WEB 動画付き

2024年10月5日発行　第 1 版第 1 刷

編　著		てらだ ともあき きよすえ ひろ 寺田 友昭／清末 一路
発行者		長谷川 翔
発行所		株式会社メディカ出版
		〒532-8588
		大阪市淀川区宮原 3 − 4 − 30
		ニッセイ新大阪ビル16F
		https://www.medica.co.jp/
編集担当		松田志帆／岡哲也
編集協力		加藤明子／鳥嶋裕子
イラスト		谷村圭吾
装幀•組版		イボルブデザインワーク
印刷•製本		株式会社シナノ パブリッシング プレス

© Tomoaki TERADA, 2024

ISBN978-4-8404-8526-5　　　　　　　　　　　　　　　　　Printed and bound in Japan

当社出版物に関する各種お問い合わせ先（受付時間：平日 9：00 〜 17：00）
●編集内容については，編集局 06-6398-5048
●ご注文・不良品（乱丁・落丁）については，お客様センター 0120-276-115